R. Tham

Aufbauwissen PFLEGE

Pflegeprozess und Pflegediagnostik

Rudolf Tham

Aufbauwissen PFLEGE

Pflegeprozess und Pflegediagnostik

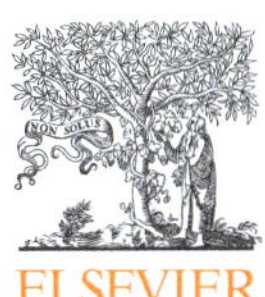

ELSEVIER

Elsevier GmbH, Bernhard-Wicki-Str. 5, 80636 München, Deutschland
Wir freuen uns über Ihr Feedback und Ihre Anregungen an kundendienst@elsevier.com

ISBN 978-3-437-28681-0
eISBN 978-3-437-05194-4

1. Auflage 2023

Wichtiger Hinweis
Die medizinischen Wissenschaften unterliegen einem sehr schnellen Wissenszuwachs. Der stetige Wandel von Methoden, Wirkstoffen und Erkenntnissen ist allen an diesem Werk Beteiligten bewusst. Sowohl der Verlag als auch die Autorinnen und Autoren und alle, die an der Entstehung dieses Werkes beteiligt waren, haben große Sorgfalt darauf verwandt, dass die Angaben zu Methoden, Anweisungen, Produkten, Anwendungen oder Konzepten dem aktuellen Wissensstand zum Zeitpunkt der Fertigstellung des Werkes entsprechen.
Der Verlag kann jedoch keine Gewähr für Angaben zu Dosierung und Applikationsformen übernehmen. Es sollte stets eine unabhängige und sorgfältige Überprüfung von Diagnosen und Arzneimitteldosierungen sowie möglicher Kontraindikationen erfolgen. Jede Dosierung oder Applikation liegt in der Verantwortung der Anwenderin oder des Anwenders. Die Elsevier GmbH, die Autorinnen und Autoren und alle, die an der Entstehung des Werkes mitgewirkt haben, können keinerlei Haftung in Bezug auf jegliche Verletzung und/oder Schäden an Personen oder Eigentum, im Rahmen von Produkthaftung, Fahrlässigkeit oder anderweitig übernehmen.

Für die Vollständigkeit und Auswahl der aufgeführten Medikamente übernimmt der Verlag keine Gewähr.
Geschützte Warennamen (Warenzeichen) werden in der Regel besonders kenntlich gemacht (®). Aus dem Fehlen eines solchen Hinweises kann jedoch nicht automatisch geschlossen werden, dass es sich um einen freien Warennamen handelt.

Bibliografische Information der Deutschen Nationalbibliothek
Die Deutsche Nationalbibliothek verzeichnet diese Publikation in der Deutschen Nationalbibliografie; detaillierte bibliografische Daten sind im Internet über https://www.dnb.de abrufbar.

23 24 25 26 27   5 4 3 2 1

In ihren Veröffentlichungen verfolgt die Elsevier GmbH das Ziel, genderneutrale Formulierungen für Personengruppen zu verwenden. Um jedoch den Textfluss nicht zu stören sowie die gestalterische Freiheit nicht einzuschränken, wurden bisweilen Kompromisse eingegangen. Selbstverständlich sind **immer alle Geschlechter** gemeint.

Planung: Regina Pappers, München
Projektmanagement: Nicole Kopp, München
Redaktion: Brigitte Schlagintweit, Aichach
Bildredaktion und Rechteklärung: Katja Sieger-Schauer, München
Herstellung: Der Buchmacher, Arthur Lenner, Windach
Satz: Thomson Digital, Noida/Indien
Druck und Bindung: Drukarnia Dimograf Sp. z o. o., Bielsko-Biała/Polen
Umschlaggestaltung: ZERO Werbeagentur, München
Umschlagherstellung: SpieszDesign, Neu-Ulm
Titelfotografie: © shutterstock

Aktuelle Informationen finden Sie im Internet unter **www.elsevier.de**

Vorwort

Die Themen „Pflegeprozess und Pflegediagnostik" bilden den Schwerpunkt der generalistischen Pflegeausbildung. Ein erheblicher Teil der von den Auszubildenden zu erwerbenden Kompetenzen in der Ausbildungs- und Prüfungsverordnung für die Pflegeberufe zielt darauf ab, „Pflegeprozesse und Pflegediagnostik in akuten und dauerhaften Pflegesituationen verantwortlich planen, organisieren, gestalten, durchführen, steuern und evaluieren" (Anlage 2 PflAPrV) zu können. Erstmals wurden diese Aufgaben im Pflegeberufegesetz als „vorbehaltene Tätigkeiten" (§ 4 PflBG) definiert und damit als die entscheidenden Merkmale und Kernaufgaben beruflicher Pflege herausgestellt. Obwohl der Pflegeprozess bereits seit fast 40 Jahren fester Bestandteil der Ausbildung ist und als Kernbestandteil der professionellen Pflege gilt, gibt es weiterhin erhebliche Umsetzungsschwierigkeiten in der Praxis.

Vielen erscheint der Pflegeprozess – oftmals zu Recht – als „Bürokratiemonster". Pflegende haben häufig den Eindruck, dass sie dabei lediglich die Vorgaben anderer – seien es Leitungskräfte, externe Prüforgane, Pflegetheoretiker und -wissenschaftler oder die Politik – ausführen, ohne selbst dabei mitreden zu können, wie der Pflegeprozess am besten umgesetzt werden sollte. Hinzu kommen die teils prekären Bedingungen, unter denen die Pflege seit Jahrzehnten leidet und die eine echte Professionalisierung und damit eine wirksame Umsetzung des Pflegeprozesses manchmal blockieren.

Dieses Buch soll dazu verhelfen, den Pflegeprozess praxisnah zu gestalten und behandelt die Besonderheiten und Möglichkeiten der Umsetzung in den verschiedenen Versorgungsbereichen (klinisch, ambulant, stationär). Es scheut auch nicht davor zurück, manche Entwicklungen, wie sie typisch für die Pflege und die leistungsrechtlichen Rahmenbedingungen hierzulande sind, kritisch zu hinterfragen. Derartige Rahmenbedingungen sind häufig Ursache einer Pflege, die weit entfernt ist von dem, was Pflegende selbst unter guter Pflege verstehen und was sie einst in ihrer Ausbildung gelernt haben. Das pflegepraktische Handeln muss sich daher immer wieder auch durch kritische Reflexion hinterfragen lassen, genauso wie das theoretische Wissen ständig durch die Praxis befruchtet und erweitert wird.

In diesem Sinne will dieses Buch den Blick öffnen für Entwicklungen, wie sie jenseits des deutschen Sprachraums in der Pflege stattfinden und zukünftig möglicherweise auch ihren Weg zu uns finden.

Viele Beispiele zeigen die Relevanz des gelernten Stoffes für die Pflegepraxis. Wiederholungs- und Reflexionsfragen am Ende eines Abschnittes sollen helfen, die wichtigsten Inhalte noch einmal zu wiederholen und zu vertiefen. Sie sollen auch eine effektive Prüfungsvorbereitung ermöglichen.

Bedanken möchte ich mich bei allen Mitarbeitern des Elsevier Verlags, die im Hintergrund an der Verwirklichung dieses Buchprojekts mitgewirkt haben, insbesondere Frau Schlagintweit, Frau Kopp und Frau Pappers für ihre beständige Begleitung und Unterstützung.

Mein besonderer Dank gilt meiner Frau, ohne deren Geduld und Fähigkeit, mich auch in Zeiten großer Arbeitsverdichtung immer wieder zu motivieren, dieses Buch nicht entstanden wäre.

Ich hoffe, dass das vorliegende Buch allen interessierten Lesern, egal ob „alte Hasen" oder Auszubildende am Anfang Ihrer Ausbildung oder im Endspurt vor den Prüfungen, eine hilfreiche Lektüre ist, die auch den kritischen Blick schult, das eigene Handeln immer wieder infrage zu stellen. Denn mit dieser Grundhaltung gelingt auf Dauer eine Professionalisierung in der Pflege.

Berlin, im Januar 2023
Rudolf Tham

Hinweise für Leserinnen und Leser

In diesem Buch haben wir uns um genderneutrale Formulierungen bemüht. Um den Textfluss sowie die gestalterische Freiheit nicht zu stören, wurden bisweilen Kompromisse eingegangen. Selbstverständlich sind **immer alle Geschlechter** angesprochen.

Berufsbezeichnung für Pflegende

Nach dem Pflegeberufegesetz (PflBG) 2019/20 beenden Auszubildende in der Generalistischen Pflege ihre Ausbildung mit der geschützten Bezeichnung Pflegefachfrau und Pflegefachmann.
Diese Berufsbezeichnungen sind für die Lesbarkeit eher umständlich und lang. Daher wird in der Regel von Pflegefachpersonen oder Pflegenden gesprochen. Gemeint sind hiermit stets die Personen, die eine dreijährige Ausbildung absolviert und das Recht erworben haben, eine der oben genannten Berufsbezeichnungen zu tragen. Die Auszubildenden in diesen Berufen werden ebenfalls einbezogen, wenngleich sie viele Pflegetätigkeiten erst nach Abschluss der Ausbildung eigenverantwortlich ausführen dürfen.
Im allgemeinen Sprachgebrauch werden auch Angehörige als „Pflegende“ bezeichnet, z. B. wenn sie einen pflegebedürftigen Verwandten zu Hause betreuen. Um hier eine Unterscheidung zu treffen, werden pflegende Angehörige stets als „Angehörige“ und nicht als „Pflegende“ bezeichnet.

Farbleitsystem der Kästen

Kästen in verschiedenen Farben heben unterschiedliche Informationen hervor, sodass eine gute Orientierung über den zu erwartenden Inhalt möglich ist:

Überblick

Einführungskasten nennt die Lernziele in Anlehnung an die Kompetenzbereiche:

Welche Inhalte werden im folgenden Kapitel behandelt und für welche Situation brauche ich dieses Wissen?

Definition

Kurze und prägnante Erklärung wichtiger Fachbegriffe.
Was bedeutet das?

Checkliste/Merke/Tipp

Checklisten und Eselbrücken helfen dabei, sich Inhalte gut zu merken.

Praxistipp

Tipp zur Umsetzung aus der Praxis.
Wie setze ich das im beruflichen Alltag um?

Kritischer Blick

Inhalte werden aus unterschiedlichen Positionen dargestellt und ermöglichen somit, Dinge kritisch zu hinterfragen, zu reflektieren und auf andere Situationen zu übertragen.
Was ist meine Meinung dazu? Wie würde ich entscheiden?

Vorsicht/Notfall

Warnhinweise und Hinweise auf vermeidbare Fehler.
Wo muss ich aufpassen?
Erstmaßnahmen bei häufigen Notfällen.
Was mache ich bei einem Notfall?

Fallbeispiel/Erläuterung zum Fallbeispiel

Fallbeispiele aus unterschiedlichen Altersgruppen und verschiedenen Berufsfeldern – Klinik, Pflegeeinrichtung, ambulante Pflege – stellen authentisch den Bezug zum beruflichen Alltag her und zeigen die Anwendung im Berufsfeld auf.

Wiederholungsaufgaben/Reflexion

Fragen am Ende jedes Kapitels dienen zur Überprüfung der gelernten Inhalte.
Was habe ich mir gemerkt? Was weiß ich noch nicht? Was sollte ich noch mal wiederholen?

Kapitel Lernsituationen

Das letzte Kapitel **Lernsituationen** dient der konkreten Vorbereitung auf Prüfungen:

- Erläuterungen zu den verschiedenen Prüfungen
- Beispielhafte Lernsituationen für die Zwischen-, Abschluss- und Bachelorprüfung mit Aufgaben
- Lösungsvorschläge.

Fehler gefunden?

An unsere Inhalte haben wir sehr hohe Ansprüche. Trotz aller Sorgfalt kann es jedoch passieren, dass sich ein Fehler einschleicht oder fachlich-inhaltliche Aktualisierungen notwendig geworden sind.
Sobald ein relevanter Fehler entdeckt wird, stellen wir eine Korrektur zur Verfügung. Mit diesem QR-Code gelingt der schnelle Zugriff.

https://else4.de/978-3-437-28681-0

Wir sind dankbar für jeden Hinweis, der uns hilft, dieses Werk zu verbessern. Bitte richten Sie Ihre Anregungen, Lob und Kritik an folgende E-Mail-Adresse: kundendienst@elsevier.com

Abkürzungen

Abb. Abbildung
ABEDL Aktivitäten, soziale Beziehungen und existenzielle Erfahrungen des Lebens; Strukturierungsmodell Prozesspflege nach Krohwinkel
AHSP Appetite, Hunger and Sensory Perception; dt. Appetit, Hunger und Sinneswahrnehmung
AltPflG Altenpflegegesetz
BPS Back Performance Scale; Assessment für Beweglichkeit der Wirbelsäule
Bsp. Beispiel
bzgl. bezüglich
bzw. beziehungsweise
ca. circa, ungefähr
CANE Camberwell Assessment of Need for the Elderly; dt. Camberwell Bedarfsermittlung für ältere Menschen
d. d. Verf. durch den Verfasser
d. h. das heißt
DAS Datenauswertungsstelle
DBfK Deutsche Berufsverband für Pflegeberufe
ders. derselbe
DNQP Deutsches Netzwerk für Qualitätsentwicklung in der Pflege
DRGs Diagnosis Related Groups; dt. diagnosebezogene Fallgruppen
dt. deutsch
EBN Evidence Based Nursing; dt. evidenzbasierte Pflege
einschl. einschließlich
engl. englisch
ENP European Nursing Care Pathways; Pflegeklassifikation zur Formulierungsunterstützung
etc. et cetera; dt. und so weiter
FIM Functional Independence Measure; dt. Messung der funktionalen Unabhängigkeit
G-BA Gemeinsamer Bundesausschusses
griech. griechisch
Hdz. Handzeichen
i. a. intraarteriell
i. c. intrakutan
i. m. intramuskulär
i. v. intravenös
ICD International Classification of Diseases; dt. Internationale statistische Klassifikation der Krankheiten und verwandter Gesundheitsprobleme
ICN International Council of Nurses; dt. Internationaler Rat der Krankenschwestern
IPC Intermittierende pneumatische Kompression
japan. japanisch
kg Kilogramm
KG Körpergewicht
KrPflG Krankenpflegegesetz
KVP kontinuierlicher Verbesserungsprozess
lat. lateinisch
mg Milligramm
Min. Minute
ml Milliliter
MMSE Mini Mental State Examination; dt. Mini-Untersuchung des mentalen Zustands
MMST Mini-Mental-Status-Test
MNA Mini Nutritional Assessment; dt. Mini-Ernährungsbewertung
NANDA North American Nursing Diagnosis Association International; dt. Nordamerikanische Vereinigung für Pflegediagnosen International
NBA Neues Begutachtungsassessment
NIC Nursing Interventions Classification; dt. Klassifizierung von Pflegeinterventionen
NOC Nursing Outcomes Classification; dt. Pflegeergebnisklassifikation
NPUAP National Pressure Ulcer Advisory Panel; dt. Nationales Beratungsgremium für Druckgeschwüre
NRS Numerische Ratingskala
o.Ä. oder Ähnliches
o.g. oben genannt
OPT Outcome-Present State Test Model; OPT-Pflegeprozessmodell
PCA Patientenkontrollierte Analgesie
PDCA Plan-Do-Check-Act; dt. Planen-Durchführen-Prüfen-Handeln

PESR-Schema P = Pflegeproblem, E = Einflussfaktor, S = Symptom, R = Ressourcen
PflAPrV Pflegeausbildungs- und Prüfungsverordnung
PflBG Pflegeberufegesetz
POP Praxisorientierte Pflegediagnostik
PpSG Pflegepersonal-Stärkungsgesetz
PQsG Pflege-Qualitätssicherungsgesetz
QPR Qualitätsprüfungs-Richtlinien für die vollstationäre Pflege
RAI Resident Assessment Instrument; Assessmentinstrument zur Erfassung des Pflegebedarfs
RCT Randomized Controlled Trial; dt: randomisierte kontrollierte Studien
s. c. subkutan
Sek. Sekunde
SES Schmerzempfindungsskala
SGA Subjective Global Assessment; dt. subjektive Gesamtbewertung
SIS® Strukturierte Informationssammlung
sog. sogenannt
StäB stationsäquivalente Behandlung
Std. Stunde
STIKO Ständige Impfkommission des Robert Koch-Instituts
Tab. Tabelle
TBS Tübinger Bogen zur Erfassung von Schmerzverhalten
TENS Transkutane Elektrische Nerven-Stimulation
TUG Timed Up and Go Test; Test zur Beurteilung der Mobilität und des Sturzrisikos
u. a. unter anderem
u. U. unter Umständen
übers. n. übersetzt nach
v. a. vor allem
VAS Visuelle Analogskala
VRS Verbale Ratingskala
VTE Venöse Thromboembolie
WHO World Health Organization; dt. Weltgesundheitsorganisation
wtl. wöchentlich
z. B. zum Beispiel
Z. n. Zustand nach
z. T. zum Teil
ZOPA Zürich Observation Pain Assessment; Schmerzassessment, das das Zentrum für Entwicklung und Forschung in der Pflege am Universitätsspital Zürich entwickelt hat
ZQP Zentrum für Qualität in der Pflege
zzgl. zuzüglich

Abbildungsnachweis

Der Verweis auf die jeweilige Abbildungsquelle befindet sich bei allen Abbildungen im Werk am Ende des Legendentextes in eckigen Klammern. Alle nicht besonders gekennzeichneten Grafiken und Abbildungen © Elsevier GmbH, München.

A400	Reihe Pflege konkret, Elsevier/Urban & Fischer Verlag
E165–001	Krohwinkel M. Der Pflegeprozess am Beispiel von Apoplexiekranken. Baden-Baden: Nomos Verlag, 1992
E1177	I Care SmartCards Pflege. Georg Thieme Verlag, Stuttgart 2017
E1178	Bulechek GM, Butcher HK, Dochterman JM, Wagner CM (Hrsg.). Pflegeinterventionsklassifikation (NIC). Aus dem Amerikanischen von Michael Herrmann. Deutschsprachige Ausgabe herausgegeben von Rudolf Widmer und Jürgen Georg. Bern: Hogrefe, 2016
E1193	McDaniel, P. et al.: Introduction to Energy Essentials, First Edition 2021, Elsevier
G882-001	Vanderah T.W. et al.: Nolte's Essentials of the Human Brain, Second Edition 2019, Elsevier
G911-001	International Council of Nurses, Notes on NURSING: A Guide for Today's Caregivers, 2009
G1212	Bretzinger O.N.: Handbuch Pflege - Praktische Hilfe für Angehörige. 1. Aufl. 2021. © Verbraucherzentrale NRW, Düsseldorf, www.ratgeber-verbraucherzentrale.de
J751-104	iStock.com/Sturti.
J787	Colourbox.com
J812	Adobe Stock
J812-035	Adobe Stock / Anatoly
K115	Andreas Walle, Hamburg
K333	Helmut Tusch, Innsbruck
K437	Stefan Bauer, FERRAS, Wien
L138	Martha Kosthorst, Borken
L143	Heike Hübner, Berlin
L157	Susanne Adler, Lübeck
P554	Jörg Schmal, Waldburg
P1312	Rudolf Tham, Berlin
T920	Hochschule Osnabrück · Fakultät für Wirtschafts- und Sozialwissenschaften (DNQP)
T1287	St. Hildegardis Krankenhaus, Köln
V166	Standard Systeme GmbH, Hamburg
V430	GODO Systems GmbH, Düsseldorf-Neuss
V492	abavo GmbH, Buchloe
V738-001	EinSTEP Projektbüro, SIS® Version 2.0 – 2017, Berlin
V775	BOI GmbH, www.boi.de, Coburg
W1211	© Medizinischer Dienst Bund, Essen, www.md-bund.de
W181	Kassenärztliche Bundesvereinigung, Berlin (KBV)
W267	DBfK-Bundesverband, Berlin
W798	World Health Organization (WHO), Genf
W907/W267	International Council of Nurses, Geneva / DBfK-Bundesverband, Berlin
W941	Deutsche Alzheimer Gesellschaft e. V., Berlin
X242	Courtesy of the Smithsonian Libraries and Archives (Creative Commons Public Domain Dedication, CC0)
X333	Wikimedia Commons (Wikipedia.org)
X338-001	U.S. National Library of Medicine, Bethesda, MD, United States
X381-005	Wellcome Collection: Hippokrates.

Inhaltsverzeichnis

1 Was ist Pflege? Der hilfebedürftige Mensch im Mittelpunkt

Überblick

Um zu verstehen, was professionelle Pflege ausmacht und welche Bedeutung dem Pflegeprozess dabei zukommt, lohnt ein Blick in die Geschichte der Pflege. Es reicht nicht, sich nur mit den einzelnen Schritten des Pflegeprozesses zu beschäftigen. Vielmehr braucht es zuvor ein Verständnis des Begriffs „Pflege". Dieses Verständnis hat sich im Laufe der Geschichte verändert. Der Pflegeprozess, wie er sich in den letzten Jahrzehnten herausgebildet hat und zum Merkmal professioneller Pflege wurde, ist dabei nichts Abstraktes, sondern beruht auf einer Vorgehensweise, die auch aus dem täglichen Leben und in vielen anderen Zusammenhängen bekannt ist.

Folgende Fragen werden in diesem Kapitel beantwortet:

- Was ist Pflege eigentlich? (► 1.1)
- Wie hat sich das Verständnis von Pflege im Laufe der Zeit verändert? (► 1.2, ► 1.3)
- Warum ist der Pflegeprozess so wichtig für eine Professionalisierung des Pflegeberufs? (► 1.4)

Der Pflegeprozess ist zwar ein wichtiges Arbeitsinstrument professioneller Pflege, Pflege ist aber zugleich *mehr* als der Pflegeprozess und kann nicht darauf reduziert werden.

1.1 Pflege als älteste Form menschlicher Hilfeleistung

Fallbeispiel

Ein Beispiel aus vergangenen Zeiten

„Im Mesolithikum, rund 8.000 Jahre vor Chr., wurde in Nordafrika eine Frau vom Stamm der Columnata, ob durch einen Sturz von einer Felsenwand oder durch andere massive Gewalteinwirkung, ungewöhnlich schwer verletzt. Sie erlitt eine Trümmerfraktur des Beckenrings. Ein Hüftgelenk war zerstört, das Kreuzbein durch Stauchungsfraktur auf ein Viertel seiner ursprünglichen Länge verkürzt und alle Dornfortsätze der Lendenwirbelsäule waren an ihrer Basis weggebrochen. Mit diesen schweren Frakturen sind zwangsläufig Weichteilverletzungen verbunden gewesen. Vor allem das lumbosacrale Nervengeflecht war betroffen und mit seinem Ausfall mit Sicherheit Lähmungen der unteren Extremitäten, vor allem aber auch der Blasen- und Mastdarmschließmuskulatur. Die Frau hat ihre schwere Traumatisierung aber mindestens so lange überlebt, wie die Frakturen – und das besagt der paläopathologische Befund – zur Heilung durch Kallusbildung benötigten. Das wäre ohne langwierige und umfassende Pflegeleistungen ihrer Mitwelt unmöglich gewesen!" (Wolff, Wolff 2008: 35)

Obwohl die Geschichte viele Beispiele dafür liefert, dass unterschiedliche Gesellschaften keinesfalls immer besonders human mit ihren älteren und gebrechlichen Mitgliedern umgegangen sind, zeigt das oben beschriebene Beispiel, dass bereits die Menschen vor vielen Tausenden von Jahren zu altruistischem Handeln fähig waren. Obwohl die Nachrichten täglich vom Leid berichten, das Menschen einander antun können, haben sie dennoch zugleich die Fähigkeit zur Empathie entwickelt und sind in der Lage, auf die Not ihrer Mitmenschen – mit den zur jeweiligen Zeit zur Verfügung stehenden Mitteln – zu reagieren.

Erste „Zeugnisse" der Pflege

Von den ersten beeindruckenden Zeugnissen menschlicher Hilfeleistung bis hin zu den verschiedenen institutionalisierten Formen der Versorgung kranker und pflegebedürftiger Menschen unterschiedlichen Alters war es allerdings noch ein sehr langer Weg. Schon früh setzte sich die Erkenntnis durch, dass für eine wirkungsvolle Pflege und Behandlung spezialisiertes Wissen notwendig ist, das sich vom Alltagswissen unterscheidet. So begannen Menschen die Wirkung von Pflanzen bei bestimmten Beschwerden genauer zu untersuchen. Dies führte dazu, dass es bereits im **alten Ägypten** vor mehr als 4.000 Jahren ein hoch entwickeltes heilkundliches Wissen gab. Archäologische Funde chirurgischer Instrumente aus dieser Zeit belegen, dass auch invasive Behandlungsmethoden keine Seltenheit waren. Da die Ursache von Krankheiten meistens dem Einfluss dämonischer Mächte zugeschrieben wurde, waren es hauptsächlich Priester, die neben seriösen und durchaus erfolgreichen Behandlungsmethoden vor allem auch magische Praktiken (z. B. Beschwörungsformeln) anwendeten.

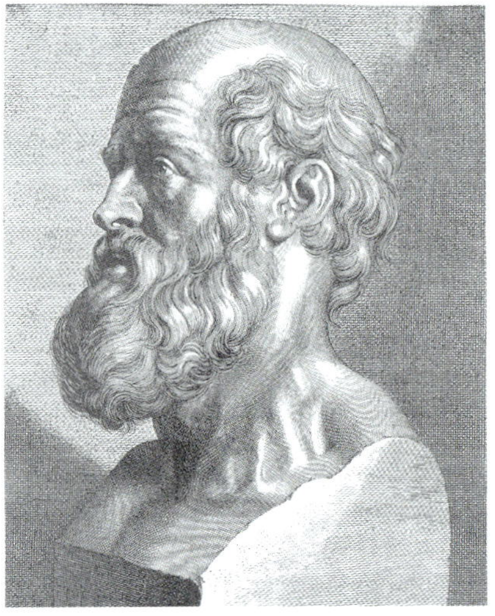

Abb. 1.1 Hippokrates von Kos (470 v. Chr.–370 v. Chr.) [X381-005]

Systematisierungsversuche ab der Antike

Griechische Ärzte zur Zeit der **Antike** (etwa 800 v. Chr. bis 600 n. Chr.) wie z. B. **Hippokrates von Kos** (um 460 v. Chr. bis ca. 370 v. Chr., ► Abb. 1.1) versuchten erstmals das Auftreten und die Erscheinungsformen verschiedener Beschwerden zu systematisieren und entwickelten eine Theorie, die eine nichtreligiöse, rationale Erklärung von Krankheiten liefern sollte.

Er ging davon aus, dass der menschliche Körper aus vier verschiedenen „Säften" besteht (Blut, schwarze Galle, gelbe Galle und Schleim) und jede Krankheit ihre Ursache in einem individuellen Ungleichgewicht dieser Säfte hat („Vier-Säfte-Lehre"). Jedem dieser „Säfte" entsprach wiederum eines der vier Elemente, aus denen nach antiker Vorstellung die Welt besteht: Feuer, Erde, Wasser und Luft. Außerdem wurden diesen vier Elementen und Körpersäften jeweils ein charakteristisches Organ zugeordnet und damit verbundene Charaktereigenschaften (► Abb. 1.2). Obwohl dieses Modell aus heutiger Sicht natürlich überholt ist, erscheinen bei näherer Betrachtung einige Aspekte dieser sog. **Humoralpathologie** durchaus modern.

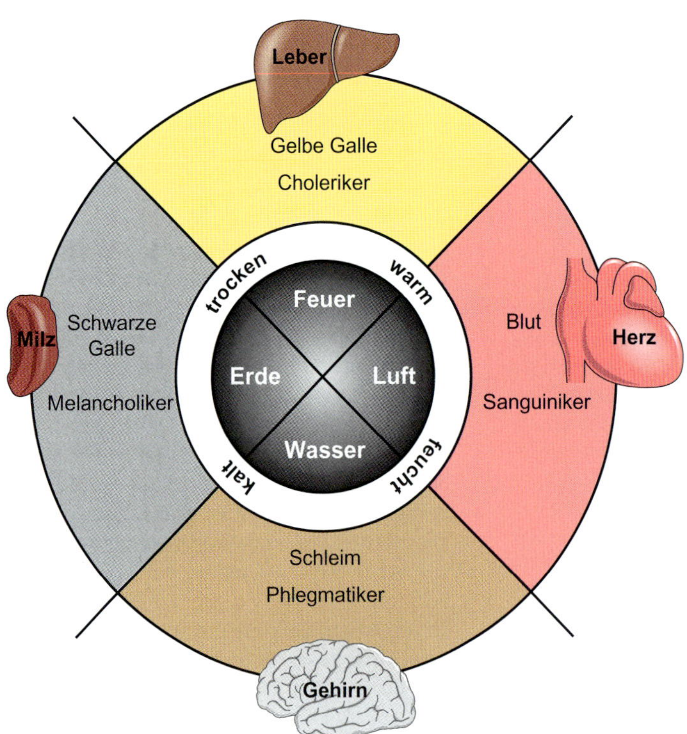

Abb. 1.2 Das Zusammenwirken der vier Säfte in der antiken Humoralpathologie [L157]

Nach damaliger Vorstellung ist der „Mikrokosmos Mensch“ ein Abbild der Welt, die den Menschen umgibt (Makrokosmos). Krankheiten werden danach bestimmt durch das Verhältnis des Menschen zu seiner Umwelt.

Ein Gedanke, der auch heute längst wieder an Bedeutung gewonnen hat, insbesondere im Zusammenhang mit chronischen Erkrankungen. Daher war die **„Diätetik“**, d.h. die gesunde Lebensführung, der wichtigste Aspekt des hippokratischen Therapiekonzepts. Das humoralpathologische Krankheitsmodell war über 1.500 Jahre lang das Standardmodell der Medizin. Erst langsam begannen mit Beginn der **Neuzeit** (um 1500) neue Ideen und Theorien das alte antike Weltbild abzulösen.

Ursachensuche: Gesundheit – Krankheit

Der Schweizer Arzt **Paracelsus** (1493–1541, ▸ Abb. 1.3) war ein entschiedener Kritiker der antiken Vier-Säfte-Lehre, die ihm zu einseitig – heute würde man sagen zu „materialistisch“ – erschien. Anders als seine antiken Vorgänger, vermutete er die Ursache von Gesundheit und Krankheit in einer Art „Lebenskraft“, die alle Vorgänge im menschlichen Organismus reguliert. Ähnlich wie für Hippokrates war auch für Paracelsus der Mensch eingebettet in seine natürliche Umwelt und Krankheit nicht ohne die Verbindung von Mikrokosmos und Makrokosmos zu verstehen. Seiner Idee nach aber trägt der Mensch die Veranlagung zu Krankheit schon von Geburt an in sich. Menschen, die eine solche „Disposition“ in sich tragen, können dann unter bestimmten Bedingungen und äußeren Umständen tatsächlich erkranken.

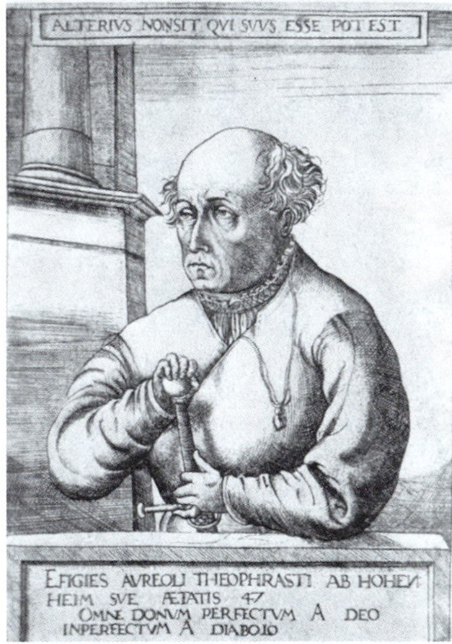

Abb. 1.3 Der Arzt Theophrastus Bombast von Hohenheim, genannt „Paracelsus“ (1493–1541) [X338-001]

Ein Gedanke, der uns bis heute geläufig ist, wenn von der **Disposition** gegenüber bestimmten Erkrankungen gesprochen wird. Der Mensch muss darum aber nicht zwangsläufig erkranken. Erst wenn im Laufe des Lebens andere, physische und/oder psychische Belastungsfaktoren hinzutreten, kann es zum Ausbruch der Krankheit kommen. Ein Erklärungsmodell, wie es heute insbesondere für viele psychische Störungen angenommen wird („Vulnerabilitäts-Stress-Modell“). Darüber hinaus erkannte Paracelsus auch, wie wichtig das soziale Eingebundensein des Menschen für seine Heilung ist und die Wechselwirkung von Körper und Psyche. Ein weiterer fortschrittlicher Gedanke betrifft das Verhältnis von Arzt und Patient. Paracelsus war davon überzeugt, dass nur derjenige ein guter Arzt sein und dem Patienten wirksam helfen kann, der über eine entsprechende ethische Grundeinstellung verfügt, sich für den Patienten engagieren zu wollen, um seine Not zu lindern (▸ Abb. 1.4).

Diese innere Haltung machte für Paracelsus den Kern der Heilkunde aus. Er war davon überzeugt, dass der Arzt, der über eine solche entsprechende innere Haltung verfügt, eine eigene therapeutische Wirkung auf den Patienten habe (Maio 2017: 112). Auch wenn viele seiner Ideen immer noch mit magisch-mystischen Vorstellungen vermischt waren, markiert Paracelsus den Übergang vom Mittelalter in eine neue Zeit.

Naturwissenschaftlicher Einfluss

Die auf das Mittelalter folgende Epoche der **Neuzeit** war geprägt von der Entstehung des modernen naturwissenschaftlichen Denkens. Anatomische Untersuchungen, vor allem des belgischen Arztes **Andreas Vesalius** (1514–1564), oder die Entdeckung des Blutkreislaufs durch den Engländer **William Harvey** (1578–1657) stellten die antike „Vier-Säfte-Lehre“ zunehmend infrage. Der französische Philosoph und Arzt **René Descartes** (1594–1650) sah im menschlichen Körper einen Mechanismus, der ähnlich wie eine Maschine funktioniert und dessen Funktion mit Hilfe

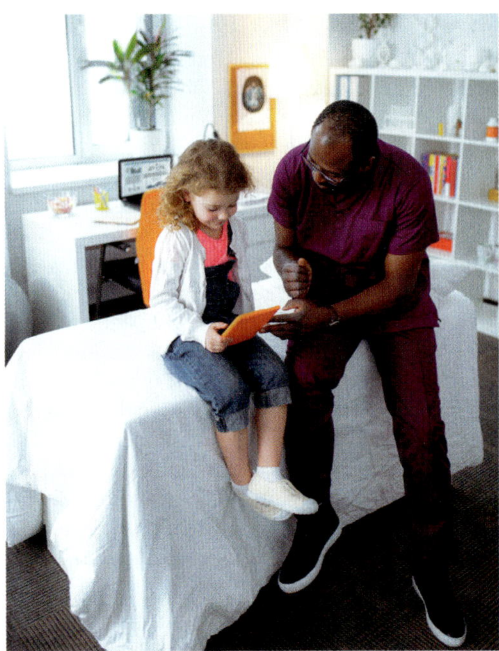

Abb. 1.4 Engagement und Empathie gelten bis heute als wichtige Merkmale der inneren Haltung von Pflegenden und Ärzten. [J812]

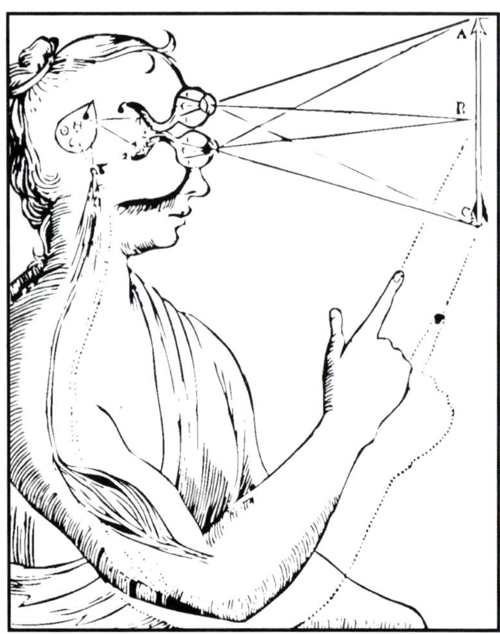

Abb. 1.5 Illustration von Descartes: Umweltreize gelangen über die Sinnesorgane (z. B. Augen) in das Gehirn und setzen dort, vermittelt über die Epiphyse (Zirbeldrüse), einen Mechanismus in Gang, der den Geist veranlasst, den Körper in Bewegung zu versetzen. [G882-001]

physikalischer Gesetze beschrieben werden kann (▸ Abb. 1.5). Der Gedanke an die Beherrschbarkeit der Natur und der Wunsch, diese vollständig durch Messung, Beobachtung und Experiment zu erklären, wurde zum Leitmotiv der folgenden Jahrhunderte und prägt bis heute das Menschenbild der modernen Medizin.

Die antike ganzheitliche Vorstellung von der Verbindung von Mikrokosmos und Makrokosmos wurde abgelöst von einer mechanistischen Konzeption des Menschen. Es setzte sich die Meinung durch, dass der menschliche Körper und seine Organe nach Art einer Maschine funktionieren und Krankheiten unabhängig der jeweiligen individuellen und subjektiven Eigenart des Patienten entstehen und behandelbar seien. Der Berliner Arzt **Rudolf Virchow** (1821–1902, ▸ Abb. 1.6) ging noch einen Schritt weiter und erklärte Krankheiten als Folge gestörter Zellfunktionen und begründete damit die moderne Krankheitslehre (Pathologie).

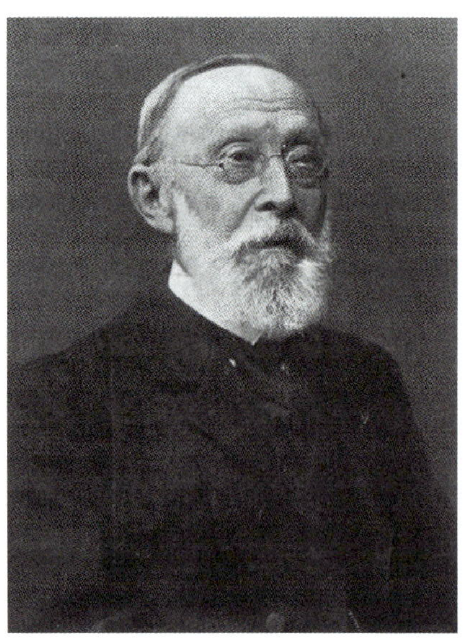

Abb. 1.6 Der Berliner Arzt Rudolf Virchow (1821–1902) [X242]

Viele Erfolge der Medizin, wie zum Beispiel die Bekämpfung von Infektionskrankheiten, die Entwicklung von Antibiotika und anderer Chemotherapeutika und das Wissen über Tumorerkrankungen, wären ohne eine solche naturwissenschaftlich orientierte Medizin nicht möglich gewesen. Zugleich geriet aber damit die eigentliche subjektive Betroffenheit des kranken Menschen aus dem Blick.

Der ganze Organismus im Blick

Im Rausch dieser Erfolge geriet allerdings das alte Verständnis von Krankheit als Reaktion des *ganzen* Organismus auf innere und äußere Faktoren und damit der Gedanke der hippokratischen Diätetik in Vergessenheit. Erst seit wenigen Jahrzehnten richtet sich – nicht zuletzt durch die Zunahme chronischer Erkrankungen – der Fokus wieder verstärkt auf die Bedeutung umweltbedingter und psychosozialer Faktoren bei der Entstehung und Bewältigung von Krankheit. Außerdem erkannte man zunehmend, wie wichtig innere Widerstandsressourcen für die Bewältigung von Krankheit und die Aufrechterhaltung der Gesundheit sein können. Eine Erkenntnis, wie sie unter anderem auch im Konzept der Salutogenese (► Abb. 1.7) des israelisch-amerikanischen Soziologen **Aaron Antonovsky** (1923–1994) zum Ausdruck kommt und auf dessen Inhalte vor allem im Bereich der Prävention und der Gesundheitsförderung Bezug genommen wird.

Definition

Pathogenese

griech. *Pathos* = Leiden, Leid; *Genese* = Entstehung: Entstehung und Ursache von Krankheiten.

Salutogenese

lat. *salus* = Unverletztheit, Gesundheit, Heil, Glück: Entstehung und Ursache von Gesundheit. Zentrale Frage: Was hält den Menschen gesund? Wie können die gesunden Anteile eines Menschen trotz einer bestimmten medizinischen Diagnose gestärkt werden?

Konsequenzen für die Pflege

Die beschriebenen Entwicklungen haben auch Konsequenzen für das Selbstverständnis und die Entwicklung der beruflichen Pflege. Über viele Jahrhunderte wurde nicht in „Pflege" und „Medizin" unterschieden. Die Geschichte der Pflege kann daher nicht isoliert von der oben skizzierten Entwicklung der Medizin und des Arztberufs beschrieben werden. Heilkundige waren sowohl für die akute Behandlung einer Erkrankung zuständig als auch für die Nachsorge des Patienten, für die in vielen Fällen darüber hinaus (weibliche) Familienangehörige eine wichtige Rolle spielten. Zur Unterstützung schickten antike Ärzte oftmals „Lehrlinge" in das Haus des Patienten zur Beobachtung und Überwachung des Kranken (Hähner-Rombach 2017: 76). Im Zuge kriegerischer Auseinandersetzungen entstanden Lazarette zur Versorgung der Verwundeten, einige davon als Vorläufer späterer befestigter Hospitäler. Quellen deuten darauf hin, dass es bereits eine gewisse arbeitsteilige Organisation zwischen verschiedenen Berufsgruppen gab: Ärzte und solche, die für die körpernahe Pflege der Verwundeten zuständig waren und die Anordnungen der Ärzte ausführten (Hähner-Rombach 2017: 87). Eine wichtige Säule vor allem in der Versorgung der ärmeren Bevölkerung in ihrer jeweiligen Umgebung waren die seit dem frühen Mittelalter entstandenen **Klöster.** Sie waren nicht nur die religiösen, sondern auch die kulturellen Zentren, die das Wissen der damaligen Zeit verwalteten und in ihren Bibliotheken archivierten, u.a. auch die Schriften des Hippokrates und anderer griechischer, römischer und später auch arabischer Ärzte. In jahrelanger Arbeit wurden diese – bis zur Erfindung des Buchdrucks im 15. Jahrhundert –

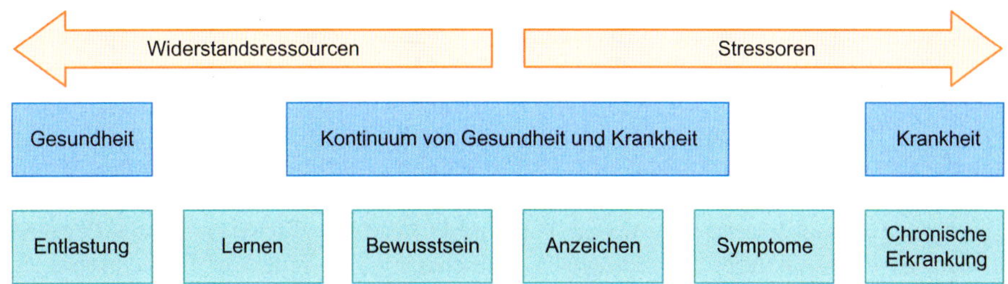

Abb. 1.7 Salutogenese: Der Mensch befindet sich immer in einem Kontinuum zwischen „krank" und „gesund", abhängig von seinen eigenen Widerstandsressourcen (Schutzfaktoren) und Risikofaktoren. Es gibt keinen Zustand „absoluter" Gesundheit oder Krankheit. Dabei sind allerdings die unterschiedlichen Kontexte zu beachten, in denen die Begriffe „gesund" und „krank" verwendet werden. [L143]

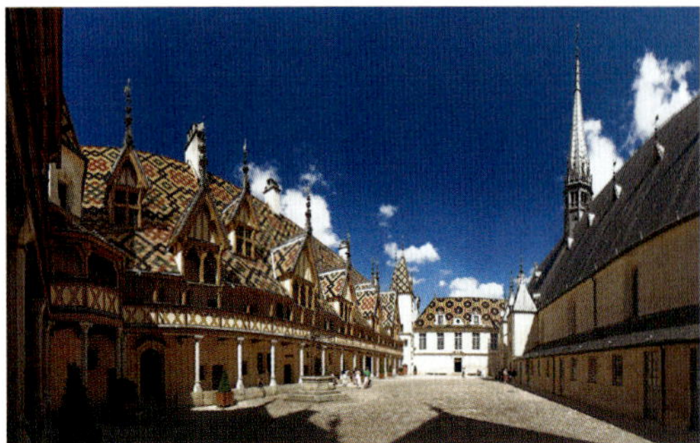

Abb. 1.8 Das ehemalige Hospital Hotel-Dieu, erbaut 1443, wurde bis 1971 als Krankenhaus genutzt. [K437]

handschriftlich vervielfältigt und damit das medizinische Wissen der Antike bewahrt.

Pflege „emanzipiert" sich aus dem rein christlichen Kontext

Die Sorge um die Kranken und Hilfebedürftigen – Stichwort „Nächstenliebe" – gehörte immer schon zum Wesenskern des Christentums. Noch lange bevor es die ersten Hospitäler in den Städten gab (▶ Abb. 1.8), bildeten sich in den Klöstern sehr früh erste institutionalisierte Formen von Pflege heraus, die sog. **Infirmarien,** in denen nicht nur kranke und pflegebedürftige Mönche bzw. Nonnen des jeweiligen Klosters versorgt wurden, sondern auch kranke und bedürftige Menschen der näheren Umgebung, außerdem Reisende und Pilger. Mit der Entstehung der ersten **Universitäten** ab dem 11. Jahrhundert entwickelte sich die Medizin zu einem akademischen Lehrberuf, dessen Ausübung offiziell bis zum Ende des 19. Jahrhunderts Männern vorbehalten war.

Die körpernahe „eigentliche" Pflege und die Fürsorge für die Kranken, blieben über viele Jahrhunderte v. a. die Domäne der Frauen in den Familien sowie jener christlichen Frauenorden (und wenigen Männerorden) wie z. B. die **Barmherzigen Schwestern,** die sich hauptsächlich der Krankenpflege widmeten. Viele dieser religiösen Gemeinschaften existieren bis heute und sind als Träger von Kliniken und Pflegeeinrichtungen eine wichtige Säule in der Gesundheitsversorgung. Als im 15. Jahrhundert in den Städten die ersten Vorläufer unserer heutigen Hospitäler unter Leitung der jeweiligen Stadtverwaltung (▶ Abb. 1.9) entstanden, ähnelten diese eher Armenhäusern für diejenigen, die sich selber keinen Arzt leisten konnten.

Die akademisch gebildeten Ärzte hingegen übernahmen die Behandlung der reichen und wohl-

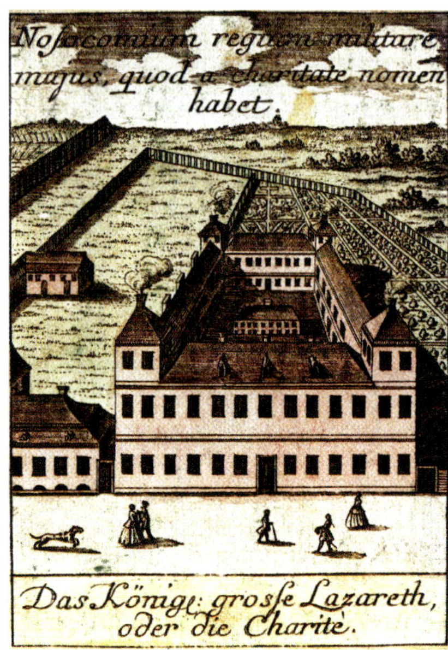

Abb. 1.9 Die Charité um 1740, wenige Jahrzehnte nach ihrer Gründung, damals bereits ein Hospital für alle Bürger der Stadt. [X333]

habenden Bevölkerungsschichten in ihren Privatwohnungen. Dies verschärfte die Trennung zwischen einer überwiegend „weiblichen" Pflege in den Hospitälern und einer „männlich" dominierten akademischen Medizin außerhalb. Auch wenn von vielen Ärzten bereits damals die Bedeutung von Pflege anerkannt wurde, stand diese immer unter der Autorität der Ärzte und musste sich dieser unterordnen. 1574 veröffentlichte der schwäbische Arzt **Jacob Oetheus** das erste Lehrbuch der Krankenpflege im deutschsprachigen Raum. Darin betont Oetheus ausdrücklich, wie wichtig die genaue Beobachtung und die kritische Einschätzung der Situation des Kranken durch die Pflegenden ist. Das ist bis heute übrigens der erste und wichtigste Schritt im Pflegeprozess. Nur so war es dem Arzt möglich, die richtige Therapie für den Patienten auszuwählen (Hähner-Rombach 2017: 216). Trotz Oetheus' Lehrbuch und ähnlichen Bemühungen anderer Ärzte gab es für die sog. „Wärterinnen" und „Wärter" – so wurden die Pflegenden, die nicht Mitglied religiöser Gemeinschaften waren, damals genannt – in den weltlichen Hospitälern bis ins 19. Jahrhundert hinein so gut wie keine Mindestanforderungen oder geregelte Ausbildungen. Eine Ausnahme bildete in Preußen die 1832 an der

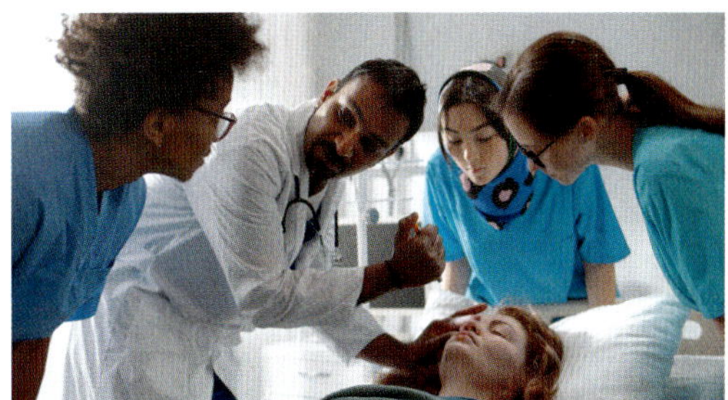

Abb. 1.10 Bis zur Neufassung des Krankenpflegegesetzes im Jahre 2004 waren zu einem großen Teil Ärzte an der Ausbildung angehender Krankenpflegefachkräfte beteiligt. [J812-035]

Berliner Charité gegründete Krankenwärterschule. Mit der weiteren Entwicklung der ursprünglichen Hospitäler zu Krankenhäusern und neuer wissenschaftlich fundierter Diagnose- und Heilmethoden erweiterte sich auch das Arbeitsfeld der Pflege, deren Aufgabe vor allem darin bestand, den ärztlichen Behandlungserfolg zu sichern.

So waren es vor allem Ärzte, die die Anforderungen an den Pflegeberuf formulierten, Pflegelehrbücher verfassten und die Leitung von Krankenpflegeschulen übernahmen (► Abb. 1.10). Bis ins 21. Jahrhundert hinein und bis zur Novellierung des **Krankenpflegegesetzes** (KrPflG) 2004 und dem Inkrafttreten des **Bundesaltenpflegegesetzes** (AltPflG) 2003 galt die Pflege in erster Linie als Hilfeberuf des Arztes. Trotz vieler Weiterentwicklungen wirkt die damit verbundene Unterordnung der Kranken„schwester" (bis 2004 offizielle Berufsbezeichnung!) unter den Arzt bis heute nach und prägt das Selbstverständnis und den immer noch viel zu geringen politischen Einfluss von Pflege.

Kritischer Blick

Pro und Contra: Sollen Pflegende mit „Schwester" angesprochen werden?

Die Anrede „Schwester" findet sich immer noch häufig im pflegerischen Alltag.

Pro

- Die Anrede „Schwester" ist Ausdruck eines besonderen Vertrauens von Seiten des Patienten bzw. Pflegebedürftigen.
- Die Anrede ist eine Art „Alleinstellungsmerkmal" der Pflege gegenüber anderen Berufsgruppen im Gesundheitswesen.
- Welche weiteren „Pro-Argumente" sind noch denkbar?

Contra

- Die Anrede „Schwester" ist nicht mehr zeitgemäß und hat zu sehr religiöse Bezüge, obwohl Pflege längst kein Beruf mehr ist, der nur von Nonnen ausgeübt wird.
- Die Anrede bedeutet immer auch eine hierarchische Unterordnung unter die Autorität des Arztes, die problematisch ist.
- Da immer mehr Pflegefachmänner im Beruf arbeiten, bedeutet die Anrede „Schwester" eine Problematisierung des Verhältnisses beider Geschlechter.
- Die Anrede kann das Verhältnis von Pflegefachfrau bzw. -mann und Patient negativ beeinflussen.
- Welche Unterschiede sind im Verhältnis von Arzt und Patient (Arzt und Pflegebedürftiger) bzw. Pflegefachfrau oder Pflegefachmann und Patient (Pflegefachfrau bzw. -mann und Pflegebedürftiger) zu beobachten?

1.2 Pflege als „Kunst"

Die Engländerin **Florence Nightingale** (1820–1910, ► Abb. 1.11) gilt als eine der wichtigsten Wegbereiterinnen der „modernen" Krankenpflege. Trotz vieler Widerstände war es vor allem ihr Verdienst, dass sich die Krankenpflege im England des 19. Jahrhunderts zu einem anerkannten Frauenberuf entwickelte und das, obwohl es für Frauen aus dem bürgerlichen Milieu außerhalb kirchlich-religiöser Gemeinschaften damals praktisch unmöglich war, einen Beruf zu erlernen und auszuüben. Nightingale entwickelte Ausbildungsprogramme für angehende Krankenpflegerinnen und gründete die nach ihr be-

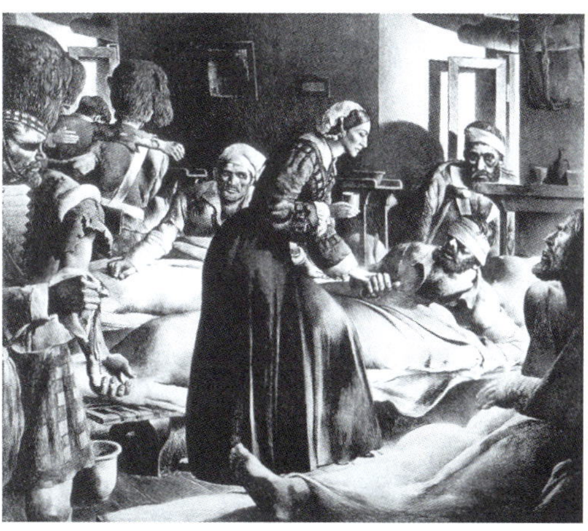

Abb. 1.11 Florence Nightingale (1820–1910) versorgt Kriegsverletzte [X338-001]

nannte *Nightingale Training School for Nurses* am St. Thomas Hospital in London, die zum Vorbild vieler Krankenpflegeschulen weltweit werden sollte.
Nightingales Erfolg gründete vor allem auf ihrer exakten Beobachtungsgabe und der systematischen Erforschung der Wirksamkeit pflegerischer Maßnahmen und ihrer Bedeutung für den Heilungsverlauf der Patienten. Diese systematische Herangehensweise spiegelt sich auch in den Schritten des Pflegeprozesses wider, auch wenn dieser zur Zeit Nightingales noch unbekannt war. Darüber hinaus beobachtete sie die Wirkung von Luftqualität, Licht und anderer Umwelteinflüsse auf den kranken Menschen. Für Nightingale stand nie nur die Krankheit, sondern immer der kranke Mensch im Mittelpunkt ihrer Tätigkeit und ihres Denkens. 1859 veröffentlichte sie ihr Buch *Notes on Nursing* (Bemerkungen zur Krankenpflege, ► Abb. 1.12).

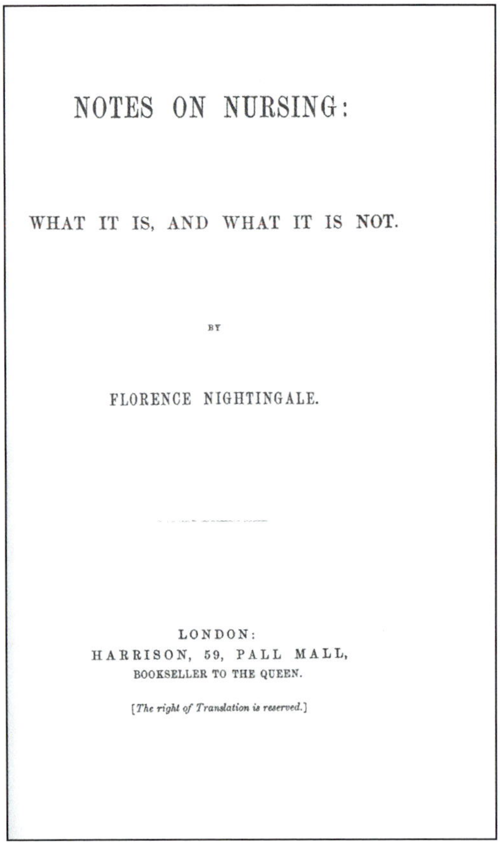

NOTES ON NURSING:

WHAT IT IS, AND WHAT IT IS NOT.

BY

FLORENCE NIGHTINGALE.

LONDON:
HARRISON, 59, PALL MALL,
BOOKSELLER TO THE QUEEN.

[*The right of Translation is reserved.*]

Abb. 1.12 Das erste Pflegelehrbuch von F. Nightingale (1859) [G911-001]

Das Buch richtete sich ursprünglich vor allem an nicht-professionelle Pflegekräfte, insbesondere an Frauen, die ihre Angehörigen zu Hause pflegen, erlangte aber später auch Bedeutung in der Ausbildung professioneller Pflegekräfte.
Nightingale wurde zu einer Pionierin auf dem Gebiet der Pflegewissenschaft – auch wenn es diesen Begriff damals noch nicht gab. Neben ihrer durchaus wissenschaftlichen Sichtweise auf die Pflege war Nightingale aber überzeugt, dass das eigentliche Wesen von Pflege nur als „Kunst" verstanden werden kann (Herold-Schmidt 2020: 256).
Ähnlich wie ein Künstler Hingabe und eine gewisse Begabung für seine Arbeit braucht, war für Nightingale die innere Einstellung eine Grundvoraussetzung, um pflegen zu können. Nur derjenige, der in der Lage ist, im Patienten den *ganzen Menschen* mit seinen individuellen Bedürfnissen anzuerkennen, ihm mit Respekt begegnet und ihm gegenüber empathiefähig ist, ist auch fähig, sein Fachwissen situationsabhängig umzusetzen und anzuwenden. Neben den charakterlichen Eigenschaften, die für das Erlernen des Pflegeberufs Voraussetzung sind, betonte Nightingale von Anfang an auch die unbedingte Notwendigkeit theoretischer und wissenschaftlicher Erkenntnisse.

Merke

Pflege als „Kunst"

Wenn von Pflege als „Kunst" die Rede ist, dann in einem doppelten Sinn: einerseits als Hingabe und innere Einstellung zum Beruf, andererseits aber auch als ein „Können", das praktisch beherrscht, zugleich aber auch theoretisch fundiert und begründet werden muss.

1.3 Pflege als (praktische) Wissenschaft

Das Besondere an Nightingales Arbeit war, dass sie sich nicht auf bloße Meinungen Anderer verlassen hat. Das eigentlich Neue an ihrer Methode war, dass sie das pflegerische Wissen ihrer Zeit systematisch überprüft und um die Ergebnisse ihrer eigenen Beobachtungen erweitert hat. Sie erkannte die Bedeutung von sauberer Luft, Wasser, Hygiene und Ernährung für den Heilungsprozess des Patienten. Nightingale machte z. B. die Beobachtung, dass schwerstkranke Patienten regelmäßig umgelagert werden müssen, um zu verhindern, dass sie ein Druckgeschwür (Dekubitus) entwickeln. Die damalige Organisation der Pflegeabläufe führte dazu, dass sich daraus ein 2-stündiger Lagerungsrhythmus ergab.

Praxistipp

Dekubitus einschätzen

Heute weiß man, dass das Risiko, einen Dekubitus zu entwickeln, von Patient zu Patient sehr unterschiedlich sein kann. Daher ist es wichtig, dieses Risiko zu Beginn des pflegerischen Auftrags, also des Pflegeprozesses, umfassend einzuschätzen, zu dokumentieren und die entsprechenden Maßnahmen (z. B. Bewegungsförderung und Druckentlastung) individuell zu planen. Anschließend wird die Wirksamkeit der durchgeführten Maßnahmen regelmäßig kontrolliert. Ein für alle gefährdeten Bewohner oder Patienten einer Einrichtung einheitlicher „Lagerungsrhythmus" entspricht nicht mehr dem aktuellen Stand des Wissens.

Dieses Beispiel zeigt sehr gut, welche praktischen Folgen wissenschaftliches Denken in der Pflege hat. Durch die systematische Sammlung von Daten aufgrund gezielter Beobachtungen, Befragungen oder Messungen und deren Interpretation gelingt es, neue Erkenntnisse z. B. über die Wirksamkeit bestimmter Pflegemaßnahmen zu gewinnen. Dies wird auch als **empirische Vorgehensweise** bezeichnet, wie sie bereits Nightingale entwickelt hat. Nur durch die Erweiterung solchen empirischen Wissens wird sich Pflege zukünftig zu einer Profession – ähnlich z. B. der Medizin – entwickeln können. Eine der wichtigsten Fähigkeiten für Pflegefachfrauen und -männer dabei ist, das eigene Handeln immer wieder **kritisch infrage zu stellen,** ob es dem aktuellen Stand pflegewissenschaftlicher Erkenntnisse entspricht und ob es für den jeweiligen Patienten tatsächlich angemessen und geeignet ist. Dies wird auch als **Evidence Based Nursing** (EBN, ▸ 4.3.2) bezeichnet. Dabei darf nicht vergessen werden, dass es sich bei der Pflege nicht um eine exakte Naturwissenschaft handelt, deren Prognosen auf gesetzesartigen Verallgemeinerungen beruhen. Aussagen der Pflegewissenschaft sind zwangsläufig immer nur Aussagen mit einer gewissen Wahrscheinlichkeit, da das Verhalten und die Reaktionen von Menschen (Patienten wie Pflegende) nie vollständig vorhersagbar sind.

Merke

Regeln, Methoden und das eigene Urteil

Die Anwendung von Regeln und Methoden (wie z. B. Hygieneregeln oder der Pflegeprozess, der in den folgenden Abschnitten behandelt wird) können das **eigene Urteil** darüber, welche Pflegehandlungen für den jeweiligen Patienten in einer ganz bestimmten Situation richtig und angemessen sind, nicht ersetzen. Die Pflegefachfrau bzw. der -fachmann benötigen einerseits **theoretisches Wissen,** das sie andererseits aber immer auch bei der Pflege eines ganz bestimmten Patienten mit seinen individuellen Bedürfnissen **praktisch** umsetzen und anwenden müssen. Um diese Fähigkeit zu erlangen, ist jahrelange praktische Erfahrung und zugleich ständige Fort- und Weiterbildung erforderlich. Man spricht auch von „lebenslangem Lernen". Einen Gegensatz von „trockener" und „wirklichkeitsfremder" Theorie und „echter" Pflegepraxis – wie von manchen behauptet – kann es also gar nicht geben.

Fallbeispiel

„Das haben wir schon immer so gemacht!"

Elena Semjonow, Auszubildende im 1. Jahr zur Pflegefachfrau, absolviert gerade ihren Orientierungseinsatz in einer stationären Pflegeeinrichtung. Sie erhält von ihrer Praxisanleiterin Karin Wiedemann den Auftrag, Anna Berger, eine 80-jährige Bewohnerin mit beginnender Demenz, bei der Körperpflege zu unterstützen. Da Frau Berger zwar phasenweise sehr desorientiert ist und oftmals nicht mehr weiß, wie sie den Waschlappen und andere Waschutensilien benutzen soll, sonst aber körperlich noch relativ „fit" ist, nutzt Elena die noch vorhandenen Ressourcen der Bewohnerin. Sie leitet die Bewohnerin beim Waschen des Gesichts und des Oberkörpers an, indem sie ihr jeweils andeutet, wie sie den Waschlappen gebrauchen soll. Sie freut sich, als Frau Berger die Waschbewegungen nachmacht und selbstständig ausführt. Nach etwa 30 Minuten kommt eine weitere Kollegin von Elena in das Bad von Frau Berger „gestürmt" und fragt Elena pampig: „Warum bist Du denn immer noch nicht fertig? Das muss schneller gehen!" Elena berichtet ihr von ihrem kleinen Erfolgserlebnis bei Frau Berger. Da entgegnet ihr die Kollegin: „Ja, ja. Das lernt man vielleicht in der Schule so, kannst Du in der Praxis aber vergessen! Früher oder später kann Frau Berger das sowieso nicht mehr. Da ist es besser, sie gewöhnt sich schon mal daran und lernt, Hilfe anzunehmen. Wichtiger ist, dass die Bewohner bis spätestens 9 Uhr alle gewaschen sind und wir uns endlich eine Pause gönnen können. Außerdem sind die froh, wenn sie die „Wascherei" hinter sich haben. Das haben wir schon immer so gemacht!"

Erläuterung zum Fallbeispiel

„Das haben wir schon immer so gemacht!"

Das Fallbeispiel zeigt, wohin es führen kann, wenn Pflegehandlungen nur noch routinemäßig ausgeführt und nicht mehr kritisch hinterfragt werden. Im Fallbeispiel geht es nur noch darum, möglichst schnell mit dem Waschen der Bewohnerin fertig zu werden, die sich völlig dem Rhythmus der Pflege unterzuordnen hat. Für Individualität und persönliche Bedürfnisse bleibt kein Raum. Die Kollegin ist der Meinung, dass sie genau weiß, was „das Beste" für die Bewohnerin ist. Dies ist weder mit ethischen noch mit pflegefachlichen Forderungen an eine aktivierende und gute Pflege vereinbar. Im Gegensatz dazu handelt Elena nach aktuellen pflegewissenschaftlichen Erkenntnissen und orientiert sich in ihrem Handeln am Pflegeprozess. Sie beobachtet genau, welches die Probleme von Frau Berger sind, welche Ressourcen sie noch hat und überlegt, welche Ziele die Bewohnerin trotz ihrer Einschränkungen realistischerweise noch erreichen kann. Gezielt nutzt sie dabei das Wissen, das sie im Unterricht über die Bedeutung „aktivierender Pflege" erworben hat und setzt es in der konkreten Pflegesituation um. Durch individuelle Maßnahmen, wie Vormachen der Waschbewegungen und Anleitung der Bewohnerin, gelingt es ihr schließlich, die Selbstständigkeit von Frau Berger zu fördern.

Die Forschung konnte zeigen, dass die konsequente Nutzung von Ressourcen den Verlauf einer Demenzerkrankung verzögern kann. Dies kann entscheidend zur Steigerung der Lebensqualität und der Aufrechterhaltung der Alltagskompetenz der Betroffenen beitragen.

Als Pflegefachfrau bzw. Pflegefachmann ist es wichtig, sich die Unterschiede von wissenschaftlichem Wissen und Alltagswissen bewusst zu machen. Es reicht nicht aus, einfach nur nach Gewohnheit zu handeln oder „das Beste" für die Patienten oder Pflegebedürftigen zu wollen. Zu den Aufgaben von Pflegefachfrauen bzw. -männern gehört es, die nach aktuellem pflegewissenschaftlichen Wissen wirksamsten Maßnahmen für den jeweiligen Pflegebedürftigen entsprechend seinen Bedürfnissen und Fähigkeiten zu kennen, auszuwählen und im Rahmen des Pflegeprozesses umzusetzen. Dies ist zugleich ein Merkmal von Professionalität und unterscheidet die berufliche Pflege von der sog. informellen Pflege, z. B. durch Angehörige. Pflegefachfrauen bzw. -männer sollten verstehen, dass der **Pflegeprozess** (► Abb. 1.13) mit seinen grundlegenden Schritten der Informationssammlung, Planung, Durchführung und Beurteilung (Evaluation) in erster Linie ein **gedanklicher Prozess** ist, der helfen soll, das eigene Handeln methodengeleitet zu strukturieren. Das Alltagshandeln kennt zwar eine ähnliche prozessorientierte Vorgehensweise, ist aber doch sehr viel mehr von spontanen – manchmal auch unreflektierten – Entscheidungen geprägt. In der Regel wird ein solches Alltagshandeln nicht dokumentiert.

In der Pflege liegt es in der Fachkompetenz einer Pflegefachkraft zu entscheiden, in welchem Umfang und mit welcher Tiefe die einzelnen Schritte dieses Prozesses im Rahmen durch professionell Pflegende verschriftlicht und dokumentiert werden müssen. Eine solche Entscheidung kann von vielen weiteren Faktoren abhängen (► 4.5.1).

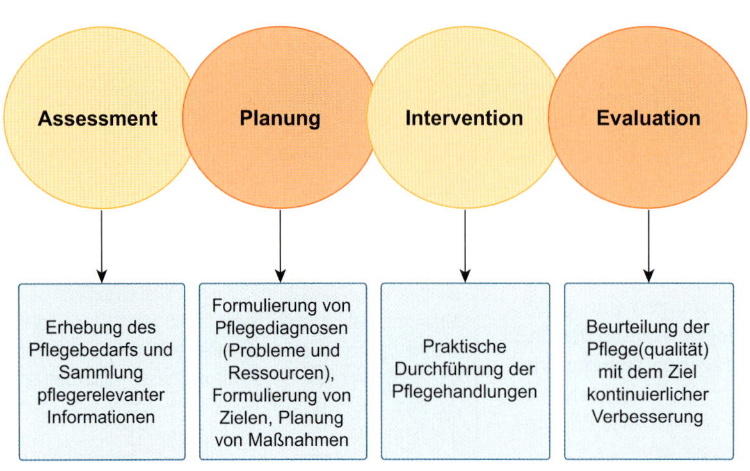

Abb. 1.13 Der Pflegeprozess in allgemeiner Form [L143, P554]

Unterscheidung von wissenschaftlichem Wissen und Alltagswissen

Das **Alltagswissen,** geprägt durch Meinungen, persönliche Überzeugungen und individuelle Wertvorstellungen, ist in der Regel völlig ausreichend, damit Menschen ihren Alltag, d. h. ihre unmittelbar erfahrbare Realität, bewältigen können. Viele Handlungen werden nach bewährtem Muster und nach Gewohnheit ausgeführt. Das hierzu erforderliche Wissen ordnen Menschen nach subjektiver Bedeutsamkeit. Es ist in der Regel nicht notwendig, dass häufig wiederkehrende Alltagshandlungen hinterfragt werden, sofern sie sich aufgrund von Erfahrung bewährt haben. Alltagswissen ist immer unmittelbar mit dem Alltag von Menschen verbunden und dient dazu, diesen zu bewältigen. Werden Menschen allerdings mit neuen und unerwarteten Situationen konfrontiert, kann diese Gewissheit schnell ins Wanken geraten.

Wissenschaftliches Wissen hingegen ist nicht unmittelbar auf die Alltagspraxis ausgerichtet. Anders als die persönliche Meinung von Menschen erhebt wissenschaftliches Wissen einen sehr viel allgemeineren Wahrheitsanspruch, der jederzeit auch von anderen Experten methodisch überprüft werden kann, bis z. B. eine bestimmte Theorie intersubjektive Gültigkeit erlangt, d. h. von der Mehrheit der Wissenschaftler eines Fachbereichs anerkannt wird. Trotz unterschiedlicher Modelle von Wissenschaft herrscht Konsens darüber, dass sich wissenschaftliches Wissen und Alltagswissen in mehreren Aspekten unterscheidet. (▸ Tab. 1.1).

Tab. 1.1 Merkmale wissenschaftlichen und Alltagswissens

Wissenschaftliches Wissen	Alltagswissen
• Wird nach bestimmten anerkannten methodischen Standards gewonnen • Wird in einer einheitlichen Fachsprache beschrieben und kommuniziert • Erhebt den Anspruch, Vorgänge und Phänomene begründen zu können • Erhebt den Anspruch auf Verallgemeinerbarkeit ihrer Aussagen innerhalb der *Scientific Community* • Wissenschaftliche Aussagen erheben den Anspruch, wahrheitsfähig zu sein • Zielt auf die Beherrschbarkeit natürlicher Vorgänge, mit all ihren positiven und negativen Folgen	• Wird unsystematisch, nach Bedarf und persönlichen Vorlieben gewonnen • Ist in erster Linie „Erfahrungswissen" • Wird in Alltagssprache kommuniziert und vermittelt • Erhebt keinen Anspruch auf Verallgemeinerbarkeit • Erhebt den Anspruch, sich im Alltag zu bewähren um ihn zu beherrschen

Bedeutung von wissenschaftlichem Wissen für die Pflege: evidenzbasierte Pflege

Definition

Evidenz

engl. *evidence* = Beweis; besser: das beste, zu einem bestimmten Zeitpunkt verfügbare Wissen zu einem bestimmten Thema.

Welche Bedeutung hat nun wissenschaftliches Wissen für die Pflege? Professionelle Pflege zeichnet sich durch ein bestimmtes methodisches Vorgehen aus, das als Pflegeprozess bezeichnet wird: Zunächst werden möglichst viele Informationen über den Patienten bzw. Pflegebedürftigen gesammelt, z. B. durch Beobachtung, Befragung, Messung von Vitalparametern. Aufgabe der Pflegefachfrau bzw. des Pflegefachmanns ist es anschließend, aus dieser Informationssammlung die Probleme des Betroffenen zu identifizieren und zu benennen. Gemeinsam wird dann mit dem Pflegeempfänger ermittelt, welches Ziel erreicht werden soll – z. B. nach einem Schlaganfall die stärker betroffene Seite wieder wahrnehmen und sich eigenständig bewegen zu können. Aufgrund ihrer Aus- und Fortbildung weiß die Pflegefachfrau bzw. der Pflegefachmann, welche Maßnahmen dazu besonders geeignet sind, bzw. welche sich auf Grundlage von Expertenempfehlungen als besonders wirksam erwiesen haben und in der Fachliteratur beschrieben sind. Indizien für die Wirksamkeit bestimmter Maßnahmen bezeichnet man auch als **Evidenz.** Expertenstandards oder die Leitlinien des Zentrums für Qualität in der Pflege (https://pflegeleitlinien.zqp.de/recherche.php) sind ein Beispiel für sog. evidenzbasierte Pflege (engl. *Evidence Based Nursing, EBN,* ▸ 4.3.2).

Merke

Eine Studie

Freiheitsentziehende Maßnahmen *(FEM)* sind in der Pflege immer noch weit verbreitet. Etwa ein Viertel aller Bewohnerinnen und Bewohner in deutschen Alten- und Pflegeheimen sind davon betroffen (Brandenburg, Dorschner 2021). Internationale Forschungsbefunde zeigen mit einer hohen Evidenz, dass derartige Maßnahmen zur Vermeidung von Stürzen und Verletzungen ungeeignet sind und im Gegenteil sehr viel höhere Gefahren in sich bergen, nämlich Angst, Isolation, erhöhte Sturz- und Verletzungsneigung bis hin zum Tod. Entsprechend sollten freiheitsentziehende Maßnahmen in der Pflege unbedingt vermieden werden. Die Anwendung derartiger Maßnahmen (einschließlich Bettseitenteile) muss als Ultima Ratio (lat. *letztes Mittel*) auf Situationen beschränkt bleiben, in denen die Gefahr einer massiven Eigen- oder Fremdgefährdung besteht.

Zu vielen pflegerischen Fragestellungen gibt es bis heute keine, sehr geringe oder sogar widersprüchliche Evidenzen. Das Beispiel der evidenzbasierten Pflege zeigt, dass es sinnvoll sein kann, wenn sich Pflege wissenschaftlicher Methoden bedient, um die Wirksamkeit bestimmter pflegerischer Maßnahmen oder komplexer pflegerischer Interventionen zu erforschen. Ob Pflege allerdings als eine Wissenschaft im eigentlichen Sinn bezeichnet werden kann, ist durchaus umstritten, auch wenn sich die Bezeichnung „Pflegewissenschaft“ mittlerweile im Namen vieler Institute und von Pflegestudiengängen findet. Manche Autoren rechnen die Pflegewissenschaft zu den Sozialwissenschaften, andere bestreiten deren Status als eigenständige wissenschaftliche Disziplin, je nachdem, welches Verständnis von Wissenschaft man zugrunde legt.

Merke

Ein Beispiel: Evidenz und wahrscheinliche Wirksamkeit

Die Evidenz einer Maßnahme oder Intervention gibt lediglich Auskunft darüber, wie wahrscheinlich es ist, dass eine solche Maßnahme oder Intervention wirksam ist und liefert noch keinen hundertprozentigen „Beweis" (für das englische Wort „evidence" gibt es eigentlich keine adäquate deutsche Übersetzung) dafür. Eine Studie kann nur Auskunft darüber geben, dass z. B. „beim Tragen eines Hüftprotektors nur bei zehn von 100 Stürzen eine Fraktur vorkam, während Stürze ohne Hüftprotektor in 50 von 100 Fällen zu einer Fraktur führten." (Brandenburg, Dorschner 2021: 335.) Ob eine solche Maßnahme bei einem *bestimmten* Bewohner wirksam ist und sein *individuelles* Risiko reduzieren kann, ist damit nicht ausgesagt.

Das Verhältnis von wissenschaftlichem Wissen, wie es durch gezielte Forschung gewonnen wurde, und der Pflegepraxis ist nicht spannungsfrei. Wissenschaftliches Wissen oder Expertenempfehlungen wie z. B. Leitlinien oder Standards können nicht direkt in konkrete Pflegesituationen transferiert werden. Sie sind notwendig allgemein formuliert, da sie für möglichst viele verschiedene Situationen Gültigkeit beanspruchen.

Was kann aus diesem Beispiel gelernt werden? Es reicht nicht aus, nur auf die Evidenz einer bestimmten Maßnahme hinzuweisen, denn es bleibt immer noch völlig unklar, ob bei einer bestimmten pflegebedürftigen Person in einer ganz bestimmten Pflegesituation die empfohlene Maßnahme tatsächlich sinnvoll (und wirksam) ist. Zu einer wirklichen evidenzbasierten Praxis genügt es nicht, Empfehlungen einfach „blind“ zu folgen, sondern es müssen die betroffene Person und gegebenenfalls die pflegenden Angehörigen in die Entscheidung miteinbezogen werden (► 4.3.1).

Bezogen auf das o. g. Beispiel könnte es sein, dass die betroffene Person das Tragen von Hüftprotektoren als besonders stigmatisierend empfindet, sie sich schämt und sich daraufhin zurückzieht (Brandenburg; Dorschner 2021: 335), so dass es durch die geringere Mobilität ebenfalls zu weniger Stürzen kommt. Dann wäre damit aber das genaue Gegenteil von dem erreicht, was eigentlich beabsichtigt war, nämlich eine größere Autonomie und Teilhabe am gesellschaftlichen Leben, trotz erhöhtem Sturzrisiko. Dies unterscheidet Pflege von einer rein empirisch-analytischen Wissenschaft wie z. B. der Physik oder Chemie. Ein physikalisches oder chemisches Experiment folgt immer einem streng reglementierten methodischen Vorgehen ohne auf die Gefühle des Versuchsleiters Rücksicht zu nehmen. Pflegerisches Handeln kann nicht in einfachen Ursache-Wirkungs-Zusammenhängen beschrieben werden. Noch einmal angewendet auf das oben beschriebene Beispiel bedeutet das: Ob der Hüftprotektor in jedem der untersuchten Einzelfälle tatsächlich *ursächlich* dazu beigetragen hat, eine Fraktur zu verhindern, kann nicht mit Sicherheit ausgesagt werden. Es könnte auch sein, dass in den Fällen, in denen es nicht zu einer Fraktur kam, andere Faktoren (z. B. die Art des Sturzes, Fallhöhe, körperliche Eigenschaften der Probanden, Rückzug des Bewohners aus Scham) eine Fraktur verhindert haben.

Um pflegewissenschaftliche Erkenntnisse am einzelnen Patienten in der Praxis umzusetzen, braucht es hingegen immer die in jahrelanger Erfahrung erworbene Urteilskraft der Pflegefachfrau bzw. des Pflegefachmanns. **Der Pflegeprozess ist ein Instrument, das bei dieser Umsetzung helfen kann.** Er leitet dazu an, das eigene Handeln ständig kritisch zu reflektieren, in Zusammenhängen zu denken, Meinungen oder persönliche Vorlieben von Fakten zu trennen und sich gleichzeitig am aktuellen Stand des Wissens und den individuellen Bedürfnissen des Patienten bzw. Pflegebedürftigen auszurichten. Ein prozessorientiertes Vorgehen macht darüber hinaus bewusst, dass Pflege immer ein schrittweises Aushandeln mit der pflegebedürftigen Person und ggf. den pflegenden Angehörigen ist, gemeinsam diejenigen Interventionen zu planen, zu koordinieren und umzusetzen, die den individuellen Zielen und Bedürfnissen der Betroffenen am ehesten gerecht werden.

Praxistipp

Informieren und Nachfragen

Falls Sie Pflegehandlungen von Kolleginnen und Kollegen nicht verstehen oder sich fragen, warum manche Pflegehandlungen in der Praxis von dem abweichen, was Sie im Unterricht gelernt haben:

- Fordern Sie freundlich eine Erklärung ein, warum die Pflegemaßnahme auf die Ihnen gezeigte Art durchgeführt wird,
- informieren Sie sich zum Thema mit Hilfe von Fachliteratur,
- fragen Sie nach, ob es einen hausinternen Standard gibt und wie dieser beim jeweiligen Patienten oder Bewohner individuell umgesetzt wird und
- zögern Sie nie nachzufragen, wenn Sie etwas nicht verstehen!

1.4 Professionalisierung der Pflege

Es hat viele Jahrhunderte gedauert, bis sich Pflege von einer weitgehend ungeregelten und privat ausgeübten Tätigkeit zu einem anerkannten Ausbildungsberuf entwickelt hat. Florence Nightingale war eine derjenigen Persönlichkeiten, die für die Aufwertung der Pflege als anerkannter Frauenberuf in England eine wichtige Rolle spielte und damit als eine der Pionierinnen der **Professionalisierung** bezeichnet werden kann. In Deutschland war es unter anderem **Agnes Karll** (1868–1927, ▸ Abb. 1.14), die sich bereits zu Beginn des 20. Jahrhunderts für eine einheitliche 3-jährige

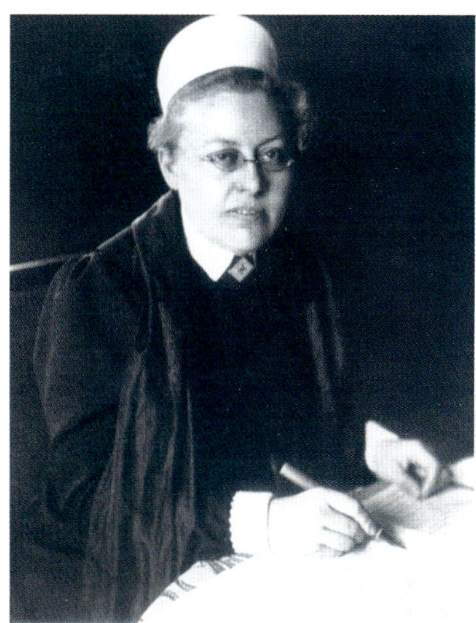

Abb. 1.14 Agnes Karll (1868–1927) [W267]

Ausbildung zur Krankenschwester einsetzte und durch die Gründung der Berufsorganisation der Krankenpflegerinnen Deutschlands – ein Vorläuferverband des heutigen Deutschen Berufsverbands für Pflegeberufe (DBfK) – dazu beitrug, dass sich Pflegende erstmals organisierten und für bessere Arbeitsbedingungen eintraten.

Professionalisierung im engeren Sinn – von der in aktuellen Diskussionen meistens die Rede ist – meint die Entwicklung der Pflege als Ausbildungsberuf hin zu einer **Profession.** Als Professionen werden Berufe bezeichnet, die nur durch Studium erlernt werden können, großen gesellschaftlichen Einfluss haben und in ihrer Berufsausübung weitgehend autonom sind. Sie verfügen über eine ausgeprägte Selbstverwaltung und Selbstkontrolle durch sog. Kammern, z. B. Ärztekammern, können Berufsverbote erteilen und bestimmen ihre Ausbildungsordnungen selbstständig. Die Aufgaben von Professionen berühren die zentralen und grundlegenden Themen einer Gesellschaft, wie z. B. Gesundheit, Recht, Wahrheit, Moral und Religion. Zu den „klassischen" Professionen zählen daher Medizin, Jurisprudenz (Rechtswissenschaft) und Theologie. Sie waren neben den sog. „Sieben freien Künsten" (Rhetorik, Grammatik, Dialektik, Arithmetik, Geometrie, Musik und Astronomie) die wichtigsten und über viele Jahrhunderte einzigen Fächer an den im Mittelalter entstandenen Universitäten.

Tab. 1.2 Vergleich Merkmale einer Profession und der Situation der Pflegeberufe

Merkmale einer Profession	Situation der Pflegeberufe heute
Einheitliche akademische Ausbildung	• Pflegemanagement, Pflegewissenschaft und Pflegepädagogik werden seit mehreren Jahren als weiterführende Studiengänge angeboten • Seit 1. Januar 2020 hochschulische Ausbildung zur Pflegefachfrau bzw. zum Pflegefachmann als Regelausbildung möglich
Eigene Fachsprache	• Fachsprache wird in der Ausbildung vermittelt • Pflegediagnosen im Rahmen des Pflegeprozesses
Eigenständige Berufsethik	Ethikkodex des **International Council of Nurses** (Weltverband der Pflegenden)
Autonomes Handeln unter Anwendung systematisierten Spezial- und Fachwissens	Pflege verfügt über einen eigenverantwortlichen Handlungsbereich (sog. Vorbehaltsaufgaben), der die Feststellung des Pflegebedarfs, die Organisation, Gestaltung und Steuerung des Pflegeprozesses und die Analyse, Sicherung und Entwicklung der Qualität der Pflege umfasst
Grundlegende gesellschaftliche Bedeutung	Pflegeberufe sind für ein funktionierendes Sozial- und Gesundheitswesen unentbehrlich
Organisation in Berufsverbänden	• Organisationsgrad der Pflegenden ist insgesamt sehr gering • Nur wenige Pflegende sind Mitglied in Berufsverbänden • Mitgliedschaft ist freiwillig
Autonome Berufsverwaltung	Eine berufspolitische Standesvertretung (Pflegekammer) existiert bislang nur in drei der sechzehn Bundesländer (Stand 10/2021)

Nach: Elsevier GmbH 2017: 1285; eigene Darstellung

Die Pflege verfügt zwar über einige Merkmale einer Profession, vor allem in Fragen der berufspolitischen Vertretung und der autonomen Berufsverwaltung ist bis heute aber noch kein befriedigender Professionalisierungsgrad erreicht. Das Merkmal einer einheitlichen Fachsprache, das vor allem im Rahmen des Pflegeprozesses zunehmend an Bedeutung gewinnt, wird ab ► Kap. 4 ausführlicher behandelt.

Die ► Tab. 1.2 vergleicht die wichtigsten Merkmale einer Profession mit dem aktuellen Stand der Pflegeberufe in Deutschland.

Professionalisierung und Pflegeberufegesetz

Am 1. Januar 2020 trat das **Pflegeberufegesetz** (PflBG) in Kraft, das die Ausbildung in der Pflege neu regelt und einen wichtigen Schritt auf dem Weg hin zur weiteren Professionalisierung der Pflege bedeutet. Erstmals werden darin **Vorbehaltsaufgaben** definiert, d. h. Aufgaben, die ausschließlich von Pflegefachfrauen bzw. Pflegefachmännern mit 3-jähriger Ausbildung oder einem Pflegestudium auf Bachelorniveau durchgeführt werden dürfen.

Vorbehaltsaufgaben sind Teil des „**selbstständigen** Aufgabenbereichs“ von Pflegefachfrauen und -männern, neben dem „**eigenständigen** Aufgabenbereich“, in dem Pflegefachfrauen und -männer gegenüber Ärzten weisungsgebunden sind und dem „**interdisziplinären** Aufgabenbereich“, der die Zusammenarbeit mit anderen Berufsgruppen beschreibt.

Die nähere Erläuterung der Aufgaben findet sich in § 5 PflBG.

Gesetz

Gesetz über die Pflegeberufe (Pflegeberufegesetz – PflBG) § 5 Ausbildungsziel

1) Die Ausbildung zur Pflegefachfrau oder zum Pflegefachmann vermittelt die für die selbstständige, umfassende und prozessorientierte Pflege von Menschen aller Altersstufen in akut und dauerhaft stationären sowie ambulanten Pflegesituationen erforderlichen fachlichen und personalen Kompetenzen einschließlich der zugrunde liegenden methodischen, sozialen, interkulturellen und kommunikativen Kompetenzen und der zugrunde liegenden Lernkompetenzen sowie der

Fähigkeit zum Wissenstransfer und zur Selbstreflexion. Lebenslanges Lernen wird dabei als ein Prozess der eigenen beruflichen Biografie verstanden und die fortlaufende persönliche und fachliche Weiterentwicklung als notwendig anerkannt.
(2) Pflege im Sinne des Absatzes 1 umfasst präventive, kurative, rehabilitative, palliative und sozialpflegerische Maßnahmen zur Erhaltung, Förderung, Wiedererlangung oder Verbesserung der physischen und psychischen Situation der zu pflegenden Menschen, ihre Beratung sowie ihre Begleitung in allen Lebensphasen und die Begleitung Sterbender. Sie erfolgt entsprechend dem allgemein anerkannten Stand pflegewissenschaftlicher, medizinischer und weiterer bezugswissenschaftlicher Erkenntnisse auf Grundlage einer professionellen Ethik. Sie berücksichtigt die konkrete Lebenssituation, den sozialen, kulturellen und religiösen Hintergrund, die sexuelle Orientierung sowie die Lebensphase der zu pflegenden Menschen. Sie unterstützt die Selbstständigkeit der zu pflegenden Menschen und achtet deren Recht auf Selbstbestimmung.
(3) Die Ausbildung soll insbesondere dazu befähigen
1. die folgenden Aufgaben **selbstständig** auszuführen [Vorbehaltsaufgaben fett bzw. kursiv hinterlegt; Anm. d. Verf.]:
a) Erhebung und Feststellung des individuellen Pflegebedarfs und Planung der Pflege,
b) Organisation, Gestaltung und Steuerung des Pflegeprozesses,
c) Durchführung der Pflege und Dokumentation der angewendeten Maßnahmen,
d) Analyse, Evaluation, Sicherung und Entwicklung der Qualität der Pflege,
e) Bedarfserhebung und Durchführung präventiver und gesundheitsfördernder Maßnahmen,
f) Beratung, Anleitung und Unterstützung von zu pflegenden Menschen bei der individuellen Auseinandersetzung mit Gesundheit und Krankheit sowie bei der Erhaltung und Stärkung der eigenständigen Lebensführung und Alltagskompetenz unter Einbeziehung ihrer sozialen Bezugspersonen,
g) Erhaltung, Wiederherstellung, Förderung, Aktivierung und Stabilisierung individueller Fähigkeiten der zu pflegenden Menschen insbesondere im Rahmen von Rehabilitationskonzepten sowie die Pflege und Betreuung bei Einschränkungen der kognitiven Fähigkeiten,
h) Einleitung lebenserhaltender Sofortmaßnahmen bis zum Eintreffen der Ärztin oder des Arztes und Durchführung von Maßnahmen in Krisen- und Katastrophensituationen,
i) Anleitung, Beratung und Unterstützung von anderen Berufsgruppen und Ehrenamtlichen in den jeweiligen Pflegekontexten sowie Mitwirkung an der praktischen Ausbildung von Angehörigen von Gesundheitsberufen,
2. ärztlich angeordnete Maßnahmen **eigenständig** durchzuführen, insbesondere Maßnahmen der medizinischen Diagnostik, Therapie oder Rehabilitation,
3. **interdisziplinär** mit anderen Berufsgruppen fachlich zu kommunizieren und effektiv zusammenzuarbeiten und dabei individuelle, multidisziplinäre und berufsübergreifende Lösungen bei Krankheitsbefunden und Pflegebedürftigkeit zu entwickeln sowie teamorientiert umzusetzen.
(4) Während der Ausbildung zur Pflegefachfrau oder zum Pflegefachmann werden ein professionelles, ethisch fundiertes Pflegeverständnis und ein berufliches Selbstverständnis entwickelt und gestärkt.

Die Vorbehaltsaufgaben beziehen sich insbesondere auf die eigenverantwortliche Anwendung und Umsetzung des Pflegeprozesses als Instrument professioneller Berufsausübung und dienen dem Schutz des Patienten bzw. einer qualitativ besseren Versorgung. Ob dies tatsächlich einen Schritt in Richtung Berufsautonomie bedeutet, muss die Zukunft (besser: die Praxis) zeigen. Vor allem in klinischen Settings kann es dabei zu Überschneidungen mit dem ärztlichen Kompetenzbereich kommen. Die Organisation und Planung der Pflege, einschließlich bestimmter Pflegeinterventionen (z. B. die postoperative Mobilisation eines Patienten im Rahmen der Körperpflege oder beim Toilettengang) können erheblichen Einfluss auf den ärztlichen Behandlungsprozess und damit auch auf die Heilung des Patienten haben. Es kann daher Situationen geben, in denen nicht klar ist, inwieweit Pflege tatsächlich unabhängig von ärztlichen Weisungen im Rahmen ihrer Vorbehaltstätigkeiten agieren kann.
Neben dieser berufspolitischen Bedeutung des Begriffs „Professionalisierung" gibt es aber noch eine persönliche Ebene. Eine Pflegefachfrau oder ein Pflegefachmann mit erfolgreich abgeschlossener Ausbildung und Berufszulassung ist bestrebt, die Pflege möglichst „professionell" auszuüben. Mit der Erlangung der **formalen Qualifikation** (d. h. dem Ausbildungsabschluss) verfügt die Pflegefachfrau oder der Pflegefachmann allerdings noch nicht über diejenigen praktischen Fähigkeiten und Fertigkeiten, um sämtliche erforderlichen Pflegemaßnahmen fachgerecht auszuführen **(materielle Qualifikation).** Der Prozess der Professionalisie-

rung ist also immer auch ein persönlicher, abhängig von der individuellen Bereitschaft, Neues zu erlernen und die eigene Kompetenz im Laufe des Berufslebens immer mehr zu steigern.
Die folgende Definition professioneller Pflege ist eine von den drei großen nationalen Berufsverbänden Deutschlands, Österreichs und der Schweiz autorisierte Übersetzung der Definition des **International Council of Nurses** (ICN, Weltverband der Pflegenden).

Definition

Professionelle Pflege

„Pflege umfasst die eigenverantwortliche Versorgung und Betreuung, allein oder in Kooperation mit anderen Berufsangehörigen, von Menschen aller Altersgruppen, von Familien oder Lebensgemeinschaften, sowie von Gruppen und sozialen Gemeinschaften, ob krank oder gesund, in allen Lebenssituationen (Settings). Pflege schließt die Förderung der Gesundheit, Verhütung von Krankheiten und die Versorgung und Betreuung kranker, behinderter und sterbender Menschen ein. Weitere Schlüsselaufgaben der Pflege sind Wahrnehmung der Interessen und Bedürfnisse (Advocacy), Förderung einer sicheren Umgebung, Forschung, Mitwirkung in der Gestaltung der Gesundheitspolitik sowie im Management des Gesundheitswesens und in der Bildung." (DBfK o. J.)

Reflexionsfragen

1. Was bedeuten die in der Definition und in §5 PflBG aufgeführten Aufgaben von Pflegefachpersonen konkret?
2. Welche der darin beschriebenen Aufgaben sind Ihrer Meinung nach ein Zeichen von Professionalität?
3. Mit welchen der beschriebenen Aufgaben wurden Sie in den verschiedenen Praktikumseinsätzen bereits konfrontiert?
4. Inwieweit finden sich in der Definition des ICN die beschriebenen Merkmale einer Profession wieder?

1.5 Das Besondere der Pflege

Die vorangegangenen Ausführungen haben einen kurzen Überblick darüber gegeben, wie wechselvoll die Geschichte der Pflege von ihren Anfängen über die ersten institutionalisierten Formen der Versorgung bis zur gegenwärtigen generalistischen Pflegeausbildung gewesen ist und wie sich das berufliche Selbstverständnis während der letzten Jahrhunderte verändert hat. Der Prozess, sich als eigenständiges Berufsbild mit eigenen Kompetenzen neben der ärztlichen Profession zu behaupten, ist längst noch nicht abgeschlossen. Immer noch beschäftigt Experten die Frage, was das eigentliche Spezifische der Pflege ist. Der vom International Council of Nurses (ICN) in den 1950er-Jahren verabschiedete und seitdem mehrmals aktualisierte **Ethikkodex** beschreibt vier grundlegende Aufgaben von Pflege:

Merke

Die vier grundlegenden Aufgaben von Pflege

„Gesundheit zu fördern, Krankheit zu verhüten, Gesundheit wiederherzustellen und Leiden zu lindern." (DBfK 2012)

Diese Aufgaben ähneln aber auch den Aufgaben von Ärztinnen und Ärzten, wie sie in § 1 (2) der Musterberufsordnung der Bundesärztekammer beschrieben sind: *„Aufgabe der Ärztinnen und Ärzte ist es, das Leben zu erhalten, die Gesundheit zu schützen und wiederherzustellen, Leiden zu lindern und ein würdiges Sterben unterstützen."* (DBfK 2021).
Wenn sich die Aufgaben von Pflegenden und Ärzten ähneln, worin besteht dann das Besondere der Pflege (► Abb. 1.15)? Dass Pflegende die Aufgabe haben, ähnlich wie Ärzte, Krankheiten zu heilen, Gesundheit zu schützen bzw. wiederherzustellen und Leiden zu lindern, scheint auf den ersten Blick richtig und wichtig. Im akut-klinischen Bereich

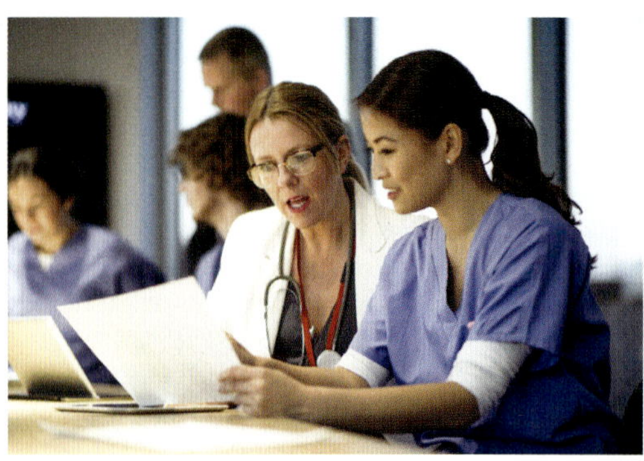

Abb. 1.15 Ärztin und Pflegefachfrau: Was ist das Spezifische beider Berufe? [J751-104]

oder auch in der ambulanten Versorgung wirken Pflegefachfrauen und -männer an der Therapie von Patienten mit, in dem sie z. B. unterschiedlichste Maßnahmen durchführen, um Krankheiten zu verhüten oder Gesundheit wiederherzustellen. Sie legen Infusionen an, setzen Injektionen, überwachen Vitalparameter, verabreichen Medikamente, wechseln Verbände oder führen komplexe medizinisch-technische Maßnahmen an Patienten durch. Sie führen diese Maßnahmen zwar eigenständig aus, tun dies allerdings ausschließlich auf *Weisung von Ärzten bzw. Ärztinnen.*

Die **Arztzentriertheit** ist ein wesentliches Merkmal des deutschen Gesundheitssystems. Bis heute ist das Verhältnis von Medizin und Pflege daher durch hierarchische Über- und Unterordnung geprägt. Pflegende können – im Unterschied zu anderen Ländern – keine eigenständigen Verordnungen von Hilfsmitteln, Wundverbänden oder Medikamenten etc. vornehmen.

Der Kern pflegerischen Handelns

Zwar bildet die Ausführung ärztlicher Verordnungen einen wichtigen Teil der Tätigkeit von Pflegefachfrauen und -männern (insbesondere z. B. im Krankenhaus), sie ist aber **nicht der Kern** und das eigentliche Wesen professioneller Pflege. Während die vorrangige Aufgabe des Arztes die Heilung von Krankheiten ist, ist das eigentliche Ziel allen pflegerischen Handelns das **individuelle Wohl** des jeweiligen Patienten bzw. Pflegebedürftigen. Dieses hängt nicht ausschließlich davon ab, ob Menschen im medizinischen Sinne (wieder) geheilt werden können oder nicht, sondern ob es gelingt, deren Lebensqualität – auch unter den Bedingungen von Krankheit und Pflegebedürftigkeit – so lange wie möglich aufrechtzuerhalten und sie dabei zu unterstützen, ein Leben nach ihren Vorstellungen von einem „guten" Leben zu ermöglichen. Aufgabe von Pflege ist es, Menschen zu helfen, sich trotz ihrer körperlichen und psychischen Verletztheit wieder als „ganzer" Mensch zu fühlen und nicht nur auf ihre Krankheit reduziert zu werden. Ein Zitat des Medizinethikers Giovanni Maio bringt dies sehr schön zum Ausdruck:

„Die Pflege hält im Patienten das Bewusstsein wach, dass er auch in den kleinsten Facetten eines noch so beschädigten Lebens daran mitwirken kann, seine gesunden Anteile zu fördern." (Maio 2017: 277.)

Praxistipp

Die gesunden Anteile

Denken Sie an einen Patienten mit Schlaganfall und halbseitiger Lähmung oder an eine Bewohnerin mit fortgeschrittener Demenz: Was könnte das Zitat von G. Maio in der Situation dieser beiden Menschen bedeuten?

Zusammenfassend kann man sagen, dass das Besondere der Pflege in Abgrenzung zu anderen Berufsgruppen in zwei wesentlichen Aspekten besteht:

1. Der Pflegeprozess als wissenschaftliche Methode des *„Beobachtens, Messens, Daten-Sammelns und Analysierens"* (Doenges, Moorhouse und Murr 2017: 31) gibt dem pflegerischen Handeln eine **formale Grundlage und Struktur,** damit dieses nicht beliebig wird. Er orientiert sich an aktuellen pflegefachlichen Erkenntnissen unterschiedlich starker Evidenz über die Wirksamkeit pflegerischer Interventionen bzw. an pflegefachlichen Empfehlungen bei bestimmten Pflegeproblemen von Patienten.
2. Pflegerisches Handeln besteht aber nie nur in der möglichst effektiven und rationalen Lösung von Problemen, sondern fordert von Pflegefachfrauen und -männern ein hohes Maß an Kreativität, Intuition und Erfahrung. Pflege ist, vor allem in der ambulanten und stationären Langzeitversorgung, wesentlich auch ein **Beziehungsgeschehen,** in dem vieles nicht planbar oder vorhersehbar ist und sich daher nur schwer formalisieren und dokumentieren lässt.

Beide Aspekte mit all ihren Gegensätzen gehören zusammen und dienen einem einzigen Ziel: dem betroffenen Menschen – trotz Krankheit, Behinderung und Pflegebedürftigkeit – ein gutes Leben nach seinen eigenen Vorstellungen zu ermöglichen. Dieses Spannungsverhältnis von streng methodischem Vorgehen einerseits und *„situativer Kreativität"* (Maio 2017: 279) andererseits ist das, was die Pflege zu etwas Besonderem macht. Welche Grenzen damit aber auch verbunden sind, wird in ▸ Kap. 8 ausführlich behandelt.

Wiederholungsfragen

1. Welche wichtigen Meilensteine in der Geschichte der Pflege kennen Sie? (▸ 1.1)
2. Welche Bedeutung hat Florence Nightingale für die Entwicklung der beruflichen Pflege? (▸ 1.2)

3. Worin besteht die Eigenart wissenschaftlichen Denkens in der Pflege? (▶ 1.3)
4. Arbeiten Sie aus Abschnitt 1.3, insbesondere dem Fallbeispiel „Das haben wir immer schon so gemacht!“ die verschiedenen Phasen des Pflegeprozesses heraus! (▶ 1.3)
5. Welche zwei Dimensionen von Professionalisierung kennen Sie? (▶ 1.4)
6. Nennen Sie Beispiele, in denen es zu Abgrenzungsproblemen von pflegerischem und ärztlichem Handeln im klinischen Alltag kommen kann!
7. Worin besteht das Spannungsverhältnis als zentrales Merkmal professioneller Pflege? (▶ 1.5)

LITERATUR

Brandenburg H, Dorschner S (Hrsg.). Pflegewissenschaft 1. Lehr- und Arbeitsbuch zur Einführung in wissenschaftliches Denken und Theorien in der Pflege. 4., überarbeitete und erweiterte Auflage. Bern: Hogrefe, 2021.

Deutscher Berufsverband für Pflegeberufe (DBfK). Definition der Pflege – International Council of Nurses ICN. Deutsche Übersetzung konsentiert von DBfK, ÖGKV und SBK, o. J. Aus: www.dbfk.de/media/docs/download/Allgemein/Definition-der-Pflege-ICN-deutsch.pdf (letzter Zugriff: 29.8.2022).

Deutscher Berufsverband für Pflegeberufe (DBfK). Der ICN-Ethikkodex für Pflegefachpersonen. Überarbeitet 2021. Aus: www.dbfk.de/media/docs/download/Internationales/ICN_Code-of-Ethics_DE_WEB_clean.pdf (letzter Zugriff 29.8.2022)

Doenges ME, Moorhouse MF, Murr AC. Pflegediagnosen und Pflegemaßnahmen. 6., vollständig überarbeitete und erweiterte Auflage. Aus dem Amerikanischen von Michael Herrmann. Bern: Hogrefe, 2018.

Elsevier GmbH (Hrsg.). Altenpflege heute. Lernbereiche I bis IV. 3. Auflage. München: Elsevier, 2017.

Hähner-Rombach S (Hrsg.). Quellen zur Geschichte der Krankenpflege. Mit Einführungen und Kommentaren. 4., erweiterte Auflage. Frankfurt a. Main: Mabuse, 2017.

Herold-Schmidt H. Florence Nightingale. Die Frau hinter der Legende. Darmstadt: WBG Theiss, 2020.

Maio G. Mittelpunkt Mensch. Lehrbuch der Ethik in der Medizin. Mit einer Einführung in die Ethik der Pflege. 2., überarbeitete und erweiterte Auflage. Stuttgart: Schattauer, 2017.

Nightingale F. Bemerkungen zur Krankenpflege. Die »Notes on Nursing« neu übersetzt und kommentiert von Christoph Schweikardt und Susanne Schulze-Jaschok. 2. Auflage. Frankfurt a. Main: Mabuse, 2011.

Wolff HP und Wolff J. Krankenpflege. Einführung in das Studium ihrer Geschichte. Frankfurt a. Main: Mabuse, 2008.

2 Voraussetzungen professioneller Pflege

Überblick

Professionelle Pflege, wie sie sich auch im Pflegeprozess widerspiegelt, braucht bestimmte Voraussetzungen. Dazu gehört ein entsprechendes Fachwissen der Pflegefachfrauen bzw. Pflegefachmänner, das sie durch lebenslanges Lernen erwerben. Außerdem unentbehrlich ist die Beherrschung bestimmter Pflegetechniken, sozusagen das „Handwerkszeug" der Pflege, das durch ständige Übung trainiert werden kann (Blutdruckmessen, Durchführen von Injektionen, Lagerungstechniken, kinästhetische Arbeitsmethoden, Umgang mit Hilfsmitteln etc.). Ebenso wichtig ist aber die Fähigkeit, sein Fachwissen situationsgerecht anzuwenden und das eigene Handeln immer wieder kritisch zu hinterfragen: Ist es nicht nur pflegefachlich das Richtige, sondern ist es auch für den pflegebedürftigen Menschen gut? Dazu bedarf es einer ethischen Grundhaltung, um in allem pflegerischen Handeln konsequent das Wohl des Menschen in den Mittelpunkt zu stellen. Schon in der Antike wurde die Fähigkeit, sein Wissen situationsgerecht anwenden und entsprechend handeln zu können, als Klugheit bezeichnet. Dies setzt wiederum voraus, dass die Pflegefachfrau bzw. der Pflegefachmann den Menschen mit allen Sinnen wahrnimmt und sorgfältig beobachtet. Nur dann sind sie in der Lage, auf dessen Bedürfnisse eingehen, sich ein Urteil bilden und entsprechende Pflegemaßnahmen auswählen zu können.

Folgende Fragen werden in diesem Kapitel beantwortet:

- Warum sind Wahrnehmung und Beobachtung wesentliche Voraussetzungen professioneller Pflege? (► 2.1)
- Welchen Einfluss hat kritisches Denken? (► 2.2)
- Was ist unter berufsethischer Grundhaltung zu verstehen? (► 2.3)

2.1 Wahrnehmung und Beobachtung

Wahrnehmung

Definition

Wahrnehmung

Vorgang, bei dem der Mensch mittels seiner Sinne – Sehen, Hören, Tasten, Schmecken, Gleichgewichtssinn, Vibrationsempfinden – Reize aus der Umwelt aufnimmt. Die dadurch ausgelösten Empfindungen gelangen in das Bewusstsein und werden kognitiv und psychisch verarbeitet.

Um aber nicht von sämtlichen Reizen regelrecht überflutet zu werden, hat der Mensch gelernt, seine Umwelt selektiv wahrzunehmen und nur bestimmte Reize ins Bewusstsein gelangen zu lassen. Im Laufe der Evolution hat sich diese Fähigkeit als nützlich erwiesen, wenn es zum Beispiel darum ging, sich vor akuten Gefahren in Sicherheit zu bringen und nur auf bestimmte, für das Überleben vorrangige und notwendige Reize zu reagieren. In nicht-bedrohlichen Situationen allerdings kann es sein, dass selektive Wahrnehmung dann dazu führt, dass lediglich diejenigen Informationen ins Bewusstsein gelangen, die die eigenen Vorstellungen oder Vorurteile bestätigen, während andere Informationen als unwichtig ausgeblendet werden, obwohl diese möglicherweise ebenso bedeutsam wären. Es können **Wahrnehmungsfehler** auftreten.

Fallbeispiel

„Hätte ich bloß genauer hingesehen!"

Ida Schulze, Pflegefachfrau bei einem ambulanten Pflegedienst, absolviert ihre Spätdiensttour. Insgesamt hat sie 20 Patienten zu versorgen, darunter auch den 72-jährigen Anton Meier, der an einer Alzheimer-Demenz im Anfangsstadium leidet. Trotzdem ist er mit Unterstützung des Pflegedienstes, der ihn dreimal täglich besucht, immer noch in der Lage, in seiner eigenen Wohnung zu leben, solange sich sein Zustand nicht weiter verschlechtert. Bis jetzt kommt Herr Meier immer noch gut zurecht, solange er einen strukturierten Tagesablauf hat und der Pflegedienst ihm bei seinen Alltagsaktivitäten hilft. Herr Meier isst und trinkt selbstständig, er muss nur kontinuierlich daran erinnert werden. Es wurde vereinbart, dass er unter Aufsicht

mindestens 1.000 ml Flüssigkeit zu sich nehmen soll und die Trinkmenge in einem Trinkprotokoll dokumentiert wird. Frau Schulze trifft ein, um ihm das Abendessen zuzubereiten und ihm seine Abendmedikation zu verabreichen. Dabei kommt ihr Herr Meier auffällig verwirrt vor, so hatte sie ihn vor wenigen Tagen noch nicht erlebt. Sie dachte bei sich „tja, kein Wunder, eine Demenz wird halt nicht besser", richtete ihm sein Abendessen her und blieb noch ein paar Minuten, um sich zu vergewissern, dass der Patient auch tatsächlich isst.
Am nächsten Morgen kommt der Kollege Bao Nguyen während seiner Frühdiensttour zu Herrn Meier. Auch er kennt den Patienten seit langer Zeit und sofort fällt ihm die massive Zunahme seiner Desorientierung auf. Zudem ist Herr Meier nicht in der Lage, auf irgendeine Frage von Herrn Nguyen adäquat zu antworten. Herr Nguyen bemerkt, dass Herr Meier extrem trockene und teilweise rissige Lippen hat. Ein Blick in die Pflegedokumentation zeigt, dass die Trinkmenge der letzten Tage nicht nachvollziehbar ist. Der Verdacht liegt nahe, dass der Herr Meier seit Tagen viel zu wenig getrunken hat und jetzt Anzeichen einer Exsikkose *(Austrocknung)* zeigt. Bao Nguyen alarmiert daraufhin den Rettungsdienst, der Herrn Meier zur weiteren Abklärung in das Krankenhaus mitnimmt.

Das Fallbeispiel zeigt, wozu selektive Wahrnehmung führen kann. Hätte Frau Schulze sich nicht von ihrem Vorurteil leiten lassen, dass die momentane Verwirrtheit eine Folge der zunehmenden Demenz ist, sondern des akuten Flüssigkeitsmangels, und hätte sie sich das Trinkverhalten des Patienten anhand der Dokumentation angesehen oder z.B. auf Anzeichen einer Exsikkose geachtet (z.B. trockene Mundschleimhaut, stehende Hautfalten), wären rechtzeitig Maßnahmen ergriffen worden und Herrn Schulze wäre die Einweisung in das Krankenhaus unter Umständen erspart geblieben.
Wichtig für Pflegefachfrauen bzw. Pflegefachmänner ist daher die gezielte Wahrnehmung von Auffälligkeiten des Patienten vor dem Hintergrund seiner bekannten Pflegeprobleme, Risiken und Krankheitsbilder und nicht nur, einen Pflegeauftrag „abzuarbeiten".
Im Fall von Frau Schulze spricht man von **Stereotypen,** d.h., die zunehmende Verwirrtheit des Patienten wird, ohne dass diese näher hinterfragt wird, seiner demenziellen Grunderkrankung zugeordnet und dabei die tatsächliche Gefährdungslage des Patienten übersehen. Dahinter stecken feste Vorstellungen, sog. **kognitive Schemata,** die sich z.B. über demenzkranke Menschen herausgebildet haben.
Weitere Wahrnehmungsfehler können sein (Beispiele):

- **Primäreffekt.** Er betrifft den ersten Eindruck, den jemand von einer Person hat und der sich vor allem in der Anfangsphase einer Begegnung bemerkbar macht.
- **Halo-Effekt.** Einzelne (insbesondere negative) Eigenschaften einer Person „überstrahlen" (ähnlich einem „Lichthof" = altgriech. *halos*) alle anderen (vorwiegend positive) Merkmale (oder umgekehrt) und werden nicht mehr gesehen.
- **Logische Fehler.** Sie entstehen, wenn von einer Eigenschaft „automatisch" auf eine andere geschlossen wird. Beispiel: Von einem freundlich wirkenden Menschen wird angenommen, dass er auch tolerant sei, ohne tatsächlich zu wissen, ob dem so ist.
- **Hierarchieeffekt.** Er macht sich bemerkbar, wenn den Inhabern bestimmter sozialer Rollen von vornherein mehr Macht, Autorität und Verantwortung zugeschrieben wird als anderen. Bsp.: Ärzte, Polizisten, Anwälte etc.
- **Attributionsfehler.** Sie treten auf, wenn aus einer einzigen Beobachtung des Verhaltens einer Person schnell auf eine mögliche Ursache geschlossen wird. Bsp.: Ein Pflegebedürftiger reagiert aggressiv auf den Versuch, ihm Medikamente verabreichen zu wollen und spuckt diese der Pflegenden ins Gesicht. Möglicherweise ist er aber situativ desorientiert, fühlt sich bedroht und weiß sich in seiner Hilflosigkeit nicht anders zu helfen.

Welche Folgen Wahrnehmungsfehler im klinischen Alltag haben können, zeigt das folgende Beispiel.

Fallbeispiel

„Schmerzen sind subjektiv"

Andrea Weber, Auszubildende im 2. Jahr ihrer Ausbildung zur Pflegefachfrau, hat in wenigen Wochen ihre Zwischenprüfung und absolviert gerade ihren Pflichteinsatz auf einer allgemeinchirurgischen Abteilung. Zur Vorbereitung ist für heute eine strukturierte Anleitung mit ihrer Praxisanleiterin Cornelia Scheffczyk geplant. Nach einem Vorbereitungsgespräch begibt sich Frau Weber in das Patientenzimmer, in dem vier Patientinnen liegen. Frau Weber hat den Auftrag, bei einer der Patientinnen unter Anleitung einen geplanten Verband-

wechsel durchzuführen. Gerade als sie den alten Verband abmachen will, sagt die benachbarte Patientin: „Ich habe solche Schmerzen!" Sie liegt dabei zur Wand gedreht, so dass Frau Weber das Gesicht der Patientin nicht sehen kann. Frau Weber sagt: „Ich komm gleich zu ihnen!" und wendet sich wieder ihrer ursprünglichen Patientin zu, um mit dem Verbandwechsel zu beginnen. Währenddessen beobachtet die Praxisanleiterin die andere Patientin, die sich aufgrund der heftigen Schmerzen beginnt immer mehr zu krümmen und im Bett hin und her zu wälzen. Frau Scheffczyk gibt der Auszubildenden die Anweisung, den Verbandwechsel abzubrechen und sich gemeinsam mit ihr der anderen Patientin zuzuwenden. Frau Scheffczyk befragt die Patientin nach Art, Qualität und Dauer der Schmerzen und verständigt sofort den diensthabenden Arzt.
Im anschließenden Auswertungsgespräch gibt die Praxisanleiterin Frau Weber die Rückmeldung: „Sie müssen immer die ganze Situation im Blick haben und sich nicht „kopflos" auf ihren Auftrag konzentrieren, wenn möglicherweise andere Dinge im Raum vor sich gehen, auf die mit höherer Priorität reagiert werden muss. Sonst kommt es dazu, dass Sie nicht hinhören, wenn z. B. ein anderer postoperativer Patient Schmerzen hat und weil sie vielleicht denken: „Na so schlimm wird's schon nicht sein!" Frau Scheffczyk fragt, was sie denn bereits zum Thema „Schmerz" in der Schule gelernt hat, worauf Frau Weber antwortet: „Schmerzen sind immer subjektiv, daher sollte man auf jeden Fall der Patientin glauben, wenn sie Symptome äußert. Ich war wahrscheinlich etwas gestresst, weil ich unbedingt den Verbandwechsel gut machen wollte und darüber hinaus das Wichtigere ignoriert habe! Ich weiß jetzt, dass ich mein Handeln immer gut hinterfragen muss. Daher bin ich über Ihre Rückmeldung dankbar. Ich muss lernen, auch in stressigen Situationen, die richtigen Prioritäten zu setzen!" (nach Schulze-Kruschke und Paschko 2011: 38)

Reflexionsfragen

1. Welche Wahrnehmungsfehler sind Ihnen in der Praxis vielleicht schon einmal passiert?
2. Was können Sie tun, um Wahrnehmungsfehler zu vermeiden?

Beobachtung

Wie selektiv Menschen wahrnehmen, wurde auch in psychologischen Experimenten vielfach bestätigt. In der Pflege kann ein solch selektives Wahrnehmen nicht selten zu Pflegefehlern führen.

Merke

Beobachtung

Aufgabe der Pflegefachfrau bzw. des Pflegefachmanns muss es sein, durch **gezielte Wahrnehmung** der pflegebedürftigen Person mit **allen** erforderlichen Sinnen Auffälligkeiten und Veränderungen am Pflegebedürftigen rechtzeitig zu entdecken und darauf zu reagieren. Der Prozess der gezielten Wahrnehmung wird als Beobachtung bezeichnet und macht einen wesentlichen Teil der Kompetenzen von Pflegefachfrauen bzw. -männern aus.

Beobachtung bezieht sich dabei immer auf bestimmte pflegerelevante Bereiche, wie z. B.
- Ausscheidung (Menge, Farbe und Konsistenz des Urins),
- Mimik und Gestik der Person,
- Hautzustand, insbesondere Zustand der Mundschleimhaut (trockene, spröde, rissige Lippen, Beläge auf der Zunge etc.),
- Verhalten (agitiert, apathisch, verlangsamt, nervös)
- Orientierung (zeitlich, örtlich, situativ, persönlich) etc.

Durch langjährige Erfahrung sind Pflegefachfrauen bzw. -männer in der Lage, die Fähigkeit zur Beobachtung zu verinnerlichen, ohne jedes Mal überlegen zu müssen, „worauf muss ich jetzt bei Herrn Meier besonders achten?" Beobachtungen dienen als Grundlage, nicht nur um den gegenwärtigen Zustand des Patienten oder Pflegebedürftigen einzuschätzen, sondern auch, um abschätzen zu können, welche zukünftigen Probleme möglicherweise zu erwarten sind, und um bereits jetzt Vorkehrungen dafür zu treffen. Dies gelingt nur, wenn die Pflegefachfrau bzw. der Pflegefachmann über umfangreiches theoretisches und Erfahrungswissen verfügt, um ihre Beobachtungen mit früheren Erfahrungen und theoretischen Kenntnissen zu verknüpfen und zu bewerten.
Pflegende mit langjähriger Erfahrung können Pflegesituation **intuitiv** erfassen und spüren, wenn etwas nicht stimmt. Dadurch gelingt es, schnell zum Kern des Problems vorzudringen (Benner 2017: 17). Pflegefachfrauen bzw. -männer mit solchen Erfahrungen, die eine Situation auch intuitiv erfassen können, bezeichnet man auch als **Pflegeexperten.**

2.2 Kritisches Denken

Kritisches Denken ist der **Schlüssel zum Verständnis professioneller Pflege.** Die Vorgehensweise nach dem Pflegeprozess fordert von Pflegefachfrauen bzw. -männern, die eigenen Beobachtungen **ständig zu hinterfragen** und sie – soweit erforderlich – mit anderen Pflegefachfrauen bzw. -männern abzugleichen, um sich nicht von eigenen Vorurteilen oder Eigeninteressen leiten zu lassen.
Denken ist der Prozess der kognitiven Verarbeitung von Informationen und Wahrnehmungen. Kritisches Denken fordert, sich zu fragen, ob alle notwendigen Informationen eingeholt wurden, um z. B. die Pflegesituation eines Patienten bzw. Pflegebedürftigen adäquat einschätzen zu können und entsprechende Schlussfolgerungen zu ziehen. Erfahrene Pflegefachfrauen bzw. -männer können ihre Beobachtungen mit früheren Beobachtungen, Erfahrungen und ihrem Wissen verknüpfen und daraus folgernd z. B. abschätzen, welche Gefahren dem Patienten drohen oder welche Ziele realistischerweise mit dem Patienten angestrebt werden können. Derartige **Schlussfolgerungen** sollten auf Fakten basieren, die sich durch Beobachtung oder Untersuchung verifizieren (bestätigen) oder falsifizieren (widerlegen) lassen. Dadurch wird es möglich, aus mehreren Optionen die für einen Patienten geeigneten Maßnahmen auszuwählen und das eigene pflegerische Handeln zu begründen.

Praxistipp

Kritisches Denken

Um die Fähigkeit zum kritischen Denken auszubilden, sind viele Jahre beruflicher Praxis nötig. Die Grundlagen dazu müssen aber bereits während der Ausbildung geschaffen werden. Voraussetzung dafür ist eine gute Praxisanleitung, die die Auszubildenden dazu anleitet, die eigenen Beobachtungen kritisch zu hinterfragen und das Handeln vernünftig zu begründen. Gerade für Auszubildende ist es wichtig, die Gründe zu erfragen, warum bestimmte Tätigkeiten so gemacht werden, wie sie gemacht werden. Sie sollten auch nicht einfach bestimmte Ansichten und Meinungen unreflektiert übernehmen, die oftmals gerade für Routinetätigkeiten gelten.

Die beste Praxisanleitung ist diejenige, die den Auszubildenden darin anleitet, das eigene Handeln argumentativ zu begründen. Aufgabe von Praxisanleitung ist es nicht nur, mit den Auszubildenden die relevanten Pflegemaßnahmen einzuüben, sondern auch, die Gründe zu vermitteln, warum diese Maßnahmen sinnvoll sind und welchen Nutzen sie für den Patienten haben. Dies betrifft allerdings nicht nur die praktische Ausbildung. Auch im theoretischen Unterricht sollten Lehrer Auszubildende dazu anleiten, sich mit den Gründen für oder gegen bestimmte Pflegemaßnahmen zu beschäftigen. Erst eine solche Auseinandersetzung kann die Grundlage für Professionalität sein und verhindern, dass Maßnahmen fraglos übernommen werden, „weil sie immer schon so gemacht wurden."
Die Umsetzung des Pflegeprozesses kann nur gelingen, wenn sich die Pflegefachfrau bzw. der Pflegefachmann eine kritische Grundhaltung aneignet. Die Auswahl und Planung von Maßnahmen setzt voraus, sich kritisch damit auseinanderzusetzen, welche Maßnahmen im speziellen Fall eines Patienten tatsächlich am besten geeignet sind und ob diese helfen können, die Pflegeprobleme des Patienten zu lösen. Eine kritische Grundhaltung ist vor allem auch dann erforderlich, wenn es darum geht, im letzten Schritt des Pflegeprozesses die Wirksamkeit der Maßnahmen zu beurteilen und möglicherweise festzustellen, dass sie nicht geeignet sind, um die vereinbarten Pflegeziele zu erreichen.

Reflexionsfragen

1. Gab es bereits Situationen, in denen Sie selbst von der Fähigkeit zum kritischen Denken Gebrauch gemacht haben? (Zum Beispiel Pflegemaßnahmen hinterfragt haben?)
2. Werden Sie in der Praxis zum kritischen Denken angeleitet? (Zum Beispiel indem Sie aufgefordert wurden, gezielt Pflegemaßnahmen auszuwählen und zu begründen, warum Sie gerade diese durchführen würden?)

2.3 Berufsethische Grundhaltung

Ein besonderes Merkmal der Pflege ist die besondere Art der Interaktion zwischen Pflegebedürftigen und Pflegenden. Diese ist *leibliche* Interaktion. In keiner anderen Disziplin geht es so sehr um körperliche Nähe wie in der Pflege. Pflegende bewegen sich ständig an der Grenze zur Tabuverletzung, wenn sie in die Privat- und Intimsphäre von Patienten bzw. Pflegebedürftigen eindringen. Wie kann eine solche Nähe dennoch professionell gestaltet werden, ohne übergriffig zu sein? Es ist nicht nur die Wunde, die versorgt werden muss oder der Körper, der gewaschen werden muss, sondern es ist immer der *ganze* Mensch in seiner Verletzlichkeit, der auf Hilfe angewiesen ist. Eine solche **Nähe** muss zugleich immer auch mit der notwendigen **Distanz** einhergehen. Die angemessene **Balance** zwischen beiden ist das, was professionelle Pflege auszeichnet. Nur wenn die Pflegenden den Patienten trotz der Nähe immer auch als ein Gegenüber achtet mit eigenen Bedürfnissen, Vorstellungen und Überzeugungen, die dem eigenen Handeln Grenzen setzen, wird verhindert, dass sie den Patienten für ihre eigenen Zwecke vereinnahmt oder gar missbraucht. Dass eine solche innere Haltung des Respekts und der Achtung gegenüber dem pflegebedürftigen Menschen nicht selbstverständlich ist, zeigt die viel zu hohe Anzahl von Fällen, in denen es zu Gewalt gegenüber Patienten und Pflegebedürftigen kommt (► Abb. 2.1).

Merke

Was macht eine gute Pflegekraft aus?

Nicht nur das fachliche Können ist entscheidend, sondern auch die innere Haltung, um hilfebedürftigen Menschen mit Respekt und Wertschätzung begegnen zu können. Erst wenn deren Wohl im Mittelpunkt steht, kann ihnen auch wirksam geholfen werden. Jedes pflegerische Handeln setzt mehr voraus als nur das fachliche Wissen um den Einsatz und die Anwendung geeigneter Pflegemaßnahmen.

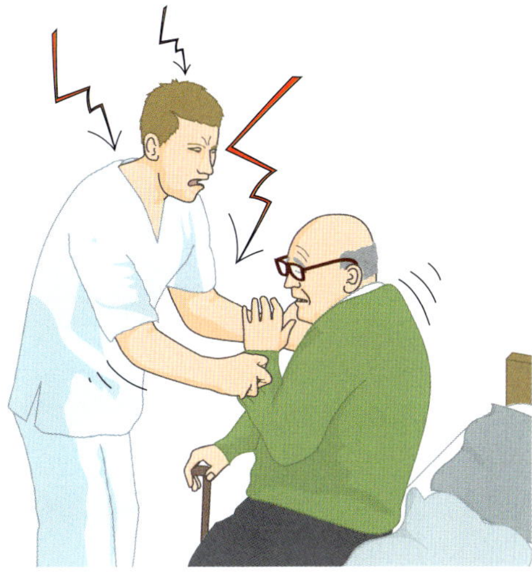

Abb. 2.1 Gewalt in der Pflege: Leider immer noch viel zu häufig. [L138]

Auch berufserfahrene Pflegefachfrauen bzw. -männer können die theoretischen Lehrinhalte ihres Faches perfekt beherrschen, sobald sie es aber mit einem konkreten Pflegebedürftigen zu tun haben, lässt sich aus diesem Wissen nicht einfach ableiten, was in der konkreten Pflegesituation zu tun ist. Um herauszufinden, welche und ob bestimmte Pflegemaßnahmen dem Pflegebedürftigen überhaupt gerecht werden, lässt sich immer nur mit Bezug auf den individuellen Menschen und seinen lebensweltlichen Kontext beantworten. Die konkrete Umsetzung des Pflegeprozesses ist daher letzten Endes immer auch ein *moralisches Urteil,* das nicht nur Aussagen darüber macht, welches Handeln richtig ist, sondern im Sinne des Pflegebedürftigen auch *gut* ist.

Um Pflegenden in Ihrer moralischen Entscheidungsfindung eine Orientierungshilfe zu bieten, hat der **Weltverband der Pflegenden (International Council of Nurses, ICN)** bereits 1953 den ersten sog. **Ethikkodex** (► Abb. 2.2) für Pflegende formuliert. Darin werden für Pflegende wichtige Werte bzw. Prinzipien beschrieben, die professionelles pflegerisches Handeln charakterisieren. Es handelt sich dabei nicht um ein rechtlich verbindliches Dokument, dessen Nichteinhaltung sanktioniert werden kann. Ein ICN-Ethikkodex appelliert an das Bewusstsein jeder einzelnen Pflegefachkraft, ihre Aufgaben im Sinne der beschriebenen Werte und Prinzipien bestmöglich zu erfüllen.

Professionelle Pflege hat mehrere Voraussetzungen. Grundlage allen pflegerischen Handelns ist die Wahrnehmung und **sorgfältige Beobachtung** des Patienten bzw. Pflegebedürftigen. Nur so gelingt es der Pflegefachfrau bzw. dem Pflegefachmann, alle notwendigen Informationen über den Pflegebedürftigen einzuholen, die nötig sind, um Probleme und mögliche pflegerische Risiken zu identifizieren und anschließend entsprechende Pflegemaßnahmen zu planen. Damit diese Informationen nicht durch die eigenen Vorurteile und Vorstellungen verfälscht werden, ist die ständige **kritische Reflexion** des eigenen Handelns wichtig. Darüber hinaus setzt jedes Handeln von Menschen an Menschen ein moralisches Urteil voraus, weil Pflegende und Patient sich nicht nur als Beobachter und Beobachteter oder (aktiver) „Erbringer" und (passiver) „Empfänger" von Pflegeleistungen gegenüberstehen. Beide haben ihre eigene individuelle Lebensgeschichte und ihre eigenen Vorstellungen von einem guten Leben. Nur dann, wenn

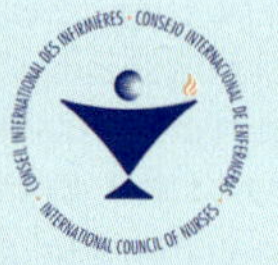

ICN-Ethikkodex für Pflegende (Auszug)

Präambel

Pflegefachpersonen haben vier grundlegende Verantwortlichkeiten:
Gesundheit fördern, Krankheiten verhüten, Gesundheit wiederherstellen sowie Leiden lindern und ein würdiges Sterben unterstützen.

Der Pflege inhärent ist die Achtung der Menschenrechte, einschließlich der kulturellen Rechte, des Rechts auf Leben und Wahlfreiheit, das Recht auf Würde und respektvolle Behandlung. Die Pflege ist respektvoll und uneingeschränkt in Bezug auf die Merkmale Alter, Hautfarbe, Kultur, kulturelle Zugehörigkeit, Behinderung oder Krankheit, Geschlecht, sexuelle Orientierung, Nationalität, Politik, Sprache, ethnische Zugehörigkeit, religiöse oder spirituelle Überzeugungen, rechtlicher, wirtschaftlicher oder sozialer Status.

Pflegefachpersonen zeigen professionelle ethische Werte wie Respekt, Gerechtigkeit, Empathie, Verlässlichkeit, Fürsorge, Mitgefühl, Vertrauenswürdigkeit und Integrität.

Der Kodex

Der ICN-Ethikkodex für Pflegefachpersonen umfasst vier Hauptelemente, die einen Rahmen für ethisches Verhalten bilden.

1 Pflegefachpersonen und Patientinnen und Menschen mit Pflegebedarf

Pflegefachpersonen fördern ein Umfeld, in dem die Menschenrechte, Werte, Bräuche, religiösen und spirituellen Überzeugungen von Einzelnen, Familien und Gemeinschaften von allen anerkannt und respektiert werden. Die Rechte von Pflegefachpersonen sind Teil der Menschenrechte und sind zu wahren und zu schützen.

Pflegefachpersonen stellen sicher, dass Einzelne und Familien verständliche, genaue, ausreichende und rechtzeitige Informationen erhalten, angepasst an die Kultur der Patientinnen, ihre sprachlichen, kognitiven und körperlichen Bedürfnisse sowie an ihren mentalen Zustand. Sie bilden die Grundlage für die Zustimmung zur Pflege und die dazu gehörige Behandlung.

Pflegefachpersonen behandeln personenbezogene Daten vertraulich. Sie respektieren die Privatsphäre, Vertraulichkeit und die Interessen der Patientinnen bei der rechtmäßigen Erhebung, der Verwendung, dem Zugriff auf personenbezogene Daten sowie ihrer Übermittlung, Speicherung und Offenlegung

Pflegefachpersonen respektieren die Privatsphäre und die vertraulichen Informationen von Kolleginnen und Menschen mit Pflegebedarf, und wahren die Integrität des Pflegeberufs persönlich und in allen Medien, einschließlich der sozialen Medien.

2 Pflegefachpersonen und die Praxis

Pflegefachpersonen sind persönlich verantwortlich und rechenschaftspflichtig für die ethische Pflegepraxis und die Aufrechterhaltung ihrer Kompetenzen, durch kontinuierliche berufliche Weiterentwicklung und lebenslanges Lernen.

Pflegefachpersonen halten ihre fachlichen Kompetenzen aktuell, damit sie ihre Fähigkeit, eine qualitativ hochwertige und sicher Pflege zu gewährleisten, nicht gefährden.

Pflegefachpersonen praktizieren innerhalb der Grenzen ihrer individuellen Kompetenz und dem gesetzlich vorgegebenen Verantwortungsbereich. Sie verwenden professionelles Urteilsvermögen, wenn sie Verantwortung übernehmen und delegieren.

Pflegefachpersonen wertschätzen ihre eigene Würde, ihr Wohlbefinden und ihre Gesundheit. Um dies zu erreichen, braucht es positive Arbeitsumgebungen, die geprägt sind von beruflicher Anerkennung, Bildung, Reflexion, Unterstützungsstrukturen, angemessener Ressourcenausstattung, solide Managementpraktiken sowie Gesundheitsschutz und Arbeitssicherheit.

3 Pflegefachpersonen und der Beruf

Pflegefachpersonen übernehmen die führende Rolle bei der Festlegung und Umsetzung „evidence-informed", akzeptabler Standards der klinischen Pflegepraxis, des Managements, der Forschung und der Ausbildung.

Pflegefachpersonen und Pflegewissenschaftlerinnen sind aktiv in der Erweiterung des forschungsbasierten, aktuellen Berufswissens, das eine „evidence-informed" Praxis unterstützt.

Pflegefachpersonen sind aktiv bei der Entwicklung und Erhaltung eines Kerns von beruflichen Werten.

Pflegefachpersonen beteiligen sich durch ihre Berufsorganisation an der Schaffung einer positiven und konstruktiven Arbeitsumgebung, welche die klinische Pflege, die Ausbildung, die Forschung, das Management und die Führung umfasst.

4 Pflegefachpersonen und globale Gesundheit

Pflegefachpersonen erachten die Gesundheitsversorgung als Menschenrecht und bekräftigen das Recht auf universellen Zugang zur Gesundheitsversorgung für alle.

Pflegefachpersonen wahren die Würde, die Freiheit und den Wert aller Menschen und wenden sich gegen alle Formen der Ausbeutung, wie Menschenhandel und Kinderarbeit.

Pflegefachpersonen übernehmen eine Führungsrolle oder tragen zu einer soliden gesundheitspolitischen Entwicklung bei.

Pflegefachpersonen tragen zur Gesundheit der Bevölkerung bei und arbeiten auf die Erreichung der Nachhaltigen Entwicklungsziele der Vereinten Nationen (SDG) hin.

Abb. 2.2 Der ICN-Ethikkodex (akt. 2021) [W907/W267]

Pflegende den Menschen mit *seinen* Bedürfnissen und Interessen ernst nehmen und achten, kann es gelingen, dass alles, was Pflegende tun, auch dem eigentlichen Wohl des Patienten dient. Der Pflegeprozess als Problemlösungs- und Beziehungsprozess kann nur dann gelingen, wenn er von einer solchen entsprechenden **ethischen Grundhaltung** begleitet wird.

Zu den ethischen Aspekten des Pflegeprozesses gehört außerdem die Frage, inwieweit er überhaupt in der Lage ist, eine autonome Entscheidung zu treffen. Außerdem: Pflegeziele sind nie wertneutral, selbst wenn diese gemeinsam zwischen Patient und Pflegenden ausgehandelt und vereinbart werden (Wilkinson 2012: 318). Jede Entscheidung für oder gegen ein bestimmtes Pflegeziel ist daher immer auch eine *Wert*entscheidung.

Wiederholungsfragen

1. Worin unterscheiden sich Wahrnehmung und Beobachtung? (▸ 2.1)
2. Welche Bedeutung haben Wahrnehmungsfehler in der Pflege? (▸ 2.1)
3. Erläutern Sie den Begriff „Kritisches Denken“! (▸ 2.2)
4. Welcher Zusammenhang besteht zwischen kritischem Denken und dem Pflegeprozess? (▸ 2.2)
5. Warum ist eine berufsethische Grundhaltung für ein Handeln nach dem Pflegeprozess wichtig? (▸ 2.3)

LITERATUR

Benner P. Stufen der Pflegekompetenz. From Novice to Expert. Aus dem Amerikanischen von Martin Wengenroth. Deutschsprachige Ausgabe herausgegeben und bearbeitet von Dr. Diana Staudacher. 3., unveränderte Auflage. Bern: Hogrefe.

International Council of Nurses (ICN). Der ICN-Ethikkodex für Pflegefachpersonen. Überarbeitet 2021. Aus: www.dbfk.de/media/docs/download/Allgemein/ICN_Code-of-Ethics_DE_WEB.pdf (letzter Aufruf: 30.8.2022)

Schulze-Kruschke C, Paschko F. Praxisanleitung in der Pflegeausbildung für die Aus-, Fort- und Weiterbildung. Berlin: Cornelsen, 2011.

Wilkinson JM. Das Pflegeprozess-Lehrbuch. Aus dem Amerikanischen von Silke Hinrichs und Michael Herrmann. Deutschsprachige Ausgabe von Jürgen Georg und Jörn Fischer. Bern: Huber, 2012.

Der Pflegeprozess

3

Überblick

Dieses Kapitel dient als Einführung in die Grundlagen des Pflegeprozesses, während die praktische Umsetzung dieser Methode den Inhalt des 4. Kapitels bildet. Insbesondere soll in diesem Kapitel geklärt werden, was unter dem Begriff des Prozesses und des prozessorientierten Denkens zu verstehen ist.
In diesem Kapitel werden folgende Fragen beantwortet:

- Was ist ein Prozess? (► 3.1.1)
- Ist prozesshaftes Denken spezifisch für die Pflege oder findet sich solches auch in anderen Bereichen? (► 3.1.2)
- Was ist der Pflegeprozess und welche Bedeutung hat er im Rahmen von Pflegetheorien? (► 3.3, ► 3.5 und ► 3.6)
- Wie hängen Pflegeprozess und pflegerische Kompetenzen zusammen? (► 3.7)
- Worauf ist aus Sicht des Pflegeprozesses bei der Dokumentation zu achten? (► 3.8)

3.1 Prozessorientiertes Denken und menschliches Handeln

Professionelle Pflege (► 1.4) ist gekennzeichnet durch Aufgaben, wie sie zum Beispiel in § 5 des Pflegeberufegesetzes (PflBG) beschrieben sind (► 1.4). Wenn Pflegefachfrauen und -männer diese Tätigkeiten ausführen, sprechen wir von pflegerischem Handeln. Zur **Professionalität** von Pflegefachfrauen und -männern gehört einerseits, diejenigen Tätigkeiten, die im Rahmen der Ausbildung erlernt werden, *sachlich richtig* auszuführen. Das handwerkliche Geschick alleine, bestimmte pflegerische Tätigkeiten auszuführen, nützt aber noch nichts, wenn nicht noch die Fähigkeit hinzukommt, zu entscheiden, ob, wann und welche Maßnahmen im Hinblick auf den individuellen Patienten bzw. die pflegebedürftige Person erforderlich sind. Eine solche Entscheidung für bestimmte Maßnahmen ist zunächst nicht standardisierbar, sondern muss immer im Kontext der jeweiligen Situation und in Absprache mit dem jeweiligen Patienten erfolgen. Dazu ist es notwendig, das eigene Handeln durch kritisches Denken (► 2.2) zu hinterfragen. Voraussetzung dafür ist pflegefachliches Wissen sowie die Fähigkeit, die Situation des Patienten zu erfassen und zu verstehen. Dies geht nicht ohne die Bedürfnisse und Interessen des Patienten zu berücksichtigen. Pflegemaßnahmen setzen also immer eine bewusste Entscheidung mit einer bestimmten Motivation auf ein bestimmtes **Ziel** hin voraus. Menschliches Tun, das mit einer bestimmten Absicht und auf ein Ziel hin vorgenommen wird, bezeichnet man als **Handlung.** (Dies trifft natürlich auch auf unser Alltagshandeln zu, wir wollen uns hier aber auf das pflegerische Handeln beschränken.)

Merke

Absicht menschlichen Handelns

Diese Intentionalität, d. h. die Absicht und die Zielorientierung menschlichen und damit auch pflegerischen Handelns, ist der Grund, warum Menschen – und damit auch Pflegefachfrauen und -männer – für ihre Handlungen **verantwortlich** gemacht werden können. Diesem Umstand müssen sich Pflegefachfrauen und -männer bewusst sein. Die Verantwortung, die Pflegende haben, bezieht sich dabei aber nicht nur auf ein aktives Tun (z. B. eine fehlerhaft durchgeführte Injektion), sondern kann auch das Unterlassen einer Handlung sein. Beispiel: Eine Pflegende tut etwas *nicht*, obwohl sie das Wissen, die Fähigkeit und die Möglichkeit dazu gehabt hätte.

3.1.1 Was ist ein Prozess?

In dem Gesagten wird bereits ein erster Zusammenhang von menschlichem Handeln und prozessorientiertem Denken deutlich. Prozess ist dabei nicht etwas, was nur für die Pflege spezifisch ist, im Gegenteil.

Definition

Prozess

Begriff ist zunächst völlig unbestimmt und bezeichnet in seiner allgemeinsten Verwendung jeden *„Vorgang, […] in dem sich irgendeine Veränderung ereignet."* (Röttgers 2021)

Menschliches Leben und alles Geschehen auf der Welt sind immer von Veränderungen begleitet. Daher sprechen heute sämtliche Wissenschaften, die in irgendeiner Weise **Veränderungen** untersuchen, von „Prozessen". Dabei geht der Ursprung des Begriffs bis in das Mittelalter zurück und ist vor allem in seiner Verwendung in der damaligen Rechtsprechung und in den Anfängen der Chemie als Wissenschaft zu suchen. Unter Prozess wurde einerseits eine genau festgelegte Ordnung verstanden, wie eine Gerichtsverhandlung abzulaufen hat, nämlich als Abfolge einzelner Schritte, die alle zu durchlaufen sind. Zum anderen bezeichnete man damit eine Art Verfahrensregelung zur Herstellung chemischer Substanzen und Arzneimittel. (Am ehesten vergleichbar mit unserem Begriff „Rezept".) Mit Entstehung der modernen Naturwissenschaften gegen Ende des 17. Jahrhunderts veränderte sich die Perspektive. Nun ist es der Chemiker als Beobachter, der die (chemischen) Vorgänge und Veränderungen in der Natur unter die Lupe nimmt und als Prozess zu beschreiben versucht. Später ist es der Arzt, der die (Krankheits-) Prozesse am Menschen selbst untersucht und damit den Menschen zum Objekt seiner Forschungen macht. Welche Bedeutungsvielfalt der Begriff hat, zeigt sich daran, dass nicht nur chemische und körperliche Vorgänge, sondern auch menschliches und tierisches Verhalten, historische, seelisch-geistige und soziale Veränderungen als Prozess beschrieben werden. Beispiele: Verhaltensprozesse, Wahrnehmungsprozess, Denkprozess, Leidensprozess, Abstimmungsprozesse, Handelsprozesse, soziale Prozesse etc. (Vgl. Röttgers 2021)

3.1.2 Prozessorientiertes Denken als Voraussetzung menschlichen Handelns

Was aus der Bedeutung des **Prozessbegriffs** gelernt werden kann, ist Folgendes: Prozess bezeichnet zunächst lediglich irgendeine Form von Veränderung über einen gewissen Zeitraum. Alles Leben ist stetige Veränderung und kann daher als Prozess beschrieben werden. Eine der wichtigsten Eigenschaften, die den Menschen auszeichnet, ist die Fähigkeit, ein Bewusstsein seiner selbst zu entwickeln sowie die Vorstellung seines vergangenen und zukünftigen Handelns. Menschen sind in der Lage, Pläne für zukünftige Vorhaben zu machen. In der Rückschau beurteilen sie, ob diese wie geplant verwirklicht werden konnten, also erfolgreich waren oder nicht und daraufhin ihr zukünftiges Handeln abzustimmen. **Menschliches Denken** ist kein statischer Zustand, sondern bewegt sich immer zwischen Vergangenheit und Zukunft und ist eng mit der Vorstellung von der eigenen „Person" verbunden. **Menschliches Handeln** bezeichnet Tätigkeiten, die ein Mensch absichtlich mit einem bestimmten Ziel verfolgt. Wäre es das nicht, würden wir nicht von Handlungen, sondern von Verhalten sprechen. Dies setzt wiederum voraus, dass derjenige, der handelt und plant, in seinem Kern derselbe ist, der diese Pläne zu einem späteren Zeitpunkt umsetzen wird. „Person" bezeichnet also etwas, das unsere Identität als Mensch ausmacht. Das Denken von Pflegefachfrauen und -männern begleitet auch die Veränderungen, die Patienten z. B. während eines Krankenhausaufenthalts durchmachen. Pflegefachfrauen und -männer interessieren sich nicht nur für den aktuellen Zustand des Patienten, sondern auch für Aspekte aus der Vergangenheit (z. B. Biografie, Copingstrategien), um herauszufinden, inwieweit diese dazu beitragen können, den weiteren Behandlungsprozess in der Zukunft bis hin zur Entlassung positiv zu unterstützen.

Definition

Prozessorientiertes Denken

Kognitive Fähigkeit, geplante Handlungen gedanklich in kleinere Einheiten, d. h. in Teilschritte zu zerlegen, um so das Ziel der Handlung effektiver erreichen zu können.

Ziele pflegerischer Maßnahmen wie z. B. Mobilisationsübungen oder Prophylaxen können sein:

- Einen positiven zukünftigen Zustand eines Pflegebedürftigen zu erreichen; Beispiel: verbesserte Beweglichkeit
- Einen zukünftigen negativen Zustand zu vermeiden; Beispiel: Dekubitus
- Einen gegenwärtigen Zustand über eine längere Zeit in die Zukunft hinein beizubehalten; Beispiel: Erhaltung gegenwärtiger Ressourcen

Alles menschliche Handeln ist daher immer schon in einem allgemeinen Sinn „prozessorientiert", sofern es auf Veränderungen reagiert und in irgendeiner Weise planvoll (d. h. auf Zukunft ausgerichtet) und systematisch ist.

Fallbeispiel

Schmerzmittel geben, ja oder nein?

Herr Simon Berger, 43, hat nach einer Operation Schmerzen. Er fragt die Pflegefachfrau Karin Langer, ob er etwas gegen seine Schmerzen haben könnte. Frau Langer beobachtet und bewertet den aktuellen Zustand von Herrn Berger, indem sie ihn nach der Stärke, der Lokalisation und dem zeitlichen Auftreten der Schmerzen befragt. Sie bespricht sich mit dem behandelnden Arzt oder wirft einen Blick in die Pflegedokumentation, ob eine entsprechende Bedarfsmedikation angesetzt ist und ob die vom Arzt dokumentierte Indikation den angegebenen Schmerzen des Patienten entspricht. Die Verabreichung des verordneten Medikaments setzt voraus, dass Frau Langer die Vorstellung hat, dass es dem Patienten nach Ablauf einer gewissen Zeitspanne (in der das Medikament seine Wirkung entfalten kann) bessergehen wird und der Zustand des Patienten erneut evaluiert werden muss, um die Wirksamkeit der Schmerzmittelgabe zu überprüfen.

Wie kleinschrittig die Pflegende dabei vorgeht und in welcher Weise sie die Schmerzen des Patienten erfasst (Assessment), das Gespräch mit dem Arzt und den Zustand des Patienten in zukünftigen regelmäßigen Abständen evaluiert und dokumentiert ist eine andere Frage.

Das Fallbeispiel verdeutlicht, dass pflegerisches Handeln grundsätzlich einem bestimmten **Zweck** dient und einen **Plan** (also eine gedankliche Vorwegnahme) dafür hat, ein zukünftiges Ereignis, hier z. B. die Schmerzlinderung, zu erreichen.

3.2 Prozessorientierung im Allgemeinen

Wesentlich vertrauter ist der Gedanke der **Prozessorientierung** in Bereichen, in denen es um die **Herstellung technischer Produkte** geht, wie z. B. der Automobilindustrie (▶ Abb. 3.1). Der Fertigungsprozess eines Autos ist in viele Einzelschritte unterteilt, deren Einhaltung kontrolliert wird, um am Ende ein Produkt in großer Stückzahl und gleichbleibender Qualität zu erhalten.

Anders als in der Arbeit mit Menschen, die sich in ihrer Individualität und ihren Bedürfnissen unterscheiden, können in einem technischen Verfahren die Bedingungen unter denen das Produkt hergestellt wird, exakt festgelegt werden. Dadurch gelingt es, die weiteren **Abläufe standardisiert** zu planen und das Endprodukt in immer gleichbleibender Qualität herzustellen. Erst durch die

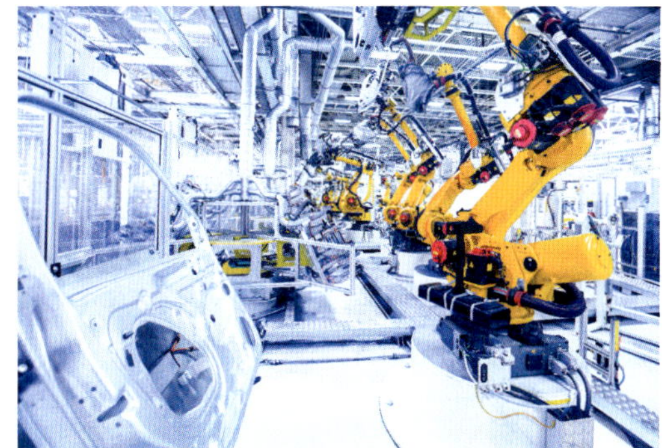

Abb. 3.1 Automatisierte Prozesse: Um effektiv und in gleichbleibender Qualität zu produzieren, werden industrielle Fertigungsprozesse zu großen Teilen automatisiert. [J787]

Erfindung des Fließbands vor etwas mehr als 100 Jahren und die kleinteilige Zergliederung von Arbeitsprozessen, in denen Arbeiter während einer Schicht immer die gleiche Tätigkeit auszuführen hatten, wurde die Massenproduktion von Autos und anderer Konsumartikel in **gleichbleibender Qualität** möglich. In diesem Sinne waren alle (Teil-)Prozesse voneinander abhängig. Ein Prozessschritt war also die Voraussetzung des nächsten und dieser wiederum die Voraussetzung des nächsten. Bald aber hatte man gemerkt, dass die eintönige und oftmals wenig anspruchsvolle Tätigkeit der Arbeiter zu nachlassender Konzentration und damit zu einer höheren Fehlerquote führte. Außerdem war für den einzelnen Arbeiter nie irgendeine Wirkung seiner Arbeit erkennbar, da er immer nur mit seinem kleinen Fertigungsschritt beschäftigt war. In welcher Weise er zum Gesamtergebnis und damit zum Erfolg oder Misserfolg der Produktion und des Unternehmens beigetragen hat, konnte er nicht sehen. Erst mit der Entwicklung automatisierter Fertigungsstraßen und noch später der ersten Computer war es möglich, dass ein entsprechend qualifizierter Arbeiter die Verantwortung für mehrere Teilprozesse übernahm. Mit der industriellen Massenproduktion entstand dann das Bedürfnis, die Qualität nicht nur des Endproduktes, sondern auch die Qualität der Teilprozesse zu messen. So können Fehler schon während des gesamten Produktionsvorgangs identifiziert und möglichst frühzeitig behoben werden. Bereits Mitte der 1950er-Jahre kam es daraufhin zuerst in der japanischen Automobilindustrie zur Entwicklung erster sogenannter **Qualitäts-**

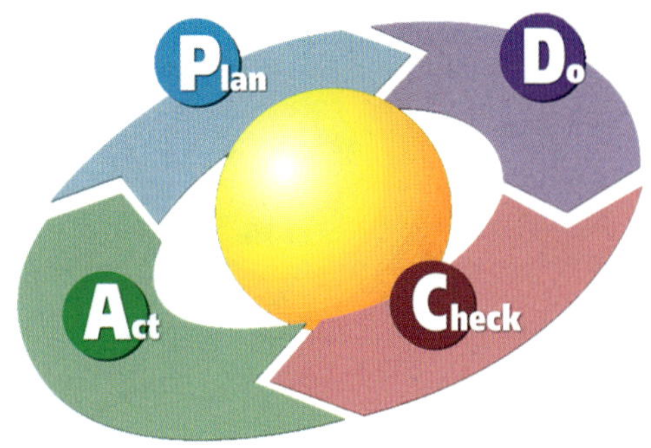

Abb. 3.2 Der PDCA-Zyklus (Deming-Zyklus) [E1193]

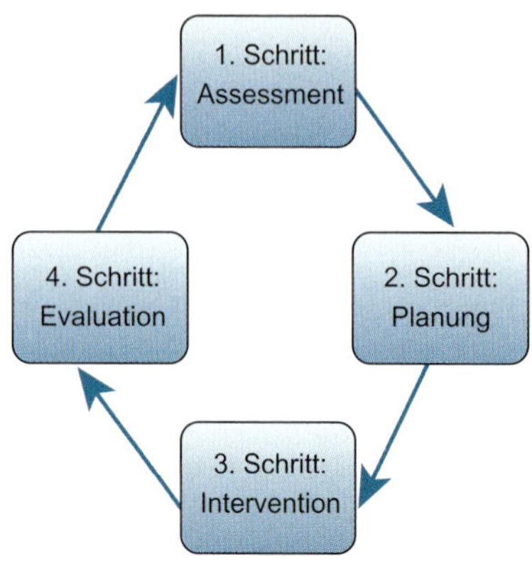

Abb. 3.3 Pflegeprozess: allgemeine Form des Pflegeprozesses (4-schrittiger Pflegeprozess nach Yura und Walsh 1967), wie er später von der WHO übernommen wurde. [L138]

managementsysteme. Sie hatten den Anspruch, eine gleichbleibende Qualität des Produkts oder einzelner Produktionsschritte zu garantieren. Ein weiterer Kerngedanke war, das gesamte Unternehmen strategisch auf die Bedürfnisse seiner Kunden auszurichten und nach deren Vorstellungen und Bedürfnissen zu produzieren. Die Idee war, durch Optimierung von Arbeitsprozessen die produzierte Qualität der Produkte ständig zu verbessern und die Bedürfnisse der Kunden zu ihrer Zufriedenheit zu erfüllen. Die Methode, die solches möglich machen sollte, war der **PDCA-Zyklus** (▸ Abb. 3.2), der bis heute der wichtigste Bestandteil aller Qualitätsmanagementsysteme ist. Durch ihn soll ein **k**ontinuierlicher **V**erbesserungs**p**rozess in Gang gesetzt werden **(KVP).** Er ist benannt nach dem US-amerikanischen Physiker und Qualitätsexperten William Edwards Deming (1900–1993).

Mit dem Deming-Zyklus vergleichbar ist der **4-schrittige Pflegeprozess** (▸ Abb. 3.3), aber auch 5- und 6-schrittige Pflegeprozessmodelle, je nachdem, wie detailliert die einzelnen Schritte formuliert sind. Ähnlich wie beim Deming-Zyklus handelt es sich auch beim Pflegeprozess um einen (gedanklichen) Regelkreis, der durch eine Abfolge von Schritten der Informationssammlung, der Planung, Durchführung und Evaluation die Qualität des „Produkts“ Pflege garantieren soll. Als im Laufe der 1980er-Jahre der Dienstleistungssektor immer größere Bedeutung bekam, entwickelte sich die Vorstellung, Qualität in ähnlicher Weise wie in der Industrie auch in Dienstleistungsunternehmen und schließlich auch im Gesundheitswesen messen und kontrollieren zu können. Im Unterschied zu industriellen Fertigungsprozessen sind Arbeitsabläufe in der Pflege nur bedingt standardisierbar. Bedürfnisse von Patienten, Reaktionen und das Handeln von Pflegenden lassen sich nicht automatisieren. Hinzu kommen persönliche, soziale, umgebungs- und umweltbedingte Faktoren und Umstände, die die unterschiedlichen Arbeitsabläufe beeinflussen. Pflegerisches Handeln bedeutet immer Handeln unter Unsicherheit, das nicht einfach durch Anwendung von Gesetzmäßigkeiten voraussagbar ist. „Qualität“ lässt sich daher nicht „produzieren“ – losgelöst von den Bedürfnissen der Patienten und Pflegenden – sondern ist immer nur so gut, wie mit solchen Unsicherheiten angemessen umgegangen und darauf reagiert wird. Das macht es schwer, sich auf aussagekräftige (Qualitäts-)Indikatoren zu einigen, die die Qualität von Pflege in ähnlicher Weise „messen“ könnten wie die eines Industrieprodukts.

Kritischer Blick

Die Vor- und Nachteile von Prozessorientierung in der Pflege

Pro

- Arbeitsabläufe sind klar definiert, dadurch ist einheitliches Vorgehen gewährleistet (personenunabhängig), willkürliches Handeln wird vermieden.
- Verantwortlichkeiten sind klar definiert und verteilt.
- Durch genaue Beschreibung wichtiger (Teil-)Prozesse können Kriterien festgelegt werden, die eine laufende und nachträgliche Kontrolle der Wirksamkeit der Prozesse ermöglichen und transparenter machen.
- Arbeitsabläufe können kosteneffektiver geplant und durchgeführt werden.

Contra

- Arbeitsabläufe lassen sich in der Pflege nur bedingt standardisieren und vereinheitlichen und müssen immer an wechselnde Bedingungen und die individuelle Situation des Patienten angepasst werden.
- Verantwortlichkeiten sind nicht immer eindeutig definiert, sondern müssen in manchen Situationen immer wieder neu ausgehandelt werden. Beispiele: in der Interaktion mit Angehörigen, in der Zusammenarbeit mit anderen Berufsgruppen oder zwischen externen und internen Leistungserbringern.
- Prozesse können nicht immer eindeutig definiert werden, insbesondere an den Schnittstellen zwischen unterschiedlichen Versorgungsbereichen und Leistungserbringern.
- Die Beurteilung der Kosteneffizienz von Arbeitsabläufen in der Pflege ist schwierig, von vielen Faktoren abhängig und muss immer in Relation zum eigentlichen Zweck der Intervention, zum Beispiel einer möglichst optimalen Versorgung des Patienten bzw. Pflegebedürftigen und des angestrebten Pflegeergebnisses gesehen werden.

Mit Inkrafttreten des sogenannten **Pflege-Qualitätssicherungsgesetzes (PQsG)** als Teil des SGB XI im Jahre 2001 (vgl. §§ 112 SGB XI ff.) wurde schließlich auch für stationäre und ambulante Pflegeeinrichtungen die Einführung eines Qualitätsmanagementsystems gesetzlich verbindlich vorgeschrieben. Lesen Sie hierzu den Auszug aus dem (mittlerweile mehrfach überarbeiteten) Sozialgesetzbuch XI (§ 112 SGB XI):

Gesetz

§ 112 Qualitätsverantwortung

(2) Die zugelassenen Pflegeeinrichtungen sind verpflichtet, Maßnahmen der Qualitätssicherung sowie ein Qualitätsmanagement nach Maßgabe der Vereinbarungen nach § 113 durchzuführen, Expertenstandards nach § 113a anzuwenden sowie bei Qualitätsprüfungen nach § 114 mitzuwirken. Bei stationärer Pflege erstreckt sich die Qualitätssicherung neben den allgemeinen Pflegeleistungen auch auf die medizinische Behandlungspflege, die Betreuung, die Leistungen bei Unterkunft und Verpflegung (§ 87) sowie auf die Zusatzleistungen (§ 88).

Reflexionsfragen

1. Ist der technische Herstellungsprozess in der Industrie (Automobilindustrie etc.) tatsächlich mit der Pflege von Menschen vergleichbar?
2. Gibt es dennoch Gemeinsamkeiten bzw. Unterschiede?
3. Was verstehen Sie unter „Qualität" in der Pflege?

3.3 Pflegeprozess als Arbeitsmodus professioneller Pflege

Bereits Florence Nightingale beschrieb in ihrem Buch *Notes on Nursing* wichtige Elemente pflegerischen Handelns, die bis heute den Inhalt der verschiedenen Schritte des Pflegeprozesses bilden. Obwohl Nightingale noch nicht den Begriff „Pflegeprozess" verwendete, erkannte sie als eine der Ersten die Notwendigkeit, Pflege systematisch zu planen, zu organisieren und auf ihre Wirksamkeit hin zu überprüfen. Mit der Neufassung des **Krankenpflegegesetzes (KrpflG)** von 1985 wurde der **Pflegeprozess als Ausbildungsziel** in die Krankenpflegeausbildung in Deutschland aufgenommen. Erstmals war darin die Rede von der *„umfassenden, geplanten Pflege"*. Eine genauere formale oder inhaltliche Ausgestaltung des Pflegeprozesses war damit noch nicht vorgegeben. Dies änderte sich erst mit dem neuen **Pflegeberufegesetz (PflBG).**

Die Beschreibung der Vorbehaltsaufgaben nach § 4 PflBG und der Ausbildungsziele (§ 5 PflBG) nehmen deutlich Bezug auf die einzelnen Schritte des Pflegeprozesses. Im Zuge der Einführung des neuen Gesetzes wurde eine Fachkommission aus Pflegewissenschaftlern und Pflegepädagogen beauftragt, auf Grundlage des Gesetzes und der **Pflegeausbildungs- und Prüfungsverordnung (PflAPrV)** einen Rahmenlehr- und Rahmenausbildungsplan zu entwickeln, an dem sich die Ausbildung an den Pflegeschulen und deren Lehrpläne (Curricula) zukünftig orientieren sollen. Es lässt sich zeigen, dass auch die im Rahmen der Ausbildung zu erwerbenden Kompetenzen an den Phasen des Pflegeprozesses orientiert sind (▸ Tab. 3.2).

Praxistipp

Rahmenlehrplan

Die vollständigen Rahmenlehr- und Rahmenausbildungspläne sind auf der Homepage des Bundesinstituts für Berufsbildung (BIBB) abrufbar: www.bibb.de/dienst/veroeffentlichungen/de/publication/show/16560

Tab. 3.1 Die fünf Kompetenzbereiche der generalistischen Pflegeausbildung (Anlage 6 PflAPrV)

Kompetenzbereich		Stunden
I	Pflegeprozesse und Pflegediagnostik in akuten und dauerhaften Pflegesituationen verantwortlich planen, organisieren, gestalten, durchführen, steuern und evaluieren.	1.000 Std.
II	Kommunikation und Beratung personen- und situationsbezogen gestalten.	280 Std.
III	Intra- und interprofessionelles Handeln in unterschiedlichen systemischen Kontexten verantwortlich gestalten und mitgestalten.	300 Std.
IV	Das eigene Handeln auf der Grundlage von Gesetzen, Verordnungen und ethischen Leitlinien reflektieren und begründen.	160 Std.
V	Das eigene Handeln auf der Grundlage von wissenschaftlichen Erkenntnissen und berufsethischen Werthaltungen und Einstellungen reflektieren und begründen.	160 Std.
Stunden zur freien Verteilung		200 Std.
Gesamtsumme		**2.100 Std.**

Beruhte die frühere Krankenpflege- bzw. Altenpflegeausbildung auf *Lernfeldern,* verläuft die generalistische Pflegeausbildung entlang sogenannter **Kompetenzbereiche** (► Tab. 3.1), wie sie für Pflegefachfrauen und Pflegefachmänner charakteristisch sind.

An der Stundenverteilung zeigt sich, dass der **Kompetenzbereich I „Pflegeprozesse und Pflegediagnostik** in akuten und dauerhaften Pflegesituationen verantwortlich planen, organisieren, gestalten, durchführen, steuern und evaluieren" mit insgesamt 1.000 Stunden den größten zeitlichen Rahmen beansprucht. Dies entspricht einem 5-schrittigen Pflegeprozessmodell (► Abb. 3.4), wie es vor allem in der US-amerikanischen Literatur häufig verwendet wird (Brobst 2007: 27).

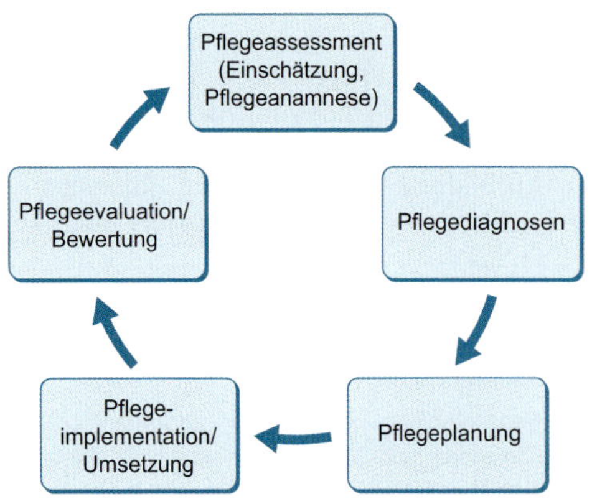

Abb. 3.4 Der 5-schrittige Pflegeprozess nach R. Brobst [P1312, L143]

Eine detaillierte Darstellung der Inhalte der einzelnen Schritte zeigt ► Tab. 3.2.

Wie viele Gesetze hat auch das PflBG eine Ausführungsverordnung, die sog. **Pflegeausbildungs- und Prüfungsverordnung (PflAPrV),** deren Aufgabe es ist, die Anwendung und Umsetzung des PflBG in der Praxis genauer zu regeln. Darin enthalten sind detaillierte **Beschreibungen von Kompetenzen,** die zugleich als Lernziele bis zur Zwischen- bzw. Abschlussprüfung verstanden werden können. Die ► Tab. 3.3 veranschaulicht einige der bis zur Zwischenprüfung (nach dem 2. Ausbildungsdrittel) zu erwerbenden Kompetenzen und ordnet diese (exemplarisch) den einzelnen Schritten des Pflegeprozesses zu:

Die beispielhafte Darstellung zeigt die Bedeutung, die die Vermittlung pflegediagnostischer und pflegeprozessualer Kompetenzen bereits in den ersten beiden Ausbildungsdritteln der generalistischen Ausbildung hat. Es ist Aufgabe der Träger der praktischen Ausbildung und der kooperierenden Einrichtungen (insbesondere der Praxisanleiter!), bei den Auszubildenden diese Kompetenzen *von Beginn an* anzubahnen. Im theoretischen Unterricht kann hierfür nur das erforderliche theoretische Wissen als Grundlage vermittelt werden, der eigentliche **Kompetenzerwerb** erfolgt durch **praktische Erfahrung** in realen Pflegesituationen, um kontextabhängige Entscheidungen treffen und entsprechend handeln zu können (Benner 2017: 63 f. und 197 f.).

Tab. 3.2 Detaillierte Darstellung des 5-schrittigen Pflegeprozessmodells

Prozessschritt	Erläuterung
Pflegeassessment/Einschätzung	• Erstgespräch • [Pflegeanamnese erheben] • Körperliche Untersuchung durchführen • Assessmentdaten dokumentieren
Pflegediagnosen	• Daten der Ersteinschätzung analysieren • Pflegediagnosen erkennen und benennen
Pflegeplanung	• Pflegediagnosen nach Prioritäten ordnen • Ziele formulieren/Ergebniskriterien festlegen • Interventionen/Maßnahmen planen • Pflegeplan dokumentieren
Pflegeimplementation/Umsetzung	• Maßnahmen durchführen • Maßnahmen dokumentieren
Pflegeevaluation/Bewertung	• Zielerreichung/Ergebnisse bewerten • Den Zustand des Patienten neu einschätzen • Auswertungsbericht niederschreiben • Wenn nötig, den Pflegeplan überarbeiten [Prozess beginnt von Neuem]

(nach Brobst 2007: 27; eigene Darstellung)

Tab. 3.3 Pflegeprozess und Kompetenzen der Zwischenprüfung (Anlage 1 PflAPrV)

Pflegprozess: Phase	Kompetenzen
Pflegeassessment/ Einschätzung	Die Auszubildenden … • nutzen ausgewählte Assessmentverfahren (Anlage I.1.c). • schätzen häufig vorkommende Pflegeanlässe und Pflegebedarf in unterschiedlichen Lebens- und Entwicklungsphasen in akuten und dauerhaften Pflegesituationen ein (Anlage I.1.d). • erheben pflegebezogene Daten von Menschen aller Altersstufen mit gesundheitlichen Problemlagen sowie zugehörige Ressourcen und Widerstandsfaktoren (I.2.a). • erheben soziale und biografische Informationen des zu pflegenden Menschen und seines familiären Umfeldes und identifizieren Ressourcen in der Lebens- und Entwicklungsgestaltung (I.5.a).
Pflegediagnosen	Die Auszubildenden … • beschreiben den Pflegebedarf unter Verwendung von pflegediagnostischen Begriffen (I.1.c).
Pflegeplanung	Die Auszubildenden … • schlagen Pflegeziele vor, setzen gesicherte Pflegemaßnahmen ein (I.1.e). • berücksichtigen bei der Planung und Gestaltung von Alltagsaktivitäten die Bedürfnisse und Erwartungen, die kulturellen und religiösen Kontexte sowie die Lebens- und Entwicklungsphase der zu pflegenden Menschen (I.5.c).

Tab. 3.3 Pflegeprozess und Kompetenzen der Zwischenprüfung (Anlage 1 PflAPrV) *(Forts.)*

Pflegprozess: Phase	Kompetenzen
Pflegeimplementation/ Umsetzung	Die Auszubildenden … • dokumentieren durchgeführte Pflegemaßnahmen und Beobachtungen in der Pflegedokumentation auch unter Zuhilfenahme digitaler Dokumentationssysteme (I.1.f). • integrieren in ihr Pflegehandeln lebensweltorientierte Angebote zur Auseinandersetzung mit und Bewältigung von Pflegebedürftigkeit und ihren Folgen (I.1.g). • setzen geplante kurative und präventive Pflegeinterventionen sowie Interventionen zur Förderung von Gesundheit um (I.2.c). • beziehen Angehörige in ihre pflegerische Versorgung von Menschen aller Altersstufen ein (I.2.d). • nehmen Hinweiszeichen auf mögliche Gewaltausübung wahr und geben entsprechende Beobachtungen weiter (I.2.e). • beteiligen sich an der Durchführung eines individualisierten Pflegeprozesses bei schwerstkranken und sterbenden Menschen in verschiedenen Handlungsfeldern (I.3.c). • stimmen die Interaktion sowie die Gestaltung des Pflegeprozesses auf den physischen, emotionalen und kognitiven Entwicklungsstand des zu pflegenden Menschen ab (I.6.e).
Pflegeevaluation/ Bewertung	Die Auszubildenden … • beteiligen sich an der Evaluation des Pflegeprozesses (I.1.f). • reflektieren den Einfluss der unterschiedlichen ambulanten und stationären Versorgungskontexte auf die Pflegeprozessgestaltung (I.1.h). • erschließen sich neue Informationen zu den Wissensbereichen der Pflege, Gesundheitsförderung und Medizin (I.2.g).

Die in ▸ Tab. 3.3 aufgeführten Kompetenzen wurden aus Platzmangel exemplarisch ausgewählt und beschränken sich auf Kompetenzbereich I, bei dem es um Pflegeprozesse und -diagnostik geht. Betrachtet man die Kompetenzen der anderen Kompetenzbereiche zeigt sich die Ganzheitlichkeit des Pflegeprozesses als Problemlösungs-, Beratungs-, Beziehungs-, Kommunikations- und Interaktionsprozess. Weitere Kompetenzen aus den Kompetenzbereichen (KB) II, III, IV und V lassen sich ebenso den Phasen des Pflegeprozesses zuordnen. Eine solche Gegenüberstellung (▸ Tab. 3.4) kann das Bewusstsein dafür schärfen, dass der **Pflegeprozess die Basis des gesamten pflegerischen Handelns** ist und zurecht als die **„Essenz der Pflege“** bezeichnet wird (Doenges, Moorhouse und Murr 2018: 31).

Jede Wissenschaft und auch andere Fachdisziplinen haben ihren eigenen Arbeitsmodus, d.h. eine spezifische und typische Vorgehensweise, um zu Ergebnissen und Erkenntnissen zu gelangen. In den **Naturwissenschaften** ist es z.B. das Experiment unter standardisierten Bedingungen oder die Beobachtung und Messung von Naturphänomenen mit Hilfe bestimmter allgemein anerkannter Methoden. Ziel ist es, allgemeingültige Aussagen zu gewinnen, um dadurch die Erkenntnis über die Welt immer mehr zu erweitern und Vorgänge in der Natur besser zu verstehen. **Pflege** unterscheidet sich grundsätzlich von Naturwissenschaften, da sie es nicht mit „Objekten“ oder natürlichen „Phänomenen“ zu tun hat, die unabhängig von individuellen menschlichen Bedürfnissen und Interessen existieren. Pflegerelevante Situationen können immer nur bedingt durch Messung oder Beobachtung erfasst und erklärt werden.

Merke

Pflegeprozess als Rahmen

Jede pflegebedürftige Person und jede Pflegesituation ist einmalig und wird von den unterschiedlichsten und wechselnden Faktoren beeinflusst. Daher sind gesetzesartige Verallgemeinerungen wie in der Physik oder der Chemie nur bedingt möglich. Es können nur sehr eingeschränkt Vorhersagen gemacht werden, wie sich der zukünftige Pflegezustand oder das Verhalten von pflegebedürftigen Menschen entwickeln wird. Gerade weil das Handeln von Pflegenden oftmals unter großer Unsicherheit stattfindet, bietet der Pflegeprozess einen Rahmen, der verhindert, dass pflegerisches Handeln willkürlich wird.

Tab. 3.4 Pflegeprozess und Kompetenzen der Zwischenprüfung (Anlage 1 PflAPrV) – erweitert

Pflegeprozess: Phase	KB I	KB II	KB III	KB IV	KB V
Pflegeassessment/ Einschätzung	Die Auszubildenden … • nutzen ausgewählte Assessmentverfahren (I.1.c). • schätzen häufig vorkommende Pflegeanlässe und Pflegebedarf in unterschiedlichen Lebens- und Entwicklungsphasen in akuten und dauerhaften Pflegesituationen ein (I.1.d). • erheben pflegebezogene Daten von Menschen aller Altersstufen mit gesundheitlichen Problemlagen sowie zugehörige Ressourcen und Widerstandsfaktoren (I.2.a). • erheben soziale und biografische Informationen des zu pflegenden Menschen und seines familiären Umfeldes und identifizieren Ressourcen in der Lebens- und Entwicklungsgestaltung (I.5.a).	Die Auszubildenden … • bauen kurz- und langfristige Beziehungen mit Menschen unterschiedlicher Altersphasen und ihren Bezugspersonen auf und beachten dabei die Grundprinzipien von Empathie, Wertschätzung, Achtsamkeit und Kongruenz (II.1.b). • erkennen das Prinzip der Autonomie der zu pflegenden Person als eines von mehreren konkurrierenden ethischen Prinzipien und unterstützen zu pflegende Menschen bei der selbstbestimmten Lebensgestaltung (II.3.b).	Die Auszubildenden … • verfügen über grundlegendes Wissen zur Einarbeitung und Anleitung von Auszubildenden, Praktikanten sowie freiwillig Engagierten und fördern diese bezüglich ihres eigenen Professionalisierungsprozesses im Team (III.1.c).	Die Auszubildenden … • integrieren grundlegende Anforderungen zur internen und externen Qualitätssicherung in ihr unmittelbares Pflegehandeln (IV.1.a).	Die Auszubildenden … • erschließen sich wissenschaftlich fundiertes Wissen zu ausgewählten Themen und wenden einige Kriterien zur Bewertung von Informationen an (V.1.b).
Pflegediagnosen	Die Auszubildenden … • beschreiben den Pflegebedarf unter Verwendung von pflegediagnostischen Begriffen (I.1.c).	Die Auszubildenden … • erkennen eigene Emotionen sowie Deutungs- und Handlungsmuster in der Interaktion (II.1.a). • wenden Grundsätze der verständigungs- und beteiligungsorientierten Gesprächsführung an (II.1.d). • erkennen sich abzeichnende oder bestehende Konflikte mit zu pflegenden Menschen (II.1.f).	Die Auszubildenden … • sind sich der Bedeutung von Abstimmungs- und Koordinierungsprozessen in qualifikationsheterogenen Teams bewusst und grenzen die jeweils unterschiedlichen Verantwortungs- und Aufgabenbereiche begründet voneinander ab (III.1.a). • beobachten und interpretieren die mit einem medizinischen Eingriff verbundenen Pflegephänomene und Komplikationen in stabilen Situationen (II.2.c).	Die Auszubildenden… • verfügen über grundlegendes Wissen zu rechtlichen Zuständigkeiten […] für stationäre, teilstationäre und ambulante Pflegesektoren (IV.2.d).	Die Auszubildenden… • verstehen und anerkennen die Bedeutung einer wissensbasierten Pflege und die Notwendigkeit, die Wissensgrundlagen des eigenen Handelns kontinuierlich zu überprüfen und gegebenenfalls zu verändern (V.1.a).

Tab. 3.4 Pflegeprozess und Kompetenzen der Zwischenprüfung (Anlage 1 PflAPrV) – erweitert *(Forts.)*

Pflegeprozess: Phase	KB I	KB II	KB III	KB IV	KB V
Pflegeplanung	Die Auszubildenden … • schlagen Pflegeziele vor, setzen gesicherte Pflegemaßnahmen ein (I.1.e). • berücksichtigen bei der Planung und Gestaltung von Alltagsaktivitäten die Bedürfnisse und Erwartungen, die kulturellen und religiösen Kontexte sowie die Lebens- und Entwicklungsphase der zu pflegenden Menschen (I.5.c).	Die Auszubildenden … • entwickeln ein grundlegendes Verständnis von den Prinzipien und Zielen einer ergebnisoffenen, partizipativen Beratung (II.2.c). • erkennen das Prinzip der Autonomie der zu pflegenden Person als eines von mehreren konkurrierenden ethischen Prinzipien (II.3.b). • erkennen ethische Konflikt- und Dilemmasituationen, ermitteln Handlungsalternativen und suchen Argumente zur Entscheidungsfindung (II.3.c).	Die Auszubildenden … • beteiligen sich an der Organisation pflegerischer Arbeit (III.1.d). • wirken an der Koordination von Pflege in verschiedenen Versorgungskontexten mit sowie an der Organisation von Terminen und berufsgruppenübergreifenden Leistungen (III.3.d).	Die Auszubildenden … • orientieren ihr Handeln an qualitätssichernden Instrumenten, wie insbesondere evidenzbasierten Leitlinien und Standards (IV.1.b).	Die Auszubildenden … • begründen […] das Pflegehandeln kontinuierlich auf der Basis von ausgewählten zentralen pflege- und bezugswissenschaftlichen Theorien, Konzepten, Modellen und evidenzbasierten Studien (V.1.c).

Pflegeprozess: Phase	KB I	KB II	KB III	KB IV	KB V
Pflegeimplementation/ Umsetzung	Die Auszubildenden … • dokumentieren durchgeführte Pflegemaßnahmen und Beobachtungen in der Pflegedokumentation auch unter Zuhilfenahme digitaler Dokumentationssysteme (I.1.f). • nehmen Hinweiszeichen auf mögliche Gewaltausübung wahr und geben entsprechende Beobachtungen weiter (I.2.e). • beteiligen sich an der Durchführung eines individualisierten Pflegeprozesses bei schwerstkranken und sterbenden Menschen in verschiedenen Handlungsfeldern (I.3.c). • treffen in lebensbedrohlichen Situationen erforderliche Interventionsentscheidungen und leiten lebenserhaltende Sofortmaßnahmen bis zum Eintreffen der Ärztin oder des Arztes ein (I.4.a). • nutzen Angebote für Menschen verschiedener Altersgruppen zur sinnstiftenden Aktivität, zur kulturellen Teilhabe, zum Lernen und Spielen und fördern damit die Lebensqualität und die umfassende Entwicklung in der Lebensspanne (I.5.b). • unterstützen verantwortlich Menschen mit angeborener oder erworbener Behinderung bei der Kompensation eingeschränkter Fähigkeiten (I.6 b).	Die Auszubildenden … • nutzen in ihrer Kommunikation neben verbalen auch nonverbale, paralinguistische und leibliche Interaktionsformen und berücksichtigen die Relation von Nähe und Distanz in ihrer Beziehungsgestaltung (II.1.c). • erkennen grundlegende, insbesondere gesundheits-, alters- oder kulturbedingte Kommunikationsbarrieren und setzen unterstützende Maßnahmen ein, um diese zu überbrücken (II.1.e). • unterstützen zu pflegende Menschen bei der selbstbestimmten Lebensgestaltung (II.3.b) • wenden didaktische Prinzipien bei Angeboten der Information und Instruktion an (II.2.b).	Die Auszubildenden … • beachten die Anforderungen der Hygiene und wenden Grundregeln der Infektionsprävention in den unterschiedlichen pflegerischen Versorgungsbereichen an (III.2.a) • beteiligen sich an einer effektiven interdisziplinären Zusammenarbeit in der Versorgung und Behandlung und nehmen Probleme an institutionellen Schnittstellen wahr (II.3.a). • wirken entsprechend den rechtlichen Bestimmungen an der Durchführung ärztlich veranlasster Maßnahmen der medizinischen Diagnostik und Therapie im Rahmen des erarbeiteten Kenntnisstandes mit (III.2.b).	Die Auszubildenden … • orientieren ihr Handeln an qualitätssichernden Instrumenten, wie insbesondere evidenzbasierten Leitlinien und Standards (IV.1.b).	Die Auszubildenden … • nehmen drohende Über- oder Unterforderungen frühzeitig wahr, erkennen die notwendigen Veränderungen am Arbeitsplatz und/ oder des eigenen Kompetenzprofils und leiten daraus entsprechende Handlungsinitiativen ab (V.2.b).

Tab. 3.4 Pflegeprozess und Kompetenzen der Zwischenprüfung (Anlage 1 PflAPrV) – erweitert *(Forts.)*

Pflegeprozess: Phase	KB I	KB II	KB III	KB IV	KB V
Evaluation	Die Auszubildenden … • reflektieren den Einfluss der unterschiedlichen ambulanten und stationären Versorgungskontexte auf die Pflegeprozessgestaltung (I.1.h). • erschließen sich neue Informationen zu den Wissensbereichen der Pflege, Gesundheitsförderung und Medizin (I.2.g). • beteiligen sich [auf dieser Grundlage] an der Evaluation des Pflegeprozesses (I.1.f). • evaluieren gemeinsam die Wirksamkeit der Pflege (I.1.e).	Die Auszubildenden … • […] nutzen kollegiale Beratung (II.1.f). • erkennen Asymmetrie und institutionelle Einschränkungen in der pflegerischen Kommunikation (II.1.g) • erkennen ethische Konflikt- und Dilemmasituationen, ermitteln Handlungsalternativen und suchen Argumente zur Entscheidungsfindung (II.3.c).	Die Auszubildenden … • reflektieren in der interprofessionellen Kommunikation die verschiedenen Sichtweisen der beteiligten Berufsgruppen (III.3.b). • beteiligen sich auf Anweisung an der Evaluation von interprofessionellen Versorgungsprozessen im Hinblick auf Patientenorientierung und -partizipation (III.3.f). • fordern kollegiale Beratung ein und nehmen sie an (III.1.b).	Die Auszubildenden … • […] reflektieren hierbei die gesetzlichen Vorgaben sowie ihre ausbildungs- und berufsbezogenen Rechte und Pflichten (IV.2.a).	Die Auszubildenden … • […] reflektieren das Pflegehandeln kontinuierlich auf der Basis von ausgewählten zentralen pflege- und bezugswissenschaftlichen Theorien, Konzepten, Modellen und evidenzbasierten Studien (V.1.c).

Oftmals wird „der" Pflegeprozess kritisiert, weil er viel zu *bürokratisch* und unrealistisch sei. Es heißt, er existiere lediglich „auf dem Papier" und Pflegeplanung würde sowieso nur „für den MD(K)" geschrieben. Der Medizinische Dienst überprüft im Rahmen von Qualitätskontrollen die Qualität von Pflegeeinrichtungen und unter anderem auch die Pflegedokumentation. Hinter solchen Aussagen steckt jedoch ein fundamentales Missverständnis. Wie in ▸ 3.1.2 beschrieben, ist der **Prozess** (in einem sehr allgemeinen Sinn) ein **grundlegendes menschliches Denk- und Handlungsprinzip,** ungeachtet seiner inhaltlichen Ausgestaltung. Die Umsetzung des Pflegeprozesses in der Praxis scheitert daher oftmals an dem Glauben, der Pflegeprozess sei mit einem industriellen Fertigungsprozess vergleichbar, in dem jeder Prozessschritt klar voneinander abgrenzbar und bis ins Kleinste planbar sei. Hinzu kommt die Meinung, dass der Prozess möglichst umständlich und ausführlich formuliert werden müsste.

Die Absicht dieses Buches ist es, den **Pflegeprozess** so darzustellen, dass er als das verstanden werden kann, was er ist: Ein **praxisnahes Arbeitsmittel professioneller Pflege,** das hilft, Pflege besser zu organisieren, das aber auch seine Grenzen hat. Nicht mehr, aber auch nicht weniger.

Der Pflegeprozess ist ein **Arbeitsmodus** der Pflege, ist jedoch nicht der *alleinige* Arbeitsmodus professioneller Pflege. Das größte Missverständnis im Zusammenhang mit dem Pflegeprozess ist, zu glauben, dass sich pflegerisches Handeln ausschließlich auf ein planbares und dokumentierbares Vorgehen reduzieren ließe. Die US-amerikanische Pflegewissenschaftlerin Patricia Benner hat gezeigt, welche Rolle vor allem auch Intuition und Erfahrungswissen bei pflegerischen Entscheidungsfindungen durch sehr erfahrene Pflegeexperten spielen (Benner 2017). **Pflegerisches Handeln ist immer kontextabhängig.** Eine pflegerische Handlung, eine Interaktion zwischen Pflegeempfängern und Pflegenden kann heute völlig anders erlebt werden als morgen. Das Besondere, das eine pflegerische Handlung auszeichnet, ist die intensive, größtenteils *leibliche* Interaktion zwischen Pflegenden und Pflegebedürftigen (▸ Abb. 3.5). Diese kann aber immer nur aus der konkreten Situation heraus verstanden werden, die immer eine andere ist und sich daher niemals vollständig als objektiver Tatbestand planen und beschreiben lässt.

Die Pflegefachfrau bzw. der Pflegefachmann sind herausgefordert, angemessen auf die wechselnden

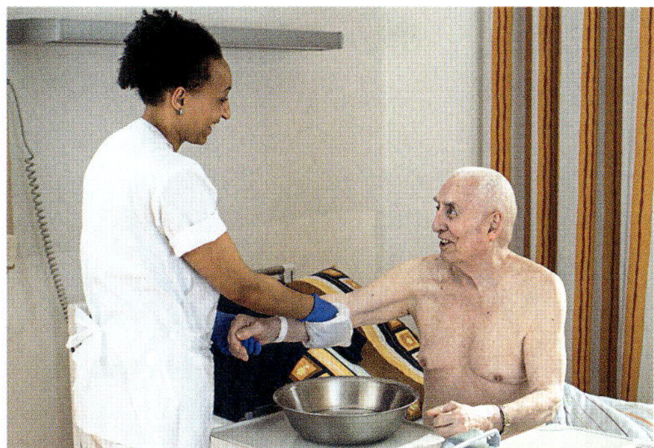

Abb. 3.5 Pflege: Sie ist nie nur rationale Problemlösung, sondern immer auch leibliche Interaktion *und* Beziehung. [K115]

Befindlichkeiten und Bedürfnisse des Pflegebedürftigen zu reagieren. Häufig wird gerade im Zusammenhang mit der sog. „Grundpflege" von „Routinehandlungen" gesprochen (DBB 2017: 82). Aber stimmt das tatsächlich? Es gibt die Meinung, dass sich die Unterstützung bei der Körperpflege, die Anwendung bestimmter Pflegekonzepte und die Durchführung von Prophylaxen entsprechend der individuellen Risikosituation mit Hilfe standardisierbarer Ablaufbeschreibungen darstellen und umsetzen ließen. „Routinehandlungen" sind jedoch vielmehr solche Pflegehandlungen, die z. B. „immer schon so gemacht wurden", ohne sie zu hinterfragen. „Routine" ist also das genaue Gegenteil von dem, was professionelle Pflege ausmacht, nämlich die Rechtfertigung und Begründung pflegerischer Handlungen auf der Grundlage kritischen Denkens. Dabei wird nicht bestritten, dass es in bestimmten Situationen – zum Beispiel in Notfällen – sehr sinnvoll ist, sich an festgelegte Algorithmen und routinierte Abläufe zu halten, damit ein aufeinander abgestimmtes interdisziplinäres Handeln garantiert ist. Auf die Abgrenzung von „Grund- und Behandlungspflege" wird in ▸ 3.8.1 noch ausführlich eingegangen. Aus pflegewissenschaftlicher Sicht ist diese Abgrenzung problematisch, muss aber thematisiert werden, weil sie momentan noch vom SGB als Begrifflichkeit verwendet wird.

Eingeschränkte Planbarkeit von Pflege

Professionelle Pflege zeichnet sich durch die Notwendigkeit aus, Ziele zu setzen, Maßnahmen planen und begründen zu müssen. Andererseits macht es die jeweilige Situation des Patienten notwendig, immer wieder spontan auf Unvorhersehbares und Nicht-Planbares reagieren zu müssen.

Beides schließt sich nicht notwendigerweise gegenseitig aus. Umso wichtiger ist es, pflegerisches Handeln in diesem **Spannungsfeld** immer wieder zu begründen, wenn die Situation eine Abweichung von der ursprünglichen Planung notwendig macht. Der Medizinethiker Giovanni Maio spricht in diesem Zusammenhang von *„situativer Kreativität“* (Maio 2017: 279). Ein weiterer wichtiger Gesichtspunkt ist, dass professionelles pflegerisches Handeln wesentlich **erfahrungsgeleitetes Handeln** ist. Wie eine Pflegefachkraft auf die Herausforderungen einer bestimmten und vorher unbekannten Situation reagieren soll, lässt sich nur bedingt durch vorgegebene Regelwerke, Standards oder Verfahrensanweisungen beschreiben. Diese können eine grobe Orientierung bieten. Jede Krankheits- und Pflegesituation ist aber einmalig und komplex und kann nur bewältigt werden, wenn man die Vielschichtigkeit der Situation anerkennt und vor ihrer Unbestimmtheit nicht zurückweicht. Diese **Komplexität** lässt sich auch nicht nach rein „objektiven“ und äußeren Kriterien bestimmen, wie z.B. dem Pflegegrad. Ein höherer Pflegegrad eines Pflegebedürftigen bedeutet noch lange nicht, dass es sich um eine „komplexere“ Pflegesituation handelt als bei einem Pflegebedürftigen mit einem niedrigeren Pflegegrad. Diese Komplexität und die daraus resultierende besondere *Ungewissheit im Handeln* (Evers 2015) ist ein weiteres bestimmendes Element, das den Arbeitsmodus professioneller Pflege bestimmt. Dies muss vor allem auch in der Anleitung und Kompetenzentwicklung von Auszubildenden berücksichtigt werden.

Diese **Ungewissheit im Handeln** macht sich besonders in folgenden Aspekten bemerkbar:

- Pflegende wissen oft nicht, welche Bedürfnisse der Pflegebedürftige hat und was das Richtige für ihn ist.
- Daraus ergeben sich vielfältige Handlungsoptionen, aus denen Pflegende die passende auswählen müssen.
- Eine Prognose zum Verlauf bzw. zum Ergebnis der Pflege ist damit nur schwer möglich.

Die dadurch entstehende Ungewissheit wird häufig durch fehlende biografische oder tagesaktuelle Informationen verstärkt. Lückenhafte Angaben von Seiten anderer Beteiligter (Ärzte, Physiotherapeuten, Angehörige), die ebenfalls pflegerelevant sein können, verschärfen dieses Problem noch.

Vor diesem Hintergrund ist eine vorausschauende Planung und Vorbereitung der Arbeitsabläufe besonders in der Pflege von Menschen mit kognitiven Einschränkungen (Delir, Demenz, demenzielles Syndrom, aber auch psychischen Erkrankungen) manchmal nur eingeschränkt möglich. Die Bewältigung vieler komplexer Situationen kann ohne Erfahrung nicht gelingen. Gute Pflege beinhaltet immer auch die **Kunst der Beurteilung.** Ein solches Urteil ist zwar immer ein persönliches, darf aber kein beliebiges Urteil sein. Für die korrekte Durchführung der ausgewählten Pflegemaßnahmen können Standards daher durchaus eine Hilfestellung sein, müssen aber immer an die Situation des jeweiligen pflegebedürftigen Menschen angepasst werden.

Eine erfahrene Pflegefachkraft kann eine Pflegesituation häufig bereits intuitiv erfassen und hat eine Vorstellung davon, was der Patient braucht bzw. was das prioritäre Pflegeproblem ist (▶ Abb. 3.6), während Pflegeneulinge oder Berufseinsteiger noch nicht über diese Fähigkeit verfügen. Bei ihnen dominiert das regelgeleitete Handeln, da ihnen noch die Erfahrung fehlt, die ganze Komplexität einer Pflegesituation zu überblicken und entsprechend zu reagieren.

Der wichtigste Aspekt, der gleichsam alle anderen genannten Aspekte zusammenfasst und den Arbeitsmodus professioneller Pflege begründet und damit das eigentliche Ziel professioneller Pflege ist, ist der Aspekt der **Integrität.** Damit ist gemeint: Dem kranken und pflegebedürftigen Menschen zu vermitteln, dass er sich – trotz aller Versehrtheit – als ganzer Mensch angenommen wissen darf.

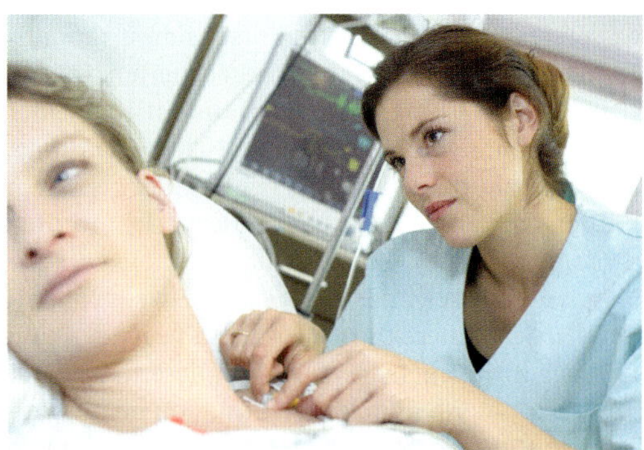

Abb. 3.6 Praktische Urteilskraft entwickelt sich erst nach langjähriger Berufspraxis. [J787]

Merke

Pflegeprozess und Dynamik

Der Pflegeprozess ist nichts, was gleichsam „von außen" an die Pflegesituation angelegt wird, sondern spiegelt die Dynamik jeder Pflegesituation wider, die aber erst mit dem entsprechenden Fachwissen und der Erfahrung erkannt werden kann. Daher laufen die einzelnen Phasen in den seltensten Fällen so linear ab, wie sie häufig dargestellt werden, sondern überschneiden sich, wiederholen sich, sind meistens nie klar voneinander abgegrenzt und geraten auch an Grenzen (▸ Kap. 8).

3.4 Ursprünge und Geschichte des Pflegeprozesses

Die beiden US-amerikanischen Pflegetheoretikerinnen **Helen Yura** und **Mary Walsh,** die als Erste 1967 ein umfangreiches Werk über den Pflegeprozess veröffentlicht hatten, beschreiben den Pflegeprozess folgendermaßen:

Definition

Pflegeprozess nach Yura/Walsh

„Der Pflegeprozess ist eine geordnete, systematische Art und Weise der Bestimmung des Gesundheitszustands des Klienten, der Bestimmung von Problemen, die hier als Veränderungen in der Erfüllung menschlicher Bedürfnisse definiert werden, zur Erstellung von Plänen, zu deren Lösung, zur Initiierung und Umsetzung der Pläne, und zur Bewertung des Ausmaßes, bis zu welchem sich die Pläne für die Förderung eines optimalen Wohlbefindens und für die Lösung der erkannten Probleme als wirksam erwiesen haben." (Yura H, Wals MB, zitiert nach: Mischo-Kelling M, Zeidler H 1992: 6)

Florence Nightingale schrieb über einhundert Jahre zuvor zwar noch nicht vom Pflegeprozess, trotzdem ist es ihr zu verdanken, dass Pflege erstmals eine gewisse Struktur und Organisation bekam, mit klar verteilten Rollen und Verantwortlichkeiten. Sie hinterfragte alte und traditionelle Vorstellungen über Pflege.

Die Vorstellung, dass Pflege als prozessorientiertes Geschehen zu verstehen ist, geht zurück auf die 1950er-Jahre. Als Urheber des Prozessgedankens in der Pflege gelten v. a. die Pflegetheoretikerinnen **Hildegard Peplau, Lydia Hall, Dorothy Johnson** und **Jean Orlando** sowie **Ernestine Wiedenbach.** Unabhängig der inhaltlichen Unterschiede ihrer Pflegetheorien wurde der **Pflegeprozess** in allen Theorien **als das zentrale Merkmal** beschrieben, das Pflege von anderen Disziplinen – insbesondere der Medizin – unterscheidet. Bis dahin war Pflege in erster Linie eine Hilfstätigkeit für den Arzt. Es herrschte die Vorstellung vor, dass die Beschäftigung mit Theorie für Pflegende eher hinderlich und daher unnötig sei. Zunächst stand der Patient als medizinisch interessanter Fall im Mittelpunkt. Später setzte sich nach und nach die Erkenntnis durch, dass eine rein medizinische und auf die Krankheit fokussierte Vorgehensweise für die Heilung des Patienten nicht ausreicht, weil sie die Bedürfnisse des Patienten und seine *Reaktion auf eine Erkrankung* nicht ausreichend berücksichtigt. Die Geschichte der Krankenversorgung zeigt (▸ Kap. 1) eindrucksvoll, dass Pflege immer auf die konkrete Not des individuellen, *ganzen* Menschen fokussiert ist. Die Bemühungen der oben genannten Pflegetheoretikerinnen waren daher vor allem darauf ausgerichtet, die individuellen Bedürfnisse und pflegespezifischen Probleme von Patienten möglichst genau zu beschreiben und schließlich als Pflegediagnose zu definieren und zu klassifizieren. Nur auf einer solchen soliden Grundlage von Daten und Informationen war es möglich, die Wirksamkeit pflegerischer Maßnahmen zu erforschen, für die Praxis nutzbar zu machen, zu planen und deren Wirksamkeit zu kontrollieren.

Die Diskussion um den Pflegeprozess, die zunächst in den USA ihren Anfang nahm, wurde etwa in den 1970er-Jahren in Großbritannien und Europa durch die World Health Organization (WHO) weiter angeregt. Der Pflegeprozess wurde **in Deutschland** erstmals 1985 mit der Neufassung des Krankenpflegegesetzes (KrpflG) von 1965, in Form der *„umfassenden und geplanten Pflege"* (§ 4 KrpflG) als verbindliches Ausbildungsziel formuliert. Im Pflegeberufegesetz (PflBG) von 2020, das das (novellierte) Krankenpflegegesetz von 2004 und das Altenpflegegesetz von 2003 endgültig abgelöst hat, werden diejenigen Aufgaben, die mit dem Pflegeprozess verbunden sind, zur **Kernkompetenz** von Pflegefachfrauen und -männern erklärt. Das Gesetz spricht von **„vorbehaltenen Tätigkeiten"**, d. h. Tätigkeiten, die ausschließlich von Pflegefachfrauen bzw. -männern ausgeführt werden dürfen (▸ 3.7).

Der Pflegeprozess ist eng verbunden mit der Frage nach der Professionalisierung der Pflege. Die Zeit nach Ende des Zweiten Weltkriegs war verbunden mit rasanten Entwicklungen in der Medizin und bedeutete auch für die Pflege neue Herausforderungen. Insbesondere auch, weil sich andere Gesundheitsberufe zu etablieren begannen und die Bedeutung interdisziplinärer Zusammenarbeit immer wichtiger wurde. Trotzdem blieben die Pflegenden die zentrale Bezugsperson für den Patienten bzw. Pflegebedürftigen, die eine immer wichtigere Rolle in der Koordination der unterschiedlichen Dienstleistungen für den Patienten übernahmen.

Im Zusammenspiel der unterschiedlichen Berufe wurde die Frage nach der Identität von Pflegefachfrauen und -männern und dem Spezifischen von Pflege immer drängender. Handelt es sich bei Pflege auch um eine **Profession** ähnlich wie der Medizin, und was macht eigentlich eine Profession aus (► 1.4)? Dabei darf nicht übersehen werden, dass die Entwicklung der Pflege in den USA und anderen englischsprachigen Ländern sich sehr von der Entwicklung der Pflege in den deutschsprachigen Ländern unterscheidet. In den USA fand bereits sehr früh eine Professionalisierung von Pflege statt und schon Anfang des 20. Jahrhunderts gab es erste Pflegestudiengänge. Eine Entwicklung, die in Deutschland erst Ende der 1980er-Jahre einsetzte.

Trotz einer mittlerweile über 70-jährigen Tradition ist die Umsetzung des Pflegeprozesses in der Praxis immer noch mit großen Schwierigkeiten verbunden. Die folgenden Abschnitte sollen dabei helfen, den Sinn dieser Methode und ihre Bedeutung für die Pflegepraxis besser zu verstehen.

Reflexionsfragen

1. Wie beurteilen Sie die Forderung nach stärkerer Akademisierung in der Pflege?
2. Wie erleben Sie die Selbstständigkeit der Pflege in den unterschiedlichen Einsatzgebieten, die Sie bereits kennengelernt haben?

3.5 Pflegeprozessmodelle

Pflege umfasst alle Aktivitäten, die ergriffen werden, um Krankheiten zu heilen, Leiden zu lindern, Gesundheit zu fördern oder wiederherzustellen (ICN 2021). Alle Maßnahmen, die im Zusammenhang damit ergriffen werden, sind Bestandteil eines **systematischen Vorgehens,** bestehend aus den folgenden Elementen:

- Diagnose. Erfassen der Probleme des Patienten
- Planung der Maßnahmen
- Intervention. Umsetzung der geplanten Maßnahmen
- Evaluation. Überprüfung der Wirksamkeit der Maßnahmen

Das Ziel dieses prozesshaften Vorgehens ist es nicht, Maßnahmen nach irgendeinem Plan „abzuarbeiten“. Das Ziel allen pflegerischen Handelns muss es sein, nach Möglichkeit die **Integrität** des Patienten wiederherzustellen oder zu erhalten. Dazu gehört, dass der Pflegebedürftige ein selbstbestimmtes Leben entsprechend seinen eigenen Vorstellungen und Werten führen kann.

Definition

Integrität

Integrität meint …

- das Gefühl, sich als „ganzer" Mensch zu fühlen, trotz Krankheit und Behinderung.
- die Übereinstimmung zwischen den eigenen Werten und Idealen und der Lebenspraxis.
- die Unverletzlichkeit dessen, was den Menschen als Menschen auszeichnet.
- in einem umfassenden („ganzheitlichen") körperlich-geistig-seelischen Sinne auf die Herausforderungen des Lebens reagieren zu können und auch das Einschränkende und Defizitäre (Krankheit, Behinderung, Pflegebedürftigkeit) in das eigene Leben (re-)intergrieren und bewältigen zu können.

Der **Pflegeprozess** bedeutet nicht einfach nur eine Beschreibung einer bestimmten Vorgehensweise, sondern sagt etwas über die **wesentliche Funktion von Pflege** aus. Jede pflegerische Handlung, wie sie im Rahmen des Pflegeprozesses geplant, umgesetzt und evaluiert wird, dient der Erhaltung der Ganzheit des Individuums. Übrigens ist dies nicht zu verwechseln mit der Vorstellung einer „ganzheitlichen Pflege“, die meint sich um sämtliche – auch nicht unmittelbar pflegerelevante – Bedürfnisse des Patienten kümmern zu müssen. An einem solchen Anspruch können Pflegende nur scheitern.

Merke

Ziel: Erhaltung der Ganzheit des Individuums

Um dieses Ziel zu erreichen, ist es erforderlich, den Patienten bzw. den Pflegebedürftigen nicht nur als ein passives Gegenüber zu sehen, sondern ihn aktiv in alle Phasen des pflegerischen Handelns (d. h. des Pflegeprozesses) miteinzubeziehen. Alle pflegerischen Entscheidungen und Interventionen beruhen auf den einzigartigen Bedürfnissen und Interessen des individuellen kranken und pflegebedürftigen Menschen.

Dabei wird deutlich, dass der Pflegeprozess ein **dynamischer Vorgang** ist, der immer auf Veränderung angelegt ist und immer wieder entsprechend angepasst werden muss. Die **aktive Einbeziehung** des Patienten in pflegerische Entscheidungsprozesse und seine Beteiligung am Pflegeprozess setzen voraus, dass die **Entscheidungsfreiheit** (Autonomie) des Patienten in allen Phasen gewährleistet werden muss. Welche Interventionen geeignet sind, die Ganzheit des Patienten zu fördern und dessen Integrität zu wahren, ist unter anderem Aufgabe von Pflegeforschung.

Eine Theorie menschlicher Bedürfnisse

Ausgangspunkt im Pflegeprozess sind die Bedürfnisse, die ein Mensch hat. Aufgabe von Pflege ist es, dem von Krankheit oder Pflegebedürftigkeit Betroffenen die **notwendige professionelle Unterstützung** zu bieten und ihm (entsprechend dem besten verfügbaren Wissen!) zu helfen, diejenigen Fähigkeiten zu fördern oder wiederherzustellen, die nötig sind, um ein möglichst selbstbestimmtes *gutes* Leben *nach seinen eigenen Vorstellungen* zu führen **(Autonomieprinzip).** Auch wenn seine Vorstellungen in letzter Konsequenz einer „pflegefachlichen Logik" widersprechen sollten.

Grundlegend für sämtliche **Bedürfnisse des Menschen** ist die Erkenntnis, dass er sich in einer fundamentalen **Abhängigkeit** von anderen Menschen befindet. Am offensichtlichsten zeigt sich diese Abhängigkeit zunächst in bestimmten Lebensphasen (Kindheit, Alter), in denen sogar unsere physische Existenz von anderen abhängt. Aber auch jeder gesunde Mensch kann kein unabhängiges und selbstbestimmtes Leben führen, ohne auf die Zuwendung und die gegenwärtigen oder früheren Leistungen anderer angewiesen zu sein. In paradoxer Weise können wir also unsere Autonomie und Selbstbestimmung nur dann verwirklichen, wenn wir uns der **Verbundenheit mit anderen** gewiss sein können.

> **Definition**
>
> **Autonomie**
>
> „Selbstbestimmung" lässt sich nur *„in der Wechselseitigkeit mit anderen realisieren. [...] Ohne Berücksichtigung der Beziehungen eines Menschen wird es nicht gelingen, seiner Individualität gerecht zu werden. [...] Um tatsächlich die Autonomie des Patienten respektieren zu können, müsste der Arzt [bzw. die Pflegekraft] – vor allem bei schweren Krankheiten – versuchen, sich ein Bild von den Beziehungen [des] Patienten zu dessen Angehörigen und Freunden zu machen. Nur in diesem besonderen Beziehungsgefüge kann er [bzw. sie] die Einzigartigkeit und das Besondere [des] Patienten und seiner Situation erfassen."* (Maio 2017: 224)

Vor allem in **Krisenzeiten** merken Menschen heute mehr als in früheren Zeiten, wie anfällig und verletzlich die technologischen Grundlagen der gegenwärtigen Generation sind. Ein sog. „Blackout", Cyber-Angriffe auf die Versorgungssysteme einer Gesellschaft bis hin zum möglichen Totalausfall lebenswichtiger Infrastrukturen machen dem Menschen bewusst, wie sehr er auf die **Hilfe anderer** angewiesen ist.

Kranke, pflege- und hilfebedürftige Menschen sind in besonderer Weise auf andere angewiesen. Der Schutz dieser vulnerablen Gruppen ist nur möglich, wenn es Menschen gibt, die ihrer besonderen Angewiesenheit und Verletzlichkeit gegenüber nicht gleichgültig sind. Das übergeordnete **Ziel allen pflegerischen Handelns** ist es daher, den **Schutz besonders verletzlicher Menschen** zu gewährleisten.

Das methodische Vorgehen innerhalb des Pflegeprozesses soll dabei helfen, pflegerisches Handeln zu begründen. Die Entscheidung darüber, welches pflegerische Handeln als richtig, angemessen oder „gut" gelten kann, muss auf nachvollziehbaren Gründen beruhen und dem Patienten gegenüber entsprechend kommuniziert werden. Und erst dann, wenn diese Kommunikation eingebettet ist in eine echte **Vertrauensbeziehung** zwischen Patient und Pflegefachfrau bzw. Pflegefachmann (▸ Abb. 3.7), ist der Pflegeempfänger in der Lage,

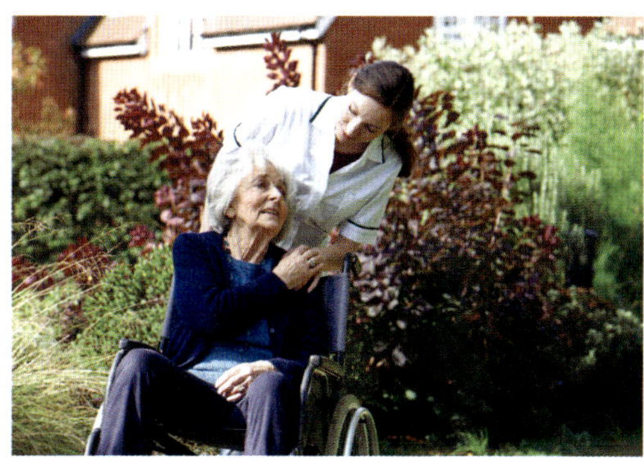

Abb. 3.7 Verletzlichkeit braucht Vertrauen: Grundlage allen pflegerischen Handelns [J787]

eine autonome (siehe oben) Entscheidung in Bezug auf die Ziele, die er erreichen möchte, zu treffen.
Unter solchen Gründen wird in der Regel das verstanden, was heute als **Evidence Based Nursing (EBN,** ▸ 4.3.2) bezeichnet wird. Die Begründung pflegerischen Handelns darf sich allerdings nicht nur an dem orientieren, was fachlich richtig ist. Ohne die **Perspektive des betroffenen Menschen** (und seiner Bezugspersonen) kann die Wirksamkeit pflegerischer Maßnahmen ohnehin nicht beurteilt werden. Die erfolgreiche Planung, Durchführung und Evaluation des Pflegeprozesses darf sich daher nicht nur auf ein formalisiertes Verfahren beschränken, in dem zum richtigen Zeitpunkt an der richtigen Stelle ein Handzeichen gesetzt wird.

Merke

Ziel von pflegerischem Handeln

Pflegerisches Handeln sollte den Pflegeprozess als methodische Grundlage haben. Das Ziel dabei ist:
- Menschen in besonderer Abhängigkeit und Verwundbarkeit dazu zu befähigen, ein möglichst selbstbestimmtes Leben nach ihren eigenen Vorstellungen zu führen.
- Menschen zu helfen, das Gefühl von „Ganzheit" also Integrität (wieder) zu erleben.

Was kann inhaltlich unter diesem Ziel verstanden werden? Es zeigt sich, wenn wir uns fragen, was ein menschliches Leben zu etwas **Besonderem und Wertvollem** macht. Genau das sollen Pflegende helfen, zu bewahren oder wiederherzustellen. Ohne eine solche Vorstellung davon, wäre alles pflegerische Handeln sinnlos.
Pflege unterscheidet sich von allen anderen Berufsgruppen im Gesundheitswesen. Keine andere Berufsgruppe steht in einer so intensiven und oft auch intimen, manchmal tabubrechenden leiblich-seelischen Interaktion mit pflege- und hilfebedürftigen Menschen und ihren Bedürfnissen. **Menschliche Bedürfnistheorien** bilden daher die Grundlage für die Anwendung des Pflegeprozesses und liefern gleichsam die **theoretische Basis.** Ziel von Pflege ist die Erhaltung und Förderung des Zusammenhalts aller Bedürfnisse und damit der Integrität des Menschen. Es gibt viele Theorien darüber, welche Bedürfnisse und Eigenschaften es sind, die das menschliche Leben auszeichnen. Abweichend von der Darstellung „klassischer" Bedürfnistheorien (Maslow, Murray, Rogers etc.), wie sie immer wieder in vielen Lehrbüchern im Zusammenhang mit Pflegemodellen dargestellt werden, soll hier ein alternatives Konzept vorgestellt werden. Die US-amerikanische Philosophin **Martha Nussbaum** beschreibt in ihrem **Befähigungsansatz** diejenigen Bedingungen, die für ein gelingendes menschliches Leben konstitutiv, d. h. *unentbehrlich* sind.
Nussbaum identifiziert zehn Grundfähigkeiten im Zusammenhang mit Bedürfnissen, die auch für pflegebedürftige und kranke Menschen gelten. Es handelt sich dabei um objektive Bedürfnisse, die Menschen aller Kulturen und Gesellschaften gemeinsam haben und daher universalen Charakter haben. Der Altersforscher Dr. Thomas Klie von der Evangelischen Hochschule Freiburg bezieht diesen Ansatz Nussbaums ganz ausdrücklich auch auf die Pflege. Denn ein **gutes Leben** hängt entscheidend von der Möglichkeit ab, Zugang zu essenziellen Lebenserfahrungen zu haben, einschließlich der Fähigkeit, diese (im Rahmen der Möglichkeiten) gestalten zu können (Klie 2018: 197 f.). Daraus ergibt sich sehr viel stärker als aus klassischen Bedürfniskonzepten sowohl für Pflegefachfrauen und -männer als auch auf institutioneller und gesellschaftlicher Ebene die moralische Forderung, kranken und pflegebedürftigen Menschen Zugang zu solchen Erfahrungen zu ermöglichen.

Merke

Die zehn Grundfähigkeiten („Befähigungen") des Menschen (M. Nussbaum)

Und wie sie in der Pflege umgesetzt werden können:
- **Sterblichkeit:** Die Gewissheit zu sterben und gleichzeitig die Abneigung dagegen, prägt mehr oder weniger jede andere menschliche Erfahrung. Sie lässt uns aber auch das Leben als etwas Schönes und Einmaliges erleben, dass es wert ist, gelebt zu werden. Vor allem die Achtung des Einzelnen durch die Gemeinschaft und durch Pflegende befähigt pflegebedürftige Menschen, ein volles Menschenleben bis zum Ende zu führen und nicht vorzeitig zu sterben.
- **Der menschliche Körper:** Alle unsere Erfahrungen sind gebunden an das Vorhandensein eines Körpers. Dazu gehören existenzielle Erfahrungen wie das Bedürfnis nach Essen und Trinken, das Bedürfnis nach Schutz, sexuellem Verlangen oder das Bedürfnis mobil zu sein und sich bewegen zu können. Gleichzeitig setzt der Körper unseren möglichen Erfahrungen Grenzen. Ein menschliches Leben zu führen, setzt die

Fähigkeit voraus, gesund zu sein, eine angemessene Unterkunft zu haben, seine sexuellen Bedürfnisse befriedigen zu können sowie die Möglichkeit, sich von einem Ort zum anderen bewegen zu können.

- **Die Fähigkeit zum Erleben von Schmerz und Freude:** Diese existenziellen Erfahrungen sind zwar kulturell unterschiedlich geprägt, aber trotzdem allen Menschen gemeinsam. Eine Gesellschaft, deren Mitglieder keine Angst und Abneigung davor hätten, Schmerzen zu erleiden, würde sicher nicht als eine menschliche Gesellschaft angesehen werden. Damit verbunden ist das Bedürfnis, keine Schmerzen erleiden zu müssen.
- **Die kognitiven Fähigkeiten Wahrnehmen, Vorstellen, Denken:** Diese Fähigkeiten gelten allgemein als wertvoll und sind für ein gelingendes menschliches Leben unverzichtbar. Für Pflegende kann damit die Forderung verbunden sein, Menschen den Zugang zu Erfahrungen zu ermöglichen, die sie so lange wie möglich geistig aktiv sein lassen. Aber auch im Falle kognitiver Veränderungen in ihrem Anderssein respektieren und adäquate Wege der verbalen und paraverbalen Kommunikation mit ihnen suchen.
- **Frühkindliche Entwicklung:** Die Erfahrungen am Beginn des Lebens – so unterschiedlich diese auch kulturell geprägt sind – weisen trotz aller Unterschiede viele Gemeinsamkeiten auf, die Menschen aller Nationen, Ethnien und Kulturen miteinander verbinden.
- **Praktische Vernunft:** Dazu gehört die Fähigkeit von Menschen, ihr Leben zu planen, Entscheidungen zu treffen und ihre Handlungen zu bewerten. Egal wie unterschiedlich die Bedingungen sind, unter denen sie leben. Grundlage aller medizinischen und pflegerischen Handlungen ist die informierte Zustimmung des pflegebedürftigen Menschen. Diese beinhaltet auch die Fähigkeit, selbstbestimmt Entscheidungen über das eigene Leben treffen zu können.
- **Verbundenheit mit anderen Menschen:** Alle Menschen leben in Bezug auf andere. Ein Leben völlig isoliert von anderen würde wohl von niemandem als ein erstrebenswertes Leben betrachtet werden. Vor allem Menschen in fortgeschrittenen Stadien einer Demenz sind häufig von Deprivation (d.h. Reizverarmung, dem Verlust von Vertrautem und dem Entzug wesentlicher Bedürfnisse) und sozialer Isolation betroffen. Eine der grundlegendsten Forderungen muss daher sein, die auch in einem von schwerster Demenz betroffenen Menschen noch vorhandene Fähigkeit zu fördern, mit anderen Menschen über nonverbale Signale, wie z.B. des Vibrationsempfindens, des beruhigenden Zuspruchs und der körperlichen Nähe in Kontakt zu treten.
- **Verbundenheit mit anderen Lebewesen und mit der Natur:** Als Menschen sind wir in der Lage, den Unterschied zwischen uns und anderen Lebewesen zu erkennen. Gleichzeitig sind wir ein Teil der Natur und haben tierische Vorfahren. Darum wissen wir, dass wir mit der Natur und anderen Lebewesen verbunden, aber auch abhängig sind. Charakteristisch für Menschen ist es daher, einen gewissen Respekt vor anderen nicht-menschlichen Lebewesen zu haben und vor der Schönheit der Natur, deren Erfahrung unser Leben bereichert. Für die Pflege verbunden ist damit die Forderung, auch kranken und pflegebedürftigen Menschen einen Zugang zu solchen Erfahrungen zu ermöglichen.
- **Humor und Spiel:** Lachen und Spielen gehören zu den tiefsten Momenten wechselseitigen Erkennens. Die Fähigkeit zu lachen gehört zu den charakteristischen Merkmalen, die uns als Menschen verbindet und die unser Leben bereichert. Nach Nussbaum bedeutet die Unfähigkeit zu lachen nicht nur eine tiefe Störung, sondern lässt zweifeln, ob es sich noch um ein im vollen Sinne menschliches Leben handelt.
- **Getrenntsein und starkes Getrenntsein:** Es eint uns ebenfalls die existenzielle Erkenntnis, dass wir Menschen – egal wie eng wir mit anderen zusammenleben oder für andere leben – letztlich jeder „Einer" ist und jeder seinen eigenen Weg durch das Leben geht. Unsere Erfahrung lehrt uns, dass wir äußerlich voneinander isolierte Wesen sind. Selbst in den intensivsten Momenten unseres Zusammenseins mit anderen Menschen, insbesondere mit jenen, die wir lieben, wird uns bewusst, wie sehr wir unser eigenes Leben und nicht das Leben eines anderen führen. Wo die Verschmelzung und die Aufgabe des Individualismus das Ziel sind, folgt unweigerlich bittere Enttäuschung. Die Erfahrungen, die ich mache, sind niemals die eines anderen, sondern immer einzigartig „meine" Erfahrungen. Diese gilt es zu bewahren und zu fördern.

(Vgl. Nussbaum 2018)

Eine solche **Liste von Bedürfnissen und Fähigkeiten,** die für das menschliche Leben charakteristisch sind, kann **als theoretischer Bezugsrahmen** für die Pflege und den Pflegeprozess dienen. Denn das angestrebte und übergreifende Ziel von Pflege ist die Erfüllung und der Erhalt derjenigen menschlichen Bedürfnisse und Fähigkeiten, die ein gelingendes menschliches Leben ausmachen. Zudem geht es darum, dem Pflegebedürftigen in einem tieferen Sinn das Gefühl von „Heil-sein" zu ermöglichen, das nicht mit „Heilung" im Sinn von Therapieerfolg verwechselt werden darf. Dafür müssen aber auch die politischen und gesellschaftlichen Rahmenbedingungen so gestaltet werden, damit Pflege diesem Auftrag gerecht werden kann.

Reflexionsfragen

1. Halten Sie die Bedingungen in Ihrer Einrichtung grundsätzlich für geeignet, um allen Bewohnern die Möglichkeit solcher Erfahrungen zu verschaffen und ihre damit verbundenen Fähigkeiten, wie sie Nussbaum beschreibt, zu fördern? Denken Sie dabei insbesondere an Menschen mit Demenz oder sonstigen schweren Beeinträchtigungen ihrer Wahrnehmung oder Menschen mit schweren körperlichen Behinderungen.
2. Was müsste verändert werden, um Bewohnern die Möglichkeit bieten zu können, Zugang zu solchen Erfahrungen zu verschaffen und ihre Fähigkeiten in diesen Bereichen zu fördern?

(Pflege-)Bedarf und Bedürfnisse

Die oben beschriebenen **Bedürfnisse** und damit verbundenen Fähigkeiten für ein gelingendes Leben können als Bezugsrahmen dienen, um daraus während des Pflegeprozesses entsprechende **Pflegebedarfe,** d. h. Maßnahmen ableiten zu können. Sie umfassen allerdings nicht Bedürfnisse jeglicher Art, sondern beziehen sich auf **Grundbedürfnisse,** die für alle Menschen gelten (also auch für Pflegebedürftige und Kranke), auch wenn ihre jeweiligen Ausprägungen individuell variieren können. Sie beschreiben die grundlegenden Bedingungen, die für ein gelingendes menschliches Leben erforderlich sind. Dabei ist auf die Unterschiede zwischen beiden Begrifflichkeiten zu achten. Während *Bedürfnisse* etwas sehr Individuelles sind, bezeichnet der Begriff *Bedarf* eine professionelle Sichtweise, geprägt von bestimmten Kriterien, die in die Entscheidung darüber einfließen, welche Maßnahmen durchgeführt werden sollen. Da die möglichen pflegerischen Interventionen aber begrenzt sind, stellt sich die Frage, ob alle Bedürfnisse eines Patienten tatsächlich auch als pflegerische Bedarfe formuliert und in Pflegeziele und entsprechende professionelle Pflegemaßnahmen umgesetzt werden können.

Fallbeispiel

Herr Jahnke will rauchen

Es kann durchaus sein, dass vom Patienten empfundene Bedürfnisse den aus professioneller Sicht sinnvollen und empfohlenen Pflegezielen und Pflegebedarfen entgegengesetzt sein können.

Herr Achim Jahnke, 74, wird von einem ambulanten Pflegedienst versorgt. Seit Jahren leidet er an schwerer COPD, die sich immer weiter verschlechtert. Er möchte jetzt gerne eine Zigarette rauchen, teilt er der Pflegefachfrau Natalia Kowalczyk mit. Der Zigarettenkonsum von Herrn Jahnke kann unweigerlich die Atemnot, unter der er ohnehin leidet, so verstärken, dass eine lebensbedrohliche Situation eintritt, die nur noch mittels aufwendiger intensivmedizinischer Maßnahmen stabilisiert werden kann.

Wie soll/kann Frau Kowalczyk auf ein solches Bedürfnis von Herrn Jahnke reagieren, dessen Folgen sich durch entsprechende *bedarfs*orientierte Pflegemaßnahmen nur noch schwer beherrschen lassen?

Dieses Beispiel zeigt, dass eine Pflege, die *bedarfs*gerecht sein will, die Bedürfnisse des Patienten durchaus verfehlen kann. Es ist nicht Aufgabe von Pflege, *alle* (individuellen) Bedürfnisse von Patienten zu befriedigen. Schon die Befriedigung von *Grundbedürfnissen* bedeutet für die Pflege angesichts der gesetzlichen strukturellen und finanziellen Rahmenbedingungen oftmals eine enorme Herausforderung. Die systematische **Unterscheidung** von **Grundbedürfnissen** und **individuellen Bedürfnissen** ist für das Verständnis professioneller Pflege von entscheidender Bedeutung. Bedürfnisse und Bedarf gegeneinander abzuwägen bzw. miteinander zu harmonisieren, ist daher nie nur eine rein pflegefachliche Entscheidung, sondern immer auch eine moralische.

Ergänzung zum Fallbeispiel

Herr Jahnke will rauchen

Frau Kowalczyk führt mit Herrn Jahnke ein ausführliches Gespräch. Sie geht auf sein Bedürfnis ein und vermittelt ihm, dass sie ihn sehr gut verstehen könne und wie schwer es ihm fallen muss. Gleichzeitig erzählt sie ihm von ihrer Sorge, dass sich seine Atemnot weiter verschlechtern könnte und er so noch mehr leiden würde. Frau Kowalczyk spiegelt Herrn Jahnke dabei wider, wie sie ihn bereits mehrfach in solchen Anfällen erlebt hat. Frau Kowalczyk bietet ihm an, weitere Interventionen auszuprobieren, wie z. B. regelmäßige kleinere

Spaziergänge in Begleitung einer Betreuungskraft des Pflegedienstes oder Atemübungen, um wenigstens die Sauerstoffausschöpfung zu erhöhen. Sie versucht ihn behutsam dahingehend zu motivieren, evtl. eine Therapie zur Tabakentwöhnung in Anspruch zu nehmen, da damit gemäß den aktuellen evidenzbasierten medizinischen Leitlinien die größten Erfolge – auch bei fortgeschrittener COPD – erzielt werden können und eine wesentliche Steigerung der Lebensqualität erreicht und das Fortschreiten der Erkrankung verlangsamt werden kann (ÄZQ 2021). Sie bietet ihm an, Kontakt mit anderen ehemaligen Betroffenen herzustellen, denen eine solche Therapie wieder zu mehr Lebensqualität verhelfen konnte.

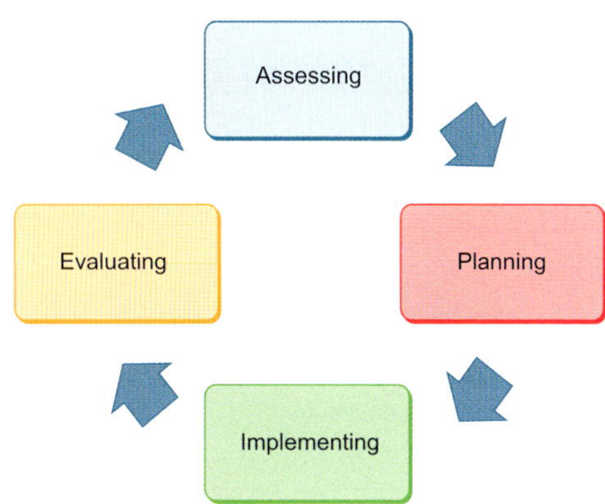

Abb. 3.8 Der 4-schrittige Pflegeprozess nach Yura und Walsh [P1312, L143]

Auf den Begriff der Pflege*bedürftigkeit* und seine Folgen für die praktische Umsetzung des Pflegeprozesses wird in ▸ 4.3.3 eingegangen. Dies betrifft vor allem das Leistungsspektrum für professionelle Pflege im Bereich der Pflegeversicherung sowie die Abgrenzung von pflegerischen Leistungen zu den Leistungen anderer Berufsgruppen bzw. Leistungserbringern.

Die Elemente des Pflegeprozesses im Pflegeberufegesetz (PflBG)

Der Pflegeprozess wird bestimmt durch diejenigen Aktionen, die notwendig sind, um das Ziel von Pflege zu erreichen. Legt man den Befähigungsansatz von Nussbaum zugrunde, ist es Aufgabe von Pflege, unter Anwendung der Methode des Pflegeprozesses solche Bedingungen zu schaffen, unter denen pflegebedürftige und kranke Menschen Zugang zu den essentiellen Erfahrungen erhalten können, die ein menschliches Leben lebenswert machen.

Die **grundlegenden Schritte des Pflegeprozesses** (▸ Abb. 3.8) wurden erstmals 1967 von den beiden US-amerikanischen Pflegetheoretikerinnen Helen Yura und Mary B. Walsh in der vorliegenden Form formuliert (Yura, Walsh 1988).

- **Assessment** (*engl.* **Assessing):** Erster Schritt ist das Einschätzen des Pflegebedarfs und der aktuellen oder potenziellen Probleme des Patienten. Ziel dieses Schritts ist es herauszufinden, wie ausgeprägt die Bedürfnisse des Patienten und wie eingeschränkt seine Fähigkeiten sind, diese zu befriedigen. Dies setzt voraus, den pflegebedürftigen Menschen in seiner ganzen Individualität zu respektieren. Dazu zählt auch, ihn nicht in Einzelaspekte zu zerlegen. Jeder Mensch ist ein unverwechselbares „Ganzes".
- **Planung** (*engl.* **Planning):** Zweiter Schritt ist die Planung von Maßnahmen, die geeignet sind, die Probleme des Patienten zu lösen bzw. ihn dazu zu befähigen, seine Bedürfnisse zu erfüllen, um seine Integrität wiederherzustellen.
- **Umsetzung/Durchführung** (*engl.* **Implementing):** Der dritte Schritt umfasst die Durchführung der Maßnahmen. Dabei ist die materielle und formale Qualifikation der durchführenden Pflegekraft zu beachten.
- **Evaluation** (*engl.* **Evaluating):** Die Evaluation meint die Beurteilung der Wirksamkeit der durchgeführten Maßnahmen. Damit diese auch tatsächlich dem Pflegebedürftigen zugutekommen und der Erreichung der vereinbarten Pflegeziele dienen, müssen diese regelmäßig überprüft werden.

Diese vier Phasen bilden die **Grundstruktur des Pflegeprozesses.** Daneben existieren weitere, ausdifferenzierte Versionen, die einen 5- bzw. 6-schrittigen Prozess beschreiben und dabei unterschiedliche Akzente setzen (▸ Tab. 3.5).

Viele Autoren beschreiben den Pflegeprozess als das „Wesen der Pflege" oder die „Essenz der Pflege", da er die Grundlage allen pflegerischen Handelns ist (Doenges, Moorehouse, Murr 2018: 31). Eine solche Auffassung spiegelt sich auch im **Pflegeberufegesetz (PflBG)** wider, das seit 2020 die gesetzliche Grundlage für die Ausbildung zum Pflegefachmann bzw. zur Pflegefachfrau bildet. In § 4 werden die Aufgaben innerhalb der einzelnen Schritte des 5-schrittigen Pflegeprozesses als sog. vorbehaltene Tätigkeiten von Pflege definiert.

Tab. 3.5 Unterschiedliche Pflegeprozessmodelle (Elsevier GmbH 2019: 3)

4-Schritt-Modell nach Yura & Walsh, WHO	5-Schritt-Modell nach Brobst	6-Schritt-Modell nach Fiechter und Meier (ergänzt um Pflegediagnosen)
Assessment (Pflegebedürftigkeit einschätzen, Pflegebedarf benennen)	Einschätzung	Informationen sammeln
	Pflegediagnose	Probleme und Ressourcen erfassen, Pflegediagnosen stellen
Planung (Pflege planen)	Planung	Ziele festlegen
		Maßnahmen planen
Intervention (Pflege durchführen)	Umsetzung	Maßnahmen durchführen
Evaluation (Pflege beurteilen, verbessern)	Auswertung	Wirkung der Maßnahmen überprüfen und verbessern

Gesetze

PflBG § 4 Vorbehaltene Tätigkeiten

(1) Pflegerische Aufgaben nach Absatz 2 dürfen beruflich nur von Personen mit einer Erlaubnis nach § 1 Absatz 1 durchgeführt werden. Ruht die Erlaubnis nach § 3 Absatz 3 Satz 1, dürfen pflegerische Aufgaben nach Absatz 2 nicht durchgeführt werden.

(2) Die pflegerischen Aufgaben im Sinne des Absatzes 1 umfassen

1. die Erhebung und Feststellung des individuellen Pflegebedarfs nach § 5 Absatz 3 Nummer 1 Buchstabe a,
2. die Organisation, Gestaltung und Steuerung des Pflegeprozesses nach § 5 Absatz 3 Nummer 1 Buchstabe b sowie
3. die Analyse, Evaluation, Sicherung und Entwicklung der Qualität der Pflege nach § 5 Absatz 3 Nummer 1 Buchstabe d.

Dabei bezeichnen die Begriffe der Organisation, Gestaltung und Steuerung diejenigen Aufgaben, die mit der Planung der Pflege verbunden sind.

Die beschriebenen Aufgaben lassen sich den einzelnen Elementen eines **5-schrittigen Pflegeprozesses** zuordnen:

- **1. Schritt.** Die „Erhebung und Feststellung des individuellen Pflegebedarfs" ist das, was bereits in den frühesten Beschreibungen des Pflegeprozesses mit **Assessment** (Assessing) bezeichnet wurde. Dies schließt die Informationssammlung über den Patienten bzw. den Pflegebedürftigen natürlich mit ein, denn nur auf ausreichender Datenbasis können die Probleme des Patienten und damit letztlich der Pflegebedarf ermittelt werden. Zusätzlich hilfreich können Assessmentinstrumente sein, um pflegerische Risiken und Gefahrenlagen einschätzen zu können.
- **2. Schritt.** Das Ergebnis mündet in eine **Pflegediagnose,** die in einer einheitlichen Fachsprache das Pflegeproblem des Patienten präzise beschreibt. In den Rahmenlehrplänen der generalistischen Ausbildung wird immer wieder auf Pflegediagnosen anhand von Pflegediagnosenklassifikationen (NANDA-I) Bezug genommen.
- **3. Schritt.** Die **Planung** (Planning) ist beschrieben unter „Organisation, Gestaltung und Steuerung des Pflegeprozesses", da dies die wesentlichen Teilschritte einer Pflegeplanung sind. Zugleich wird damit auf die unterschiedlichen Akteure, deren Rollen und Verantwortlichkeiten im Rahmen der Implementierung der geplanten Maßnahmen verwiesen. Während die Pflegefachfrau bzw. der Pflegefachmann die Verantwortung für die Planung hat, ist sie bzw. er bei der Durchführung der Pflege unter Umständen auch auf die Mitarbeit weiterer Kollegen angewiesen. Organisation, Gestaltung und Steuerung bedeutet zugleich auch die Überlegung, an welche weiteren Mitarbeitenden mit welcher Qualifikation bestimmte Pflegemaßnahmen delegiert werden können. Die Verantwortung für deren Einsatz trägt die koordinierende Pflegefachfrau bzw. der Pflegefachmann.
- **4. Schritt.** Die **Durchführung** der Pflege zählt nicht zu den vorbehaltenen Tätigkeiten. Anders als in § 5 PflBG, in dem die „Durchführung der Pflege und Dokumentation der angewendeten Maßnahmen" als Ausbildungsziel formuliert ist. Eine ausführliche Beschreibung möglicher Pflegeinterventionen, die Gegenstand der Ausbildung sind, findet sich in § 5 PflBG (► 1.4). Pflegemaßnahmen können auch an Pflegende, die nicht Fachkräfte sind, delegiert werden.

Diese Aufgaben stehen zwar nicht unter einem bestimmten Qualifikationsvorbehalt, die Entscheidung, *wer* diese Aufgaben übernimmt und ob diejenigen Pflegenden dafür geeignet sind, obliegt der für den jeweiligen Patienten zuständigen Pflegefachfrau bzw. dem Pflegefachmann. Sie tragen die Verantwortung für den Pflegeprozess eines bestimmten Patienten.
Auf die möglichen Probleme, die bei der Übertragung von Tätigkeiten auf ungelernte bzw. nicht-examinierte Pflegende entstehen können, wird in ► 4.1.1 und ► 4.3 eingegangen. ► 4.4.3 behandelt die Besonderheiten im Zusammenhang mit der Delegation von Pflegetätigkeiten auf Auszubildende.

- **5. Schritt.** Die „Analyse, Evaluation, Sicherung und Entwicklung der Qualität" entspricht der **Evaluation** und damit dem letzten Schritt im Pflegeprozess. Hier wird die Wirksamkeit der Pflegemaßnahmen überprüft und dient damit der Sicherstellung der individuellen Qualität am Patienten.

In ► 3.8.2 wird noch ausführlich diskutiert, welche Bedeutung die Arbeitsteilung zwischen pflegerischem und ärztlichem Personal hat und welche Auswirkungen damit auf die Organisation und Steuerung von Pflege im Sinne des Pflegeprozesses verbunden sind. Hinzu kommt die zunehmende Verweildauerverkürzung im klinischen Bereich, die einen erheblichen Einfluss auf die Umsetzung des Pflegeprozesses in der Praxis hat sowie die gesamte Problematik der sektorenübergreifenden Versorgung, speziell bei der Pflege von Menschen mit chronischen Erkrankungen.

Reflexionsfrage

Wie beurteilen Sie die Tatsache, dass die *Durchführung* pflegerischer Maßnahmen nicht als Vorbehaltstätigkeit definiert ist?

3.6 Pflegeprozess und Pflegetheorien

Definition

Theorie (allgemeine Definition)

Theōria (altgriechisch) = beobachten, betrachten, (an) schauen; als Substantiv: die Anschauung, Überlegung, Einsicht, wissenschaftliche Betrachtung; eine durch Denken gewonnene Erkenntnis.

Eine Theorie versucht, beobachtbare natürliche Phänomene (z. B. Wolkenbildung, aber auch das Verhalten von Menschen) zu erklären und die dahinterliegenden Gesetzmäßigkeiten zu beschreiben und auf solcher Grundlage Prognosen für die Zukunft zu erstellen. Eine Theorie ist zunächst eine (vereinfachte) Darstellung der Realität, bezogen auf einen genau definierten, spezifischen Bereich. Häufig wird Theorie auch als Gegensatz zur Praxis verstanden.
Eine **Theorie** im wissenschaftlichen Sinn beinhaltet eine **strukturierte Beschreibung eines Gegenstandsbereichs.** Grundlage ist die Systematisierung einer Vielzahl von Daten, die durch Beobachtungen, Messungen, Befragungen etc. gewonnen wurden. Die Theorie beansprucht eine gewisse **Allgemeingültigkeit** und ist daher den bloßen Meinungen und dem Alltagswissen (scheinbar) entgegengesetzt. Charakteristisch für eine allgemeingültige Theorie ist, dass ihre Aussagen begründet und begründbar sein müssen. Damit eine Theorie **Wahrheitsgehalt** für sich beanspruchen kann, müssen ihre Aussagen zudem widerspruchsfrei sein.

Definition

Theorie (spezifischere Definition)

„Theorien beinhalten dem allgemeinen Wissenschaftsverständnis nach Konzepte – gemeint sind damit inhaltlich gefüllte Begriffe. Definitionen von Sachverhalten, Begriffssysteme und Klassifikationen. In Theorien werden diese zu Aussagen zusammengefasst, die dazu dienen, Erkenntnisse über einen Bereich von Sachverhalten zu ordnen, Tatbestände zu erklären und vorherzusagen."
(Moehrs und Schaeffer 2014: 37)

Der Gegenstandsbereich von **Pflegetheorien** ist die Pflege. Dahinter steckt der Versuch zu begründen und zu beschreiben,

- was Pflege ist und
- was sie von Tätigkeiten anderer Berufsgruppen, z. B. der ärztlichen Profession, unterscheidet,
- welche Aufgaben Pflege hat,
- warum der Pflegeprozess als besonderes Merkmal beruflicher Pflege verstanden werden kann und
- welche Tätigkeiten für Pflegefachkräfte charakteristisch sind.

Merke

Entwicklung von Pflegetheorien in den USA

Etwa seit den 1950er-Jahren begann in den USA die Entwicklung von Pflegetheorien, die sich genau mit dieser Frage beschäftigten, um eine eigenständige Wissensbasis für die Pflege zu erarbeiten. Zwar gab es bereits 1899 (!) in den USA an der Columbia University in New York einen ersten universitären Weiterbildungslehrgang für ausgebildete Krankenschwestern, um Pflege unterrichten zu können, eine Krankenpflegeschule oder den Pflegedienst eines Krankenhauses leiten zu können. Später wurden diese Lehrgänge erweitert, und bereits 1916 gab es – parallel zur beruflichen Pflegeausbildung – einen ersten grundständigen Pflegestudiengang, der mit einem Bachelor- bzw. einem Mastertitel abgeschlossen werden konnte. Die Inhalte des Studiums waren zum größten Teil aus anderen Bezugswissenschaften ausgeliehen, während eine eigenständige pflegewissenschaftliche Theorieentwicklung erst Jahrzehnte später einsetzte. (Mischo-Kelling und Wittneben 1995: 16)

Ohne ausführlich auf die einzelnen Pflegetheorien und deren Bedeutung für die Pflegepraxis einzugehen (siehe dazu auch den Band „*Aufbauwissen PFLEGE Berufliches Selbstverständnis*“) sollen hier vor allem diejenigen theoretischen Grundlagen beschrieben werden, die den Pflegeprozess als handlungsleitende Methode professioneller Pflege begründen.

Als allgemeiner Konsens gilt die Vorstellung, dass Pflege dann aktiv wird, wenn Menschen aufgrund von Krankheit in ihrer Selbstständigkeit so beeinträchtigt sind, dass sie nicht mehr aus eigener Kraft ihren Alltagsaktivitäten nachgehen können. Die US-amerikanische Pflegetheoretikerin Dorothea Orem (1914–2007) spricht von *kompensatorischen* Leistungen Pflegender, um den Menschen in seinen Selbstpflegeerfordernissen zu unterstützen. Diese beziehen sich auf die gesamte körperliche, geistige und psychische Integrität des Menschen.

Eine solche **kompensatorische Unterstützung** läuft nicht völlig willkürlich ab, sondern folgt, entsprechend allen menschlichen Handlungen, einem prozessorientierten Ablauf. Die wichtigsten Erbringer solcher Unterstützungsleistungen für pflegebedürftige Menschen sind vor allem pflegende Angehörige, die die Versorgung zum größten Teil ohne oder mit teilweiser Unterstützung professioneller Hilfe leisten. Von gegenwärtig ca. 4,1 Millionen Pflegebedürftigen werden etwa 3,3 Millionen von Angehörigen oder durch Mithilfe eines ambulanten Pflegedienstes zu Hause versorgt. Gerade solche **gemischten Pflegearrangements** zwischen formeller und informeller Hilfe bedeuten für beide Seiten eine große Herausforderung. Sie haben aus professioneller Sicht erheblichen Einfluss auf die Umsetzung des Pflegeprozesses. Die Spannungen, die sich daraus ergeben, sind durch mehrere Faktoren bedingt:

- Unterschiedliche Sichtweisen von beruflich Pflegenden und Angehörigen bzgl. der Notwendigkeit bestimmter Maßnahmen.
- Unterschiede in der Arbeitsmethodik. Angehörige sind oftmals darauf angewiesen, flexibel und kreativ auf Bedürfnisse des Pflegebedürftigen zu reagieren und vielfach Tagesabläufe umstrukturieren zu müssen. Professionelle Dienstleister dagegen sind auf die Einhaltung vereinbarter Zeitkorridore angewiesen, um die geregelte Versorgung aller anderen Leistungsempfänger einer Tour zu garantieren.
- Auf Schulungs- und Beratungsbedarfe von pflegenden Angehörigen kann aus meist zeitlichen und wirtschaftlichen Gründen nur bedingt eingegangen werden.
- Permanente Aushandlungsprozesse zwischen Angehörigen und den professionellen Dienstleistern bedeuten eine enorme Herausforderung und erschweren die konsequente und kontinuierliche Umsetzung des Pflegeprozesses.

Anders als in der klinischen Akutpflege liegt der Fokus der Versorgung in der häuslichen und stationären Pflege auf der **Lebenswelt** des Pflegebedürftigen bzw. Bewohners. „Lebenswelt“ bedeutet, dass der pflegebedürftige Mensch nicht ohne die Erfahrung seiner konkreten Wirklichkeit verstanden werden kann, die ihn bis in die Gegenwart geprägt hat. Die Lebenswelt ist die Schnittstelle zwischen den jeweils vorherrschenden strukturellen Gegebenheiten (häusliche Umgebung, Wohnbereich einer stationären Pflegeeinrichtung) und subjektiv geprägten Handlungsmustern (Verhalten, Rituale, Gewohnheiten der pflegebedürftigen Person).

Ein **zentraler Begriff** vieler Pflegetheorien ist der der **Person.**

Definition

Person

Der Begriff der Person gehört zu einem der komplexesten Begriffe in der Philosophie und hat eine lange Bedeutungsgeschichte hinter sich. In der gegenwärtigen Diskussion wird darunter die eigentliche **Identität** des Menschen verstanden und das, was ihn von anderen Lebewesen unterscheidet und welche Konsequenzen sich hieraus ergeben. Allerdings stößt die Selbstverständlichkeit, mit der dieser Begriff im Alltag und auch in der Pflege häufig verwendet wird, in der philosophischen und ethischen Diskussion an seine Grenzen. Die Auffassungen hierüber, was und ob jeder eigentlich „Person" ist, gehen in der Philosophie und vor allem in der Ethik weit auseinander und werden kontrovers diskutiert. Während beispielsweise eine Auffassung die Idee einer unteilbaren Würde eines jeden Menschen verteidigt, gilt eine solche Vorstellung anderen als Illusion. Sie bestreiten, dass es so etwas wie „Menschenwürde" überhaupt geben kann und betonen die prinzipielle moralische Gleichrangigkeit aller Lebewesen. Vor allem höheren Lebewesen wie z. B. Primaten wird daher von einigen Ethikern ebenfalls Personstatus zugeschrieben. (Vgl. Sturma 2021)

Eng verbunden mit dem Begriff der Lebenswelt ist das Konzept der „personzentrierten Pflege", vor allem in Zusammenhang mit der Pflege von Menschen mit Demenz. Unabhängig von den philosophischen Schwierigkeiten, die mit dem Begriff der Person verbunden sind, verbirgt sich hinter dem Begriff der personzentrierten Pflege kein einheitliches Konzept. Der Expertenstandard *Beziehungsgestaltung in der Pflege von Menschen mit Demenz* nennt vier **Kernelemente einer personzentrierten Pflege:**

1. „*Wahrung von Würde und Respekt, abgeleitet aus den Menschenrechten,*
2. *Koordination von Pflege oder Behandlung, bezogen auf die settingspezifische und settingübergreifende Organisation von Leistungen,*
3. *individualisierte Angebote, die dem Pflegebedürftigen und seinen Angehörigen wichtig sind sowie*
4. *Förderung, aufbauend auf Kompetenzen der Pflegebedürftigen.*" (DNQP 2018: 75 f.)

Personzentrierte Pflege bedeutet daher auch die Einbeziehung des Pflegebedürftigen (und seiner Angehörigen bzw. Bezugspersonen) in Entscheidungsfindungen im Rahmen des Pflegeprozesses. Noch spezifischer haben andere Autoren die **beeinflussenden Faktoren** für eine personzentrierte Pflege, aufbauend auf den Phasen des 4-schrittigen Pflegeprozesses, definiert:

1. „*Die Kompetenzen der Pflegenden und deren Verantwortungsbereiche (betrifft: die Fähigkeit zur Identifizierung von Pflegeproblemen, deren Ursachen, Symptomen und Ressourcen, sowie die Einschätzung individueller Pflegebedarfe und Risiken [→ Pflegediagnostik]),*
2. *das Umfeld, in dem Pflege erbracht wird (betrifft: die Frage, welche Akteure sollen an der Pflege beteiligt werden, welche Qualifikation ist dafür unter Umständen erforderlich, welche Schulungsmaßnahmen für pflegende Angehörige sind zu planen, welche Interventionen können in dem jeweiligen Umfeld, in dem die Versorgung stattfindet, realistischerweise geplant werden [→ Planung der Maßnahmen]),*
3. *auf den Pflegebedürftigen zugeschnittene Pflegeaktivitäten (betrifft: die Umsetzung und Durchführung von individuellen Maßnahmen [→ Durchführung der Pflege/Implementation]),*
4. *erwartbare pflegerelevante Ergebnisse (betrifft: die Evaluation der Wirksamkeit der durchgeführten Maßnahmen anhand anerkannter Assessmentinstrumente auf der Basis gemeinsam vereinbarter Pflegeziele [→ Evaluation]).*" (DNQP 2018: 76)

Jedes Konzept ist nur so viel wert, wie es tatsächlich nachweisbar positive Effekte bei den betroffenen Menschen bewirkt und sich in der Praxis umsetzen lässt. Daher ist die Messung der Wirksamkeit entsprechender Interventionen eine wichtige zukünftige Herausforderung für das weite Feld der Pflegeforschung. „Gut gemeint, ist nicht immer gut gemacht" lautet ein Sprichwort. Pflegerische Interventionen müssen daher auf Grundlage des besten verfügbaren Wissens ausgewählt, geplant und durchgeführt werden **(Evidenz).** Pflegeklassifikationen haben dabei große Bedeutung, denn sie repräsentieren in umfassendster Weise den aktuellen Stand pflegefachlichen Wissens basierend auf international verfügbaren pflegewissenschaftlichen Forschungen und Literatur zum Thema Pflegediagnosen, Pflegeergebnisse und Pflegeinterventionen. Beispiele hierfür sind Klassifikation der Pflegediagnosen durch North American Nursing Diagnosis Association International (NANDA-I), Nursing Outcomes Classification (NOC) oder Nursing Interventions Classification (NIC).

Probleme von Pflegetheorien

Das Problem vieler Pflegetheorien, insbesondere solcher, die den Anspruch haben, eine allgemeingültige Definition von Pflege zu entwickeln, ist die Schwierigkeit, dass sie in ihrer Abstraktheit nur schwer unmittelbar in der Praxis zu vermitteln sind. Allerdings ist dieses Problem kein pflegespezifisches.

3.7 Pflegeprozess als Kernkompetenz professioneller Pflege

Der **Pflegeprozess** ist die **„Essenz der Pflege"**. Dieser Gedanke, den bereits die beiden Pflegetheoretikerinnen H. Yura und M. Walsh in der ersten Auflage ihres Buches *The Nursing Process* formuliert haben, findet sich nun auch im Pflegeberufegesetz (PflBG) wieder. Dort werden die wesentlichen Schritte des Pflegeprozesses als Kernkompetenz beruflicher Pflege definiert. Erstmals wurde damit ein gesetzliches Bestimmungsmerkmal formuliert, das exklusiv die Aufgaben von Pflegenden mit der Berufsbezeichnung „Pflegefachmann" bzw. „Pflegefachfrau" beschreibt. Was versteht man unter „Vorbehaltsaufgaben"?

Merkmale vorbehaltener Tätigkeiten:
Vorbehaltene Tätigkeiten …

- … sind Teil des selbstständigen Aufgabengebietes von Pflegefachfrauen und -männern und werden von diesen in eigener Verantwortung durchgeführt.
- … dienen in erster Linie der Sicherstellung der Versorgungsqualität des einzelnen Patienten bzw. Pflegebedürftigen.
- … bedeuten eine höhere Handlungsautonomie von Pflegefachfrauen und -männern, die darin nicht an die Weisung anderer Berufsgruppen (z. B. Ärzte) gebunden sind. Es wird unterstellt, dass für die Durchführung vorbehaltener Tätigkeiten besondere Kompetenzen erforderlich sind, über die Ärzte in dieser Form nicht verfügen. Die Qualitätssicherung in diesen Bereichen kann daher nur durch Beteiligung von 3-jährig ausgebildeten Pflegefachfrauen und -männern sichergestellt werden. Dies gilt auch gegenüber allen anderen Gesundheitsfachberufen.
- Die **Durchführung** der geplanten Pflege gem. § 5 Absatz 3 Nummer 1 Buchstabe c PflBG ist gem. § 4 PflBG **nicht** als vorbehaltene Tätigkeit festgelegt und kann somit von assistierenden oder helfenden Berufen oder anderen Personen ausgeführt werden. Die **pflegeprozessuale Verantwortung** obliegt jedoch einzig und allein der zuständigen Pflegefachfrau bzw. dem Pflegefachmann und kann nicht an andere Personen, die die Voraussetzungen des § 1 PflBG nicht erfüllen, delegiert werden.

Bereits im Krankenpflegegesetz und Altenpflegegesetz zählten die pflegeprozessualen Aufgaben von Pflegefachkräften zu den wesentlichen Aufgaben im Rahmen des eigenverantwortlichen Tätigkeitsbereiches. Mit der gesetzlichen Verankerung als Vorbehaltsaufgaben reagierte der Gesetzgeber auf eine Entwicklung, die bis auf die Pflegetheoretikerinnen der frühen 1950er-Jahre (► 3.4) zurückgeht. In allen Pflegemodellen wurde seitdem der **Pflegeprozess als die wesentliche handlungstheoretische Grundlage** beschrieben und gilt als Merkmal professionellen pflegerischen Handelns.
Zunächst einmal ist festzustellen, dass die Vorbehaltsaufgaben, wie sie in § 4 PflBG beschrieben sind, regelmäßig auch gegenüber Ärzten gelten. Das bedeutet, dass die charakteristischen Kernaufgaben der beruflichen Pflege ausschließlich durch entsprechend ausgebildetes pflegerisches Personal erfolgen dürfen, das über die entsprechenden Kompetenzen verfügt. Wichtig ist auch zu wissen, dass ein solcher absoluter Vorbehalt nur für den eng abgrenzbaren Bereich derjenigen Aufgaben gilt, die in § 4 PflBG beschrieben sind, nicht aber für andere Aufgaben, wie sie im Ausbildungsziel nach § 5 PflBG definiert sind. Was auf den ersten Blick als gesetzliche Klarstellung erscheint, kann erhebliche Auswirkungen auf die Praxis haben und bei der konkreten Abgrenzung von ärztlichen und pflegerischen Kompetenzen zu Konflikten führen. Näheres dazu im ► Kap. 4, in dem die einzelnen Elemente des Pflegeprozesses vorgestellt und an Beispielen beschrieben werden.
Im **Krankenhaus** haben wir es mit einer besonderen Situation zu tun. Strenggenommen gibt es im akutklinischen Bereich keinen arztfreien Raum. Kostenträger sämtlicher akut-klinischen Leistungen ist die gesetzliche Krankenversicherung (SGB V). Im Vordergrund steht im Krankenhaus die Behandlung des Patienten im Rahmen ärztlicher Therapieentscheidungen. Pflegeleistungen sind im Krankenhausversicherungsrecht (SGB V) sog. Mitwirkungsleistungen bei der ärztlichen Behandlung, die vom Arzt angeordnet werden und zu verantworten sind. Pflege befindet sich daher in einem Dilemma. Während einerseits von „Vorbehaltstätigkeiten" die Rede ist, die ausschließlich von mindestens 3-jährig qualifizierten Pflegefachfrauen bzw. -männern ausgeübt werden dürfen, bestimmt entsprechend den sozialrechtlichen Vorschriften der Arzt im Krankenhaus

über die Notwendigkeit und den Umfang auch der pflegerischen Leistungen. Es gilt also auch nach Einführung des Pflegeberufegesetzes das Prinzip der ärztlichen Gesamtverantwortung. Als Ausnahme gelten solche Leistungen, für die kein ärztliches Fachwissen erforderlich ist.

Fallbeispiel

Frau Danner will nicht trinken und verweigert die Infusion

Frau Agathe Danner, eine 83-jährige Patientin, kommt zur Abklärung kardialer Beschwerden in das Klinikum. Die Patientin ist Bewohnerin des nahegelegenen Seniorenwohnheims. Eine fortgeschrittene Demenz vom Alzheimer-Typ ist bekannt. Seit der Einlieferung in das Krankenhaus vor 2 Tagen lehnt die Patientin jegliche Flüssigkeitsaufnahme ab. Der Versuch, ihr parenteral per Infusion Flüssigkeit zu substituieren, war ebenfalls erfolglos, da sie sich den venösen Zugang selbst entfernte. In der gemeinsamen Morgenbesprechung mit dem anwesenden Pflegepersonal rät der behandelnde Arzt dazu, der Patientin mittels Fixierung eine Infusion zu verabreichen, da aus seiner Sicht die Gefahr besteht, dass die Patientin austrocknet (exsikkiert). Pflegefachmann Arnold Kühn äußert seine Bedenken und sieht keine Indikation für eine solche drastische Maßnahme. Er meinte, dass die Patientin durch den Ortswechsel bereits traumatisiert sei und die fremde Umgebung möglicherweise als Bedrohung empfindet. Seinen Informationen nach, die er durch das Gespräch mit der Tochter der Patientin gewinnen konnte, weiß er, dass das Ess- und Trinkverhalten der Patientin bis vor der Aufnahme in die Klinik unauffällig gewesen war. Die Tochter habe ihm versichert, dass es nie Schwierigkeiten mit dem Trinken gab. Herr Kühn machte den Vorschlag, sich noch einmal innerhalb der nächsten Stunde mit der Patientin im Beisein der Tochter zu unterhalten, um genau abzuklären, wie ihre Weigerung einzuschätzen ist.

Erläuterung zum Fallbeispiel

Das Fallbeispiel macht deutlich, dass es Situationen geben kann, in denen sich ärztliche und pflegerische Kompetenzen überschneiden bzw. unterschiedliche Einschätzungen einer sowohl medizinisch als auch pflegerisch relevanten Situation möglich sind. Im Fallbeispiel gelang es dem Pflegefachmann Herrn Kühn schließlich, die Patientin zum Trinken zu bewegen, indem er sich mit der Tochter zu ihr gesetzt hat und alle drei gemeinsam etwas getrunken haben. Die Tochter wurde zuvor von Herrn Kühn informiert und hatte der Patientin ihr Lieblingsgetränk mitgebracht.

Das „einfache" Beispiel zeigt, wie komplex Situationen sein können und welche Kompetenzen es braucht, um angemessen darauf reagieren zu können. Der Arzt hatte den Fokus ausschließlich auf das Defizit der Patientin gerichtet und hätte aufgrund seiner Therapieverantwortung eine entsprechend drastische Maßnahme wie eine Fixierung veranlassen können. Herr Kühn hat jedoch versucht, den Pflegebedarf und die Ursache für das Verhalten der Patientin zu hinterfragen, ganz im Sinne der vorbehaltenen Aufgabe von Pflegefachfrauen und -männern „die Erhebung und Feststellung des individuellen Pflegebedarfs" (§ 4 (2) 1 PflBG). Hierzu war es notwendig, den Blick auf die gesamte Situation zu richten, insbesondere auch darauf, wie denn das Trinkverhalten vor dem Krankenhausaufenthalt gewesen war. Dazu wiederum war es notwendig, die entsprechenden Informationen entweder von der stationären Einrichtung, aus der sie übernommen wurde, einzuholen oder die Tochter als engste Bezugsperson miteinzubinden. Nur so konnte das Verhalten der Patientin realistisch eingeschätzt werden. Offensichtlich verunsicherte der plötzliche Ortswechsel die Patientin so sehr, dass sie sich bedroht fühlte und aus dieser Angst heraus jegliche Flüssigkeit verweigerte. Es ist bei der Aufnahme der Patientin zunächst nicht gelungen, eine Beziehung zu ihr aufzubauen, die es ihr erleichtert hätte, sich ausreichend sicher und geborgen zu fühlen. Erst die Intervention von Herrn Kühn hat dazu geführt, dass eine zusätzliche massive Traumatisierung der Patientin gerade noch verhindert werden konnte.

Wo jeweils die konkrete **Grenze der Kompetenzbereiche** beider Berufsgruppen zu ziehen ist, wurde durch den Gesetzgeber nicht festgelegt und kann nur im Einzelfall entschieden werden. Eine offene und kollegiale Kommunikation ist das wichtigste Mittel, um Konflikte zwischen beiden Berufsgruppen überhaupt nicht erst entstehen zu lassen.

Das Fallbeispiel zeigt einmal mehr, wie sehr der Pflegeprozess nicht nur der Problemlösung dient, sondern auch Beziehungsprozess ist. Ohne eine solche Pflegebeziehung wäre auch eine Problemlösung im besten Sinne der Patientin nicht möglich gewesen.

Zusammenfassend lässt sich festhalten:

- Das prozesshafte, methodische Vorgehen ist eine Kernkompetenz professioneller Pflege.
- Dieser Umstand wurde gestärkt durch eine gesetzliche Verankerung der wesentlichen Schritte des Pflegeprozesses als vorbehaltene Tätigkeiten.
- Dieser Vorbehalt gehört zum selbstständigen Aufgabenbereich der Pflege und gilt absolut,

d. h. auch gegenüber anderen Berufsgruppen (Ärzten, Sozialarbeitern etc.).

- Die Abgrenzung ärztlicher und pflegerischer Tätigkeiten kann in der Praxis zu Konflikten führen, da pflegerische Maßnahmen Einfluss auf die ärztlich angeordnete Behandlung des Patienten haben können und umgekehrt.
- Es ist zu berücksichtigen, dass das Verhältnis Arzt–Pflegende in allen drei Versorgungssettings (ambulante Pflege, stationäre Langzeitpflege, akut-klinischer Bereich) jeweils unterschiedlich zu beurteilen ist.
- Die Bedeutung und Umsetzung von Vorbehaltsaufgaben in der Praxis hängt wesentlich von der Interpretation der leistungsrechtlichen Vorgaben des SGB XI, SGB V und SGB XII ab. Hier bemängeln viele Experten, dass die leistungsrechtlichen Vorgaben und die Rechtsprechung nur schwer mit einem modernen Pflegeverständnis kompatibel sind.
- Für die Versorgungssicherheit des Patienten ist die kontinuierliche, wertschätzende interdisziplinäre Kommunikation entscheidend, um ein abgestimmtes Vorgehen in der Versorgung des Patienten zu gewährleisten.

Reflexionsfragen

1. Haben Sie bereits ähnliche Situationen in Ihren Einsätzen erlebt, in denen es zu Abgrenzungsproblemen von ärztlichem und pflegerischem Kompetenzbereich gekommen ist?
2. Wie erleben Sie die Kommunikationskultur unterschiedlicher Berufsgruppen in den verschiedenen Versorgungsbereichen?

3.8 Pflegeprozess und Dokumentation

3.8.1 Dokumentation

Um die **Nachvollziehbarkeit** pflegerischen Handelns zu gewährleisten, ist eine umfassende und lückenlose Dokumentation des Pflegeverlaufs erforderlich. Dabei gilt der Grundsatz, dass eine Dokumentation, die fach- und sachgerecht ausgeführt ist, auch aus rechtlicher Sicht kein erhöhtes Haftungsrisiko bedeutet und also rechtssicher ist. Die immer noch auch unter Fachkräften verbreitete Meinung, dass **aus rechtlicher Sicht** in bestimmter Art und Weise dokumentiert werden muss, ist falsch.

Merke

Dokumentation und Nachvollziehbarkeit des Pflegeprozesses

Aus **juristischer Sicht** kann an die Dokumentation kein höherer Maßstab angelegt werden, als es die fachlichen Voraussetzungen für eine professionelle Pflegedokumentation fordern. Wichtigster Maßstab für eine fachlich korrekte (und damit auch rechtssichere) Dokumentation ist die Nachvollziehbarkeit des Pflegeprozesses anhand der individuellen Pflegedokumentation des jeweiligen Patienten/Bewohners. (Siehe dazu auch MDS 2005)

Bis heute kommt es bei diesem Thema in der Praxis immer wieder zu Missverständnissen und Unsicherheiten. In der Vergangenheit wurden bereits viele Versuche unternommen, die Pflegedokumentation zu verschlanken und unnötige Dokumentationsarbeiten zu vermeiden. Trotz vieler sog. „Entbürokratisierungsprojekte“ hat sich bei vielen immer noch nicht die Erkenntnis durchgesetzt, dass es nicht darum geht, „für den MD(K)“, die Heimaufsicht und andere Aufsichtsbehörden zu dokumentieren oder sich für den Fall rechtlicher Auseinandersetzungen abzusichern.

Merke

Bewertung von Pflegedokumentation

Es ist **keine** vorrangige juristische Aufgabe, ein pflegefachliches System, wie z. B. eine Pflegedokumentation, zu bewerten. (Weiß 2020: 301)

In vielen Einrichtungen sind immer noch Doppel- und Mehrfachdokumentationen die Regel. Aber auch das Gegenteil ist der Fall, nämlich eine Dokumentation, die entweder zu unübersichtlich oder zu spärlich ist, um den Pflegeverlauf nachvollziehen zu können. Um zu entscheiden, wie umfangreich dokumentiert werden muss, hilft kein Blick in ein Gesetzbuch oder eine Richtlinie. Die Entscheidung darüber ist ausschließlich eine pflegefachliche Entscheidung der verantwortlichen 3-jährig ausgebildeten Pflegefachfrau bzw. des Pflegefachmanns, die für den individuellen Pflegeprozess ihres Patienten verantwortlich ist.

Merke

Umfang der Dokumentation – eine juristische Frage?

Die Pflicht zur Dokumentation des Pflegegeschehens zielt zuallererst allein auf die **pflegerische Beziehung zwischen Pflegeeinrichtung und zu Pflegenden.** Der primäre Grund ist also nicht die Beweissicherung für den Haftungsprozess bzw. bei Eintritt eines Schadensereignisses. Die Frage nach dem individuell notwendigen Umfang der Pflegedokumentation ist daher immer und ausschließlich eine pflegefachliche und keine juristische Frage. Lässt sich zum Beispiel bei Eintritt eines Schadensereignisses bei einem Patienten anhand der Dokumentation nicht nachvollziehen, wie es dazu kommen konnte, liegt der Verdacht nahe, dass das entsprechende Risiko oder die besondere Gefahrenlage nicht erkannt und der Pflegeprozess nicht umgesetzt wurde. In solchen Fällen kann es bei haftungsrechtlichen Auseinandersetzungen zur Beweislastumkehr kommen, mit der Folge, dass nicht der geschädigte Patient bzw. Pflegebedürftige, sondern der (potenzielle) Schädiger nachweisen muss, alles aus pflegefachlicher Sicht Notwendige getan zu haben, um den Schaden zu verhindern. So könnte es auch sein, dass der Nachweis gelingt, dass aufgrund besonderer Umstände und der Schwere einer Erkrankung ein Schaden nicht hätte verhindert werden können. (Siehe dazu auch Weiß 2020: 304.)

Die Forderung nach **angemessener Dokumentation** (inhaltlich und formal) als wichtiger Bestandteil aller pflegerischen Maßnahmen lässt sich ebenfalls indirekt aus den in § 4 PflBG beschriebenen Vorbehaltstätigkeiten ablesen. Die komplexen Aufgaben der Erhebung und Feststellung des individuellen Pflegebedarfs, der Organisation, Gestaltung und Steuerung des Pflegeprozesses sowie die Analyse, Evaluation, Sicherung und Entwicklung der Qualität der Pflege sind nicht denkbar, ohne dass hierüber entsprechende schriftliche Aufzeichnungen angefertigt werden.

Ohne entsprechende Dokumentation ist

- die Kontinuität der Versorgung,
- die Informationsweitergabe an Kollegen und
- die zukünftige Entscheidungsfindung bzgl. Pflege und Behandlung

nicht gewährleistet.

In der Grundsatzstellungnahme des Medizinischen Dienstes (MD) wird ausdrücklich auf die Entbürokratisierungspotenziale hingewiesen, die eintreten, wenn konsequent auf Grundlage des Pflegeprozesses gearbeitet wird. Ziel kann es niemals sein, möglichst „viel" zu dokumentieren, sondern **vollständig, systematisch und übersichtlich.** (MDK 2005: 4)

Beispiel für eine lückenhafte Dokumentation

Bedauerlicherweise beweisen viele Pflegedokumentationen auch immer noch das Gegenteil, nämlich eine Unterdokumentation (▸ Abb. 3.9) in

Pflegebericht — 14.10.2022 06:00 – 14.10.2022 20:39

Kurzzeitpflege

Helga Meier (*12.3.1948) — **Kurzzeitpflege**

Datum	Uhrzeit	Schicht	Kategorie	Kennzeichen	Detail	Handzeichen
14.10.2022	20:27	Spätschicht	Krankenhaus			RAJA (14.10.2022 20:28)
Im UKB angerufen, Klientin befindet sich noch in der Rettungsstelle						
14.10.2022	14:06	Spätschicht	Ausscheidung; Überleitung; Vitale Funktionen; Infektionsanzeichen			RAJA (14.10.2022 14:10)
PP stellte dicke- ödematöse Beine/Füße fest, ein Katheter ist flockig und der andere läuft nicht ab, durch die erhöhte Temperatur und erhöhter Blutdruck, wurde ein KT VT bestellt. Sohn wurde darüber informiert, dass sie ins UKB gebracht wird. Klientin wurde soeben abgeholt- geht ins UKB, KK-K hat PP bei ihr im Zimmer nicht gefunden- da sie gestern erwähnte, sie habe die.						
14.10.2022	vormittags	Frühschicht	Vitale Funktionen	Maßnahme	Maßnahme: nicht durchgeführt	RAJA (14.10.2022 17:40)
ist im KH Maßnahme: CORONA-SCHNELLTEST nicht durchgeführt						
14.10.2022	09:52	Frühschicht	Pflegebedürfigkeit			nasi (14.10.2022 09:52)
Frau Meier lehnte es heute ab die GP durchzuführen, sie legt sich nach dem Frühstück wieder ins Bett.						
14.10.2022	06:26	Frühschicht	Hautzustand; Vitale Funktionen			wela (14.10.2022 06:28)
Klientin saß an der Bettkante. Hautbild blass. Frau Meier ist ansprechbar. RR 201/75 und Temperatur 38,4 erhöht. Blutdruckmedikamente wurden schon verabreicht. KV Arzt und KH Einweisung lehnt Klientin ab.						

Abb. 3.9 Beispiel Pflegebericht (Kurzzeitpflege): lückenhafte Dokumentation [P1312, L143]

Tab. 3.6 Kommentar zum Pflegebericht Kurzzeitpflege (▶ Abb. 3.9)

Datum	Zeit	Kommentar
14.12.2020	06:26	Das auffällige Erscheinungsbild der Klientin („Hautbild blass") veranlasste die Pflegefachfrau offensichtlich, eine RR-Kontrolle durchzuführen. RR und Temperatur ergeben erhöhte bis stark erhöhte Werte (RR > 200).
14.12.2020	09:52	Außer der Eintragung, dass die Klientin es ablehnt, die GP (= Grundpflege) durchzuführen und sich nach dem Frühstück wieder ins Bett legt, enthält der Bericht keine wesentlichen Informationen. Es erfolgt keine Nachkontrolle von Blutdruck und Temperatur, obwohl bereits fast 3½ Stunden vergangen sind. Ob die verabreichte Blutdruckmedikation Wirkung gezeigt hat, ist nicht nachvollziehbar. Aus welchen Gründen die Klientin die Grundpflege ablehnt, wird auch nicht deutlich, obwohl eine solche Information in dieser Situation möglicherweise ein wichtiger Hinweis auf ihren Zustand wäre.
14.12.2020	„vormittags"	Eine Uhrzeit ist nicht dokumentiert. Die Reihenfolge ist nicht chronologisch. Offensichtlich wurde der Eintrag um **17:40** Uhr nachgeholt (siehe rechte Spalte!) und die Klientin befand sich zu diesem Zeitpunkt („vormittags") bereits im Krankenhaus („im KH"). Widersprüchlich ist allerdings dann die Zeitangabe in der nächsten Zeile.
14.12.2020	14:06	Mehr als 7½ Stunden später erfolgt erstmals wieder eine Beschreibung des Zustandes der Bewohnerin. („PP stellte dicke ödematöse Beine/Füße fest …") Eine Nachfrage ergab, dass es sich dabei um eine Klientin mit beidseitiger Nierenfistel handelt. Es ist von „erhöhter Temperatur" und „erhöhtem Blutdruck" die Rede. Ob sich diese Aussage auf aktuelle Messungen beziehen oder immer noch auf das Ergebnis der Messung von 6:26 Uhr ist nicht nachvollziehbar. Es finden sich Abkürzungen „PP", „KK-K" (wahrscheinlich „Krankenkassen-Karte"), die nicht näher durch eine Legende erläutert sind. Laut Pflegebericht wurde die Klientin zu diesem Zeitpunkt abgeholt von „KT" („Krankentransport")- „VT" (?)
14.12.2020	20:27	Eine Nachfrage in der Rettungsstelle des UKB (Unfallkrankenhaus Berlin-Marzahn) ergibt, dass sich die Klientin immer noch in der Rettungsstelle befindet.

Bezug auf wirklich wichtige pflegerelevante Informationen.

Ein genauer Blick (▶ Tab. 3.6) auf den chronologischen Ablauf der Ereignisse macht deutlich, dass die Forderung nach vollständiger, systematischer und übersichtlicher Darstellung nur sehr bedingt erfüllt ist.

Der Pflegebericht (▶ Abb. 3.9) zeigt, dass von einer kontinuierlichen Umsetzung des Pflegeprozesses in diesem Fall nicht gesprochen werden kann. Dass die Klientin aufgrund ihrer beiden Nierenkatheter immer schon einem erhöhten Infektionsrisiko ausgesetzt ist und zusätzlich die Temperaturmessung frühmorgens bereits ein deutlicher Hinweis auf eine bereits vorhandene Infektion war, wurde offensichtlich nicht erkannt (ignoriert?). Weder gegen 9:52 Uhr noch zu irgendeinem anderen Zeitpunkt erfolgte eine Evaluation des Zustandes der Klientin, obwohl für sie möglicherweise bereits eine ernsthafte Gefahr bestand. Erst als die Situation offenbar zu eskalieren begann („ein Katheter ist flockig und der andere läuft nicht ab"), sah man Handlungsbedarf.

Aus Sicht des Pflegeprozesses erfolgte in diesem Fall weder eine professionelle und angemessene *Einschätzung* der Pflegesituation, noch wurde darauf entsprechend *reagiert oder weitere Maßnahmen für den Vormittag geplant.* Aus dem Bericht geht außerdem ebenfalls nicht hervor, ob und inwieweit die Klientin über den Ernst der Situation *informiert und aufgeklärt* wurde, um eine selbstbestimmte Entscheidung zu treffen auf der Basis ausreichender und angemessener Information. Hier heißt es nur lapidar: „KV Arzt und KH Einweisung lehnt Klientin ab". Über die Gründe hierzu kann man nur spekulieren und ob es sich dabei tatsächlich um eine bewusste Entscheidung handelte. Ebenso erfolgte keine *Evaluation* der

Situation, die es unter Umständen bereits notwendig gemacht hätte, sehr viel früher einen Arzt hinzuzuziehen.

Zusammenhang von Dokumentation und Pflegeprozess

Ein großes Problem, das bis heute besteht, ist auch, dass der Pflegeprozess eingeführt wurde, ohne dass die entsprechenden **organisatorischen und personellen Rahmenbedingungen** geschaffen wurden. Anders als in den USA, wo die Einführung und Umsetzung des Pflegeprozesses von entsprechenden Professionalisierungsprozessen begleitet war, konnte sich der Pflegeberuf mittlerweile zu einem Beruf mit hoher beruflicher Autonomie entwickeln und ist bis heute fast vollständig akademisiert. Hingegen hat sich in Deutschland seit Einführung des Pflegeprozesses durch das Krankenpflegegesetz von 1985 in vielen Einrichtungen der Pflegeprozess immer noch nicht in seiner ganzen Tiefe durchsetzen können. Wichtige Schritte, insbesondere die klare Definition von Pflegezielen und -ergebnissen sowie aussagekräftige Evaluationen fehlen weitgehend (Rottenkolber, Hellmann und Thiele 2020: 55–58). Für eine echte Professionalisierung und berufliche Handlungsautonomie braucht es nicht nur ausreichend Personal, sondern auch Personal mit entsprechender Qualifikation. Zudem müssten die dafür erforderlichen Rahmenbedingungen geschaffen werden wie z. B. vollständige Digitalisierung der Dokumentation, Einführung elektronischer Pflegeklassifikationen etc. Und es müssen flächendeckend geeignete Organisationssysteme etabliert werden, die eine qualitativ hochwertige patienten- und bewohnerzentrierte Versorgung möglich machen. Ein geeignetes Pflegesystem, das sich hierfür bewährt hat und bereits Ende der 1960er-Jahre in den USA entwickelt wurde, ist das sog. **Primary Nursing** (▸ 4.4.3). Die hierzulande in einigen Bundesländern übliche Trennung von Leistungen in sog. Grund- und Behandlungspflege, die dann evtl. auch noch von Mitarbeitern mit der jeweils geringstmöglichen Qualifikation erbracht werden, widerspricht diesem Modell. Dies bedeutet einen erheblichen Verlust des ganzheitlichen Blicks auf den Pflegeprozess und damit auch die fehlende Abbildung und Nachvollziehbarkeit des Pflegeprozesses anhand der Pflegedokumentation. Der Pflegeprozess beschreibt in erster Linie eine professionelle Vorgehensweise. Es ist falsch, ihn ausschließlich auf bestimmte Dokumentationserfordernisse zu reduzieren. Beim 4-, 5- oder 6-schrittigen Modell handelt es sich zunächst um ein *gedankliches Konstrukt* und nicht um eine Vorlage, aus der schon abgelesen werden könnte, wie viel und was dokumentiert werden muss. Die Dokumentation alleine garantiert noch nicht die schlüssige Umsetzung des Pflegeprozesses. Trotzdem lässt sich aus den **Schritten des Pflegeprozesses** ableiten, welche **Dokumente** mindestens erforderlich sind, um den Pflegeprozess abbilden zu können (▸ Tab. 3.7). Darüber hinaus können je nach Komplexität und Risikobehaftetheit einer Pflegesituation weitere Dokumente notwendig sein, wie z. B. Ein-/Ausfuhrprotokolle, Bewegungspläne und -protokolle, spezielle Assessmentproto-

Tab. 3.7 Pflegeprozess und Pflegedokumentation

Schritte des Pflegeprozesses	Pflegedokumentation
Pflegeassessment/Einschätzung	• Stammblatt • Pflegeanamnese (z. B. nach ABEDL, Gordon etc.) • Assessmentinstrumente
Erfassen pflegerischer Risiken, Problemen, Ursachen und Ressourcen (Pflegediagnostik)	• Pflegediagnosen frei formuliert oder unter Verwendung von Pflegeklassifikationen (z. B. NANDA)
Formulierung von Zielen, Planung der Maßnahmen/Intervention	• Pflegeplanung mit frei erstellten Formularen, Verwendung von Pflegeklassifikationen (z. B. NOC, NIC)
Durchführung der Maßnahmen	• Pflegebericht • Durchführungs-/Leistungsnachweise
Evaluation (Beurteilung der Wirksamkeit der Maßnahmen im Hinblick auf die formulierten Pflegeziele/-ergebnisse)	• Pflegebericht • Assessmentinstrumente • Pflegeplanungsformular

kolle etc., um die Vollständigkeit des Pflegeprozesses zu garantieren.
Diese Vorgabe deckt sich auch mit den Forderungen der Rahmenverträge für stationäre und ambulante Pflegeeinrichtungen. Über die inhaltliche Ausgestaltung und den Umfang der Dokumentation ist damit noch nichts ausgesagt. Dies ist Aufgabe der jeweiligen Pflegefachfrauen bzw. Pflegefachmänner, die für die Betreuung des Patienten bzw. Pflegebedürftigen verantwortlich sind. Sie haben ebenfalls dafür zu sorgen, dass die an der Pflege beteiligten Hilfskräfte und andere nicht-examinierten Pflegekräfte ihre Leistungen entsprechend dokumentieren.

Fragen zur Pflegedokumentation

Grundsätzlich gilt, dass alles, was behandlungs- und pflegerelevant ist, dokumentiert werden muss (vgl. Weiß 2020: 304). Der einfache Grundsatz *„was nicht dokumentiert ist, gilt als nicht gemacht"* besitzt aus haftungsrechtlicher Sicht in dieser Form allerdings keine absolute Gültigkeit. Zur Begründung wird häufig angeführt, dass es sich insbesondere bei Maßnahmen der sog. Grundpflege um „Routinetätigkeiten", d. h. „regelmäßig wiederkehrende Versorgungsabläufe" handelt. In diesen Fällen kann daher auf eine umfassende Dokumentation auch der Leistungserbringung verzichtet werden. Im Bereich der sog. Behandlungspflege hingegen *„wird es weiterhin grundsätzlich für notwendig erachtet, an einer umfassenden Verfahrensweise* (fortlaufende Abzeichnung der durchgeführten Maßnahmen durch diejenige Person, die sie erbracht hat und ggf. entsprechende ergänzende Hinweise im Pflegebericht) *festzuhalten. Nicht dokumentiert werden müssen grundsätzlich Routinemaßnahmen und standardisierte Zwischenschritte sowie Selbstverständlichkeiten. Die Grundpflege setzt sich in der Regel aus solchen Routinemaßnahmen zusammen".* (Beikirch et al. 2017, S. 82)
Diese „Logik" kann aus pflegefachlicher Sicht kritisiert werden:

1. Leistungen der sog. Grundpflege sind *keine* Routinetätigkeiten. Dahinter verbirgt sich ein veraltetes Verständnis der Aufgaben von Pflege, das in dieser Form der Komplexität pflegerischen Handelns widerspricht. Der Begriff wertet zudem solche Tätigkeiten, die den eigentlichen Kernbereich von Pflege ausmachen, als relativ einfach und beherrschbare Aufgaben ab, für die es wenig oder keine formale Qualifikation braucht. Eine solche Bewertung steht zudem im Gegensatz zur inhaltlichen Beschreibung der selbstständigen Aufgaben von Pflegefachfrauen und -männern darunter v. a. der Vorbehaltsaufgaben nach § 4 PflBG, die die Kernkompetenz von Pflegefachfrauen und -männern beschreiben. Gerade diese körpernahen, persönlichen und zu einem großen Teil intimen Tätigkeiten sind es, die dazu dienen, die Alltagskompetenz des Pflegebedürftigen zu fördern, um ein weitgehend selbstbestimmtes Leben zu führen. Dies schließt ein, auf tagesaktuelle Befindlichkeiten zu reagieren, Risiken immer wieder neu einzuschätzen und auf das Bedürfnis des Pflegebedürftigen nach Kommunikation einzugehen. Es bedeutet auch die konsequente Umsetzung von Pflegekonzepten (Bsp. Basale Stimulation, Realitätsorientierungs-Training, Bobath-Konzept, Affolter-Konzept etc.) und Prophylaxen auch bei vermeintlich „einfachen" Tätigkeiten, z. B. der Unterstützung bei der Körperpflege. Von „regelmäßig wiederkehrenden Versorgungsabläufen", die problemlos an Mitarbeiter ohne formale Qualifikation delegiert werden können (wie es leider in der Praxis häufig geschieht), kann also keine Rede sein.
2. Als „Routinetätigkeiten" und damit „regelmäßig wiederkehrende Versorgungsabläufe" im eigentlichen Sinn können tatsächlich fast sämtliche (zumindest im ambulanten und stationären Bereich) ärztlich verordneten Maßnahmen („Behandlungspflege") bezeichnet werden. Diese sind zu einem hohen Grad standardisierbar und in ihrer Durchführung weitgehend unabhängig von individuellen Besonderheiten des jeweiligen Patienten (Beispiel: Verabreichung einer Insulininjektion mittels Pen). Dass ausgerechnet für solche Tätigkeiten an einem erhöhten Dokumentationsaufwand (► Abb. 3.10) festgehalten werden soll, ist ggf. nur verständlich, wenn davon ausgegangen wird, dass es sich um „arztnahe" Leistungen handelt, die immer noch eine höhere Wertschätzung erfahren, als die eigentlichen pflegerischen Kernleistungen. Warum sollte z. B. die Durchführung einer Injektion ständig abgezeichnet werden, obwohl sie in immer gleicher Weise durchgeführt wird? Jedoch sollte eine gezielte Prophylaxe oder die gezielte aktive Anleitung des Pflegebedürftigen bei der Körperpflege – in jedem Fall eine weitaus aufwendigere und komplexere Leistung – nicht dokumentiert werden, obwohl deren Un-

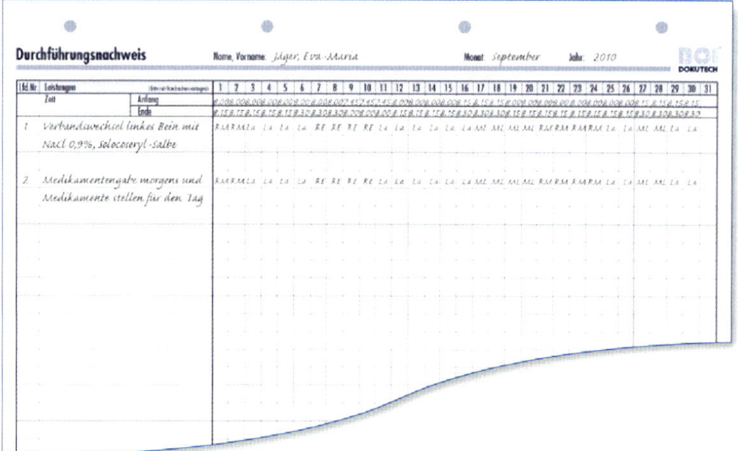

Durchführungsnachweis Name, Vorname: Jäger, Eva-Maria Monat: September Jahr: 2010 DOKUTECH

Lfd. Nr.	Leistungen	1	2	3	4	5	6	7	8	9	10	11	12	13	14	15	16
Zeit	Anfang	8.00	8.00	8.00	8.00	8.00	8.00	8.00	8.00	7.45	7.45	7.45	8.00	8.00	8.00	8.00	8.15
	Ende	8.15	8.15	8.15	8.15	8.15	8.30	8.30	8.30	8.00	8.00	8.00	8.15	8.15	8.15	8.15	8.30
1	Verbandswechsel linkes Bein mit NaCl 0,9%, Solcoseryl-Salbe	RM	RM	La	La	La	La	RE	RE	RE	RE	La	La	La	La	La	La
2	Medikamentengabe morgens und Medikamente stellen für den Tag	RM	RM	La	La	La	La	RE	RE	RE	RE	La	La	La	La	La	La

Lfd. Nr.	Leistungen	17	18	19	20	21	22	23	24	25	26	27	28	29	30	31
Zeit	Anfang	8.15	8.15	8.00	8.00	8.00	8.00	8.00	8.00	8.00	8.00	8.15	8.15	8.15	8.15	
	Ende	8.30	8.30	8.15	8.15	8.15	8.15	8.15	8.15	8.15	8.15	8.30	8.30	8.30	8.30	
1	Verbandswechsel linkes Bein mit NaCl 0,9%, Solcoseryl-Salbe	ML	ML	ML	ML	RM	RM	RM	RM	La	La	ML	ML	La	La	
2	Medikamentengabe morgens und Medikamente stellen für den Tag	ML	ML	ML	ML	RM	RM	RM	RM	La	La	ML	ML	La	La	

Abb. 3.10 Beispiel Durchführungsnachweis für ärztlich verordnete Leistungen [V775]

terlassen unter Umständen ein höheres Risiko für den Patienten bedeuten könnte? Dieses Vorgehen erschließt sich aus pflegefachlicher Sicht nicht. Es handelt sich dabei um ein Pflegeverständnis, das der Absicht der neuen generalistischen Ausbildung eigentlich entgegengesetzt ist.

Bei aller Notwendigkeit der Dokumentation darf eines nie vergessen werden: Gute Pflege entscheidet sich immer am Pflegebedürftigen. Auch eine lückenlose Dokumentation bringt nichts, wenn die darin enthaltenen Informationen bei der Durchführung der Pflegemaßnahmen nicht beachtet werden oder das handelnde Personal nicht über die entsprechende formale *und* materielle Qualifikation verfügt, die geplanten Maßnahmen korrekt umzusetzen.

Dokumentation ärztlicher Anordnungen

Die **Durchführung medizinischer Maßnahmen** ist nach ärztlicher Anordnung unter bestimmten Voraussetzungen auf nicht-ärztliches Personal übertragbar. Die Pflegefachfrau bzw. der Pflegefachmann handelt dabei im Rahmen des eigenständigen Aufgabenbereichs, der Mitwirkung an Diagnostik und Therapie des Patienten und übernimmt dabei die Durchführungsverantwortung, während der Arzt die Anordnungsverantwortung hat. Eine solche **Delegation** ärztlicher Leistungen muss ebenfalls entsprechend dokumentiert werden. Ob der Arzt verpflichtet ist, Eintragungen in die *Pflegedokumentation* vorzunehmen und diese per Handzeichen abzuzeichnen, ist nach aktueller Einschätzung von Juristen zumindest umstritten.

Praxistipp

Hausbesuche

In den Richtlinien zur häuslichen Krankenpflege (HKP-Richtlinie) findet sich der Hinweis: *„Die Verordnerin oder der Verordner* (d. h. behandelnde Ärztin/behandelnder Arzt; Anm. d. Verf.) **soll** (Hervorh. d. d. Verf.) *bei Gelegenheit des Hausbesuches die Pflegedokumentation einsehen, diese für ihre oder seine Entscheidungen auswerten und bei Bedarf Anordnungen darin vermerken".* Falls bei Pflegebedürftigen Klärungsbedarf hinsichtlich der weiteren Therapie und Pflege besteht, sollte unbedingt versucht werden, sich mit dem Arzt *gemeinsam* zu einem Hausbesuch zu verabreden, um das weitere Vorgehen persönlich abzusprechen. Die *schriftliche Übergabe* zwischen Arzt und Pflege mittels spezieller Dokumentationsvorlagen („Ärztliches Kommunikationsblatt" o. Ä.), die sich in der Pflegedokumentation beim Pflegebedürftigen vor Ort befinden, funktioniert – so zeigt die Erfahrung – in der Regel *nicht!*

Vor allem im ambulanten Bereich kommt es vor, dass ärztliche Anordnungen nach telefonischer Rücksprache mit dem behandelnden Arzt erfolgen, während sich die Pflegefachfrau bzw. der Pflegefachmann beim Pflegebedürftigen vor Ort befindet. In diesem Fall sollte das Telefongespräch nach der **sog. VUG-Regel** dokumentiert werden. „VUG" bedeutet „**v**orgelesen **u**nd **g**enehmigt" und heißt: Eine vom Arzt vorgenommene Anordnung (z. B. eine entsprechende Anpassung der Medikamentendosis aufgrund eines veränderten Gesundheitszustandes der Pflegebedürftigen) wird von der Pflegefachfrau bzw. dem Pflegefachmann nochmals vorgelesen und vom Arzt bestätigt. Der Anlass und Inhalt des Telefonats einschließlich Zeitpunkt des Gesprächs und der beteiligten Personen wird im Pflegebericht dokumentiert mit Verweis auf das entsprechend aktualisierte Medikamentenblatt. Es ist allerdings **dringend zu empfehlen,** dass sich der Pflegedienst eine solche telefonische Anordnung zeitnah vom behandelnden **Arzt gegenzeichnen** lässt (oder sich die aktuelle Anordnung nachträglich per Fax zuschicken lässt). Ein solches Vorgehen sollte allerdings auf Einzelfälle (z. B. akute Verschlechterung des Zustandes bzw. akute behandlungsbedürftige Auffälligkeiten, Schmerzen etc.) beschränkt bleiben und nicht zur Regel werden.

Praxistipp

Ärztliche Dokumentationspflicht

Der Arzt unterliegt zwar ebenso der Pflicht, seine Leistungen zu dokumentieren und Aufzeichnungen in der Patientenakte zu führen wie das Pflegepersonal (Näheres hierzu regelt die (Muster-)Berufsordnung für Ärzte, zivilrechtliche Vorgaben des § 630 f. BGB, des § 295 (1) SGB V und andere mehr). Es besteht allerdings keine Verpflichtung des Arztes zur Dokumentation seiner Leistungen oder Anordnungen **außerhalb** seiner Patientenakte in der Pflegedokumentation einer ambulanten oder stationären Einrichtung (z. B. im Rahmen eines Hausbesuches).

Da der Arzt bei **Delegationsentscheidungen** aber auf die Zusammenarbeit und Mitwirkung des Pflegepersonals zur Sicherung der ärztlichen Therapie angewiesen ist, sollte die Pflegefachfrau oder der Pflegefachmann bzw. die verantwortliche Pflegefachkraft der Einrichtung in jedem Fall auf eine eindeutige und unmissverständliche **schriftliche Anordnung** des Arztes auf entsprechenden Formblättern der Pflegedokumentation oder in sonstiger angemessener Weise bestehen. Im Falle mündlicher und/oder telefonsicher Anordnungen ggf. die VUG-Regel anwenden und eine schriftliche Ausfertigung der Anordnung zeitnah nachträglich anfordern (z. B. per Fax).

Reflexionsfragen

1. Welche Erfahrungen haben Sie bislang in Ihren Praxiseinsätzen im Umgang mit mündlichen und/oder telefonischen ärztlichen Anordnungen gemacht?
2. Wie interpretieren Sie den Grundsatz „Was nicht dokumentiert ist, gilt als nicht gemacht"?

Grundsätze der Dokumentation

Um die **Korrektheit der Dokumentation** sowohl aus pflegefachlicher als auch aus rechtlicher Sicht zu gewährleisten, haben sich folgende **Grundsätze** herausgebildet:

- Die Eintragungen müssen **der Wahrheit entsprechen.** Nur dann ist eine verlässliche Informationsweitergabe gewährleistet. Aus rechtlicher Sicht ist die Pflegedokumentation eine Urkunde, falsche oder unwahre Eintragungen entsprechen dem Straftatbestand der Urkundenfälschung.
- Die Dokumentation muss **vollständig** sein, d. h. alle für die Pflege und Behandlung des Patienten wesentlichen Tatsachen und Informationen sind erfasst. Regelmäßig wiederkehrende Abläufe brauchen nicht jedes Mal dokumentiert werden.
- Die Dokumentation muss **zeitnah** erfolgen. Auch dieses Kriterium muss in erster Linie unter pflegefachlichen Gesichtspunkten interpretiert werden. Bei einem Patienten, dessen Vitalfunktionen engmaschig überwacht werden müssen, ist „zeitnah" wesentlich strenger auszulegen als bei einem Pflegebedürftigen mit chronisch-stabilem Gesundheitszustand. Im ersten Fall muss die Dokumentation der gemessenen Vitalwerte, Symptome oder Reaktionen des Patienten unmittelbar im Anschluss der durchgeführten Maßnahmen und Beobachtungen erfolgen, um bei Bedarf schnell darauf reagieren zu können. Im zweiten Beispiel ist davon auszugehen, dass es ausreichend sein kann, wenn Auffälligkeiten und Besonderheiten spätestens bis zum Ende der Schicht erfasst werden. Zu beachten ist dabei aber, dass in der Hektik des Stationsalltags wichtige Beobachtungen, die nicht unmittelbar dokumentiert werden, womöglich in Vergessenheit geraten. „Zeitnah" ist also immer unter dem Aspekt der Vollständigkeit zu interpretieren!
- Die Dokumentation ist grundsätzlich **nicht delegationsfähig** und muss von denjenigen Pflegenden vorgenommen werden, die die Pflegehandlung durchgeführt bzw. die entsprechende Beobachtung gemacht haben.
- Alle Eintragungen müssen **kontinuierlich** erfolgen, d. h. begleitend zur Pflege, Betreuung und Behandlung des Pflegebedürftigen. Der Verlauf muss anhand der Dokumentation lückenlos nachvollziehbar sein.

- Aus formaler Sicht muss die Dokumentation **leserlich** sein. Insbesondere in der ambulanten Pflege erfolgt immer noch ein erheblicher Anteil der Dokumentation in handschriftlicher Form, vor allem Eintragungen in den Pflegebericht. Außerdem sollte unbedingt auf sprachliche Richtigkeit geachtet werden, damit keine Unklarheiten entstehen und Missverständnisse ausgeschlossen sind.
- Der Umfang der Dokumentation sollte nicht bestimmt werden durch das verwendete Dokumentationssystem, sondern einzig und allein durch die Komplexität und die Anforderungen der Pflegesituation des Patienten unter individuellen pflegefachlichen Gesichtspunkten.
- Zu Unrecht wird die gesamte Diskussion um die Bedeutung und den Umfang der Pflegedokumentation auf die haftungsrechtlichen Aspekte verengt. Hier sind es oftmals Juristen, deren Expertise eingeholt wird, um eine entsprechende Einschätzung abzugeben. Übersehen wird jedoch in der Diskussion, dass es sich dabei allein um eine juristische und nicht um eine pflegefachliche Sichtweise handelt.

Merke

Nachweis der korrekten Versorgung

Das wichtigste Kriterium für eine gute Dokumentation ist nicht vorrangig die Abwehr von haftungsrechtlichen Ansprüchen, sondern der Nachweis der in **pflegefachlicher Hinsicht** korrekten Versorgung des pflegebedürftigen Menschen!

3.8.2 Grundpflege und Behandlungspflege

Im letzten Abschnitt wurde bereits auf den Zusammenhang zwischen Grund- bzw. Behandlungspflege und Dokumentation hingewiesen. Im Folgenden sollen die beiden Begriffe der „Grundpflege“ und „Behandlungspflege“ vertieft behandelt werden. Hinter dieser bis heute gebräuchlichen Unterscheidung pflegerischer Maßnahmen steckt mehr, als auf den ersten Blick zu vermuten ist und erweist sich bei genauerer Betrachtung als komplex. Diese Unterscheidung ist auch eine Frage des beruflichen Selbstverständnisses und der eigentlichen Kernaufgaben von Pflege, wie sie in den sog. Vorbehaltsaufgaben beschrieben sind. In vielen Zusammenhängen, sowohl in pflegefachlichen Veröffentlichungen, in Lehrbüchern als auch im Sozialrecht findet sich bis heute diese Unterscheidung. Während unter **„Grundpflege“** im Allgemeinen diejenigen körpernahen Pflegemaßnahmen verstanden werden, die der Unterstützung des pflegebedürftigen Menschen bei seinen Alltagsaktivitäten dienen, bezieht sich die **„Behandlungspflege“** auf die Durchführung ärztlich verordneter Leistungen. Eine solche Definition nimmt zunächst an, dass es eine klare Trennung zwischen beiden Arten von Maßnahmen gibt. Außerdem wird angenommen, dass Maßnahmen der Behandlungspflege grundsätzlich – weil vom Arzt verordnet – im Gegensatz zu Maßnahmen der Grundpflege einer besonderen (formalen) Qualifikation bedürfen. Ein Blick in das SGB V zeigt, dass diese Annahme nicht korrekt ist: Dort ist lediglich die Rede von „geeigneten Pflegekräften“ (§ 37 (1) SGB V). Darüber hinaus finden sich Aussagen, dass es sich bei Maßnahmen der Grundpflege um „regelmäßig wiederkehrende Versorgungsabläufe“ handelt, während Maßnahmen der Behandlungspflege grundsätzlich anspruchsvoller und daher höhere Anforderungen an die Dokumentation anzulegen seien. Aussagen mancher Juristen, dass sich die sog. Grundpflege aus Routinemaßnahmen zusammensetze, erweisen sich aus *pflegefachlicher Sicht* als falsch und überholt. Eine solche Zweiteilung von Pflege, wie es die beiden Begriffe nahelegen und wie sie sich immer noch im Leistungsrecht des Sozialgesetzbuches findet, gilt mittlerweile bei Fachexperten als hochproblematisch und pflegewissenschaftlich als überholt (Rottenkolber, Hellmann und Thiele 2020: 49; Weiß 2020: 83). Sie entspricht nicht mehr den tatsächlichen Anforderungen der Pflegepraxis und einem professionellen Berufsverständnis. Auf beide Begriffe und die dadurch bedingte Unterscheidung sollte zukünftig aus Sicht der Pflegewissenschaft verzichtet werden.

Die ► Abb. 3.11 symbolisiert die wechselseitige Beeinflussung selbstständig auszuführender Aufgaben gem. § 5 PflBG (einschl. Vorbehaltstätigkeiten nach § 4 PflBG) und ärztlich delegierbarer Aufgaben im Rahmen der Mitwirkung (eigenverantwortlicher Aufgabenbereich gem. § 5 PflBG). Oft genug kommt es zu Überschneidungen beider Verantwortungsbereiche in der Praxis, auch wenn die unterschiedlichen Kompetenzen ärztlichen und pflegerischen Handelns formal festgelegt sind. Dabei ist eine gute Kommunikation zwischen den verschiedenen Berufsgruppen und Mitarbeitern

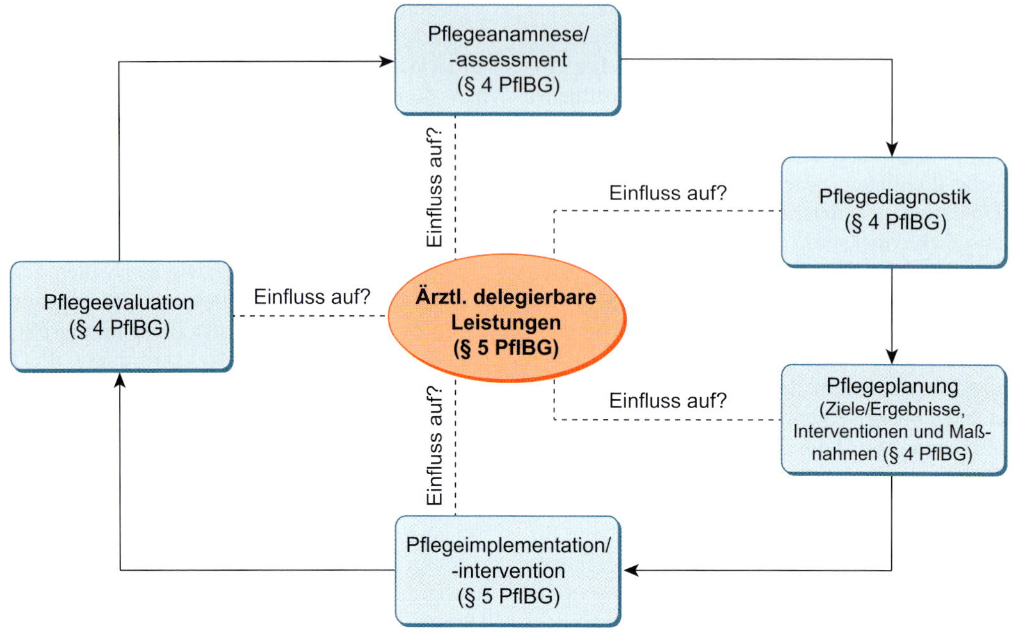

Abb. 3.11 Der Pflegeprozess als ganzheitliches Geschehen (eigene Darstellung) [P1312, L143]

unterschiedlicher Qualifikation unerlässlich, um die Versorgung des jeweiligen Patienten bestmöglich zu gewährleisten.

Ursprung der beiden Begriffe

Bis etwa Anfang der 1960er-Jahre waren die Begriffe „Grundpflege" und „Behandlungspflege" in Deutschland völlig unbekannt. Hintergrund ist die Vorstellung, dass pflegerisches Handeln möglichst kleinteilig in viele Arbeitsschritte zerlegbar sei. Ziel war es, Pflege in wichtige und weniger wichtige Tätigkeiten zu unterteilen. Die ursprüngliche Bedeutung von **„Grundpflege"**, wie sie sich etwa Ende der 1960er-Jahre in der deutschen Krankenhauspflege durchgesetzt hat, bezog sich auf körpernahe Tätigkeiten, wie z. B. Körperpflege, Ausscheidungen, Nahrungsaufnahme etc. Es herrschte die Vorstellung vor, dass es hierfür keinerlei besondere Kenntnisse braucht oder diese relativ leicht zu erlernen seien. Unabhängig vom Krankheitsbild sollte in diesen Bereichen für alle Patienten ein durchschnittlicher und für alle gleicher Umfang und Zeitaufwand ausreichend sein. Sofern diese Tätigkeiten den medizinisch-therapeutischen Prozess behindern, sollte auf sie verzichtet werden. Pflege sollte ausschließlich nach betriebswirtschaftlichen und vor allem ärztlichen Vorstellungen möglichst effizient organisiert und einzig und allein **auf den ärztlichen Behandlungsprozess hin abgestimmt** werden. Für die Pflegepraxis war damit eine Abwertung der Grundpflege verbunden, so dass diese überwiegend an ungelernte oder unerfahrene Pflegende oder Aushilfen abgegeben wurde. Nicht anders als heute, wenn insbesondere im Bereich der ambulanten Pflege der überwiegende Teil der Tätigkeiten im Bereich der Grundpflege von nichtexaminierten Personen, zum Teil angelernten Mitarbeitern ohne jede Qualifikation oder pflegerische Vorerfahrung durchgeführt wird.

Unter **„Behandlungspflege"** wurden (und werden) meist alle Tätigkeiten verstanden, die der Hilfestellung bei diagnostischen oder therapeutischen Maßnahmen dienen und ausschließlich auf ärztliche Weisung hin erfolgen. Dabei wird angenommen, dass dazu größeres medizinisches Wissen, höhere intellektuelle und praktische Fähigkeiten erforderlich seien als bei Maßnahmen der sog. Grundpflege. Damit einher geht eine gewisse Höherbewertung solcher Maßnahmen auch unter Pflegenden. Das kommt daher, dass es sich hier um Maßnahmen handelt, die ursprünglich von Ärzten selber durchgeführt wurden und erst später aus Zeitmangel und Rationalisierungsgründen an Pflegende delegiert wurden (!). Bis heute wird – zu Unrecht – entsprechend der Logik des Sozialrechts davon ausgegangen, dass sich Pflege vorrangig an medizinischen Interventionsprozessen orientiert. Diese Auffassung von Pflege hält sich bis heute hartnäckig. Umso folgenschwerer, dass Pflegende und teilweise auch Pflegepädagogen an dieser Auffassung festhalten. Sie haben den damit verbundenen Sprachgebrauch („Grund- bzw. Behandlungspflege") weitgehend „verinnerlicht" und geben diesen an die Auszubildenden weiter. Eine solche Auffassung von Pflege widerspricht aus Sicht der Pflegewissenschaft einem modernen Pflegeverständnis und insbesondere dem Selbstverständnis des Pflegeberufegesetzes (PflBG).

Kritik der Begriffe „Grundpflege" und „Behandlungspflege"

Die unter § 4 PflBG beschriebenen Vorbehaltstätigkeiten umfassen die wesentlichen Schritte des Pflegeprozesses. Damit sind Aufgaben gemeint, die Pflegefachfrauen und -männer selbstständig und in eigener Verantwortung – also nicht auf Weisung Dritter (z. B. Ärzte) – ausführen. Die **Erbringung** einzelner pflegerischer Maßnahmen kann bei Bedarf an geringer qualifiziertes Personal **delegiert** werden. Ob Vorbehaltstätigkeiten oder einzelne Pflegemaßnahmen – es handelt sich in allen Fällen um diejenigen Tätigkeiten, die bis heute eher abwertend als „Grundpflege" bezeichnet werden. Die Übernahme ärztlicher Tätigkeiten hingegen kann nicht Teil des eigentlichen Kerns professioneller Pflege sein, denn sie ist nur auf Weisung des Arztes möglich. Sie hat immer den Status einer **Assistenzleistung.** (Siehe dazu § 28 SGB V: *„Zur ärztlichen Behandlung gehört auch die Hilfeleistung anderer Personen, die von dem Arzt angeordnet und von ihm zu verantworten ist."*) Die gegenwärtigen leistungsrechtlichen Vorgaben des SGB V führen dabei zu merkwürdigen Konsequenzen. Während einerseits für die Organisation und Planung der Pflege (Vorbehaltstätigkeiten) eine mindestens 3-jährige Ausbildung erforderlich ist, gilt dies nicht für die Durchführung der Pflege am Patienten. Hierfür braucht es keine besonderen (formalen) Qualifikationsvoraussetzungen. Anders verhält es sich bei Übernahme ärztlich verordneter Leistungen. Obwohl diese *nicht* zum Kernbereich pflegerischen Handelns gehören, müssen zu ihrer Durchführung (in den meisten Bundesländern) bestimmte Mindestvoraussetzungen erfüllt werden, damit diese Leistungen abrechnungsfähig sind. So sehen es die Vereinbarungen der Kostenträger mit den Leistungserbringern vor. D.h.: Im selbstständigen Verantwortungsbereich von Pflege ist die Durchführung der Maßnahmen relativ beliebig, zumindest hinsichtlich der Qualifikation der ausführenden Pflegenden. Jedoch gelten im Bereich der Mitarbeit bei Diagnostik und Therapie (zumindest aus Sicht der Kostenträger!) höhere Anforderungen.

Die Höherbewertung sog. behandlungspflegerischer Maßnahmen hängt mit der historisch gewachsenen Vorstellung zusammen, dass arztnahe, delegierbare Tätigkeiten *besondere* Fähigkeiten und Kenntnisse benötigen würden oder zumindest einen Statusgewinn bedeuten.

Fallbeispiel

Anja Wagner fühlt sich ausgenutzt

Anja Wagner, Auszubildende im ersten Ausbildungsjahr, fühlt sich häufig ausgenutzt und bezeichnet ihre Arbeit selber als „Waschstraße". Ihre Einrichtung behauptet ihr gegenüber, „Schwerpunkt" im ersten Ausbildungsjahr sei nun einmal „das Waschen" bzw. die „Grundpflege". „Höhere" Tätigkeiten, wie das Herrichten und Verabreichen von Medikamenten sind nach Meinung ihrer Einrichtung erst im zweiten Ausbildungsdrittel zulässig.

Erläuterung zum Fallbeispiel

Die Einrichtung übersieht mit dieser Herangehensweise an die Ausbildung: Hier geht es gerade *nicht* nur um die bloße Verabreichung des Medikaments, sondern in diesem Zusammenhang um die Beobachtung des Patienten, die Einschätzung pflegerischer Risiken bei der Einnahme und dem Schlucken sowie die Wirkung und mögliche Nebenwirkungen der verabreichten Medikamente und weitere mögliche Risiken (Bsp.: erhöhtes Sturzrisiko bei Polypharmazie!) im Zusammenhang mit der Medikamentengabe. Auszubildenden wird oftmals systematisch die Möglichkeit genommen, den Pflegeprozess von Anfang an als das zu erfahren und wahrzunehmen, was er ist: ein ganzheitliches komplexes Geschehen, das nicht auf einzelne „Verrichtungen" ausgerichtet ist, sondern auf Heilung und Wohlbefinden des *ganzen* Menschen. Der eigentliche Erfolg von Pflege und der Beitrag, den Pflege auch bei der Heilung und Therapie von Patienten (im akut-klinischen Bereich) leistet, hängt nicht weniger auch von der fachgerechten Durchführung derjenigen Pflegemaßnahmen des selbstständigen Aufgabenbereichs ab.

Die größere Wertschätzung ärztlich verordneter Maßnahmen zeigt sich auch in der juristischen Bewertung, wenn es darum geht, welcher Dokumentationsumfang aus haftungsrechtlicher Sicht sinnvoll ist. Während für Leistungen der sog. Behandlungspflege gefordert wird, jede Maßnahme einzeln zu dokumentieren, genüge für Leistungen der sog. Grundpflege die Hinterlegung einer „übergeordneten Leistungsbeschreibung". Eine solche Bewertung geht an der tatsächlichen Realität und vor allem an der pflegefachlichen Einschätzung völlig vorbei (▸ 3.8.1).

Der Verweis auf ein besonderes Gefahrenpotenzial bei nicht sachgerechter Durchführung von behandlungspflegerischen Maßnahmen im Gegensatz zu grundpflegerischen Maßnahmen kann ebenfalls nicht überzeugen. Zumindest soweit es Maßnahmen betrifft, die üblicherweise im Bereich der ambulanten oder stationären Pflege an der Tagesordnung sind (Bsp.: Blutdruck- und Blutzuckerkontrolle, Wundverbände, Anlegen von Kompressionsstrümpfen, Insulininjektionen). Die Gefährdung eines Patienten bei nicht-sachgerechter Lagerung oder unterlassener oder falscher Durchführung anderer prophylaktischer Maßnahmen kann eine ebenso große oder sogar wesentlich erheblichere sein, wie zum Beispiel die fehlerhafte Verabreichung eines Medikaments (zählt zu den häufigsten Pflegefehlern überhaupt!). Vor allem die vielen Berichte über unzureichend ernährte oder mit Flüssigkeit versorgte Patienten zeigen, wie groß das Fehlerpotenzial in genau jenen Bereichen ist, die zu den originären Aufgaben von Pflege und eben nicht zum Bereich der ärztlich verordneten Maßnahmen gehören. Gerade diese vermeintlich „einfachen" Aufgaben werden aber in vielen Fällen an unqualifizierte Mitarbeiter delegiert und von Fachkräften nicht genügend kontrolliert. Hinzu kommt, dass viele Maßnahmen der sog. Grundpflege sehr wohl eine *therapeutische* Wirkung haben, wenn es zum Beispiel darum geht, bei einem Patienten nach Schlaganfall während der Körperpflege durch Anwendung des Bobath-Konzepts wieder normale Bewegungsmuster anzubahnen. Dazu ist nicht nur das entsprechende praktische Können, sondern auch entsprechendes theoretisches Hintergrundwissen nötig, das in dieser Form nicht in einem wenige Wochen dauernden „Basiskurs" vermittelt werden kann.

Es ist deshalb dringend erforderlich, den Pflegeprozess ganzheitlich zu verstehen, d. h. diejenigen, die planen, organisieren und koordinieren, müssen auch vorwiegend an der Umsetzung und Durchführung von Pflege beteiligt sein und dabei auch den wechselseitigen Einfluss von Maßnahmen der medizinischen Therapie und pflegerischer Interventionen beachten und in der Planung berücksichtigen (▸ Abb. 3.11).

Die Problematik der Trennung von Grund- und Behandlungspflege verweist auch auf die Frage, ob Pflege jemals als echte Profession anerkannt wird. Eine **Profession** zeichnet sich nämlich gerade dadurch aus, dass sie keine Assistenzleistungen für eine andere Berufsgruppe erbringt (zumindest nicht solche, *die sie nicht auch aus eigener Verantwortung heraus veranlassen könnte*), sondern in völliger Berufsfreiheit über ihre eigenen Belange – wie im Falle der Medizin die Diagnose und Therapiefreiheit – entscheiden kann, ohne von der Weisung einer anderen Berufsgruppe abhängig zu sein. Eine solche Unabhängigkeit nennt man berufliche Handlungsautonomie und diese existiert in dieser Weise für die Pflege bis heute nicht.

Damit sich Pflege zu einer echten Profession (▸ 1.4) entwickeln kann, muss sie sich von der Medizin emanzipieren und von der Weisungsbefugnis von Ärzten weitgehend unabhängig sein. (Folgt man dieser Argumentation *nicht*, müsste auch akzeptiert werden, dass Pflege *keine* Profession ist und auch niemals sein wird.) Erst ein solches echtes kollegiales Verhältnis beider Berufsgruppen würde eine Zusammenarbeit „auf Augenhöhe" möglich machen und dem Wohl des Patienten dienen. Dazu braucht es aber noch weitere Voraussetzungen, über die an dieser Stelle nicht näher eingegangen werden kann (Akademisierung der Pflege, Ausbau der berufsständischen Organisation von Pflege, Verkammerung etc.)

Reflexionsfragen

1. Wie erleben Sie die Trennung von „Grund- und Behandlungspflege" in der Praxis?
2. Was ist Ihre Meinung zum Thema Akademisierung der Pflege?
3. Glauben Sie, dass es durch mehr Akademisierung zu flacheren Hierarchien zwischen ärztlicher und pflegerischer Profession kommt und das gesellschaftliche Ansehen von Pflege steigen könnte?

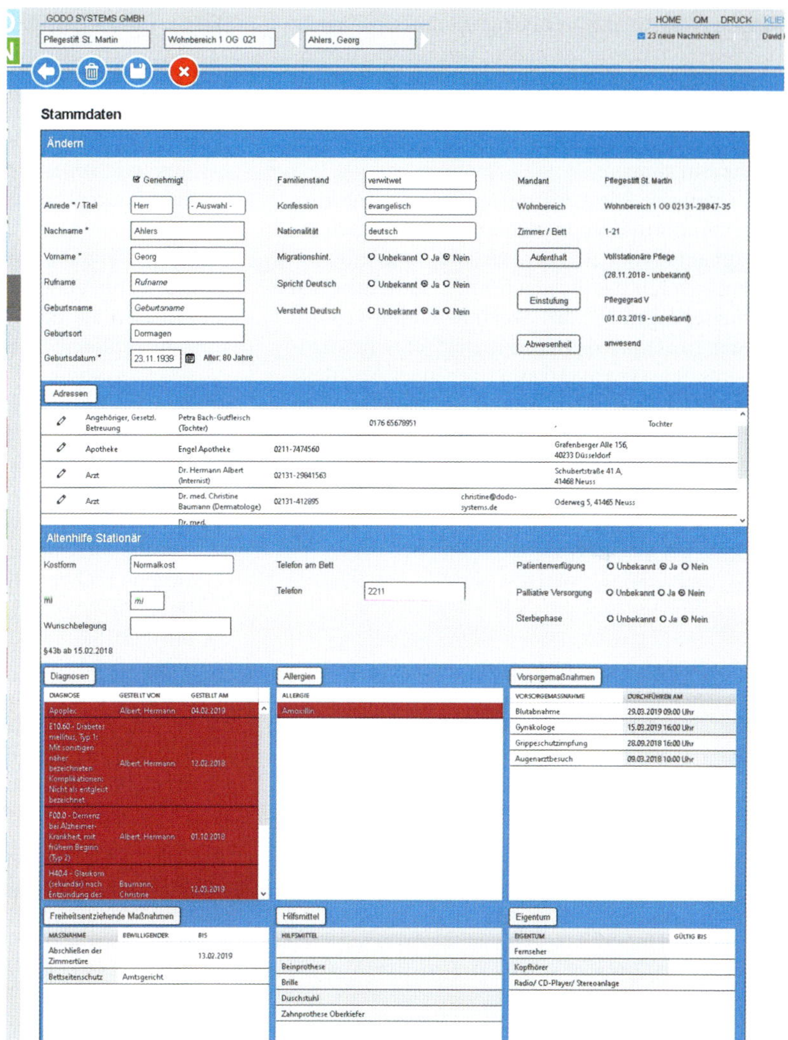

Abb. 3.12 Ein Beispiel für eines von vielen auf dem Markt befindlichen digitalen Pflegedokumentationssystemen [V430]

3.8.3 EDV-basierte Pflegedokumentation

In allen Versorgungsbereichen dominieren mittlerweile digitale Pflegedokumentationssysteme (▸ Abb. 3.12). Allerdings variiert je nach Einrichtung der Anteil handschriftlicher oder digitaler Vorlagen und Eintragungen. Vor allem im ambulanten Bereich erfolgt immer noch ein Großteil der Dokumentation vor Ort beim Pflegebedürftigen in handschriftlicher Form. Grundsätzlich gelten auch für EDV-basierte Pflegedokumentationssysteme die gleichen Regeln und Grundsätze wie für die papiergestützte Dokumentation (▸ 3.8.1). Die in einigen Einrichtungen übliche Praxis, dass Auszubildenden erst nach und nach Zugang zu den Funktionen des Dokumentationssystems bekommen, ist aus fachlicher und didaktischer Sicht abzulehnen. Im Hinblick auf das Erlernen prozessorientierten Denkens und Handelns ein fragwürdiges Vorgehen. Wenn Auszubildende berichten, dass es ihnen nicht möglich ist, selbst Vitalwerte einzutragen, weil „Behandlungspflege" erst im 2. Ausbildungsjahr relevant sei, dann läuft das auf das oben kritisierte verrichtungsorientierte Denken in „einfache" Grundpflege und „höherwertige" Behandlungspflege hinaus. Für Auszubildende ist es wichtig, von Anfang an uneingeschränkten Zugang zu allen Funktionen zu haben, um die Verschriftlichung ihrer Beobachtungen einüben zu können und unter Anleitung Eintragungen vorzunehmen, um sich mit der Logik des Pflegeprozesses vertraut machen zu können.

EDV-gestützte Pflegedokumentationssysteme können eine enorme Zeitersparnis sein. Sie machen die Dokumentation einfacher, sicherer und können helfen – durch das Arbeiten mit standardisierten Formulierungen – die Dokumentationszeit zu verringern. Das Arbeiten mit elektronischen Dokumentationssystemen kann aber auch Nachteile bringen: erhöhter Zeitaufwand für Einweisungen und Schulungen, kostspielige Updates, Probleme der Datensicherung und des Datenschutzes etc.

Praxistipp

Regeln der Dokumentation

Egal, welche Art von Dokumentation verwendet wird bzw. wie hoch jeweils der handschriftliche oder digitale Anteil der Dokumentation ist, sollten folgende ganz praktische Regeln beachtet werden (ergänzend zu den Grundsätzen unter ▸ 3.8.1):

- Der Pflegeverlauf muss aus der Dokumentation nachvollziehbar sein.
- Der Eintrag muss wahrhaftig sein.
- Der Eintrag sollte sachlich sein (was, wann, wie und wo ist etwas passiert?).
- Wertende Aussagen vermeiden (z. B. nicht „Patient ist aggressiv", sondern: „Patient wirft mit Gegenständen um sich" oder Patient schreit: „Verschwinde! Und wirft sein Tablett auf den Boden.")
- Dokumentenechte Stifte (kein Bleistift!) im Falle von Papierdokumentation verwenden.
- Handzeichen, bzw. elektronische Signaturen müssen hinterlegt sein.
- Es muss nachvollziehbar sein, wer wann welche Pflegemaßnahmen durchgeführt hat.
- Dokumentiert wird, was wichtig ist; keine Doppeldokumentationen!
- Je komplexer die Pflegesituation ist, umso höher ist der Dokumentationsaufwand.
- Formulierungen sollten in (Pflege-)Fachsprache erfolgen.
- Geltende Datenschutzregelungen beachten.
- Daten vor unbefugtem Zugriff Dritter sicher aufbewahren.

Wiederholungsfragen

1. Was ist ein Prozess? (▸ 3.1.1)
2. Erläutern Sie die Bedeutung des Themas „Pflegeprozess und Pflegediagnostik" im Rahmen der generalistischen Ausbildung! (▸ 3.3)
3. Aus welchen Schritten besteht das 5-schrittige Pflegeprozessmodell nach R. Brobst? (▸ 3.3)
4. Gibt es Situationen, in denen der Pflegeprozess nur bedingt anwendbar ist?
5. Erklären Sie den Zusammenhang zwischen den rechtlichen Grundlagen der generalistischen Ausbildung (Pflegeberufegesetz) und dem 5-schrittigen Pflegeprozess! (▸ 3.5)
6. Welcher Zusammenhang besteht zwischen dem Pflegeprozess und menschlichen Bedürfnissen? (▸ 3.5)
7. Was sind vorbehaltene Tätigkeiten? (▸ 3.5)
8. Welche allgemeinen Anforderungen gelten an eine sachgerechte Pflegedokumentation? (▸ 3.8.1)
9. Erläutern Sie die Problematik der strikten Trennung von Leistungen der Grundpflege und Leistungen der Behandlungspflege! (▸ 3.8.2)
10. Welche Schwierigkeiten können bei der Einführung computergestützter Pflegedokumentationen in der Praxis auftreten? (▸ 3.9)

LITERATUR

Ärztliches Zentrum für Qualität in der Medizin (ÄZQ). Nationale Versorgungsleitlinie COPD, 2. Auflage 2021. Aus: www.leitlinien.de/themen/copd/2-auflage/2-auflage (letzter Zugriff: 22.11.2022)

Benner P. Stufen zur Pflegekompetenz. From Novice to Expert. Aus dem Amerikanischen von Martin Wengenroth. Deutschsprachige Ausgabe herausgegeben und bearbeitet von Diana Staudacher. 3., unveränderte Auflage. Bern: Hogrefe 2017.

Brobst RA, Coughlin AM, Cunningham D et al. Der Pflegeprozess in der Praxis. Deutschsprachige Ausgabe, herausgegeben von Jürgen Georg. 2., vollständig überarbeitete und aktualisierte Auflage. Bern: Huber, 2007.

Der Bevollmächtigte der Bundesregierung (DBB) (Hrsg.). Informations- und Schulungsunterlagen zur Einführung des Strukturmodells in der ambulanten, stationären und teilstationären Langzeitpflege, Version 2.0. Aus: www.ein-step.de/fileadmin/content/Schulungsunterlagen_2.0/Informations-_und_Schulungsunterlagen_V2.0_Oktober_2017_final.pdf (letzter Zugriff: 22.11.2022)

Deutsches Netzwerk für Qualitätsentwicklung in der Pflege (DNQP) (Hrsg.). Expertenstandard Beziehungsgestaltung in der Pflege von Menschen mit Demenz. Osnabrück, 2018.

Doenges M, Moorhouse MF, Murr A. Pflegediagnosen und Pflegemaßnahmen. 6., vollständig überarbeitete und erweiterte Auflage. Bern: Hogrefe, 2018.
Elsevier GmbH (Hrsg.). Pflege heute. Lehrbuch für Pflegeberufe 7. Auflage. München: Elsevier, 2019. S. 359–361.
Evers T. Die besondere Ungewissheit im Handeln – bildungstheoretisch und empirisch fundierte Kompetenzerfassung am Beispiel gerontopsychiatrischer Pflegepraxis. Aus: www.bwpat.de/spezial10/evers_gesundheitsbereich-2015.pdf (letzter Zugriff: 15.9.2022)
International Council of Nurses (ICN). Der ICN-Ethikkodex für Pflegefachpersonen. Gemeinsame Übersetzung von DBfK, ÖGKV und SBK. Aus: www.dbfk.de/media/docs/download/Allgemein/ICN_Code-of-Ethics_DE_WEB.pdf (letzter Zugriff: 15.9.2022)
Klie T. Pflegereport 2018. Pflege vor Ort – gelingendes Leben mit Pflegebedürftigkeit. Beiträge zur Gesundheitsökonomie und Versorgungsforschung (Band 26). Herausgegeben von Andreas Storm, Vorsitzender des Vorstands der DAK-Gesundheit. Heidelberg: Medhochzwei, 2018.
Maio G. Mittelpunkt Mensch. Lehrbuch der Ethik in der Medizin. Mit einer Einführung in die Ethik der Pflege. Stuttgart: Schattauer, 2017.
Medizinischer Dienst der Spitzenverbände der Krankenkassen e.V. (MDS). Grundsatzstellungnahme Pflegeprozess und Dokumentation. Handlungsempfehlungen zur Professionalisierung und Qualitätssicherung in der Pflege. 2005. Aus: https://md-bund.de/fileadmin/dokumente/Publikationen/SPV/Grundsatzstellungnahmen/30_Pflegeprozess_Dok_2005.pdf (letzter Zugriff: 15.9.2022)
Mischo-Kelling M, Zeidler H (Hrsg.). Innere Medizin und Krankenpflege. 2., überarbeitete Auflage. München: Urban & Schwarzenberg, 1992.
Mischo-Kelling M, Wittneben K. Pflegebildung und Pflegetheorien. München: Urban & Schwarzenberg, 1995.
Moehrs M, Schaeffer S. Pflegetheorien. In: Schaeffer D, Wingenfeld K (Hrsg.). Handbuch Pflegewissenschaft. Weinheim, Basel: 2014, S. 37–66.
Nussbaum MC. Gerechtigkeit oder Das gute Leben. Herausgegeben von Herlinde Pauer-Studer. Aus dem Amerikanischen von Ilse Utz. Frankfurt a. Main: Suhrkamp, 2018.
Röttgers K. Prozess. In: Sandkühler HJ (Hrsg.). Enzyklopädie Philosophie. In drei Bänden. Band 2 I-P. Hamburg: Meiner, 2021. S. 2163–2168.
Sturma D. Person/Persönlichkeit. In: Sandkühler HJ (Hrsg.). Enzyklopädie Philosophie. In drei Bänden. Band 2 I-P. Hamburg: Meiner, 2021. S. 1922–1925.
Weiß T. Recht in der Pflege. Lernen, Verstehen, Anwenden. München: Beck, 2020.
Yura H, Walsh MB. The Nursing Process. Assessing, Planning, Implementing, Evaluating. Connecticut: Appleton & Lange, 1988.

4 Umsetzung des Pflegeprozesses

Überblick

In diesem Kapitel geht es um die Umsetzung der einzelnen Schritte des Pflegeprozesses in die Praxis. Grundlage ist das 5-schrittige Pflegeprozessmodell nach Brobst, wie es dem Inhalt des Pflegeberufegesetzes, der Rahmenpläne der Fachkommission und der Pflegeausbildungs- und Prüfungsverordnung – insbesondere durch Hinweis auf die Bedeutung der Pflegediagnostik – entspricht. Es wird gezeigt, wie die in den vorangegangenen Kapiteln dargestellte Theorie hinter dem Pflegeprozess konkret für die Pflegepraxis genutzt werden kann. Folgende Fragen werden beantwortet:

- Wie sehen die einzelnen Schritte des Pflegeprozesses aus? (► 4.1, ► 4.2, ► 4.3, ► 4.4 und ► 4.5)
- Wie wird der Pflegeprozess in der Praxis umgesetzt? Dazu werden verschiedene Möglichkeiten vorgestellt, einschl. der Dokumentation und der Pflegeklassifikation (insbes. ► 4.2.6).
- Welche berufsrechtlichen und ethischen Fragen im Zusammenhang mit der Anwendung des Pflegeprozesses stellen sich? (► 4.4.2)

Die konsequente Umsetzung des Pflegeprozesses in der Praxis ist eine der wichtigsten Voraussetzungen dafür, dass sich Pflege auf Dauer zu einer Profession (► 3.7) im eigentlichen Sinn mit weitreichender beruflicher Autonomie etablieren kann. Beispielhaft für diese Entwicklung ist der Prozess der Professionalisierung der Pflegeberufe in den USA, der ohne die Idee des Pflegeprozesses als theoretische Basis und in seiner praktischen Anwendung durch die sich immer weiter akademisierende Pflegeprofession nicht denkbar gewesen wäre (Rottenkolber, Hellman und Thiele 2020: 38–42).

4.1 Umsetzung des Pflegeprozesses: Grundlagen

In der Praxis ist die **Umsetzung des Pflegeprozesses** bis heute mit vielen Unsicherheiten, Fehlern und teilweise Missverständnissen behaftet. Insbesondere die Dokumentation bedeutet für viele – selbst erfahrene Pflegende – oftmals ein „notwendiges Übel", dessen Sinn sich nicht immer unmittelbar erschließt. Häufig wird als Argument angeführt, dass die dafür aufgewendete Zeit der „eigentlichen", nämlich der direkten Pflege am Patienten fehlen würde. Pflegeplanungen – so der Vorwurf – dienen nur dem „MD(K)". Häufig sind es Pflegefachfrauen und -männer sowie Qualitätsbeauftragte, die im „stillen Kämmerlein" die Pflegeplanung schreiben und für andere erledigen, ohne selbst den betreffenden Patienten bzw. Pflegebedürftigen tatsächlich zu kennen. Immer noch herrscht vielfach die Meinung vor, dass die sog. Grundpflege (der eigentliche Bereich beruflich selbstständiger Pflege!) weniger Kompetenzen erfordert und daher problemlos an weniger qualifiziertes Personal delegiert werden kann (► 3.8.2). Allzu oft wird die patientennahe Pflege von wenig qualifizierten Mitarbeitenden ausgeführt, obwohl diesen oftmals nicht nur die Kompetenzen für das situative Erkennen pflegerischer Risiken fehlen. Auch ungenügende Fachkenntnisse für die sachgerechte Durchführung einer umfassenden aktivierenden Pflege sowie die Fähigkeit, Beobachtungen und Verhaltensauffälligkeiten des Patienten bzw. Pflegebedürftigen aussagekräftig zu dokumentieren, führen zu Versäumnissen.

Wie wichtig – unter Umständen sogar lebenswichtig – eine gute Dokumentation sein kann und welche Konsequenzen es haben kann, wenn der Pflegeprozess unzureichend umgesetzt wird, zeigt folgendes Beispiel aus der Praxis.

Fallbeispiel

Altenpflege-Drama: Verdurstet in den eigenen vier Wänden

Bericht im Berliner Kurier vom 14. Oktober 2020:

„Es war der Joghurt, der Karsten Lange stutzig machte. Der ihn erkennen ließ, dass etwas nicht stimmte in jenem Moment am Bett des älteren Herren, eines seiner Patienten an diesem Tag. Dass insgesamt im System der Altenpflege etwas schiefläuft. Nicht zum ersten Mal beschlich ihn dieses Gefühl.

Ein kleiner Becher Joghurt würde für die Tabletten schon reichen, Flüssigkeit sei zur Einnahme nicht nötig. Das hatte eine Hilfskraft im Gehen zu Lange gesagt. Ihm, dem examinierten Krankenpfleger. Sie hatte gerade das Essen abgetragen, einen fast vollen Teller. Ein Wasserglas stand auf dem Nachttisch, kaum angerührt.

Vier Wochen später war der alte Herr tot, gestorben mit Mitte siebzig. „Weil er über einen längeren Zeitraum zu wenig getrunken hat", sagt Lange. „Niemand hat darauf geachtet, dass er genug Flüssigkeit aufnimmt." Gerichtsfest beweisen kann Lange das nicht. Deshalb will er seinen richtigen Namen lieber nicht in der Zeitung geschrieben sehen, möchte, dass der Träger des ambulanten Pflegedienstes, für den er arbeitet, unerwähnt bleibt. Lange kann sich juristischen Ärger nicht leisten. Doch er will, dass sich etwas ändert im System.

Die Geschichte von Karsten Lange und dem Tod seines Patienten hat sich in Berlin zugetragen. Sie ist auch andernorts denkbar, ereignet sich so oder ähnlich hierzulande immer wieder. Drei Viertel der Pflegebedürftigen leben nicht in Heimen, sondern werden zu Hause gepflegt. So wie der ältere Herr. Deutschlandweit sind das mehr als 2,5 Millionen Menschen, Tendenz steigend. Knapp 300.000 von ihnen haben den zweithöchsten Pflegegrad, Pflegegrad vier. So wie Langes Patient. In Berlin gibt es 112.500 anerkannte Pflegebedürftige, davon werden 57.000 allein durch Angehörige, 27.800 von ambulanten Diensten betreut. So wie Langes Patient. Und wie er starben in Berlin 180 Menschen laut der jüngsten Statistik von 2018 an Flüssigkeitsmangel. Exsikkose ist der Fachbegriff, die Dunkelziffer gilt als hoch.

[…]

Auch der Tag, an dem Lange stutzig wurde, verlief nach festgelegter Taktung. Er war für die Medikamente zuständig. Psychopharmaka mussten verabreicht werden, der „Klient" litt an Alzheimer im Anfangsstadium. Seine Nieren arbeiteten nur noch eingeschränkt. „Ein bis anderthalb Liter Flüssigkeit sollte man in so einem Krankheitsstadium pro Tag zu sich nehmen. Nicht mehr, sonst wird es problematisch. Aber auch nicht weniger, nicht zuletzt wegen der Wirkung der Tabletten."

Vier Pfleger wechseln sich am Tag in der Betreuung ab. Der Mann lebte allein, hatte zwar eine amtlich bestellte gesetzliche Betreuerin, konnte allerdings den Tagesablauf in seinen vier Wänden weitgehend selbst gestalten. Neben Lange wechselten sich in einer Schicht angelernte Pflegekräfte ab. „An einem Tag haben sich um ihn mindestens vier Leute gekümmert", erinnert er sich. „Über die Woche verteilt waren acht beteiligt."

Sie orientierten sich wie üblich an einem Plan, der regelte, was wann wie zu tun ist. Ein examinierter Krankenpfleger morgens für acht Minuten, eine angelernte Pflegekraft morgens und mittags für je 20 Minuten. Und abends noch einmal: Krankenpfleger acht Minuten, Pflegekraft 20 Minuten. „In einem Leistungsnachweis setzen wir dann unseren Kringel hinter die entsprechende Zeile." Patient wird gewaschen, Kringel. Patient wird zum Essen ermutigt, Kringel. Patient bekommt zu trinken, Kringel. So weit schien alles in Ordnung zu sein.

„Wir haben dann noch einen Pflegebericht, in den wir reinschreiben, wenn es etwas Besonderes gibt", erzählt Lange. Auf dem Berichtsblatt des alten Herrn stand allerdings kaum etwas. „Jedenfalls nichts, woraus für mich hervorging, dass er im Beisein von Pflegefachkräften etwas getrunken hat. ‚Klient hat nur ein halbes Glas geschafft.' So etwas in der Art. Stand da aber nicht." Wie viel Flüssigkeit binnen 24 Stunden verabreicht werden sollte, „war in der Dokumentation vor Ort ebenfalls nicht verzeichnet". […]

Lange hat für jeden Patienten einige Minuten. Länger sollte es nicht dauern, eine Tablette zu geben oder eine Spritze zu setzen. Alles, was darüber hinausgeht, stört den Takt. Lange kommt regelmäßig aus dem Rhythmus. Er sagt: „Wenn jemand über Schmerzen klagt, muss ich doch der Sache auf den Grund gehen." Oder im Fall des alten Herrn: „Wenn jemand nur sehr, sehr langsam trinkt, schöpfe ich Verdacht, weil ich annehmen muss, dass er das Trinken nicht gewohnt ist." Und wenn einer angelernten Pflegekraft beigebracht wird, ein Joghurt zum Psychopharmakon – ohne Wasser – würde reichen, läuft etwas ganz und gar aus dem Ruder. „Milchprodukte", sagt Lange, „können die Wirkung solcher Medikamente negativ beeinflussen." […]

Der Schock sitzt tief.

Einen Qualitätsbeauftragten haben sie in Langes Pflegedienst nicht. Jemanden, der bei Patienten zur Visite erscheint, um zu sehen, ob die Standards eingehalten werden. Eigentlich ist das vorgeschrieben. „Es gibt auch für die meisten Klienten de facto keine Bezugspflegekräfte", sagt Lange. „Also Leute, die sich immer fest um einen bestimmten Klienten kümmern." Das bedeutet im Klartext: Niemand kennt sich im Zweifel aus mit dem Patienten, niemand fühlt sich für den Einzelfall wirklich zuständig oder verantwortlich.

Als der alte Herr ins Krankenhaus eingeliefert wurde, nachdem aus dem sich schleichend verschlechternden Fall ein lebensbedrohlicher Zustand geworden war, war Lange anderweitig im Einsatz. Als er davon hörte, wollte er den Patienten besuchen. Eine Stationsschwester begrüßte ihn als dringend erwarteten Angehörigen. Lange musste sie enttäuschen, erfuhr dennoch: Sein Patient war in der Nacht gestorben. […]

Der Arzt im Krankenhaus hatte ebenfalls von Flüssigkeitsmangel als möglicher Todesursache gesprochen. Sich darauf festlegen lassen, wollte er nicht. Deshalb hat Lange über Wochen mit sich gerungen, hat überlegt, ob er mit der Geschichte vom verdursteten Patienten an die Öffentlichkeit gehen soll. Er hat sich am Ende dafür entschieden, weil er nicht möchte, dass der Mann umsonst gestorben ist. „Am schlimmsten an der ganzen Sache finde ich", sagt er, „dass ich in meinem Pflegedienst keine Lernfähigkeit feststellen kann." […]" (Berliner Kurier vom 14.10.2020, online: www.berliner-kurier.de/politik-gesellschaft/altenpflege-skandal-verdurstet-in-den-eigenen-vier-waenden-li.111322)

Qualitativ gute Pflege muss geplant und koordiniert werden. Die Erfassung von Pflegebedarfen, die Planung pflegerischer Unterstützung und die regelmäßige Evaluation der durchgeführten Maßnahmen sind der wesentliche Kern professioneller Pflege. Doch damit ist es nicht getan. Ohne entsprechende Dokumentation ist eine solche Planung weder vermittelbar, noch im Nachhinein nachvollziehbar. Die Vorbehaltstätigkeiten nach § 4 PflBG (► 3.7) beschreiben genau diese Aufgaben. Was bedeutet das für die Pflegepraxis?

Erläuterung zum Fallbeispiel

Altenpflege-Drama: Verdurstet in den eigenen vier Wänden

Im vorliegenden Fall wurden einige schwere Fehler begangen und gegen die notwendige Sorgfaltspflicht verstoßen. Die Anforderungen an eine fachgerechte Pflege wurden in allen Schritten des Pflegeprozesses missachtet. Es wurde versäumt, alle wichtigen Informationen über den Patienten zu erfassen, die notwendig gewesen wären, um mögliche Risiken (hier: Gefahr einer Dehydratation) festzustellen (→ Pflegeassessment/Pflegediagnostik). Die pflegerischen Interventionen (→ Planung/Durchführung) waren völlig unzureichend und ein Großteil des eingesetzten Personals nicht qualifiziert genug (→ Delegation), um die Anzeichen einer Dehydratation des Patienten frühzeitig zu erkennen. Die unzureichende Qualifikation und das mangelnde Fachwissen zeigen sich auch im fehlerhaften Umgang mit Medikamenten. In dem versäumt wurde, die Pflegesituation regelmäßig zu bewerten (→ Evaluation), wurde der lebensbedrohliche Zustand erst entdeckt, als es schon zu spät war. Hinzu kommt, dass aufgrund der lückenhaften Dokumentation der Pflegeverlauf und die Verschlechterung des Gesundheitszustands nicht nachvollziehbar waren (► 3.8, ► 4.2.6).

4.1.1 Umsetzung des Pflegeprozesses in der Praxis: Voraussetzungen

Für die **Strukturierung und Dokumentation einer Anamnese** existieren eine Vielzahl verschiedener Formulare und Vorlagen, je nach zugrundeliegendem Pflegemodell. Jede Einrichtung muss für sich entscheiden, welche Art von Pflegetheorie und – abgeleitet davon – welche Art von Situationseinschätzung ihren Bedürfnissen entspricht und am besten den praktischen Erfordernissen der jeweiligen Einrichtung und ihrer Pflegebedürftigen gerecht wird. Erst aufgrund einer solchen systematischen Erfassung pflegerelevanter Informationen ist es möglich, Pflegeprobleme und Risiken, aber auch Ressourcen und Fähigkeiten des Patienten zu erkennen, die den weiteren Krankheits- und Heilungsverlauf positiv oder negativ beeinflussen können. Eine solche **strukturierte Informationssammlung** kann z. B. entsprechend der Ausführung von Aktivitäten, Beziehungen und existenziellen Erfahrungen des täglichen Lebens (ABEDL) erfolgen, um nur **eine** von vielen möglichen Strukturierungshilfen zu nennen.

Im Gespräch mit dem Patienten und den Angehörigen können eine Vielzahl pflegerelevanter Informationen gesammelt werden. Um diese zu strukturieren, soll im Folgenden näher auf das **Modell der funktionellen Gesundheitsverhaltensmuster** nach Marjory Gordon, einer US-amerikanischen Pflegewissenschaftlerin eingegangen werden. Dieses Modell eignet sich nachgewiesenermaßen gut für ein erstes (initiales) Assessment. In Deutschland sind es erst noch wenige Einrichtungen, die mit diesem Modell arbeiten, das vor allem in den USA und weiteren englischsprachigen Ländern breite Anwendung findet (Brobst 2007).

Nachdem die (vorläufige) Informationssammlung erst einmal abgeschlossen ist, werden die Pflegeprobleme so exakt wie möglich benannt und beschrieben. Auf Grundlage einer solchen Anamnese können nun Pflegediagnosen erstellt werden, d. h. umfassende Beschreibungen des Pflegeproblems und der Ressourcen des Patienten. Um eine solche vollständige Problembeschreibung zu erleichtern, empfiehlt sich die Anwendung des sog. PESR-Schemas (► 4.2.4).

Praxistipp

Schreibaufwand vermindern

Um Doppeldokumentationen und unnötigen Schreibaufwand zu vermeiden, bietet sich in vielen Pflegesoftwareprogrammen die Möglichkeit, die Pflegediagnosen bereits in der Anamnese zu ergänzen und mit dem nächsten Schritt im Pflegeprozess, also der Planung, zu verknüpfen.

Um pflegerische Risiken adäquat einschätzen zu können, kann es hilfreich sein, auf ein oder mehrere sog. Assessmentinstrumente zurückzugreifen, um den eigenen klinischen Eindruck zu bestätigen. Außerdem: Welche Fragen sind nach dem Erstgespräch noch offen bzw. müssen über weitere Befragung des Patienten und/oder seiner Angehörigen geklärt werden? Welche Assessmentinstrumente können im **konkreten** Fall **eines Patienten** bzw. Pflegebedürftigen sinnvoll eingesetzt werden?

Um die Formulierung von Pflegediagnosen zu erleichtern, sollte auf bereits bewährte und anerkannte Formulierungen bzw. Pflegediagnosenklassifikationen zurückgegriffen werden, wie z. B. auf die Pflegediagnosenklassifikation der NANDA-International (NANDA-I). (Herdman, Kamitsuru, Lopes, 2022).

Für viele – selbst erfahrene Pflegefachfrauen und -männer – wirkt der Pflegeprozess oftmals sehr theoretisch und ohne Bezug zum pflegepraktischen Handeln. Im Folgenden wird daher eine Möglichkeit beschrieben, wie – ausgehend von der Pflegepraxis – der Pflegeprozess als eine sinnvolle Methodik zum Einsatz kommt. Er kann helfen, die Probleme des Patienten besser zu verstehen, um ihm eine adäquate Versorgung zukommen zu lassen.

Dazu braucht es allerdings bestimmte **Voraussetzungen.**

1. Der Pflegeprozess jedes einzelnen Patienten bzw. Pflegebedürftigen ist als gemeinschaftliche Aufgabe des gesamten pflegerischen Teams zu verstehen.
2. Die pflegefachliche und rechtliche Bedeutung der Vorbehaltstätigkeiten nach § 4 PflBG (▶ 3.7) sind innerhalb des Teams bekannt.
3. Die Pflege ist tatsächlich mindestens nach Art einer Bezugspflege (bzw. *Primary Nursing*) organisiert (nicht nur „auf dem Papier" oder in Stellenbeschreibungen).
4. Die rein verrichtungsbezogene Denkweise und Unterscheidung nach Tätigkeiten der sog. Grund- und Behandlungspflege existiert nicht mehr.
5. Eine enge, berufsgruppenübergreifende (interdisziplinäre) Kommunikation über den gesamten Pflegeprozess hinweg ist gewährleistet.
6. Fallbesprechungen sind selbstverständlicher Teil des Arbeitsalltags.

Warum diese Voraussetzungen wichtig sind und was sie im Einzelnen bedeuten:

Der Pflegeprozess jedes einzelnen Patienten bzw. Pflegebedürftigen ist als gemeinschaftliche Aufgabe des gesamten pflegerischen Teams zu verstehen.

Nicht nur Pflegefachfrauen und -männer, sondern auch Mitarbeitende mit anderer Qualifikation als einer 3-jährigen Fachausbildung sind an der Versorgung beteiligt, wie z. B.

- Pflegefachassistenten mit 1-jähriger Ausbildung,
- Praktikanten,
- Auszubildende,
- Mitarbeitende ohne formale Qualifikation (sog. „Pflegebasiskurs").

Alle Mitarbeitenden müssen über Grundkenntnisse der einzelnen Schritte des Pflegeprozesses verfügen bzw. darin geschult werden. Da auch Mitarbeitende mit geringerer Qualifikation an der Versorgung beteiligt sind, müssen diese pflegerelevante Informationen erkennen und wissen, wann diese an Pflegefachfrauen bzw. -männer weitergegeben werden müssen. Um die Organisation aller Schritte des Pflegeprozesses (Aufgabe von Pflegefachfrauen und -männern) gewährleisten zu können, muss die Informationsweitergabe innerhalb des Teams verlässlich funktionieren. Darüber hinaus müssen die Verantwortlichkeiten je nach Qualifikation geregelt sein und Kriterien für die Delegation von Tätigkeiten an niedrig qualifizierte Mitarbeitende festgelegt sein.

Die pflegefachliche und rechtliche Bedeutung der Vorbehaltstätigkeiten nach § 4 PflBG sind innerhalb des Teams bekannt.

Erstmals wurden im Pflegeberufegesetz vorbehaltene Tätigkeiten für Pflegefachfrauen und -männer verbindlich festgelegt. Mit Ausnahme der eigentlichen Durchführung fallen alle anderen Schritte **des Pflegeprozesses** ausschließlich in die Kompetenz von Pflegefachfrauen und -männern. Bei der Durchführung der eigentlichen Pflege gilt zwar kein Qualifikationsvorbehalt, trotzdem ist es Aufgabe der Pflegefachfrauen und -männer zu entscheiden, an welchen Mitarbeitenden bestimmte Pflegetätigkeiten delegiert werden können. Für die Kontrolle der sachgerechten Umsetzung sind ebenfalls die Pflegefachfrauen bzw. -männer verantwortlich. Es gibt keine „einfachen grundpflegerischen" und „anspruchsvolleren behandlungspflegerischen" Tätigkeiten. Die Delegation der Maßnahmen hat ausschließlich nach pflegefachlichen Kriterien zu erfolgen (sofern keine rahmenvertraglichen Vereinbarungen dem entgegenstehen und zum Beispiel delegationsfähige ärztliche Leistungen nur dann abrechnungsfähig sind, wenn sie von mindestens 3-jährig ausgebildeten Pflegefachfrauen bzw. -männern oder Gesundheits- und Krankenpflegerinnen und -pflegern erbracht werden!).

Die Pflege ist tatsächlich nach Art einer Bezugspflege organisiert (nicht nur „auf dem Papier" oder in Stellenbeschreibungen).

Unter Bezugspflege wird eine Organisationsform von Pflege verstanden, bei der ein oder mehrere Pflegebedürftige pro Schicht einer Pflegefachfrau bzw. einem Pflegefachmann zugeordnet werden (► Abb. 4.1). Diese bzw. dieser ist für die Versorgung, d. h. die Organisation des Pflegeprozesses und alle pflegerischen Tätigkeiten, verantwortlich. Ein erweitertes Bezugspflegemodell stellt das sog. *Primary Nursing* dar.

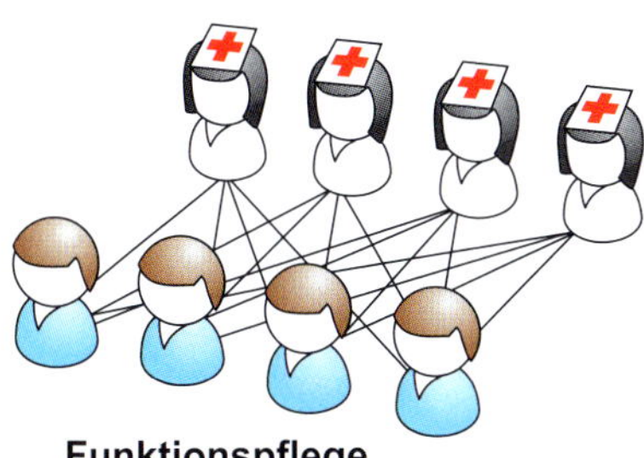

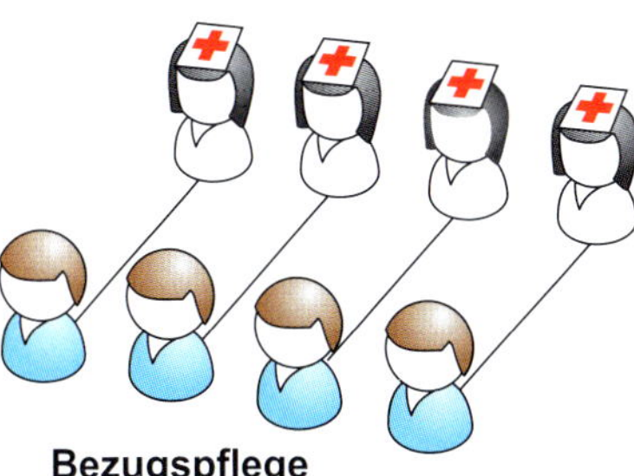

Abb. 4.1 Unterschied Funktionspflege (aufgabenorientiert) und Bezugspflege (patientenorientiert) [V492]

Definition

Primary Nursing

Aus den USA stammendes Pflegeorganisationssystem. Es folgt dem Prinzip, dass während des gesamten Versorgungsprozesses eine Primärpflegekraft für den Pflegebedürftigen verantwortlich ist. Dies bedeutet jedoch keine „Rund-um-die-Uhr"-Anwesenheit für die Primärpflegekraft, sondern ist in dem Sinne zu verstehen, dass die Primärpflegekraft den Pflegeprozess steuert sowie als Schnittstelle zur Versorgung durch andere Berufsgruppen gilt. Die Ausführungen der einzelnen Pflegehandlungen werden durchaus von anderen Pflegepersonen, häufig Pflegeassistenzen oder -helfern, übernommen. **Über deren Einsatz entscheidet die materielle Qualifikation,** also das „Können". In deutschen und internationalen Studien zeigt die Primärpflege die besten Pflegeergebnisse und die höchste Patientenzufriedenheit.

Die rein verrichtungsbezogene Denkweise und Unterscheidung nach Tätigkeiten der sog. „Grund- und Behandlungspflege" existiert nicht mehr.

Die Unterscheidung pflegerischer Tätigkeiten in sog. „Grund- und Behandlungspflege" dient zuallererst abrechnungstechnischen Zwecken. Aus pflegefachlichen und pflegewissenschaftlichen Gründen muss diese als überholt angesehen werden. Insbesondere im Sinne der Vorbehaltstätigkeiten sollte auf diese Begrifflichkeit verzichtet werden (► 3.8.2). Das folgende Beispiel **illustriert,** wie sehr selbstständig verantwortete Maßnahmen und ärztliche Anordnungen ineinandergreifen können und eine Unterscheidung entsprechend nach Grund- und Behandlungspflege aus pflegefachlicher Sicht nicht zu halten ist.

Fallbeispiel

Bei Frau Maurer alles richtig gemacht!?

Frau Adelheid Maurer, 83 Jahre alt, ist Bewohnerin auf dem Wohnbereich der Pflegefachfrau Darina Capova. Folgende Diagnosen sind bekannt:

- Z. n. Apoplex mit rechtsseitiger Hemiplegie
- Arterielle Hypertonie
- Herzinsuffizienz

Die Sprache ist verwaschen; Frau Maurer kann sich nur mühsam verbal verständigen, auf Gestik und Mimik ist besonders zu achten. Appetit ist gut.

Aktuelle Medikation: Candesartan 16 mg (1-0-0), Metoprolol 47,25 mg (1-0-0), ASS 100 mg (1-0-0), Pantoprazol 40 mg (1-0-0), Macrogol (bei Bedarf).

Die Medikamente, die im Nachtdienst von dem Pflegefachmann Karel Murek gestellt wurden, werden Frau Maurer morgens im Rahmen des Frühstücks von einer Pflegekraft verabreicht. Die 6-R-Regel wird beachtet, die Medikamente werden korrekt und sachgerecht hergerichtet. Allergien und Unverträglichkeiten sind keine bekannt. Während der folgenden Tage ist zu beobachten, dass Frau Maurer immer weniger isst. Es zeigt sich eine zunehmende Dyspnoe. Frau Maurer äußert Schmerzen beim Atmen. Als sich erste Anzeichen einer Zyanose zeigen, wird der Notarzt verständigt und Frau Maurer in das Krankenhaus eingeliefert, wo sie am darauffolgenden Tag verstirbt.

Bei der **Analyse des Fallbeispiels** können zunächst die Kompetenzbereiche (▸ Abb. 4.2) von Pflege und Medizin unterschieden werden.

- Die Therapieverantwortung des Arztes im Fallbeispiel umfasst die Anordnung der zu verabreichenden Medikamente, die Dosierung sowie den Zeitpunkt der Verabreichung (**Anordnungsverantwortung**).
- Aufgabe der Pflege im Rahmen ihrer **Durchführungsverantwortung** ist die sachgerechte Umsetzung der ärztlichen Anordnung, im Fallbeispiel die Verabreichung der Medikamente entsprechend der 6-R-Regel.
- Das Unternehmen in Vertretung durch die leitende Pflegefachkraft hat dafür Sorge zu tragen, dass ausreichend Personal mit der entsprechenden Qualifikation vorhanden ist, um die Maßnahmen auszuführen (**Organisationsverantwortung**).
- Das **zentrale Pflegeproblem (Pflegediagnose)** der Bewohnerin ist die Schluckstörung, verbunden mit Aspirationsgefahr, die aber zum Zeitpunkt der Verabreichung der Medikamente aus Unwissenheit nicht erkannt oder ignoriert wurde.
- Eine Anordnung, die aufgrund **fehlenden Könnens** (materielle Qualifikation) nicht vom Delegationsempfänger ausgeführt werden kann oder die nachweislich **gegen geltende medizinische Standards verstößt,** muss vom Delegationsempfänger abgelehnt werden **(Remonstrationspflicht).**

Es reicht also nicht aus, einfach nur den Wortlaut der ärztlichen Anordnung umzusetzen, denn diese ist verbunden mit einer Erfassung und Bewertung pflegerischer Risiken, die damit im Zusammenhang stehen. Beispiel: Kann der Pflegebedürftige die Medikamente in der vorliegenden Form überhaupt sicher zu sich nehmen? Daher wird vielfach bereits von der sog. **10-R-Regel** gesprochen und die „klassische" 6-R-Regel unter anderem um den Punkt „Risikomanagement" erweitert, der genau darauf abzielt, derartige Risiken in Betracht zu ziehen.

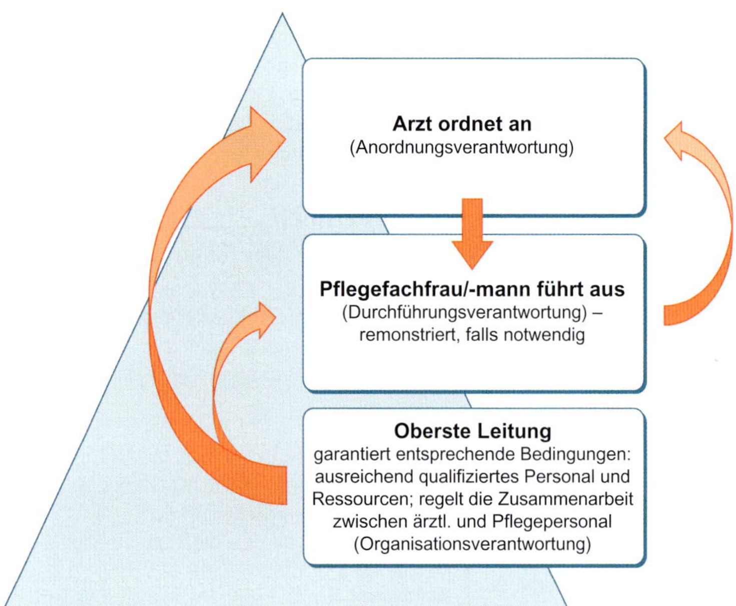

Abb. 4.2 Unterschiedliche Verantwortlichkeiten bei Delegation ärztlicher Maßnahmen der Diagnostik und Therapie [P1312, L143]

Praxistipp

Richtige Medikamenteneinnahme bei Schluckstörungen

Laut einer Studie von 2017 leiden ca. 85 % der Heimbewohner an einer Dysphagie (Schluckstörung). Bei etwa 74 % kommt es zu Applikationsproblemen bei der Medikamentengabe. Dazu zählen vor allem zu wenig Flüssigkeit bei der Medikamenteneinnahme oder das Liegenbleiben von Tabletten auf der Schleimhaut von Mund, Rachen und Speiseröhre, verbunden mit einer erhöhten Gefahr von Schleimhautschäden. „In knapp 50 % der Medikamentengabe wurde zudem eine falsche Einnahme wie Zerkauen oder Lutschen oder Verschlucken beobachtet. Nach abgeschlossener Medikamentengabe verblieben bei etwa einem Viertel der Medikamentengabe noch Reste der festen Medikamente im Mundraum."
Von einer sog. **„stillen Aspiration"** betroffen sind nach Aussage von Dr. Martin Jäger, ärztlicher Direktor der Fachklinik für Innere Medizin und Geriatrie am Hüttenhospital in Dortmund, bis zu ⅔ aller Bewohner stationärer Pflegeeinrichtungen. Etwa die Hälfte aller Personen, die aspirieren, entwickeln eine Aspirationspneumonie, die wiederum für bis zu 50 % davon tödlich endet. (Die Schwester Der Pfleger 56. Jahrgang 6|17)
Bei der Einnahme bzw. der Verabreichung von Medikamenten ist daher strengstens die ärztliche Anordnung bzw. die Vorgaben des Herstellers zu beachten. Daraus geht auch hervor, ob das Arzneimittel zerkaut, gemörsert oder in Wasser aufgelöst werden darf. Die Einnahme hat in der Regel mit einem Glas Wasser zu erfolgen. Das leider immer noch praktizierte und vom Pflegebedürftigen unbemerkte „Untermischen" von Medikamenten unter andere Lebensmittel, wie z. B. Joghurt, ist als (unerlaubte) Zwangsmaßnahme zu werten (vgl. Urteil des Landgerichts Lübeck vom 23.7.2014, Az. 7 T 19/14) und auch bei entsprechender Einwilligung aus pflegefachlicher und pharmakologischer Sicht ein **absolutes** „No-Go". Kann der Pflegebedürftige die verordneten Medikamente nicht schlucken, ist mit dem Arzt Rücksprache zu halten und auf eine mögliche andere Applikationsform umzustellen.

Erläuterung zum Fallbeispiel

Bei Frau Maurer alles richtig gemacht!?

Im **Zusammenhang mit dem Fallbeispiel** bedeutet das eine Bewertung des Aspirationsrisikos **(Assessment),** die bereits im Rahmen der Nahrungsaufnahme längst hätte erfolgen müssen und nicht erst aufgrund der Verabreichung der Medikamente. Aufgabe der Pflegefachfrau bzw. des Pflegefachmanns ist es, ein entsprechendes Schluckassessment und – falls erforderlich, da sich Schluckstörungen oftmals sehr dynamisch entwickeln können – vor jeder Verabreichung von Nahrung und/oder Medikamenten erneut einen Schlucktest – durchzuführen, um das Ausmaß der Schluckstörung zu bewerten und den besonderen Bedarf an speziellen Interventionen zu erheben. Erst dann kann gewährleistet werden, dass Frau Maurer Nahrung in flüssiger, breiiger oder fester Form sicher zu sich nehmen kann. Wenn der Schlucktest ergibt, dass die Aufnahme von fester Nahrung nicht möglich ist, dann muss umgehend der Hausarzt informiert werden, um die Medikation entweder zu revidieren oder – je nach Präparat – auf eine andere mögliche Applikationsform auszuweichen. Hierfür bedarf es einer ausführlichen Dokumentation nicht nur der Risikobewertung, sondern auch der Rücksprache mit dem behandelnden Arzt und dem Ergebnis des gemeinsamen fachlichen Austausches.

Merke

Trennung von Pflegeleistungen

Das Beispiel belegt den engen Zusammenhang zwischen Leistungen der sog. Grundpflege und der Behandlungspflege und dass eine solche Trennung aus pflegefachlicher Sicht abzulehnen ist.

Das Beispiel zeigt, wie sehr ärztliche Anordnungen und deren kritische Reflexion Teil des Pflegeprozesses sind. Selbst eine auf den ersten Blick „einfache" Tätigkeit wie das Verabreichen von Nahrung und/oder Medikamenten kann erhebliche – im schlimmsten Fall tödliche – Folgen für den Patienten haben. Die Delegation pflegerischer Tätigkeiten an weniger qualifizierte Mitarbeitende muss daher immer kritisch reflektiert und deren Einsatz hinterfragt werden. Dies ist Teil der Verantwortung von Pflegefachfrauen und -männern, wie sie im Rahmen der Vorbehaltstätigkeiten, vor allem unter dem Stichwort „Qualitätssicherung", definiert ist. Ein ausschließlich an der Art der Verrichtung (Grundpflege bzw. Behandlungspflege) orientierter Einsatz von **Hilfs- bzw. Fachkräften** ist darum abzulehnen.

Eine enge, berufsgruppenübergreifende (interdisziplinäre) Kommunikation über den gesamten Pflegeprozess hinweg ist gewährleistet.

Leider ist es allzu häufig immer noch Praxis, dass alle Berufsgruppen, die an der Versorgung beteiligt sind, nicht eigentlich zusammen-, sondern häufig nebeneinanderher arbeiten. Studien belegen, dass in Sachen interdisziplinärer Zusammenarbeit im

Gesundheitswesen „noch viel Luft nach oben" ist. Wichtig sind pflegerische Beobachtungen für den Arzt und damit für mögliche weitere Therapieentscheidungen, die dann wiederum eine Änderung pflegerischer Interventionen zur Folge haben können. Genauso wichtig sind aber auch ärztliche Beobachtungen oder Informationen für die weitere Umsetzung bzw. Anpassung des Pflegeprozesses.

Fallbesprechungen sind selbstverständlicher Teil des Arbeitsalltags.

Fallbesprechungen (▸ Abb. 4.3) sollten nicht nur in Grenzsituationen und bei ethischen Entscheidungsfindungen zur Anwendung kommen, sondern regelmäßig auch bei Pflegebedürftigen,

- die eine aufwendige Versorgung benötigen,
- die sich in besonders risikobehafteten und komplexen Pflegesituationen befinden oder
- bei Menschen mit demenziellen Krankheitsbildern und
- in palliativen Situationen.

Fallbesprechungen können eine Hilfe sein, um den Pflegeprozess gemeinsam zu gestalten und die relevanten Pflegeprobleme, deren Ursachen, Einflussfaktoren und möglichen Folgen besser zu identifizieren und adäquat darauf zu reagieren. Dazu sollten regelmäßig auch kreative Methoden, wie z. B. das Mind-Mapping bzw. Concept-Mapping genutzt werden. Dies sind Methoden, um Gedanken, Ideen und Assoziationen zu einem Thema visuell darzustellen.

4.1.2 Anwendung

Eine Methode, um den 2. Schritt des Pflegeprozesses (im 5-schrittigen Pflegeprozess), d. h. die Pflegediagnostik praxisnah und verständlich zu gestalten, ist die Anfertigung einer Mind-Map bzw. Concept-Map. Vor allem Auszubildende profitieren davon, um Zusammenhänge zwischen einzelnen Pflegeproblemen und deren Folgen besser verstehen zu können. Dabei werden (im Team **oder Auszubildende und Praxisanleiter gemeinsam**) aufgrund aller verfügbaren, pflegerelevanten Informationen, die Pflegeprobleme des Patienten, ihre Ursachen und möglichen Folgen und deren Beziehungen untereinander visualisiert.

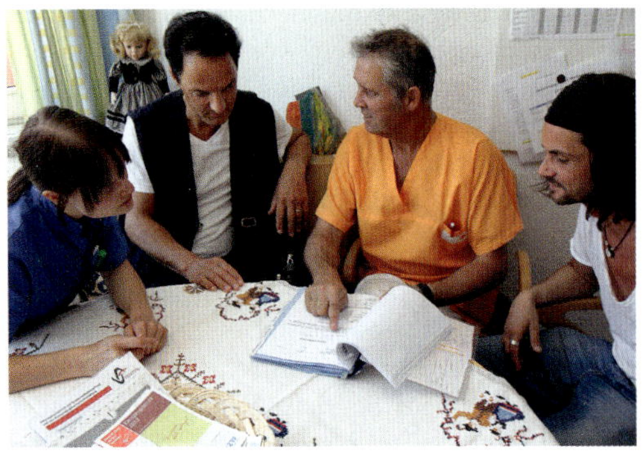

Abb. 4.3 Alle, die an der Versorgung eines Pflegebedürftigen beteiligt sind, sollten an den Fallbesprechungen teilnehmen. [K333]

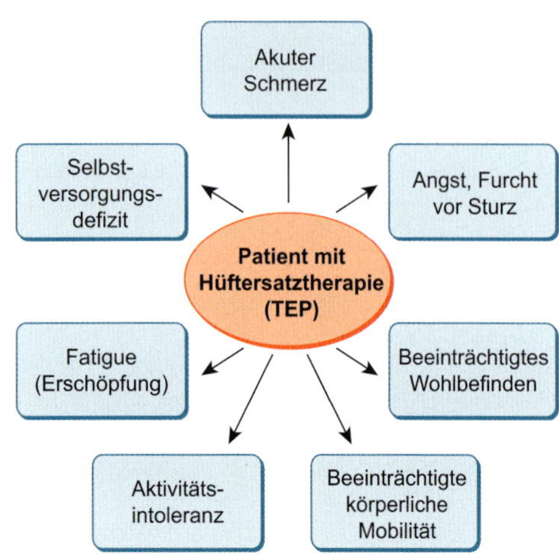

Abb. 4.4 Concept-Map eines Patienten mit Hüftersatztherapie (TEP) (Auszug, modifiziert; nach: Doenges, Moorhouse, Murr 2018: 87), vereinfachte Darstellung [P1312, L143]

Um einen ersten Überblick zu gewinnen, kann es zunächst ausreichend sein, die **Pflegediagnosen auf Grundlage eines „Brainstormings" nach Art einer Concept-Map** (▸ Abb. 4.4) anzuordnen, ohne zunächst mögliche Verbindungen untereinander zu analysieren. Anschließend sollten mögliche Verbindungen und Zusammenhänge herausgearbeitet werden, um so deren Bedeutung und Beziehungen untereinander darstellen zu können (▸ Abb. 4.5). In einer rein tabellarischen Auflistung, wie es in „klassischen" Pflegeanamnese-Darstellungen üblich ist, fällt es schwer, einen solchen Überblick zu behalten.

Zunächst sollten die gesammelten Informationen in die Struktur einer klassischen Pflegeanamnese übertragen werden. Diese ist auf jeden Fall hilfreich, um die Vollständigkeit der Informationssammlung zu gewährleisten.

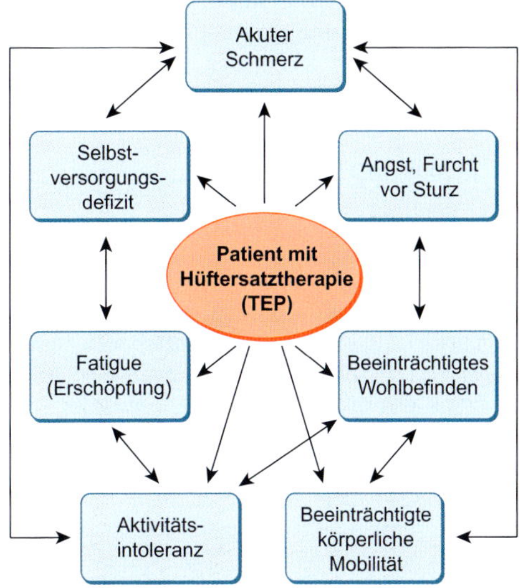

Abb. 4.5 Concept-Map eines Patienten mit Hüftersatztherapie (TEP) und Beziehungen einzelner Pflegediagnosen (Auszug, modifiziert; nach: Doenges, Moorhouse, Murr 2018: 87), vereinfachte Darstellung [P1312, L143]

Dies ermöglicht den Teilnehmern, anders als in strukturierter tabellarischer Form, einen besseren **Überblick über die Situation des Patienten** zu gewinnen und während der Besprechung durch Einbringen der unterschiedlichen Perspektiven und Expertisen ihre Ideen weiterzuentwickeln. Auf diese Weise kann ein vollständigeres Bild der Pflegesituation des Patienten gewonnen werden, als es durch die Problemerhebung durch eine einzelne Fachkraft möglich ist.

Natürlich müssen dabei die **unterschiedlichen Rahmenbedingungen** innerhalb der verschiedenen Settings berücksichtigt werden. Nicht bei allen Pflegebedürftigen ist es möglich, zur Erstellung einer Pflegeanamnese bzw. zur Identifizierung der Pflegeprobleme, eine solche Fallbesprechung durchzuführen. Das Verfahren wird daher auf ausgewählte Pflegesituationen beschränkt bleiben müssen. Für den Einsatz als Instrument zur Schulung und Fortbildung oder in der Anleitung von Auszubildenden kann es aber wertvolle Dienste leisten, um pflegerelevante *Zusammenhänge* besser aufzudecken und vernetztes Denken zu fördern.

Aufbauend auf der visualisierten Darstellung und der Pflegeanamnese werden anschließend entsprechende Pflegeziele und -maßnahmen ausgewählt.

Es ist auch denkbar, die Concept-Map als Teil der Pflegeanamnese in geeigneter Form in der Pflegedokumentation abzuspeichern.

In vielen Einrichtungen erfolgt die **Pflegedokumentation** mittlerweile **in digitaler Form.** Da die Dokumentation im klinischen Bereich sehr unterschiedlich erfolgt und die EDV-Systeme sich wesentlich von denen in der ambulanten und stationären Langzeitpflege unterscheiden, wird **hier** auf eine Darstellung eines klinikspezifischen Dokumentations- und Informationssystems verzichtet. Die für die Pflege relevanten Teilbereiche solch umfassender Softwarelösungen sollten sich dem Prinzip nach nicht von anderen unterscheiden. **Grundlegendes Strukturmerkmal** ist auch hier der Pflegeprozess. Während es sich im ambulanten und stationären Bereich um pflegespezifische EDV-Lösungen handelt, werden im klinischen Bereich sehr viel umfangreichere Patienteninformationssysteme eingesetzt, die alle ärztlichen, pflegerischen, verwaltungstechnischen Informationen und Daten bündeln und in einem Informationssystem für alle Mitarbeitenden zugänglich machen.

Um **Pflegediagnosen zu formulieren,** gibt es mehrere Möglichkeiten:

- Freie Formulierung nach dem PESR-Format
- Formulierung auf Grundlage einer Pflegediagnosenklassifikation empfohlen (z. B. NANDA-I, ENP, POP)
- Kombination aus beiden (Verwendung der offiziellen Pflegediagnosentitel und eigener Ergänzungen)

Die Pflegeanamnese und der Pflegeplan des folgenden Fallbeispiels orientieren sich an den Klassifikationsschemata von NANDA-I, NOC und NIC (▸ 4.2.6).

Es existieren eine Vielzahl unterschiedlicher Formate, nach denen die gesammelten Informationen strukturiert werden können. Der Pflegeprozess als solcher ist zunächst inhaltsleer. Erst ein zugrundeliegendes Pflegemodell bzw. eine Pflegetheorie füllen den Pflegeprozess mit „Leben". Im deutschsprachigen Raum finden sich vor allem folgende **Pflegemodelle** als theoretischer Hintergrund von Pflegedokumentationssystemen:

- 14 Grundbedürfnisse des Menschen nach Henderson
- 12 Lebensaktivitäten (LA) nach Roger, Logan, Tierney
- 12 Aktivitäten des täglichen Lebens (ATL) nach Juchli

- 13 Aktivitäten, Beziehungen und existenzielle Erfahrungen des Lebens (ABEDL) nach Krohwinkel

Allerdings ist die Reichweite der meisten verwendeten Modelle begrenzt. In den „klassischen", auf den Aktivitäten des Lebens beruhenden Modellen wird zu wenig die **Rolle der Pflegekraft** und die **Interaktion** zwischen Patient bzw. Pflegebedürftigem und Pflegekraft und deren Einfluss auf den Pflegeprozess berücksichtigt. Die Gefahr besteht, dass der Fokus zu sehr auf die Perspektive der Pflegenden ausgerichtet ist, ohne die Bewältigungsstrategien (Coping) des Patienten ausreichend zu berücksichtigen. Coping (▶ Abb. 4.6) wird dabei zu sehr als eine (passive) Reaktion eines Patienten auf bestimmte Stressfaktoren im Zusammenhang mit einer Krankheit verstanden. Ein solch verkürztes Verständnis von Coping berücksichtigt nicht die aktive Rolle, die der Patient dabei einnehmen kann. Sehr problematisch ist es auch, Stress und Coping nur aus der Sicht des Patienten zu betrachten. Um pflegerische Interventionen wirksam umsetzen und die vereinbarten Pflegeziele erreichen zu können, ist es wichtig zu wissen, wann welche Pflegesituationen als Stress empfunden werden. Hinzukommen sollte das Wissen, welche Bewältigungsstrategien Patient *und* Pflegekraft haben, um damit umzugehen. So kann für eine erfahrene Pflegekraft eine palliative Situation als etwas erlebt werden, das seit vielen Jahren zum beruflichen Alltag gehört. Für einen Pflegeneuling jedoch kann eine solche Situation und die dadurch herausgeforderte Auseinandersetzung mit Sterben und Tod als bedrohlich empfunden werden. Das wiederum kann die Beziehung zwischen Patient und Pflegekraft negativ beeinflussen und damit auch die Versorgung unter Umständen gefährden. (Mischo-Kelling, Zeidler 1992: 25).

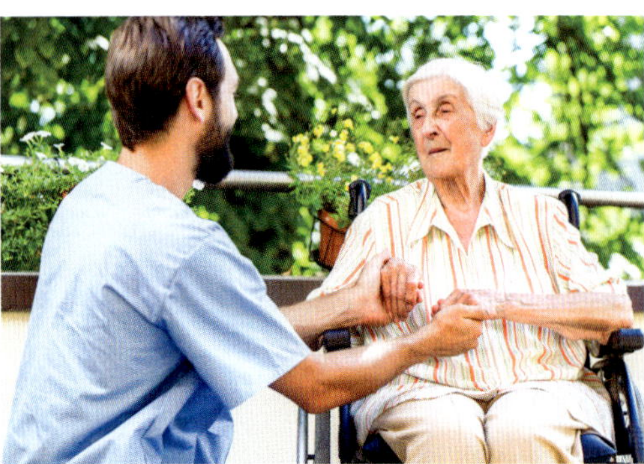

Abb. 4.6 Der Begriff „Coping" meint die Fähigkeit von Patienten und Pflegekräften mit belastenden Situationen und der Konfrontation mit Krankheit umzugehen. [J787]

Praxistipp

Der „Cool-out"

Wenn die eigenen Ansprüche an eine gute Pflege nicht mehr erfüllt werden können, kann es zu dem kommen, was man als „Cool-out" bezeichnet. Man versteht darunter einen *„schleichende[n] Prozess, der mit Resignation und Schuldgefühlen beginnt und irgendwann zu einem „sich-kalt-machen" führt. Pflegende verlieren angesichts der nicht mehr zu bewältigenden Aufgaben ihre Empathie, werden gleichgültig, zynisch oder emotional stumpf."* (Dobrosavljević, V. 2018). Es ist also eine Art „negative Bewältigungsstrategie", die für den Patienten gefährlich, unter Umständen sogar lebensgefährlich werden kann.

Bereits Juchli weist darauf hin, dass die *Aktivitäten des täglichen Lebens* (ATL) zwar im Mittelpunkt des Modells stehen, dieses aber immer in Beziehung zur gesamtheitlichen Lebenswelt, zur Biografie des kranken Menschen und im Zusammenhang mit dem Selbstkonzept (Haltung) der Pflegenden gesehen werden (Juchli 1991). Entscheidend ist also, nicht nur die Copingstrategien des Patienten (und seiner Angehörigen) sondern auch die eigenen Copingstrategien zu reflektieren, insbesondere in emotional belastenden Pflegesituationen. Beide, Patient und Pflegekraft, können sich in ihrem Bemühen, mit der Situation fertig zu werden, gegenseitig *helfen* oder *hemmen.*

Am ehesten lässt sich ein umfassendes initiales Assessment mit dem Modell der fördernden Prozesspflege nach Krohwinkel und der Strukturierungshilfe der ABEDL durchführen (Brobst 2007: 75). Ein alternatives Modell, dass die Defizite der „ATL & Co-Modelle" sehr gut kompensiert, ist das **Modell der funktionellen Gesundheitsverhaltensmuster** nach M. Gordon.

4.1.3 ABEDL-Strukturmodell nach Krohwinkel

Aufbauend auf den Aktivitäten des täglichen Lebens (ATL-Modell) von Liliane Juchli (1933–2020) entwickelte die Pflegewissenschaftlerin **Monika Krohwinkel** das ATL-Modell zum **AEDL-Modell**

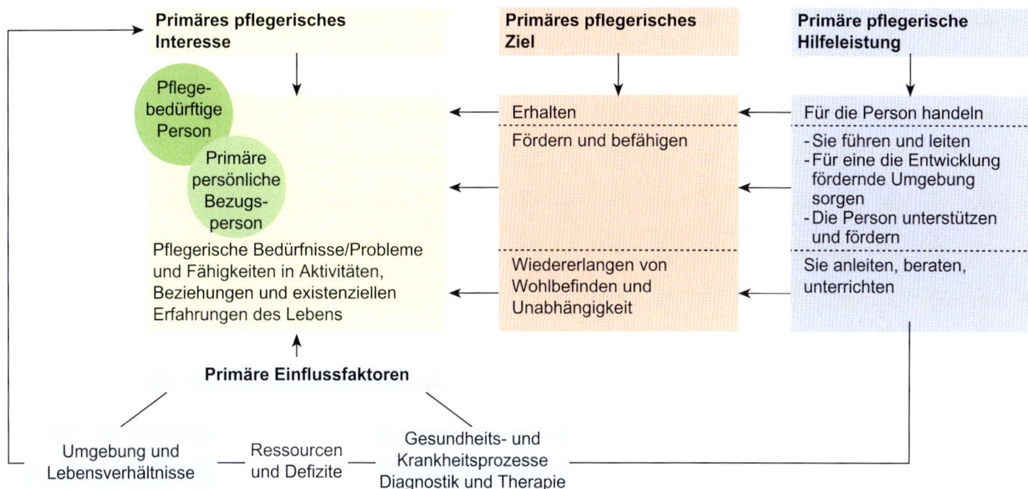

Abb. 4.7 Rahmenmodell ganzheitlich fördernder Prozesspflege von Monika Krohwinkel [E165–001]

und später zum Modell der Aktivitäten, Beziehungen und existenziellen Erfahrungen des Lebens **(ABEDL-Modell)** weiter. Das ABEDL-Modell ist dabei nur *ein* Baustein einer umfassenden Pflegetheorie, die das **rehabilitative Handeln professionell Pflegender** in den Mittelpunkt stellt und das aus insgesamt fünf verschiedenen Modellen besteht, die sich einander ergänzen (▸ Abb. 4.7).

Darin beschrieben sind:

- Die 13 Bereiche menschlichen Lebens (ABEDL-Strukturmodell, ▸ Abb. 4.8)
- Die Verantwortungs- und Aufgabenbereiche beruflich Pflegender (Managementmodell, ▸ Abb. 4.9)
- Die primären Unterstützungsleistungen
- Die Ziele professioneller Pflege (Rahmenmodell ganzheitlich fördernder Prozesspflege)
- Die Umsetzung in der Praxis mit Hilfe des Pflegeprozessmodells

Ähnlich wie das Pflegeprozessmodell beschreibt das Modell des reflektierenden Erfahrungslernens den Regelkreis, nach dem alle pflegerischen Handlungen zugleich der Anlass sind, um durch ständige Reflexion des eigenen Handelns zu neuen Erkenntnissen zu gelangen (▸ Abb. 4.10).

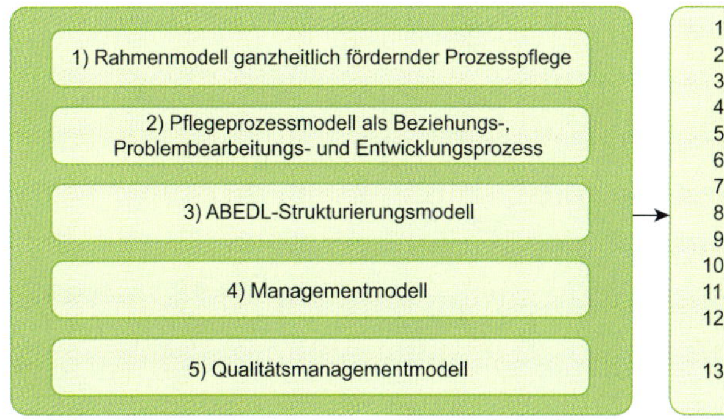

1. Kommunizieren können
2. Sich bewegen können
3. Vitale Funktionen des Lebens aufrechterhalten können
4. Sich pflegen können
5. Sich kleiden können
6. Ausscheiden können
7. Essen und trinken können
8. Ruhen, schlafen, entspannen können
9. Sich beschäftigen, lernen, sich entwickeln können
10. Die eigene Sexualität leben können
11. Für eine sichere/fördernde Umgebung sorgen können
12. Soziale Kontakte und Beziehungen sichern und gestalten können
13. Mit existenziellen Erfahrungen des Lebens umgehen und sich dabei entwickeln

Abb. 4.8 Das ABEDL-Strukturmodell [L143]

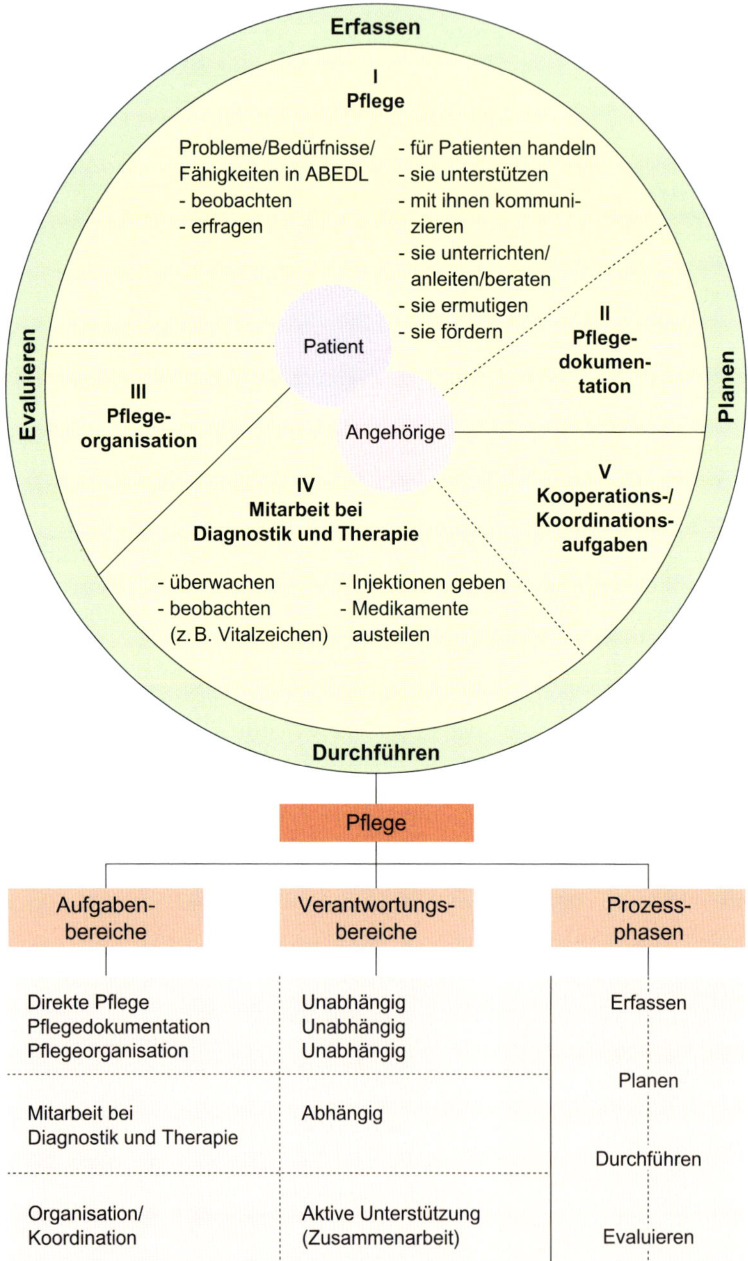

Abb. 4.9 Das Managementmodell von M. Krohwinkel [A400]

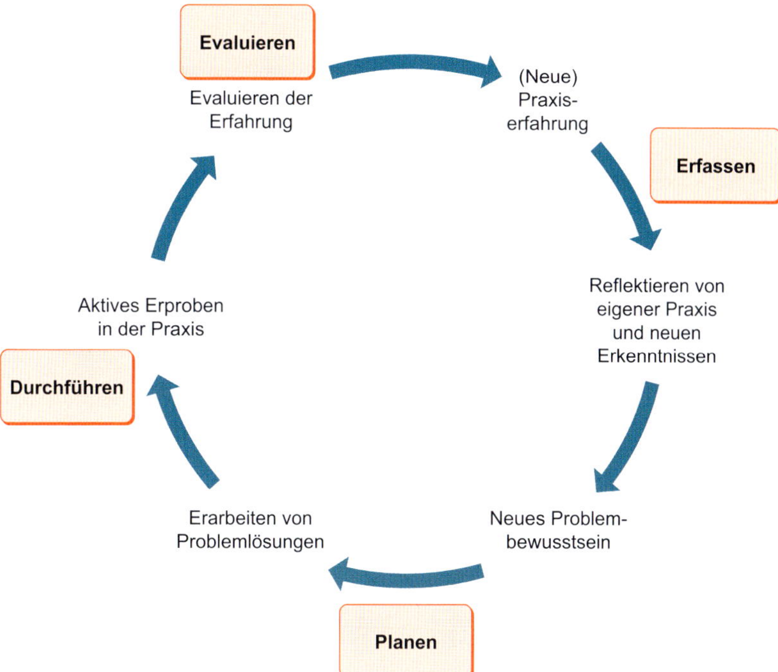

Abb. 4.10 Das Modell des reflektierenden Erfahrungslernens (nach Krohwinkel 1993: 228) [P1312, L143]

4.1.4 Modell der funktionellen Gesundheitsverhaltensmuster nach Gordon

Das **Modell der funktionellen Gesundheitsverhaltensmuster** der US-amerikanischen Pflegewissenschaftlerin **Marjory Gordon** berücksichtigt diejenigen **Verhaltensmuster** des Patienten bzw. Pflegebedürftigen, die zur Gesundheit (bzw. Heilung), zur Lebensqualität und zur Verwirklichung seiner Potenziale beitragen (können). Die Pflegefachkraft untersucht, ob sich der Patient in dem von ihm gezeigten Verhaltensmuster *funktional* oder *dysfunktional* verhält. Damit es aber zu solchen Verhaltensweisen kommen kann, braucht es Fähigkeiten, damit sich der Mensch überhaupt zu den von Gordon beschriebenen Bereichen menschlichen Lebens verhalten und entsprechend handeln *kann.* Die solchem Verhalten und Handeln zugrundeliegenden Fähigkeiten lassen sich gut den von **Martha Nussbaum** identifizierten **Grundfähigkeiten des Menschen** zuordnen als Voraussetzung, um ein gelingendes menschliches Leben zu führen (▸ 3.5). Herausragende Bedeutung für Gordon besitzt dabei das Gesundheitsverhaltensmuster „Wahrnehmung und Umgang mit der eigenen Gesundheit". Nach Gordon nimmt dieses Verhaltensmuster eine Art „Schirmfunktion" ein, die das Gesundheitsmanagement aller weiteren Gesundheitsverhaltensmuster bestimmt (▸ Abb. 4.11).

Die ▸ Tab. 4.1 zeigt die Strukturierung der Informationen entsprechend dem Pflegemodell nach Gordon.

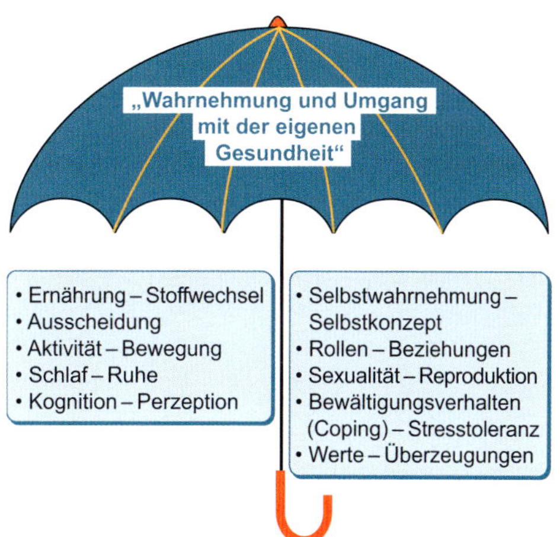

Abb. 4.11 Zusammenhang und Ordnung der 11 Gesundheitsverhaltensmuster („Schirmmodell" nach: Gordon 2020: 47) [P1312, L143]

Tab. 4.1 Strukturierung der Informationen im Pflegemodell nach Gordon (Wilkinson 2012: 131)

Funktionelles Gesundheitsverhaltensmuster	Inhalt	Beispiele für konkrete Verhaltensmuster
Gesundheitswahrnehmung und Gesundheitsmanagement	Eindruck, den der Klient von seinem Gesundheitszustand hat, und Umgang mit der eigenen Gesundheit: individuelle Wahrnehmung des Gesundheitszustandes und seine Auswirkungen auf gegenwärtige Aktivitäten und zukünftige Planungen	Angaben über die Einhaltung von Behandlungsempfehlungen, Ausübung gesundheitsfördernder Aktivitäten (z. B. regelmäßige körperliche Betätigung), Vorsorgeuntersuchungen
Ernährung und Stoffwechsel	Muster der Nahrungs- und Flüssigkeitsaufnahme in Relation zu Nährstoff- und Stoffwechselbedarf, Anzeichen für Nährstoffmangel oder -überschuss	Zustand von Haut, Zähnen, Haaren, Fuß- und Fingernägeln, Schleimhäuten, Größe und Gewicht, Temperaturregulation, Erscheinungsbild allgemeinen Wohlbefindens; tägliche Essenszeiten, Vorliebe für bestimmte Nahrungsmittel; Angaben zu Haut-/Gewebeschädigungen
Ausscheidung	Muster der Ausscheidungsfunktionen von Darm, Blase, Haut, einschließlich der Vorstellung und subjektiven Wahrnehmung des Klienten von der Regelmäßigkeit der Ausscheidungsfunktion	Häufigkeit der Stuhlausscheidung, Urinausscheidungsmuster, Schmerzen beim Wasserlassen, Beschaffenheit von Stuhl und Harn; Hilfsmittel, die der Kontrolle der Ausscheidung dienen
Aktivität und Bewegung	Muster der körperlichen Bewegung, körperlicher Aktivitäten und des Freizeitverhaltens; Schwerpunkt liegt auf denjenigen Aktivitäten, die für den Klienten bedeutsam sind	Sport, Hobbys, alltägliche Aktivitäten, Selbstversorgung; Einschränkungen und Faktoren, die sich auf die Aktivitäten störend auswirken (z. B. kardiovaskulärer und respiratorischer Status, neuromuskuläre Defizite und deren Kompensation)
Kognition und Perzeption	Sensorisch-perzeptive und kognitive Muster; umfasst den Leistungsgrad von Sinnesmodalitäten	Sehsinn, Hörsinn, Geschmackssinn, Tastsinn, Geruchssinn; Angaben zu Schmerzempfinden und Schmerzmanagement, kognitive Funktionen wie Sprache, Gedächtnis, Aufmerksamkeit und Entscheidungsfindung
Schlaf und Ruhe	Muster von Schlaf, Ruhe und Entspannung, Verteilung von Schlaf-, Ruhe- und Entspannungsphasen	Vom Klienten empfundene Schlafqualität und -quantität, Kraftreserven, Ein- und Durchschlafhilfen, vom Klienten benutzte Einschlafroutinen; Wahrnehmung des Energieniveaus (des Erholtseins) nach dem Aufwachen
Selbstwahrnehmung und Selbstkonzept	Selbstbild des Klienten	Körperbild, Selbstbewusstsein, Identität, Gefühlslage, Wahrnehmung der eigenen Fähigkeiten (kognitiver, emotionaler und physischer Art), objektive Daten wie Körperhaltung, Blickkontakt, Stimm- und Sprachmuster; individuelle Einstellungen gegenüber der eigenen Person
Rollen und Beziehungen	Rollen, die der Klient in seinem Leben ausfüllt; Beziehungen, die er unterhält; Verpflichtungen, die damit verbunden sind	Wahrnehmung der wichtigsten Rollen und Verantwortlichkeiten des Klienten in der aktuellen Lebenssituation; Störungen in der Familie, am Arbeitsplatz und anderen sozialen Beziehungen

Tab. 4.1 Strukturierung der Informationen im Pflegemodell nach Gordon (Wilkinson 2012: 131) *(Forts.)*

Funktionelles Gesundheitsverhaltensmuster	Inhalt	Beispiele für konkrete Verhaltensmuster
Sexualität und Reproduktion	Zufriedenheit und Unzufriedenheit mit dem Sexualverhalten	Wahrgenommene Zufriedenheit oder Angaben zu Störungen der Sexualität; Anzahl und Verlauf von Schwangerschaften und Geburten, sexuelle Probleme, Befriedigung, die der Klient aus seinen sexuellen Beziehungen bezieht
Bewältigungsverhalten und Stresstoleranz	Bewältigungsstrategien des Klienten und deren Effektivität im Hinblick auf Stresstoleranz	Art und Weise, in der der Klient mit Belastungen umgeht, soziale und familiäre Unterstützung; wahrgenommene Fähigkeit im Umgang mit belastenden Situationen
Werte und Überzeugungen	Wertvorstellungen und Überzeugungen (auch spiritueller Art) und Lebensziele, die die Entscheidungen des Klienten beeinflussen	Dinge, die dem Klienten wichtig sind (einschl. spiritueller Art), Vorstellungen von Lebensqualität, Wert- bzw. Glaubenskonflikte im Zusammenhang mit Gesundheit und Krankheit, religiöse Praktiken

Praxistipp

Downloadlink: Pflegeanamnesebogen

Am Universitätsklinikum Gießen erfolgt die Erstellung der Pflegeanamnese nach dem Modell von M. Gordon. Unter www.ukgm.de/ugm_2/deu/ugi_pfl/PDF/anabog.pdf ist der entsprechende Anamnesebogen abrufbar.

Im Zusammenhang mit dem Befähigungsansatz von Martha Nussbaum ermöglicht z. B. die von ihr beschriebene Grundfähigkeit (► 3.5), die eigene Sterblichkeit anzuerkennen und gleichzeitig die Abneigung dagegen, das Leben als etwas Schönes und Einmaliges zu erleben, das es wert ist, gelebt zu werden. Erst eine solche Fähigkeit lässt Menschen sich zu ihrer eigenen Gesundheit entsprechend verhalten, um ein „volles Menschenleben bis zum Ende zu führen und nicht vorzeitig zu sterben" (Nussbaum 2018: 200). Oder: Verhaltensweisen im Bereich „Ernährung und Stoffwechsel" sind begründet in der Grundfähigkeit des Menschen, Schutz zu suchen und das Bedürfnis nach Essen und Trinken stillen zu können. Die Stärke des Modells von Gordon liegt darin, dass es nicht nur um das größtenteils rein körperlich beobachtbare Verhalten kreist, wie es viele Pflegemodelle tun, sondern alle Dimensionen menschlichen Lebens miteinschließt. Dimensionen, die in existenziellen Krisen, wie es eine Krankheit sein kann, für den Betroffenen von weit größerer Bedeutung sein können. Verhaltensweisen, wie sie im Bereich Selbstwahrnehmung und Selbstkonzept zum Ausdruck kommen, verweisen ihrerseits auf Grundfähigkeiten, die Nussbaum mit der *Verbundenheit mit anderen Menschen* und zugleich der *Erfahrung des Getrenntseins* beschreibt. Erst die Fähigkeit zu derartigen Erfahrungen macht es möglich, sich mit seinem Selbstkonzept, seiner Identität und der Bedeutung seines Körperbildes auseinanderzusetzen und sich dazu zu verhalten. Die Grundfähigkeiten Nussbaums (► 3.5) liefern somit die Hintergrundfolie und Begründung für die Reaktion, das Handeln und Verhalten von Menschen in den von Gordon beschriebenen Gesundheitsverhaltensmustern (► Tab. 4.2).

Das Modell der funktionellen Gesundheitsverhaltensmuster ist damit eine der umfangreichsten und detailliertesten **Strukturierungshilfen zur Erstellung einer Pflegeanamnese.** Insbesondere so bedeutende Kategorien wie „Werte und Überzeugungen", „Bewältigungsverhalten und Stresstoleranz" und „Selbstwahrnehmung und Selbstkonzept", die den Pflegeprozess entscheidend beeinflussen können, bleiben in klassischen ATL-orientierten Pflegemodellen, die schwerpunktmäßig äußerlich beobachtbare Aktivitäten erfassen, häufig unberücksichtigt. Nicht nur die unmittelbare pflegerische Versorgung, sondern auch die Pflegebeziehung zwischen Patient und Pflegefachperson als Grundlage des gesamten Pflegeprozesses kann dadurch nachhaltig beeinflusst werden.

Tab. 4.2 Zusammenhang von Grundfähigkeiten des Menschen (M. Nussbaum) und den funktionellen Gesundheitsverhaltensmustern (M. Gordon)

Grundfähigkeiten	Gesundheitsverhaltensmuster
Die Fähigkeit, ein menschliches Leben von normaler Länge zu leben, nicht vorzeitig zu sterben, bevor das Leben so reduziert ist, dass es nicht mehr lebenswert ist.	Wahrnehmung und Umgang mit der eigenen Gesundheit
Die Fähigkeit, sich guter Gesundheit zu erfreuen, sich angemessen zu ernähren, eine angemessene Unterkunft und Möglichkeiten zu sexueller Befriedigung zu haben, sich in Fragen der Reproduktion frei entscheiden und sich von einem Ort zu einem anderen bewegen zu können. Die Fähigkeit zu lachen, zu spielen, sich an erholsamen Tätigkeiten zu erfreuen.	Ernährung – Stoffwechsel Ausscheidung Schlaf und Ruhe Sexualität – Reproduktion Aktivität – Bewegung
Die Fähigkeit, unnötigen Schmerz zu vermeiden und freudvolle Erlebnisse zu haben. Die Fähigkeit, seine Sinne und seine Phantasie zu gebrauchen, zu denken und zu urteilen.	Kognition und Perzeption
Die Fähigkeit, Beziehungen zu Dingen und Menschen außerhalb unserer selbst einzugehen, diejenigen zu lieben, die uns lieben und für uns sorgen […]. Die Fähigkeit, eine Vorstellung des Guten zu entwickeln und kritische Überlegungen zur eigenen Lebensplanung anzustellen. Die Fähigkeit, mit anderen und für andere zu leben, andere Menschen zu verstehen und Anteil an ihrem Leben zu nehmen, verschiedene soziale Kontakte zu pflegen; die Fähigkeit, sich die Situation eines anderen Menschen vorzustellen und Mitleid zu empfinden. Die Fähigkeit, in Verbundenheit mit Tieren, Pflanzen und der ganzen Natur zu leben und sie pfleglich zu behandeln.	Rollen und Beziehungen Werte und Überzeugungen Bewältigungsverhalten
Die Fähigkeit, sein eigenes Leben und nicht das eines anderen zu leben. Die Fähigkeit, sein Leben in seiner eigenen Umgebung und seinem eigenen Kontext zu führen. Das heißt Garantien für Versammlungsfreiheit und gegen ungerechtfertigte Durchsuchungen und Festnahmen; es bedeutet auch eine gewisse Garantie für die Unantastbarkeit des persönlichen Eigentums.	Selbstwahrnehmung und Selbstkonzept

4.1.5 Die Strukturierte Informationssammlung (SIS®)

Um der vielerorts beklagten „Bürokratisierung" in der Pflege ein Ende zu machen und die Pflegedokumentation (wieder) auf das Wesentliche zu beschränken, wurde 2015 auf Initiative des Bevollmächtigten der Bundesregierung für die Pflege das Projekt **„Entbürokratisierung der Pflegedokumentation"** initiiert. Ergebnis war ein Dokumentationssystem, das auf einem 4-schrittigen Pflegeprozessmodell (Informationssammlung – Planung – Durchführung – Evaluation) aufbaut und den Dokumentationsaufwand reduzieren sollte. Die in anderen Prozessmodellen expliziten Schritte der Zielvereinbarung und Pflegediagnostik spielen darin keine Rolle.

Definition

Bürokratieansatz nach Weber

Unter dem Einfluss des deutschen Soziologen Max Weber (1864–1920) entwickelte sich der sog. Bürokratieansatz. Als Begründer der modernen Soziologie war es sein Anliegen, das soziale Verhalten von Menschen auch in Organisation und Unternehmen zu verstehen. Um Willkürherrschaft zu verhindern, ist für Weber die rationale, auf Regeln basierende Organisation der Verwaltung die einzig legitime Form der Herrschaft. Der von Weber vertretene Bürokratiebegriff ist also zunächst *positiv* besetzt. Bürokratie, die sich an Regeln hält und die für alle gelten, verhindert die willkürliche Amtsführung, die zur Zeit Webers in vielen Amtsstuben weit verbreitet war.

Wenn heute in der **Pflege** die „Bürokratisierung" beklagt wird, dann ist darunter das *Übermaß* an Dokumentation gemeint, während die **„Bürokratie" im Sinne Webers** genau das ist, was auch eine **korrekte Dokumentation** auszeichnet, nämlich:

- Willkürliche Entscheidungen zu verhindern,
- in dem Mittel und Zwecke klug gegeneinander abgewogen werden,
- auf der Basis rational nachvollziehbarer Begründungen.

Über den *Umfang* der Pflegedokumentation zu entscheiden, ist daher einzig Sache der *kompetenten* Pflegefachfrau bzw. des Pflegefachmanns unter **Anwendung des Wesentlichkeitsgrundsatzes.** Die Forderung nach einer „Ent-bürokratisierung" der Pflegedokumentation kann daher gerade *nicht* im Interesse der Pflege sein und bedeutet letztlich genau das, was Weber kritisiert hatte: eine willkürliche und rational nicht begründete Form der Aktenführung und Verwaltung. Bei aller Diskussion um die *Überbürokratisierung* muss sich Pflege daher auch selbstkritisch fragen, ob sie sich in ihrem Handeln (und in ihren Dokumentationsgewohnheiten) nicht zu sehr von den Erwartungen und Ansprüchen Anderer hat fremdbestimmen lassen.

Die **Systematik der Strukturierten Informationssammlung (SIS®)** nimmt dabei Bezug auf das Neue Begutachtungsassessment (NBA), das entwickelt wurde, um mit Einführung der Pflegegrade das Ausmaß der Pflegebedürftigkeit nach dem SGB XI zu ermitteln.

Vier Elemente auf Grundlage des 4-schrittigen Pflegeprozessmodells

Dem Strukturmodell liegt ein 4-schrittiges Pflegeprozessmodell (▸ Abb. 4.12) zugrunde.

Element 1: Einschätzung

Die SIS® wird im Rahmen des Erstgesprächs mit einem neuen Bewohner oder Patienten erstellt oder neu angelegt bei Veränderungen des Gesundheitszustandes. Sie ist nicht nur Informationssammlung, sondern soll auch die Wünsche und Bedürfnisse des Pflegebedürftigen abbilden.

Eng mit der SIS® verbunden ist die sog. Risikomatrix, eine tabellarische Beschreibung der wichtigsten pflegerischen Risiken. Die Begründung eines Risikos, das durch Ankreuzen des jeweiligen Kästchens dargestellt wird, muss durch nähere Erläuterung aus dem jeweiligen Themenfeld hervorgehen.

Die sechs Themenfelder Nach Informationen zur pflegebedürftigen Person und den am Gespräch beteiligten Personen beginnt die SIS® mit der Beschreibung der Eigenwahrnehmung der pflegebedürftigen Person. In einem ersten Feld soll dazu die Sichtweise der derzeitigen Situation des Bewohners, Vorstellung bzgl. des Hilfebedarfs, ggf. Ängsten, Befindlichkeiten und individuellen Wünsche festgehalten werden. In den folgenden sechs Themenfeldern erfolgt die Beschreibung der Pflegesituation aus Sicht der Pflegefachkraft anhand der Probleme, Ressourcen und Fähigkeiten des Bewohners bzw. Patienten. Zusätzlich werden mögliche Risiken der pflegebedürftigen Person

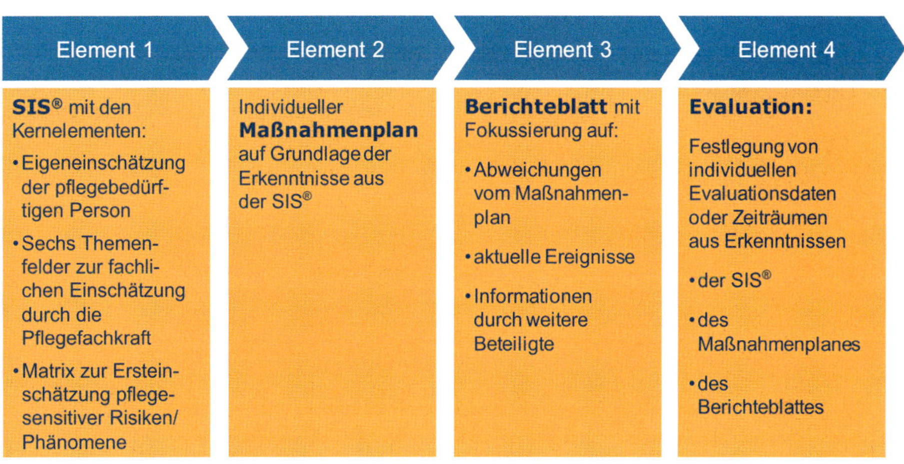

Abb. 4.12 Die vier Elemente des Strukturmodells auf Grundlage des 4-schrittigen Pflegeprozessmodells [V738-001]

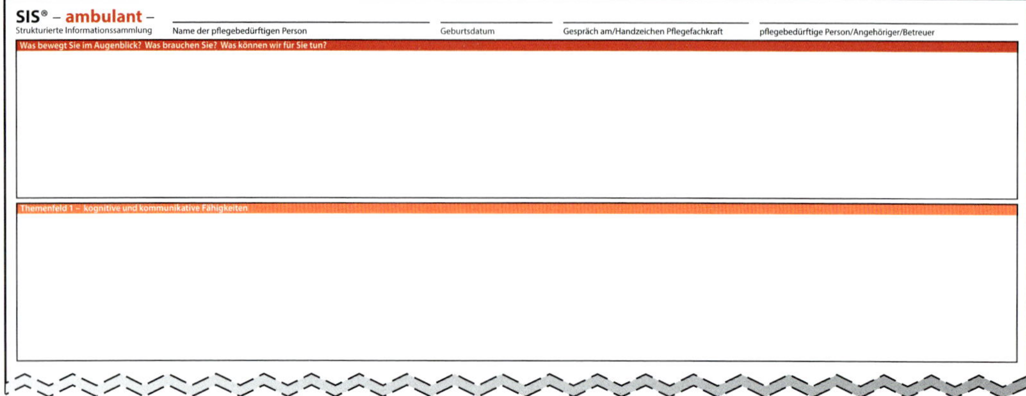

SIS® – ambulant – Strukturierte Informationssammlung	Name der pflegebedürftigen Person	Geburtsdatum	Gespräch am/Handzeichen Pflegefachkraft	pflegebedürftige Person/Angehöriger/Betreuer
Was bewegt Sie im Augenblick? Was brauchen Sie? Was können wir für Sie tun?				
Themenfeld 1 – kognitive und kommunikative Fähigkeiten				

Abb. 4.13 Die Strukturierte Informationssammlung (SIS®) ambulant (Version 2.0 - Oktober 2017, Ausschnitt) [V738-001]

besprochen und das Ergebnis festgehalten. Die sechs Themenfelder sind (► Abb. 4.13):

- Kognitive und kommunikative Fähigkeiten
- Mobilität und Beweglichkeit
- Krankheitsbezogene Anforderungen und Belastungen
- Selbstversorgung
- Leben in sozialen Beziehungen
- Haushaltsführung (ambulant)/Wohnen und Häuslichkeit (stationär)

Diese Themenfelder korrespondieren mit den Modulen des Begutachtungsinstruments zur Feststellung der Pflegebedürftigkeit, das seit Januar 2017 in Kraft getreten ist. Damit soll zugleich die Auseinandersetzung und Orientierung mit dem neuen und umfassenderen Pflegebedürftigkeitsbegriff des SGB XI unterstützt werden.

Die Risikomatrix Die Risikomatrix (► Abb. 4.14) enthält *„die in der Langzeitpflege am häufigsten vorkommenden Risiken und Phänomene, die mit zunehmendem Alter und bei vorliegender Pflegebedürftigkeit von herausragender Bedeutung sind. Es sind die Themen Dekubitus, Sturz, Ernährung, Inkontinenz und Schmerz.*" (Beikirch, Schulz und Fährmann et al. 2017: 47). Die angekreuzten Risiken nehmen dabei die Risikoeinschätzung auf, wie sie aus den entsprechenden Themenfeldern hervorgehen sollte. Eine solche Ersteinschätzung wird als Initialassessment bezeichnet. Die Risikomatrix der SIS® für die ambulante Versorgung unterscheidet sich geringfügig, hier gibt es eine zusätzliche Spalte „Beratung" in jedem einzelnen Block, deren Inhalt ebenfalls im jeweiligen Themenfeld dokumentiert und in der Risikomatrix als „erledigt" angekreuzt werden soll. Ob nach erfolgter Ersteinschätzung weitere Informationen notwendig sind, um das Vorliegen eines Risikos zu verifizieren (z. B. mittels Durchführung eines vertieften Assessments), geht aus dem Ankreuzen der Spalte „weitere Einschätzung notwendig? Ja/Nein" hervor. ► Abb. 4.15 zeigt den Algorithmus der Risikoeinschätzung.

Element 2: Maßnahmenplan

Die Entwickler des Strukturmodells haben sich bewusst für den Begriff „Maßnahmenplan" bzw. „Maßnahmenplanung" entschieden, um deutlich zu machen, dass an der Versorgung des Pflegebedürftigen nicht nur die Pflege, sondern auch

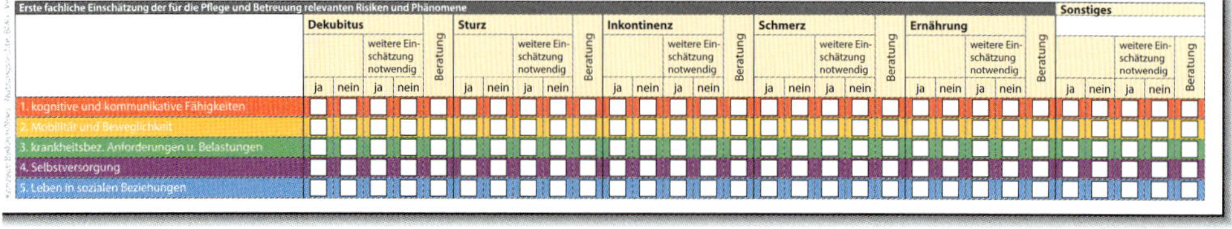

Erste fachliche Einschätzung der für die Pflege und Betreuung relevanten Risiken und Phänomene	Dekubitus					Sturz					Inkontinenz					Schmerz					Ernährung					Sonstiges				
			weitere Einschätzung notwendig		Beratung			weitere Einschätzung notwendig		Beratung			weitere Einschätzung notwendig		Beratung			weitere Einschätzung notwendig		Beratung			weitere Einschätzung notwendig		Beratung			weitere Einschätzung notwendig		Beratung
	ja	nein	ja	nein		ja	nein	ja	nein		ja	nein	ja	nein		ja	nein	ja	nein		ja	nein	ja	nein		ja	nein	ja	nein	
1. kognitive und kommunikative Fähigkeiten																														
2. Mobilität und Beweglichkeit																														
3. krankheitsbez. Anforderungen u. Belastungen																														
4. Selbstversorgung																														
5. Leben in sozialen Beziehungen																														

Abb. 4.14 Die Risikomatrix der SIS® ambulant (Version 2.0 - Oktober 2017) [V738-001]

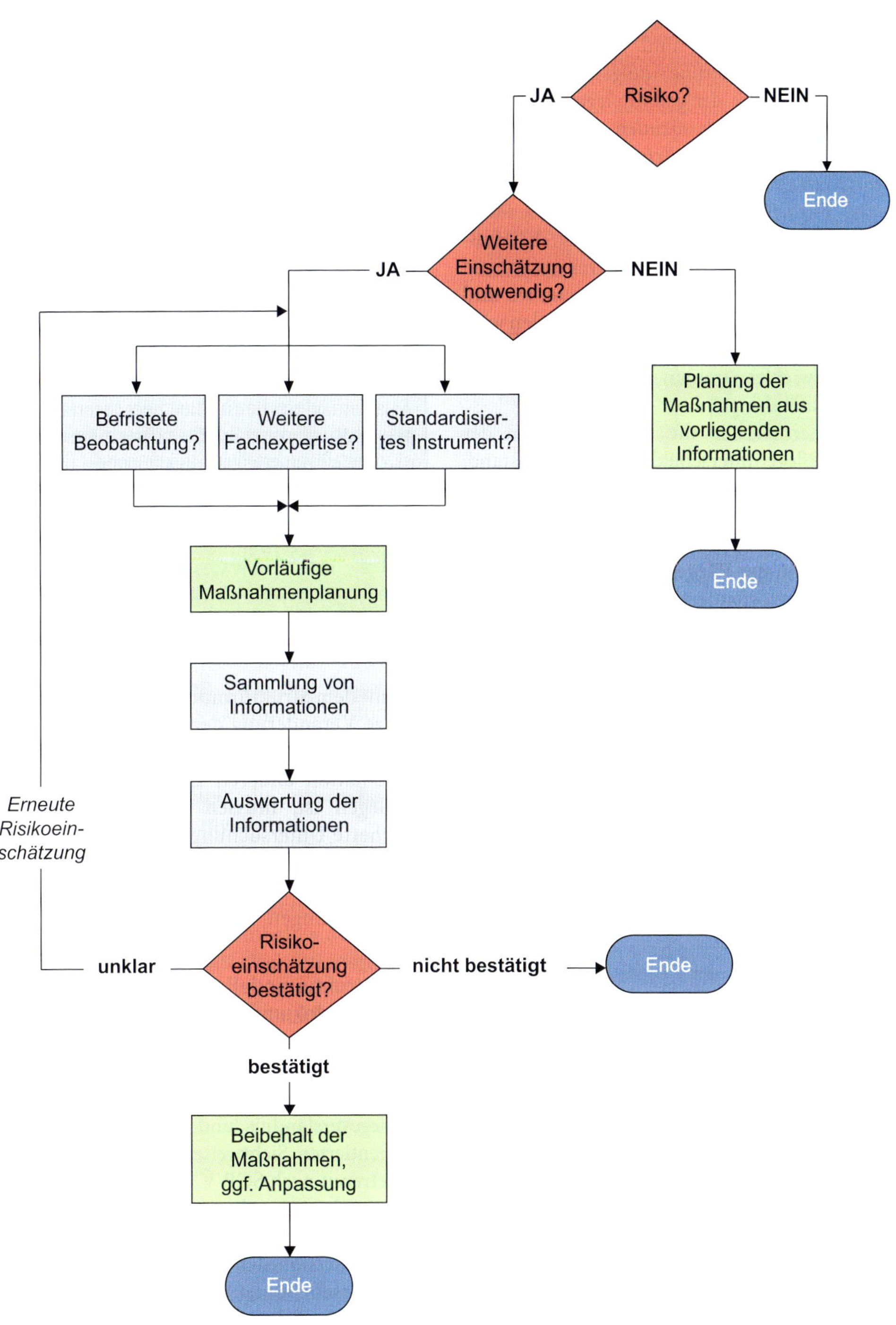

Abb. 4.15 Algorithmus der Risikoeinschätzung [V738-001]

wichtiger Schritt, Vertrauen zum Patienten bzw. Pflegebedürftigen aufzubauen. Nur wenn zwischen Pflegekraft und Patient eine vertrauensvolle Beziehung aufgebaut werden kann, wird auch der Patient bereit sein, der Pflegekraft gegenüber seine Probleme offen zu kommunizieren. Die Pflegekraft ist nicht nur in ihrer Rolle und Funktion als Pflegefachfrau oder Pflegefachmann präsent, sondern immer auch als der individuelle *Mensch,* der er bzw. sie ist. Ebenso wie der Patient, der der Pflegekraft nicht *nur* als Patient gegenübertritt, sondern in erster Linie auch als **Mensch in seiner Einzigartigkeit.** Die Beziehung zwischen Pflegekraft und Patient ist daher immer mehr als eine äußerlich sichtbare Interaktion. Beide Akteure bringen sowohl ihre Stärken als auch Schwächen in diesen emotionalen Prozess mit ein, ohne sich hinter ihrer jeweiligen äußerlichen Rolle „verstecken" zu können. Beide sind immer als *ganze* Person daran beteiligt und zugleich verwundbar. Diese „Verwundbarkeit" (auch und gerade für Pflegende!) zuzulassen, ist die Voraussetzung dafür, dass die **Pflegebeziehung** gelingen kann, und der Patient sich selber bedingungslos trotz seiner Macht- und Hilflosigkeit aufgrund seiner Krankheit *als Mensch* durch die Pflegende anerkannt fühlt, die ihm damit signalisiert: „Ich bin ein Mensch wie Du." (vgl. auch Gaßmann, Marschall und Utschakowski 2006: 173). Nur dann wird der Patient Vertrauen fassen können und sich sicher fühlen. Hat der Patient den Eindruck, dass er nicht als die Person akzeptiert wird, die er ist, wird es der Pflegefachfrau bzw. dem Pflegefachmann nicht gelingen, einen Zugang zu ihm zu finden. Die Pflegefachfrau bzw. der Pflegefachmann sollte sich daher ihrer bzw. seiner Rolle bewusst sein, die sie/er in der Patient-Pflegekraft-Beziehung spielt. Pflege ist immer sowohl eine professionelle *und* zwischenmenschliche Beziehung. Gelingt ein solcher Beziehungsaufbau nicht, kann es unter Umständen dramatische Folgen für den weiteren Verlauf der Versorgung haben (► 3.7).

Pflegerisches Handeln ist im Wesentlichen **Beziehungshandeln.** Klar sein muss jedoch, dass die Beziehung zwischen Pflegekraft und Patient zuallererst eine *asymmetrische* Beziehung ist. Der Patient bzw. die pflegebedürftige Person befindet sich immer in einer Situation der Abhängigkeit und ist auf Hilfe angewiesen. Pflege betrifft immer sehr existenzielle und „not-wendige" Hilfestellungen. Diese sind meist komplex, betreffen sie doch die vielfältigen körperlichen und geistigen Fähigkeiten, um den Alltag zu bewältigen. Anders als in der Medizin, in der es um die Zustimmung zu einem bestimmten Eingriff oder zu einer Therapie geht, hat ein Pflegebedürftiger nicht die freie Entscheidung, „die Pflege" als Ganzes abzulehnen oder ihr zuzustimmen. In der Pflege bezieht sich die informierte Zustimmung daher nicht nur auf die punktuelle Zustimmung zu oder die Ablehnung eines bestimmten „Eingriffs", sondern auf Zeitpunkt sowie Art und Weise und Dauer einer pflegerischen Maßnahme. Außerdem handelt es sich bei einer Pflegemaßnahme in der Regel immer um einen *permanenten* „Eingriff" in die körperliche oder seelische Integrität des pflegebedürftigen Menschen. Pflege agiert immer an der Grenze zur „Tabuverletzung" (Maio 2017: 277), sie dringt immer in die Privat- und Intimsphäre des Menschen ein, da Pflege im Wesentlichen körperliche Interaktion bedeutet. Pflegende können mit ihrem Tun sowohl unterstützen, aber auch einschränken und entmündigen. Dieser **„Ambivalenz" des Helfens** müssen sich Pflegende immer bewusst sein. Daraus ergeben sich erhebliche ethische und rechtliche Konsequenzen. Da sich Pflegebedürftige immer in einer Position der Abhängigkeit befinden, müssen für sie besondere Rechte gelten. Diese sollen garantieren, dass ein solches **Abhängigkeitsverhältnis** nicht ausgenutzt werden kann. Dabei geht es nicht nur um juristische Rechte im engeren Sinn, wie z. B. das Recht auf körperliche Unversehrtheit oder das Recht auf freie Entfaltung der Persönlichkeit, sondern auch um moralische Rechte. Dazu gehört zum Beispiel das Recht auf respektvolle Behandlung durch die Pflegenden oder das Recht, ein möglichst selbstbestimmtes Leben nach seinen eigenen Wünschen und Vorstellungen führen zu können.

Merke

Abhängigkeit und Würde

Je größer die Abhängigkeit des pflegebedürftigen Menschen ist, umso umfangreicher die Pflicht der Pflegenden, seine Würde zu wahren und seine körperliche und seelische Integrität zu garantieren.

Es macht einen erheblichen Unterschied, in welcher Weise eine Pflegehandlung durchgeführt wird und mit welcher inneren Haltung dem Pflegebedürftigen begegnet wird. Sie allein bestimmt oftmals, ob es gelingt, Vertrauen zum Pflegebedürftigen aufzubauen. Alle direkten Pflegehandlungen lassen sich respektvoll gestalten, indem beispielsweise eine

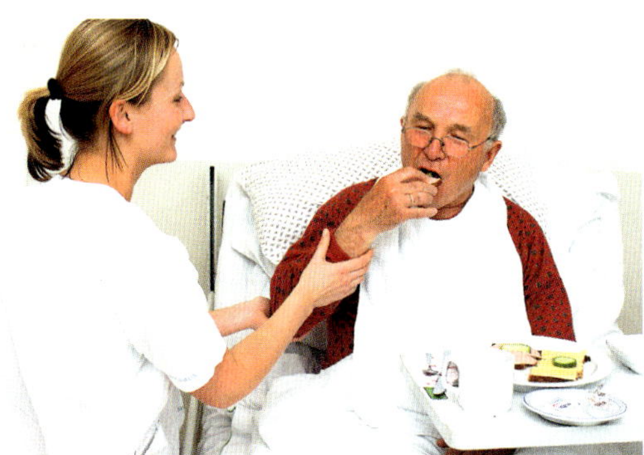

Abb. 4.17 Die Art, wie Pflegende einem Pflegebedürftigen eine Mahlzeit anreichen, hat großen Einfluss auf das Gelingen einer Pflegebeziehung und auf mögliche pflegerische und/oder medizinische Konsequenzen (Aspirieren von Nahrung und/oder Flüssigkeit, Wohlbefinden oder Abwehrhaltung vonseiten des Patienten). [K115]

Positionierung vorsichtig durchgeführt wird oder das Anreichen einer Mahlzeit respektvoll und auf Augenhöhe (im sprichwörtlichen Sinn!) und ohne den Patienten zu drängen (▸ Abb. 4.17), geschieht. Zugleich kann diese Intervention ein wichtiger **Anlass** sein,

- mögliche pflegerische Risiken (z. B. Schluckstörungen, Aspirationsgefahr, Gefahr einer Mangelernährung bzw. Gefahr eines Flüssigkeitsdefizits)
- einzuschätzen (Pflegeassessment oder Evaluation) und
- entsprechend darauf zu reagieren (um weitere Maßnahmen zu planen oder die aktuelle Planung, wenn nötig, zu ändern).

Reflexionsfragen

1. Wie habe Sie bislang Ihre Pflegebeziehungen zu den von Ihnen betreuten Patienten/Bewohnern erlebt? Ist es Ihnen gelungen, Vertrauen zum Pflegebedürftigen/Patienten aufzubauen?
2. Haben Sie auch Erfahrungen mit negativen Beispielen, d. h. misslungenen Pflegebeziehungen gemacht? Was waren die Gründe dafür?

4.2.1 Informationssammlung und Pflegeanamnese

Um zu wissen, welche Probleme bei einem bestimmten Patienten pflegerelevant sind, werden zunächst alle verfügbaren **pflegerelevanten Daten gesammelt.**

Grundsätzlich unterscheidet man:

- Objektive Daten
- Subjektive Daten

Objektive Daten sind Informationen, die durch Messung von Körperzuständen oder Beobachtungen erfasst werden. Hierzu zählen Puls- und Blutdruckmessung, Beobachtung von Hautirritationen, Atemfrequenz etc. Zu den **subjektiven Daten** zählen alle jene, die der Patient und/oder die Angehörigen äußern. Dies können z. B. Schmerzen und Symptome sein, die nicht unmittelbar beobachtet oder „gemessen" werden können, sondern auf eigenen Empfindungen und Wahrnehmungen des Patienten beruhen (Beispiele: Übelkeit, Missempfindungen, Halluzinationen aller Art etc.).
Zu beachten ist, dass beide Kategorien von Informationen nicht immer eindeutig voneinander abzugrenzen sind.

Praxistipp

Aussagekräftige objektive Daten

Bei vielen Erkrankungen und zum Einschätzen des Pflegebedarfs spielt das Ausscheidungsverhalten von Patienten oder Bewohnern eine große Rolle. Die Menge, Farbe und Konsistenz von Stuhl und Urin sind zwar einerseits objektive Parameter, die beobachtet und gemessen werden können, vor allem aber bei der Beurteilung von Menge, Farbe und Konsistenz von Stuhl oder Urin (ob zum Beispiel Ausflockungen im Urin vorhanden sind oder nicht), kann es in der Beurteilung Unterschiede geben. Dies hängt manchmal davon ab, ob diese Einschätzung von einer erfahrenen oder weniger erfahrenen Pflegekraft gemacht wird. Angaben in der Pflegedokumentation wie „wenig", „viel" etc. sind dabei oft nicht hilfreich. Besser, um z. B. die Menge von Ausscheidungen einschätzen zu können, ist es, auf allgemein bekannte Maßeinheiten Bezug zu nehmen, um eine genauere Vorstellung von der Beobachtung, die gemacht wurde, zu bekommen.
Beispiele:

- Angaben wie „Patient hat abgeführt, etwa pflaumengroße Menge" geben hier schon eine genauere Vorstellung.
- Bei bettlägerigen Patienten kann das Wiegen der Inkontinenzeinlage für eine präzise Ein-/Ausfuhrkontrolle herangezogen werden.
  (Dabei entspricht 1 ml Urin etwa 1 Gramm.)

Das Wiegen der Inkontinenzprodukte kann außerdem eine Hilfe sein, um das passende Produkt für den Bewohner bzw. Patienten auswählen zu können. Ohne Bezugnahme auf objektive Parameter können daher auch viele vordergründig „objektive" Informationen durch subjektive Eindrücke verfälscht werden.

Um **subjektive Informationen** zu präzisieren (z. B. Schmerzen), schlagen einige Experten das sog. **PQRST-Schema** vor. Dadurch wird der Patient aufgefordert, seine Wahrnehmungen genauer zu beschreiben.

Die Abkürzung steht dabei für folgende Begriffe:

- **P** steht für provokative (Schmerz verstärkende) und palliative (Schmerz lindernde) Umstände. Welche Auslöser gibt es, z. B. bestimmte Körperhaltungen, Aktivitäten oder die Einnahme entsprechender Medikamente?
- **Q** steht für Qualität und Quantität, zum Beispiel: Wie stark fühlt sich der Schmerz an? Wie häufig treten die Schmerzen auf? Wie hat sich die Stärke des Schmerzes seither verändert?
- **R** steht für Region und Radiation. Damit ist gemeint, wo treten die Schmerzen bzw. das Symptom auf? Strahlt das Symptom (die Schmerzen, die Missempfindungen etc.) in andere Regionen des Körpers aus?
- **S** bedeutet Schwere des Symptoms. Ähnlich wie bereits Qualität ist damit die Stärke zum Beispiel der Schmerzen gemeint, diesmal aber auf einer Skala gemessen von 1–10. Wie verändert sich die Stärke, bei bestimmten Bewegungen? Also eine genauere quantitative Erfassung der Symptomatik.
- **T** schließlich steht für Timing. Wann, an welchem Tag, wie oft, um wie viel Uhr etc. tritt das Symptom bevorzugt auf? Wie lange hält das Symptom meistens an? Oder gibt es zeitliche Unterschiede hinsichtlich der Dauer?

  (nach: Brobst, Coughlin und Cunningham et al. 2007: 32)

Schmerzen sind ein gutes Beispiel für subjektive Erfahrungen, die in jedem Fall ernstgenommen werden müssen. Nur der Betroffene allein kann über Qualität und Stärke dieser Empfindung eine Aussage machen (► Abb. 4.18). Bei Menschen, die sich nicht mehr verbal mitteilen können, bleibt nur die genaue Beobachtung von Mimik und Gestik, um überhaupt auf das mögliche Schmerzerleben des Patienten rückschließen zu können.

Praxistipp

Subjektive (Schmerz-)Daten erfassen

Klagt ein Patient zum Beispiel über „häufige Magenschmerzen", dann muss genauer hinterfragt werden (»Q« und »T«), wie oft die Schmerzen auftreten bzw. ob diese evtl. in Zusammenhang mit der Nahrungsaufnahme stehen. Die Symptome also eher vor oder nach dem Essen auftreten, wie lange nach dem Essen, ein- oder zweimal pro Tag, eher morgens oder abends. Außerdem ist es wichtig, sich die Art des Schmerzes und die Lokalisation der Schmerzen zeigen zu lassen und wie stark sich der Schmerz anfühlt.

Handelt es sich bei den gewonnenen Informationen um subjektive Daten, so ist darauf zu achten, dass diese auch als solche dokumentiert werden. Der entsprechende Eintrag im Pflegebericht könnte dann zum Beispiel so lauten: *Der Patient äußert, er habe „häufig" Magenschmerzen. Auf genauere Nachfrage sagt er, die Schmerzen fühlen sich „dumpf" und „bohrend" an. Er gibt an, dass diese „regelmäßig" etwa eine halbe Stunde nach dem Essen auftreten würden. Die Einnahme von Medikamenten, die er sich selber aus der Apotheke besorgt habe, bringe ihm „keine" Linderung. An die Medikamentennamen kann er sich aber nicht mehr erinnern.*

Der ganze Eintrag ist so verfasst, dass bestimmte Begriffe in Anführungszeichen gesetzt werden und zwar solche, die wörtlich vom Patienten übernommen werden. Damit ist ausgeschlossen, dass es sich um (möglicherweise falsche) Interpretationen derjenigen Pflegekraft handelt, die die Eintragung vorgenommen hat. Außerdem kann bereits eine solche Beschreibung der Qualität von Schmerzen wiederum einen wichtigen Hinweis für den Arzt bei der Diagnosefindung liefern.

Für Auszubildende bzw. Studierende in grundständigen Pflegestudiengängen sollte es oberste Priorität haben, von Anfang an das **Dokumentieren ihrer Beobachtungen einzuüben.** Dazu ist es notwendig, Auszubildenden von Anfang an *volle* Zugriffsrechte auf die jeweiligen EDV-gestützten Dokumentationssysteme zu ermöglichen, um sich die notwendigen Routinen in der Dokumentation des Pflege-

Gesichterskala

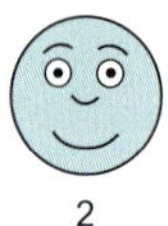

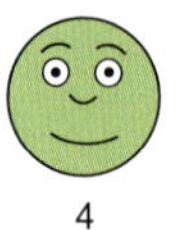

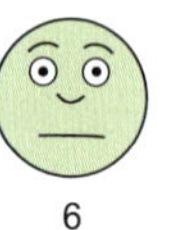

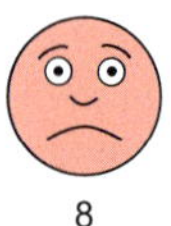

Abb. 4.18 Hilfsmittel zur Schmerzeinschätzung: Für die Schmerzmessung existieren verschiedene Schmerzskalen und Instrumente. Zur Selbsteinschätzung kann die Schmerzstärke z. B. anhand von Gesichterskalen angegeben werden. [L143]

prozesses über alle seine Schritte hinweg aneignen zu können(ein häufig zu beobachtendes Defizit in den praktischen Prüfungen).
Im Rahmen der Informationssammlung sollten außerdem Absprachen darüber getroffen und der Patient informiert werden, wer seine Bezugspflegefachfrau bzw. -mann und wer die Vertretung ist und wann sie bzw. er am besten erreichbar ist (von dringenden Fällen abgesehen). Die Informationssammlung dient nicht nur dazu, pflegerelevante Daten zu sammeln, sondern bedeutet immer auch den **Beginn einer Beziehung** zwischen Pflegefachfrau bzw. -mann und Patient. Ob der Aufbau einer solchen Vertrauensbeziehung gelingt oder nicht, liegt vor allem an der Pflegefachfrau bzw. dem Pflegefachmann.
Was soll nun mit den gewonnenen Informationen geschehen? Um diese weiterverarbeiten zu können, ist es wichtig, sie in eine gewisse Ordnung zu bringen. Grundlage einer solchen systematischen Informationssammlung ist meistens das Pflegemodell, das in der jeweiligen Einrichtung verwendet wird. Eine solche systematische Informationssammlung bezeichnet man auch als **Pflegeanamnese.**

Definition

Pflegeanamnese

Begriff aus dem Altgriechischen: *ana* (= auf) und *mneme* (= Gedächtnis, Erinnerung). Es bedeutet also eine erinnernde Erzählung der Beschwerden und Symptome des Patienten, und etablierte sich vor allem zuerst im Rahmen der ärztlichen Tätigkeit.

Wie wichtig die Anamnese als **Vorgeschichte für die Diagnose** ist, wurde allerdings erst sehr viel später klar. Erst im 16. Jahrhundert forderten einzelne Ärzte, dass man mit dem Kranken sprechen solle, um alles zu erfahren, was für die Erkennung der Krankheit wichtig ist. Damit wurde erstmals die Anamnese mit der ärztlichen Diagnose verknüpft. In ähnlicher Weise versucht auch die Pflege, durch die Vorgeschichte des Patienten einen ersten Eindruck davon zu gewinnen, welche Pflegeprobleme bestehen und welche Strategien der Patient bislang im Umgang damit und mit seinen Erkrankungen eingeübt hat, um seinen Alltag zu bewältigen.
Im nächsten Schritt erfolgt manchmal eine genauere Einschätzung und Bewertung der gewonnenen Informationen. Dieser Schritt wird als **Assessment** bezeichnet. Zu beachten ist, dass die Bezeichnungen Assessment und Anamnese nicht einheitlich verwendet werden. Pflegeanamnese (▸ Abb. 4.19) ist meist der Oberbegriff für den gesamten Prozess Informationssammlung, Erhebung und Strukturierung der Daten. Unter Assessment wird häufig eine differenzierte Einschätzung spezieller pflegerischer Risiken (z.B. anhand bestimmter Skalen) verstanden. Andere Autoren bezeichnen diese als Assessment*instrumente,* während als Assessment auch die gesamte Sammlung der Informationen und deren genauere Strukturierung gemeint ist und die Anwendung von Assessmentinstrumenten lediglich ein kleiner Teil davon ist.

Name: Jahr: Nr.:

☐ Pflegeanamnese ☐ Informationssammlung AEDL — Legende: b = beratungsrelevant, p = planungsrelevant

Datum	7. Sich kleiden (Kleidungsauswahl, Wünsche, Motivation, äußere Erscheinung, Hilfsmittel)	Hdz.	b	p
Datum	8. Ruhen und schlafen (ohne/mit Schlafmittel, unruhig, Schlaf-/Wachumkehr)			
Datum	9. Sich beschäftigen (Aktivitäten, Hobbys, Interessen, Motivation, Tagesgestaltung)			

Bestell-Nr. 87.006

Abb. 4.19 Beispiel eines Pflegeanamnese-Formulars nach dem AEDL-Strukturmodell von M. Krohwinkel [V166]

Da aber gerade im deutschsprachigen Raum immer noch viele Pflegedokumentationssysteme den Begriff „Pflegeanamnese" verwenden, wird auch in diesem Buch daran festgehalten und von folgendem Verständnis bzw. folgenden Definitionen von Anamnese und Assessment ausgegangen.

Definition

Pflegeanamnese

Allgemeine und systematische Informationssammlung auf Grundlage eines bestimmten Pflegemodells. Dabei werden ausdrücklich auch biografische Informationen abgerufen im Sinne des „erinnernden Erzählens" des (neuen) Pflegebedürftigen. Solche Informationen können deshalb wichtig sein, wenn es zum Beispiel darum geht zu erfahren, welche Strategien der Bewohner sich selber (bzw. gemeinsam mit seinen Angehörigen) im Umgang mit bestimmten Pflegeproblemen angeeignet hat.

Definition

Assessment (spezifisch)

Unter Assessment wird hier verstanden, was international am ehesten mit Assessmentinstrumenten (bzw. -methoden) bzw. speziellem Assessment gemeint ist. Dazu gehören z. B. spezielle Fragebögen oder Skalen, um ein *bestimmtes* pflegerisches Risiko (z. B. Dekubitus, Pneumonie etc.) oder den Pflegebedarf in *bestimmten* Bereichen (z. B. Körperpflege, Ernährung etc.) genauer einzuschätzen. Hierzu zählt auch das Neue Begutachtungsassessment zur Einschätzung der Pflegebedürftigkeit nach dem Sozialgesetzbuch (SGB XI).

In ► 4.2.3 werden verschiedene Assessmentmethoden vorgestellt.

Wiederholungs- und Reflexionsfragen

1. Welche Bedeutung hat ein Aufnahmegespräch im Rahmen des Pflegeprozesses?
2. Haben Sie bereits einmal ein Aufnahmegespräch mit einem Bewohner geführt und eine Pflegeanamnese erstellt?
3. Wie haben Sie sich dabei gefühlt?
4. Was war gut, was hätte besser sein können?
5. Welche Gesprächstechniken haben Sie angewendet?
6. Welche Rolle spielten dabei Bezugspersonen und/oder Angehörige?

4.2.2 Biografieorientiertes Arbeiten in der Pflege

Welche Bedeutung hat die Biografie von Patienten bzw. Bewohnern für deren Pflege? Die **Erhebung biografischer Daten** in der **akut-klinischen Versorgung** gerät sehr schnell an ihre Grenzen. Bei einer durchschnittlichen Verweildauer von ca. 5–7 Tagen, wie sie gegenwärtig in Krankenhäusern üblich ist, ist es kaum möglich, detaillierte biografische Hintergrundinformationen des Patienten zu erfragen. Das heißt nicht, dass solche Informationen völlig belanglos wären. Ob tatsächlich die Erfassung solcher Daten pflegerelevant ist oder nicht, hängt wiederum von der Situation des Patienten ab. Biografiearbeit bei einem jungen Patienten, der wegen einer Blinddarmoperation auf einer chirurgischen Station stationär behandelt werden muss und der nach komplikationslosem Verlauf bereits am 3. postoperativen Tag nach Hause entlassen werden kann, ist kaum von Bedeutung. Bei einem älteren Patienten mit fortgeschrittener Demenz kann jedoch unter Umständen der Behandlungserfolg davon abhängen, wie sehr es gelingt, biografische Besonderheiten während seines Aufenthalts zu berücksichtigen.

Die Behandlung von **Menschen mit Demenz im Krankenhaus** und die zunehmende Anzahl solcher Patienten auf allen Stationen bedeutet sowohl für die Pflege als auch die ärztliche Versorgung eine große Herausforderung. In keinem anderen Fall spielt die Biografie eine ähnlich herausragende Rolle, wenn es darum geht, Verhaltensauffälligkeiten zu verstehen und dafür zu sorgen, dass der demenzkranke Mensch durch den plötzlichen Wechsel aus seiner gewohnten Umgebung nicht noch zusätzlich traumatisiert wird und sich seine Verwirrtheit verstärkt (siehe auch Fallbeispiel ► 3.7).

Die Deutsche Alzheimer Gesellschaft hat für solche Fälle einen Informationsbogen (► Abb. 4.20) entwickelt, auf dem pflegende Angehörige wichtige Informationen, Gewohnheiten und typische Verhaltensweisen ihres demenzkranken Angehörigen dokumentieren können. Diese Auskünfte erweisen sich oft als wichtige Hilfe bei der Therapieplanung und -umsetzung.

Vorsicht

Traumatisierung bei Menschen mit Demenz im Krankenhaus

Internationale Studien legen nahe, dass besonders Patienten mit Demenz während stationärer Behandlun-

Informationsbogen: Patient .... (Name) **mit einer Demenz bei Aufnahme ins Krankenhaus**

Adresse des Patienten:

Angehöriger: ☐ (Ehe-)Partner ☐ Sohn / Tochter ☐ anderer

Adresse des Angehörigen:

Telefon:

Rechtlicher Betreuer:

Adresse des Betreuers:

Telefon:

Patienten-verfügung: ☐ ja ☐ nein

Vorsorge-vollmacht: ☐ ja ☐ nein

Kontaktaufnahme erwünscht bei …

☐ zunehmender Unruhe des Kranken ☐ Einleitung von Schutzmaßnahmen

☐ fehlender Kooperation in Pflegesituationen ☐ Problemen bei der Nahrungs-/ Flüssigkeits-aufnahme

Sonstiges:

☐ rund um die Uhr ☐ nur von …… bis …… Uhr

☐ Angehöriger ☐ Betreuer

Wichtig im Kontakt mit dem Kranken sind:

Religion:

Regionale Herkunft / Heimat:

weiter **Wichtig im Kontakt mit dem Kranken sind:**

Muttersprache/ Dialekt:

Ehemaliger Beruf (z.B. Handwerk):

Stolz/ Bedeutsames:

Einschränkungen Sehen:

☐ leicht ☐ schwer ☐ Brille vorhanden

Einschränkungen Hören:

☐ leicht ☐ schwer ☐ Hörgerät vorhanden

☐ Cochlea-Implantat vorhanden

Verstehen von Sprache: Das Sprachverständnis ist …

☐ weitgehend erhalten ☐ kurze Fragen werden verstanden ☐ sehr einge-schränkt, z.B. auf prägnante Worte

☐ Sprach-verständnis fehlt ☐ Gesten wer-den verstan-den

Sprach- und Sprechfähigkeit ist …

☐ weitgehend erhalten ☐ kurze Sätze können gebil-det werden ☐ sehr einge-schränkt, z.B. einzelne Worte

nicht möglich, weil

Mobilität: Der Patient …

☐ kann ohne Hilfe laufen ☐ benötigt Hilfsmittel (Stock, Rollator) ☐ kann nicht laufen

Nähe und Distanz: Der Patient …

☐ reagiert positiv auf Körperkontakt ☐ hält lieber Distanz

kann abrupt ablehnend reagieren, wenn

Gewohnheiten im Tagesverlauf:

morgens (z.B. zu-erst Frühstück):

mittags (z.B. Ruhepause):

abends (z.B. Rituale):

Sonstige Gewohnheiten, die beachtet werden sollen:

Zur Entspannung:

Zum Einschlafen:

In Stress-situationen:

In Pflege-situationen:

weiter auf Seite 2 ▸

Deutsche Alzheimer Gesellschaft e.V. Selbsthilfe Demenz · Friedrichstr. 236 · 10969 Berlin · Tel: 030 – 259 37 95 0 · Fax: 030 – 259 37 95 29
E-Mail: info@deutsche-alzheimer.de · Internet: www.deutsche-alzheimer.de · Alzheimer-Telefon: 030 – 259 37 95 14

1

Abb. 4.20 Informationsbogen „Mit Demenz im Krankenhaus" (Deutsche Alzheimer Gesellschaft) [W941]

gen einem sehr hohen Risiko ausgesetzt sind, derartige Traumatisierungen zu erleiden. In der Folge kann das eine deutlich schlechtere Prognose für den weiteren Heilungsverlauf und sogar eine höhere Sterblichkeit bedeuten. Auch die Politik ist mittlerweile für dieses Thema sensibilisiert (BMSFJ 2022).

So wichtig derartige Initiativen wie die der Deutschen Alzheimer Gesellschaft auch sind, bedeuten sie doch nur einen „Tropfen auf dem heißen Stein". Die Organisationsstruktur eines Krankenhauses und dessen Finanzierung ist bis heute auf eine **adäquate Versorgung** dieser speziellen Patienten nicht vorbereitet. Und das, obwohl es sich heute im Durchschnitt bei etwa 16,7 % aller Patienten in stationärer Behandlung in deutschen Krankenhäusern um Menschen mit kognitiven Defiziten handelt. Bei ca. 16,8 Millionen Behandlungsfällen pro Jahr (Destatis 2020) ergibt das eine Zahl von ca. 2,8 Millionen Behandlungsfällen. Einer Studie der Robert Bosch Stiftung zufolge fanden sich insgesamt bei 40 % aller über 65-jährigen Krankenhauspatienten kognitive Beeinträchtigungen, bei 18,4 % konnten leichte bis schwere Formen von Demenz diagnostiziert werden, bei den restlichen 21,6 % handelte es sich um kognitive Beeinträchtigungen nicht-demenzieller Ursache, z. B. postoperative Verwirrtheit (Bickel, Schäufele, Hendlmeier et al. 2019: 27 f.).

Praxistipp

Downloadlink: Begleitheft „Demenz im Krankenhaus"

Viele weitere Informationen zum Thema „Demenz im Krankenhaus" finden sich auf den Internetseiten der Deutschen Alzheimer Gesellschaft, so zum Beispiel ein ausführliches Begleitheft zum Informationsbogen „Mit Demenz im Krankenhaus" (▸ Abb. 4.20): https://deutsche-alzheimer.de/fileadmin/Alz/pdf/Broschueren/patienten_mit_demenz_im_krankenhaus_komplett.pdf

Es fehlen immer noch weitgehend entsprechende Versorgungsstrukturen, die dazu beitragen, dass

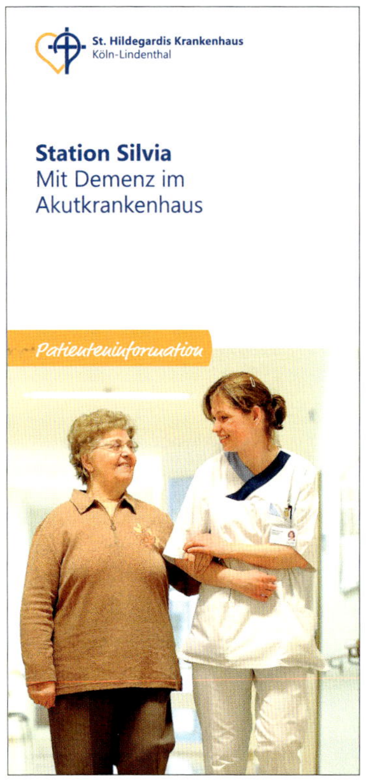

Abb. 4.21 Behandlungskonzept für Menschen mit Demenz im St. Hildegardis Krankenhaus in Köln [T1287]

die Symptome der Desorientierung und der Angst bei Patienten mit Demenz, wenn sie aus ihrer gewohnten Umgebung gerissen werden, nicht eskalieren. Die Folgen davon sind allzu häufig, dass unnötig Sedativa verabreicht werden oder freiheitsentziehende Maßnahmen angewendet werden, damit die Patienten möglichst „keine Probleme" machen. In der Summe werden die Behandlungen damit nicht nur wesentlich teurer, sondern der Behandlungserfolg ist wesentlich geringer und die Komplikationsrate erheblich höher. Am St. Hildegardis Krankenhaus (▸ Abb. 4.21) in Köln gibt es eine Abteilung speziell für Menschen mit Demenz, die nach einem speziellen Pflegekonzept gestaltet ist, das zu Ehren der schwedischen Königin Sylvia „Silviahemmet" genannt wird.
Näheres online unter: www.hildegardis-krankenhaus.de/fileadmin/St._Hildegardis/Dateien/02_Medizin_und_Pflege/Altersmedizin/Patienteninformation_Station_Silvia_Hildegardis_Krankenhaus.pdf

Ganz anders ist die Situation im Bereich der **stationären Langzeitpflege.** Hier stellt die Biografiearbeit den **Schlüssel für das Verständnis** des alten Menschen dar. Es wird angenommen, dass eine rein auf aktuelle pflegerische und medizinische Probleme bezogene lösungsorientierte Vorgehensweise der komplexen Situation von dauerhaft pflegebedürftigen Menschen, vor allem solcher mit kognitiven Einschränkungen, nicht gerecht wird. In welchem Umfang und wie mit biografischen Daten der Bewohner umgegangen werden soll und wie diese für eine individuelle Pflege nutzbar gemacht werden können, dazu besteht immer noch ein großer Forschungsbedarf.

Dokumentation biografischer Daten

Wie sollte nun die Dokumentation pflegerelevanter biografischer Informationen möglichst praxisnah erfolgen? Auch hier gibt es unterschiedliche Möglichkeiten, sowohl in **Papierform** als auch **digital.** Viele Einrichtungen verwenden eigene Biografiebögen, wie sie von den Anbietern von Dokumentationssystemen (▸ Abb. 4.22) entwickelt werden. Hierbei muss hinterfragt werden, wie sinnvoll derartige „Extraformulare" tatsächlich sind. Häufig werden diese Bögen „mehr oder weniger" vollständig ausgefüllt.
Kritisch zu betrachten ist auch die **mangelnde Konsequenz** in der **Umsetzung** der Erkenntnisse aus der Biografie für die individuelle Pflege des betroffenen Bewohners. Ganz häufig fehlt eine entsprechend fundierte pflegefachliche Begründung für die Notwendigkeit der Biografiearbeit und die Sammlung der sehr persönlichen, zum Teil intimen Daten. Die Frage, die dabei immer gestellt werden muss, ist die nach dem **Nutzen,** der dem Patienten bzw. Bewohner zugutekommen soll. Ein solcher Nutzen konnte allerdings bislang in seiner ganzen Breite nicht nachgewiesen werden. Die **Evidenz biografieorientierten Arbeitens** ist aufgrund der unzureichenden Studienlage bislang noch sehr schwach ausgeprägt. Zweifellos hat Biografiearbeit überwiegend positive Effekte auf die Betroffenen, allerdings gibt es auch Gefahren, wenn geschilderte Geschichten von Menschen mit Demenz häufig ohne Hinterfragen als falsch bewertet werden und sich später herausstellt, *„dass die Erinnerungen der Menschen mit Demenz oft besser sind als angenommen"*. Außerdem kann es sein, dass *„der Mensch mit Demenz mit unliebsamen Defiziten konfrontiert [wird] oder es werden*

GODO Systems GmbH
Falkenweg 13 · 41468 Neuss
Tel. (02 131) 298 47-0 · Fax (02 131) 268 47-69

5. Auflage 2019

GODO
Systems GmbH

Name

Familiäre Situation

Lebenspartner:

Kinder ○ nein ○ ja Anzahl ☐ wohnen alle / teils ○ am Ort ○ in der Nähe ○ weit weg besondere Beziehung zu

weitere Angehörige / Eltern / Geschwister

besondere Beziehung zu

aufgewachsen in

bisheriger Lebensraum: ○ Gemeinde ○ Kleinstadt ○ Großstadt ○ in der Familie lebend ○ in Partnerschaft ○ allein lebend ○

besondere Beziehung zu

jetzige Möglichkeiten / bisherige Bewältigungsformen / Wünsche / Bedürfnisse

www.godo-systems.de *Biografie* *1011*

Abb. 4.22 Biografiebogen der Fa. GODO Systems GmbH [V430]

schmerzliche Erinnerungen geweckt. Bei den Pflegenden kann es zu einer Überforderung der Kompetenzen bezüglich Moderation oder Gesprächsführung kommen." (Frefel 2014: 38). Auswirkungen, die in ihrer Bedeutung bis heute noch zu wenig diskutiert werden.

Sinnvoll ist es, wenn entsprechende biografische Informationen unmittelbar im Rahmen der Pflegeanamnese bzw. im laufenden Pflegeprozess – soweit bekannt – erhoben und dokumentiert werden. Die **Relevanz der Informationen** für die pflegerische Versorgung muss dabei nachgewiesen sein. Besonderes Augenmerk sollte darauf gelegt werden, welche Strategien der Bewohner bzw. die pflegenden Angehörigen entwickelt haben, um mit bestimmten Pflegeproblemen umzugehen **(Coping).**

Die Tradition biografischen Arbeitens in der Pflege ist vor allem mit dem Namen **Erwin Böhms** (* 1940) verbunden, ein österreichischer Krankenpfleger, der in den 1970er-Jahren das Konzept der „Übergangspflege" entwickelt hat und bereits damals die Bedeutung der Biografie für die nachhaltige Heilung und poststationäre Versorgung psychiatrischer Patienten erkannt hat. Seit den 1980er-Jahren arbeitet er schwerpunktmäßig mit Menschen mit Demenz und entwickelte aufgrund seiner Praxiserfahrungen und eigenen Forschungen das *Psychobiografische Pflegemodell.*

Merke

Ethische Fragen zur Biografiearbeit

Bei aller Bedeutung, die die Biografiearbeit für die Pflege alter Menschen (wahrscheinlich) hat/haben kann, muss auch eine kritische Frage erlaubt sein:
Wer gibt uns (der Gesellschaft) das Recht, noch die persönlichsten Reaktionen und psychosozialen Äußerungen von Menschen mit Demenz am Ende ihres Lebens komplett zu erfassen, zu dokumentieren und zu kontrollieren? Dient sie tatsächlich dazu, die Pflege des Betroffenen würdevoller, effektiver und besser auf seine Bedürfnisse abgestimmt zu gestalten?

Reflexionsfragen

1. Welche Erfahrungen haben Sie bisher mit Biografiearbeit in Ihren verschiedenen Praxiseinsätzen gemacht?
2. Welche Auswirkungen haben biografische Informationen auf die individuelle Umsetzung des Pflegeprozesses beim jeweiligen Bewohner/Klienten/Patienten?
3. Wie beurteilen Sie die Situation von Patienten mit Demenz während Ihres Einsatzes im akutklinischen Bereich?

4.2.3 Assessment

Von der Pflegeanamnese (Strukturierung der Informationen über den Pflegebedürftigen anhand eines vorgegebenen Schemas) ist das sog. Assessment zu unterscheiden.

Definition

Assessment (allgemein)

Allgemein versteht man unter Assessment eine Einschätzung des pflegerischen Risikos oder Pflegebedarfs aus pflegefachlicher Sicht, *um zu einer anschließenden Bewertung zu gelangen und daraus Rückschlüsse auf die Eignung bestimmter Pflegemaßnahmen zu treffen.* Ein spezielles Assessment (auch Fokusassessment genannt) bezeichnet eine spezifische Einschätzung hinsichtlich eines bestimmten pflegerischen Risikos mit Hilfe von Messinstrumenten. Beispiel: Liegt eine Sturzgefährdung oder ein Ernährungsrisiko oder bereits eine Mangelernährung vor oder nicht? (Wilkinson 2012: 112).

Als Grundlage dient meistens eine Form von **Skala oder Punktebewertung** etc. Bekannte und weit verbreitete Assessmentinstrumente sind zum Beispiel die sogenannte Braden-Skala oder die Norton-Skala (► Abb. 4.23) beide zur Einschätzung des Dekubitusrisikos sowie der sogenannte Mini-Mental-Status-Test (MMST) zur Bewertung kognitiver Defizite. Beide Assessments basieren auf einer Auswahl festgelegter Kriterien, die mit einer bestimmten Punktzahl hinterlegt sind und Auskunft über das individuelle Risiko des Patienten bzw. Pflegebedürftigen geben sollen.

Die **Aufgabe** eines Assessments ist kein Selbstzweck, sondern immer auf ein **bestimmtes Ziel gerichtet,** um mittels entsprechender Pflegemaßnahmen z. B. ein gesundheitliches Risiko zu mini-

Punkte	4	3	2	1	Erreichte Punktzahl
Kooperationsbereitschaft/ Motivation	voll	wenig	teilweise	keine	
Alter	< 10	< 30	< 60	> 60	
Hautzustand	in Ordnung	schuppig, trocken	feucht, Wunden	Allergie, Risse	
Zusatzerkrankungen	keine	Abwehrschwäche, Fieber, Diabetes, Anämie	Multiple Sklerose, Adipositas, Karzinom, erhöhter Hämatokrit	Arterielle Verschlusskrankheit	
Körperlicher Zustand	gut	leidlich	schlecht	sehr schlecht	
Psychischer Zustand	klar	apathisch, teilnahmslos	verwirrt	stupurös (stumpfsinnig)	
Aktivität	geht ohne Hilfe	geht mit Hilfe	rollstuhlbedürftig	bettlägerig	
Beweglichkeit	voll	kaum eingeschränkt	sehr eingeschränkt	voll eingeschränkt	
Inkontinenz	keine	manchmal	meistens Urin	Urin und Stuhl	
Dekubitusrisiko • niedrig → 25–24 Punkte • mittel → 23–19 Punkte • hoch → 18–14 Punkte • sehr hoch → 13–9 Punkte				**Summe**	
				Dekubitusrisiko & Datum	

Abb. 4.23 Modifizierte Norton-Skala (nach Prof. Ch. Bienstein) [E1177]

mieren. Es gibt viele Assessmentinstrumente zu vielen unterschiedlichen Problembereichen.

Definition

Pflegeassessment

„Pflegeassessment bezeichnet jegliche Form der deliberativen [beratenden] und intentionalen [zielgerichtete] Einschätzung pflegerischer Phänomene und Konzepte. Hierzu zählt auch die Nutzung strukturierter Einschätzungs-, Beobachtungs- und Abklärungsinstrumente (Fragebögen, Skalen, Tests, Interview-Leitfäden). Diese werden als Pflegeassessmentinstrumente oder Pflegeassessmentverfahren bezeichnet und stellen eine Konkretisierung des Pflegeassessments dar." (Reuschenbach, Mahler 2020: 31)

Durch die Anwendung von Assessments werden Informationen über einen Bewohner, Patienten oder Pflegebedürftigen gesammelt und ausgewertet, um darauf basierende Entscheidungen zu treffen. Bereits die WHO hat die **Anwendung von Assessments** als **Kernaufgabe professioneller Pflege** bezeichnet. Während im englischsprachigen Raum mit Assessments meistens der umfassende Prozess der systematischen Informationssammlung bezeichnet wird, wird dieser im deutschen Sprachgebrauch in der Regel für standardisierte Assessmentinstrumente verwendet. Der Begriff Assessment umfasst immer die professionelle Sichtweise und Einschätzung durch eine Pflegefachfrau bzw. einen Pflegefachmann, diese ist aber lediglich ein Teil der Informationssammlung. Ebenso wichtig ist die Einschätzung des Patienten und seine eigene „erinnerte Vorgeschichte" mit all ihren unterschiedlichen Aspekten, soweit sie für die Pflege relevant sind (Pflegeanamnese).

Assessmentverfahren

Assessmentverfahren sind **Teil** des 1. Schrittes **des Pflegeprozesses,** der aus der Informationssammlung besteht und zum Ziel hat, diese zu bewerten, den Pflegebedarf zu erheben, um daraus die relevanten Pflegeprobleme des Patienten zu identifizieren. Dieser gesamte Vorgang wird auch als **Pflegediagnostik** bezeichnet und wird abgeschlossen mit der Formulierung einer Pflegediagnose, d. h. einer strukturierten und vollständigen Beschreibung des Pflegeproblems.

Das Thema **Assessmentinstrumente** hat seit den 1990er-Jahren erheblich an Bedeutung gewonnen und entwickelt sich parallel mit dem Thema „Pflegediagnostik". Erst mit einer aussagekräftigen Einschätzung pflegerischer Risiken, des Pflegebedarfs und anderer pflegerelevanter Faktoren ist eine individuelle Zielformulierung und Maßnahmenplanung im Rahmen des Pflegeprozesses möglich. Im internationalen Vergleich wird von einer etwa fünfstelligen Anzahl von Assessmentinstrumenten ausgegangen (Reuschenbach, Mahler 2020: 48).

Ein Beispiel: Die 1985 in den USA von **Barbara Braden** und einem Team im Rahmen eines Forschungsprojekts in der stationären Langzeitpflege entwickelte Skala ist mittlerweile die am weitesten verbreitete Skala zur Einschätzung des Dekubitusrisikos in den unterschiedlichsten Versorgungsbereichen. Ihre Anwendbarkeit wird aufgrund der relativ klaren Beschreibung der einzelnen Items als gut eingeschätzt. Es gibt Hinweise darauf, dass ihre Vorhersagekraft besser ist, wenn die Einschätzung nicht unmittelbar nach der Aufnahme erfolgt, sondern erst, wenn die Pflegefachkraft den Patienten näher kennt (Reuschenbach, Mahler 2020: 307). Studien haben ebenfalls ergeben, dass die klinische Einschätzung des Dekubitusrisikos von Patienten durch Pflegefachkräfte ohne Anwendung der Braden-Skala nicht schlechter war als bei Verwendung der Skala (Reuschenbach, Mahler 2020: 307).

Anhand welcher Kriterien wird überhaupt die **Brauchbarkeit und Wirksamkeit eines Assessments** gemessen? Nicht nur für die Beurteilung von Assessments und Assessmentinstrumenten in der Pflege, sondern auch in anderen Disziplinen haben sich folgende Gütekriterien herausgebildet (dabei wird zwischen instrumentenbezogenen und anwendungsbezogenen Kriterien unterschieden):

Instrumentenbezogene Gütekriterien (Reuschenbach, Mahler 2020)

- **Validität.** Bedeutet: Das eingesetzte Assessmentverfahren misst das, was es messen soll, dass also z. B. die in der Braden-Skala aufgeführten Faktoren auch tatsächlich für die Entstehung eines Dekubitus relevant und geeignet sind, ein Dekubitusrisiko zu erfassen. Im Falle von Risikoassessments beinhaltet die Validität noch weitere Kriterien, die die Genauigkeit angeben, mit der (dekubitus-)gefährdete Personen erfasst werden **(Sensitivität)** bzw. die Genauigkeit, mit der alle nicht-(dekubitus-)gefährdeten Personen **(Spezifität)** erfasst werden. Ist die Sensitivität eines Testverfahrens sehr hoch, kann dies zu einer hohen Anzahl falsch-positiver Test führen, allerdings zu Lasten der Spezifität, weil dann weniger

Personen erfasst werden, die eigentlich nicht-(dekubitus-)gefährdet sind.

- **Reliabilität.** Bedeutet: Das eingesetzte Assessmentverfahren liefert bei wiederholtem Einsatz (z. B. in kurzen zeitlichen Abständen) das gleiche Ergebnis; es ist reproduzierbar.
- **Objektivität.** Bedeutet: Das eingesetzte Assessmentinstrument liefert unabhängig vom jeweiligen Anwender zuverlässige Ergebnisse, z. B. bei der Anwendung durch eine andere Pflegefachfrau bzw. anderen Pflegefachmann.

Anwendungsbezogene Gütekriterien

Eine positive wissenschaftliche Bewertung von Assessmentverfahren ist noch nicht automatisch ein hinreichendes Kriterium für deren Einsatz in der Praxis. Um tatsächlich auch von praktischem Nutzen zu sein, braucht es neben den rein wissenschaftlichen, d. h. instrumentenbezogenen, noch weitere anwendungsbezogene Gütekriterien.

- **Relevanz.** Bedeutet: Der Einsatz von Assessmentinstrumenten ist nur dann berechtigt, wenn diese für die Pflegediagnostik genutzt werden können, um die Entscheidung für die Auswahl entsprechender Pflegemaßnahmen zu erleichtern bzw. sich daraus besser adäquate und evidenzbasierte Pflegeinterventionen ergeben als ohne den Einsatz dieser Instrumente.
- **Klinische Wirksamkeit.** Bedeutet: Der Beitrag, den Assessmentinstrumente für eine bessere Versorgung leisten können, ergibt sich nicht „automatisch", sondern hängt immer von der Kompetenz der durchführenden Pflegenden ab und der Umsetzbarkeit des Assessmentverfahrens im jeweiligen Setting.
- **Handhabbarkeit, Praktikabilität.** Bedeutet: Der Aufwand, der mit der Anwendung eines Assessments in der Praxis verbunden ist, muss vertretbar sein. Außerdem ist es wichtig, dass das Ergebnis eines Assessments, leicht in Pflegediagnosen bzw. die Planung entsprechender Maßnahmen überführt werden kann. Aus Ergebnissen einer Dekubitusrisikoerfassung wie z. B. „gefährdet" oder „nicht gefährdet" lassen sich relativ leicht Interventionen ableiten. Bei graduell abgestuften Ergebnissen (z. B. „sehr hohes Risiko", „hohes Risiko", „mittleres Risiko" etc.) sind die praktischen Konsequenzen oftmals nicht klar: Wie differenziert und mit welchen (evidenzbasierten?) Maßnahmen soll darauf reagiert werden und lässt sich ein Zusammenhang zwischen so unterschiedlichen Ergebnissen und dem Nutzen bestimmter Maßnahmen tatsächlich nachweisen?
- **Akzeptanz.** Bedeutet: Das Assessmentinstrument muss von den Pflegenden grundsätzlich akzeptiert werden und einen „Mehrwert" bedeuten, also z. B. das Erleben einer spürbaren Verbesserung der Ergebnisqualität von Pflege. Wird die Relevanz des Assessmentinstruments nicht erkannt, wird es abgelehnt, nicht verwendet und daher auch das pflegerische Handeln nicht davon beeinflusst. Andererseits ist auch die Perspektive des Patienten zu beachten, insbesondere in besonderen (z. B. palliativen) Situationen.

Merke

Einsatz von Assessmentinstrumenten abwägen

„Die Forderung nach einer engmaschigen Verlaufskontrolle [durch Einsatz eines Assessmentinstruments] auf der einen Seite und die dadurch bedingte Belastung des Patienten auf der anderen Seite müssen sorgsam abgewogen werden. So ist beispielsweise kritisch zu prüfen, ob Patienten mit infauster [ungünstiger] Prognose mit umfangreichen und lebenszeitabsorbierenden Assessmentinstrumenten konfrontiert werden dürfen, die für die terminale Pflege wenig Relevanz haben." (Reuschenbach, Mahler 2020: 75.)

- **Ökonometrische Bewertung.** Bedeutet: Neben der klinischen Wirksamkeit ist beim Einsatz v. a. aufwendiger Assessmentinstrumente auch der Kostenfaktor in die Bewertung miteinzubeziehen. Eine umfassende Kosten-Nutzen-Bewertung klinischer Interventionen ist eine hochkomplexe Angelegenheit. Sie zielt darauf ab, die erwarteten Ergebnisse in Relation zum Aufwand einer bestimmten Intervention zu setzen. Dazu dürfen nicht nur die unmittelbaren Kosten (z. B. Personalkosten, die entstehen, wenn Zeit für ein Assessment in Anspruch genommen wird), sondern auch jene Kosten, die entstehen würden, wenn ohne Einsatz eines wirksamen Assessments ein unerwünschtes Ereignis eintritt und zu dessen Behandlung wiederum (möglicherweise noch aufwendigere) Interventionen notwendig werden.

Die Frage nach dem **sinnvollen Einsatz von Assessments** im Rahmen des Pflegeprozesses ist alles andere als einfach und nicht nur mit der „Begeisterung" für ein bestimmtes Verfahren zu begründen (oder der Abneigung dem Verfahren gegenüber). Als gesichert kann gelten, dass *„aus der Anwen-*

dung der Assessmentverfahren alleine in der Regel keine Pflegemaßnahme abgeleitet werden [kann]." (Reuschenbach, Mahler 2020: 50) Über den sinnvollen Einsatz von Assessments kann immer nur im Rahmen der pflegediagnostischen Kompetenz der verantwortlichen Pflegefachperson entschieden werden (vgl. § 4 PflBG).

Auszubildende, die am Anfang ihrer beruflichen Karriere im Wesentlichen noch *regelbasiert* handeln, sollten konsequent in der Anwendung von Assessments angeleitet werden, um ihre pflegediagnostischen Fähigkeiten zu entwickeln. Mit wachsender praktischer Erfahrung und zunehmender Kompetenzsteigerung nimmt auch die Bedeutung regelgeleiteter Einschätzungen zur Ableitung entsprechender pflegerischer Interventionen ab (Benner 2017).

Die neben der Braden-Skala am häufigsten eingesetzten Assessments zur Einschätzung des Dekubitusrisikos sind die **Norton-Skala** (▸ Abb. 4.23) und die **Waterlow-Skala.**

Eine **aussagekräftige Einschätzung** eines Dekubitusrisikos muss immer anhand individueller Risikofaktoren erfolgen, die mit denen in den meisten Skalen aufgeführten Kriterien nicht übereinstimmen müssen oder darüber hinausgehen. Das DNQP spricht von über 100 Risikofaktoren, die die Entstehung eines Dekubitus begünstigen können (DNQP 2017: 63).

Die **Evidenz** der meisten in der Pflege verwendeten Risikoskalen ist **relativ gering,** sodass sich ein wirklicher Nutzen immer nur in **Kombination** mit weiteren Einschätzungen und Erhebungen ergibt damit der überlegte Einsatz von standardisierten Assessmentinstrumenten die klinische Einschätzung durch eine Pflegefachkraft unterstützen kann.

Aussagekraft von Assessmentinstrumenten

Wenn Pflege (auch) eine Wissenschaft ist, muss sie in ihrem Handeln **wissenschaftlichen Kriterien** gerecht werden. Das bedeutet, dass pflegerische Maßnahmen nicht willkürlich und beliebig sein können, sondern es gute Gründe geben muss, die für oder gegen deren Einsatz sprechen. **Evidenz** darf dabei nicht mit „Beweis" im strengen Sinn für oder gegen die Wirksamkeit bestimmter Maßnahmen verwechselt werden (▸ 1.3). Bei einem physikalischen Experiment unter standardisierten Laborbedingungen lassen sich die Einflussfaktoren auf den Untersuchungsgegenstand exakt vorherbestimmen und anpassen. Damit etwas als gesicherte Erkenntnis im naturwissenschaftlichen Sinne gelten kann, muss das Ergebnis beliebig oft innerhalb der *„scientific community"* (engl. für Wissenschaftsgemeinde) reproduzierbar sein. Die Standards, nach denen eine Erkenntnis als gesichert gelten kann, bestimmt dabei die *„scientific community"*. Bei der Vielzahl der vorhandenen Assessmentinstrumente ist es daher umso wichtiger, diese nicht willkürlich auszuwählen, sondern die **Sinnhaftigkeit ihrer Anwendung** sorgfältig zu diskutieren. Dazu gehört auch, sich über den Grad der Evidenz der zu verwendenden Assessmentinstrumente zu informieren. Die Situation in der Pflege unterscheidet sich allerdings grundlegend vom Erkenntnisgewinn in naturwissenschaftlichen Disziplinen.

Unter dem Schlagwort *Evidence Based Nursing* (häufig fälschlich übersetzt mit „auf Beweise gestützte Pflege") wird suggeriert, dass es sich um Beweise handelt, die die Wirksamkeit bestimmter Pflegemaßnahmen „eindeutig" belegen könnten. Zunächst eine Klarstellung: Das englische Wort „evidence" ist nur schwer mit dem deutschen Wort für *Beweis* übersetzbar. **Evidence Based Nursing (EBN, ▸ 4.2.3)** beschäftigt sich vielmehr mit der Frage, inwieweit pflegerische Interventionen und Entscheidungen auf die Erfahrungen Dritter (sog. externe Evidenz) gestützt werden können. Und es beinhaltet auch zugleich eine moralische Dimension, nämlich die Verpflichtung, diese Erfahrungen Dritter in meinem Handeln gegenüber dem einzelnen Pflegebedürftigen umzusetzen. EBN geht davon aus, dass Interventionen nur dann gerechtfertigt sind, wenn das **Interventionsziel mit hinreichender Wahrscheinlichkeit** damit *besser* als mit einer anderen Intervention erreicht werden kann.

Definition

Evidenz

„Der Begriff „Evidenz" ist nicht so leicht zu definieren und wird im Gesundheitsbereich vielfach diskutiert [...]. Grundsätzlich bezieht sich der Begriff auf Forschungsergebnisse von Studien, mit denen die Wirksamkeit bestimmter Interventionen untersucht wurde. Damit spielt er eine wesentliche Rolle für eine evidenzbasierte Pflegepraxis, die versucht, aus den verschiedenen Behandlungsmöglichkeiten die jeweils beste Option auszuwählen." (Herdman, Kamitsuru und Lopes 2022, S. 60.)

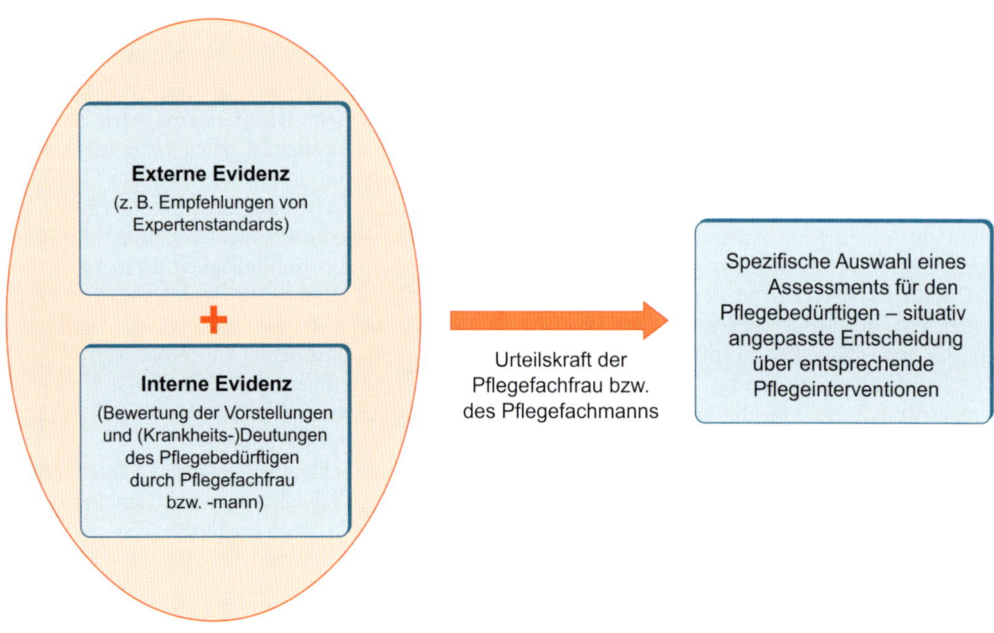

Abb. 4.24 Das Verhältnis von externer und interner Evidenz [P1312, L143]

Und hier liegt genau der **Unterschied** zwischen dem, was ein **Beweis** im strengen Sinn meint und dem, was **Evidenz** bedeutet. In physikalischen Experimenten lässt sich ein Beweis für oder gegen eine bestimmte Theorie finden und dieser kann auch beliebig oft wiederholt werden. Aus den Erfahrungen Dritter allerdings lassen sich so gut wie nie die Ziele oder Entscheidungen über bestimmte Pflegeinterventionen beim individuellen Patienten bzw. Pflegebedürftigen ableiten. Die Empfehlungen z. B. der **Expertenstandards** beruhen auf internationalen Literaturstudien und Beobachtungen innerhalb bestimmter Gruppen und spiegeln in ihren Aussagen gruppenspezifische Häufigkeiten wieder. Wie solche Häufigkeiten im Einzelfall und damit in Bezug auf den einzelnen Patienten interpretiert werden können (bzw. sollen), darüber kann keine definitive Aussage gemacht werden. Externe Evidenz informiert immer nur darüber, was bei anderen bzw. einer Gruppe anderer im statistischen Durchschnitt geholfen hat. Dass mit Evidenz noch kein Beweis für die Wirksamkeit einer bestimmten Maßnahme erbracht ist, zeigt sich auch daran, dass es **unterschiedliche Evidenzklassen** gibt, d. h. die Empfehlung für oder gegen eine bestimmte Maßnahme oder Therapie unterschiedlich stark ausfallen kann. Was der einzelne Pflegebedürftige bzw. Patient braucht, was für ihn in einer bestimmten Situation am besten ist, kann nie nur aus den Erfahrungen anderer abgeleitet werden. Zur **externen Evidenz** hinzukommen muss immer auch die **interne Evidenz** (▶ Abb. 4.24), d. h. die Erfahrungen der Pflegenden und dasjenige Wissen, das der Pflegebedürftige selber über sich hat, seine Vorstellungen von Lebensqualität, seine Empfindungen und Ziele, die er der Pflegefachperson mitteilt. Erst im wechselseitigen Austausch kann herausgefunden werden und muss ausgehandelt werden, welches Vorgehen im Einzelfall in einer bestimmten Pflegesituation für den Patienten angemessen ist. Die beste verfügbare externe und in gleicher Weise interne Evidenz müssen sich also stets ergänzen.

In Bezug auf die Einschätzung des Dekubitusrisikos von Patienten und Pflegebedürftigen mittels standardisierter Assessmentinstrumente (Risikoskalen) ist die Aussage des Expertenstandards Dekubitusprophylaxe in der Pflege in seiner 2. Aktualisierung von 2017 eindeutig: „Der klinische (Zusatz-)Nutzen von standardisierten Risikoinstrumenten in der Praxis ist nicht belegt" (DNQP 2017: 70). Zum praktischen Nutzen und zur Evidenz der Braden-Skala und anderer Risikoskalen für die Einschätzung des Dekubitusrisikos urteilt der Expertenstandard Dekubitusprophylaxe in der Pflege zudem:

Praxistipp

Assessmentinstrumente für Erfassung des Dekubitusrisikos

„Die Anwendung eines spezifischen standardisierten Assessmentinstruments für die Erfassung des Dekubitusrisikos wird sowohl bei Kindern als auch bei Erwachsenen nicht empfohlen, da vorliegende wissenschaftliche Erkenntnisse keine Belege für patienten-/bewohner-relevante Vorteile durch die Anwendung eines solchen Instruments für die Dekubitusrisikoeinschätzung enthalten. [D]as Instrument [sollte] ausschließlich als unterstützende Informationsquelle für die klinische Einschätzung der Pflegefachkraft [betrachtet werden] und [ihre] Einschätzung nicht ersetzen." (DNQP 2017: 26).

Trotzdem können Assessmentinstrumente wie die Braden-Skala unterstützend verwendet werden, um die klinische Einschätzung erfahrener Pflegefachpersonen zu bestätigen. Berücksichtigt man, dass aktuell bis zu 100 verschiedene Risikofaktoren identifiziert wurden, die das Risiko für die Entstehung eines Dekubitus begünstigen können (DNQP 2017: 63), wird klar, dass eine Skala mit lediglich sechs Bewertungskriterien einem umfassenden Risikoassessment nicht gerecht werden kann.

Merke

Einsatz von Assessments

Bei der Anwendung von Assessmentverfahren ist also nicht nur darauf zu achten, ob es begründete Evidenz dafür gibt, sondern auch darauf, ob eine solche Anwendung im konkreten Fall sinnvoll ist oder lediglich unterstützend sein kann. Darüber hinaus ist zu beachten, dass es wesentlich einfacher ist, Aussagen zur externen Evidenz einzelner Pflegemaßnahmen zu machen als zu komplexen pflegerischen Handlungsketten, wie sie eigentlich für die Pflege typisch sind.

Erst langsam wird begonnen, auch die Evidenz komplexer pflegerischer Handlungsverläufe zu untersuchen.

Reflexionsfragen

1. Welche Erfahrungen konnten Sie mit Assessments in den unterschiedlichsten Praxiseinsätzen machen?
2. Erfolgte der Einsatz standardisiert oder kamen Assessmentinstrumente gezielt je nach individueller Pflegesituation zum Einsatz?
3. Wie erfolgte die Einschätzung und Dokumentation pflegerischer Risiken? Welche Unterschiede in Bezug auf den Einsatzbereich und die verwendeten Dokumentationssysteme sind Ihnen aufgefallen?

Unterscheidung zwischen Assessmentverfahren und instrumentenunabhängiger Einschätzung

Die vorherigen Ausführungen zur Bedeutung von Evidenz in der Pflege haben gezeigt, dass eine adäquate Beurteilung einer Pflegesituation alleine durch externe Evidenz nicht gelingen kann. Erst im **Zusammenspiel zwischen externer und interner Evidenz** ist eine begründete Planung pflegerischer Interventionen möglich. Von einer einfachen Kausalität zwischen der Nutzung eines Assessmentinstruments und der erfolgreichen Anwendung passender Maßnahmen kann daher auf keinen Fall ausgegangen werden. In jedem Fall braucht es die klinische Einschätzung einer erfahrenen Pflegefachfrau bzw. einem Pflegefachmann, verbunden mit der kritischen Anwendung eines Assessmentinstruments, das die Einschätzung unterstützen, aber nicht ersetzen kann (▸ Abb. 4.25). Ob die Anwendung eines Assessmentinstruments tatsächlich einen Mehrwert gegenüber der systematischen klinischen Einschätzung hat, kann nur von Fall zu Fall entschieden werden. Oftmals unterscheidet sich das Ergebnis eines Assessmentverfahrens nicht von einer nicht-instrumentengestützten Einschätzung einer Pflegefachfrau bzw. eines Pflegefachmans, wie das folgende Beispiel illustrieren soll.

Fallbeispiel

Frau Müller hat keinen Appetit mehr

Berta Müller, 90 Jahre alt, leidet aufgrund von Appetitlosigkeit seit längerem unter Mangelernährung. Ihr körperlicher Zustand ist als kachektisch zu bezeichnen. Aus ihrer Erfahrung weiß die Pflegefachfrau Anna Gruber, dass sich dadurch das Dekubitusrisiko erhöht. Bei einem solchen Ernährungszustand kann es durch Knochenvorsprünge vor allem im Bereich der Wirbelsäule und der Schulter zu erhöhter Druckbelastung kommen. Frau Gruber leitet daher unverzüglich entsprechende Maßnahmen ein, um die gefährdeten Stellen vom Druck zu entlasten. Im Expertenstandard wird darauf hingewiesen, dass Mangel- und Unterernährung regelmäßig in allen eingeschlossenen Leitlinien als Risikofaktor im Zusammenhang mit der Dekubitusentstehung beschrieben wird. Zusätzlich zur Dekubitusrisikoeinschätzung wird daher immer auch ein Ernährungsscreening empfohlen (DNQP 2017: 81).

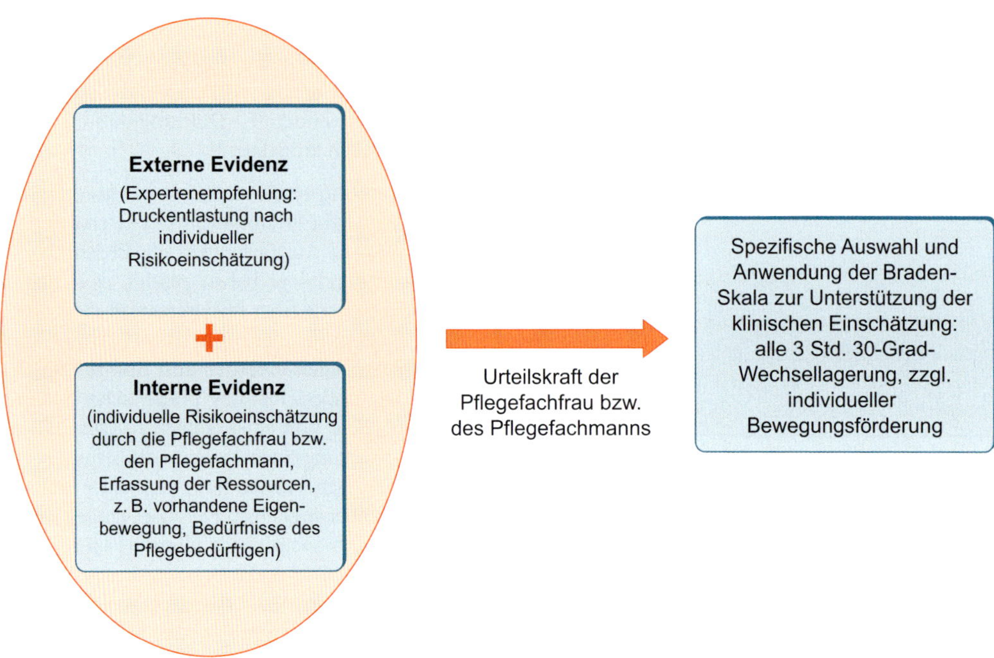

Abb. 4.25 Das Zusammenwirken externer und interner Evidenz bei Einschätzung des Dekubitusrisikos [P1312, L143]

Das Beispiel zeigt, dass in diesem Fall bei Durchführung eines speziellen Risikoassessments (z. B. Braden-Skala) praktisch kein Mehrwert erreicht würde, da das Dekubitusrisiko bereits durch die klinische Einschätzung erfolgt ist mit der Konsequenz, dass notwendige Maßnahmen eingeleitet wurden. In anderen Situationen hingegen kann die Durchführung eines speziellen Assessments durchaus sinnvoll sein, um das Ergebnis der eigenen Einschätzung abzusichern bzw. in Zeiten hoher Arbeitsbelastung für ein entsprechendes Risiko insbesondere in hochkomplexen Pflegesituationen sensibilisiert zu sein.

In anderen Fällen, wie z. B. bei der **Einschätzung des Risikos kognitiver Defizite** wird die Anwendung bestimmter Assessmentinstrumente für die Formulierung einer entsprechenden Diagnose ausdrücklich vorausgesetzt. Im Falle von Demenz kommen dabei folgende Assessmentinstrumente zum Einsatz:

- FIM: *Functional Independence Measure* (engl. für Messung der funktionalen Unabhängigkeit)
- MMSE: *Mini Mental State Examination* (engl. für Mini-Untersuchung des mentalen Zustands)
- Erweiterter Barthel-Index

Daneben existieren eine Vielzahl von Assessmentinstrumenten, um die Kommunikationsfähigkeit, Interaktion und das soziale Engagement von Menschen mit kognitiven Beeinträchtigungen zu messen, die bislang aber noch nicht in der pflegerischen Praxis eingesetzt wurden.

Barthel-Index und erweiterter Barthel-Index

Ein vor allem in der **Rehabilitation** verwendetes Assessmentinstrument ist der Barthel-Index (▸ Abb. 4.26) bzw. der erweiterte Barthel-Index (▸ Abb. 4.27), der ein Maß für die Selbstständigkeit des Patienten in verschiedenen Alltagsaktivitäten darstellt. Bei Funktionseinschränkungen, z. B. nach einem Schlaganfall, kann daher bei wiederholter Anwendung vor, während und nach Abschluss einer Rehabilitationsmaßnahme der Erfolg der Maßnahme gemessen werden. Die ursprünglich nur auf *körperliche* Funktionsbereiche bezogene Beurteilungsskala wurde um den Bereich „Bewertung kognitiver Funktionen“ erweitert.

Praxistipp

Downloadlink: Interpretationshilfe Barthel-Index

Eine ausführliche Anleitung mit genauer Beschreibung und Interpretation der Bewertungskriterien findet sich im sog. Hamburger Manual auf den Internetseiten des Deutschen Instituts für Medizinische Dokumentation und Information (DIMDI): www.dimdi.de/static/.downloads/deutsch/hamburger-manual-nov2004.pdf

Alltagsfunktionen	Punkte
Essen	
Komplett selbstständig oder selbstständige PEG-Beschickung/-Versorgung (PEG: perkutane endoskopische Gastrostomie)	10
Hilfe bei mundgerechter Vorbereitung, aber selbstständiges Einnehmen oder Hilfe bei PEG-Beschickung/-Versorgung	5
Kein selbstständiges Einnehmen und keine MS/PEG-Ernährung	0
Aufsetzen und Umsetzen	
Komplett selbstständig aus liegender Position in (Roll-)Stuhl und zurück	15
Aufsicht oder geringe Hilfe (ungeschulte Laienhilfe)	10
Erhebliche Hilfe (geschulte Laienhilfe oder professionelle Hilfe)	5
Wird faktisch nicht aus dem Bett transferiert	0
Sich waschen	
Vor Ort komplett selbstständig, inklusive Zähneputzen, Rasieren und Frisieren	5
Erfüllt „5“ nicht	0
Toilettenbenutzung	
Vor Ort komplett selbstständige, Nutzung von Toilette oder Toilettenstuhl, inklusive Spülung/Reinigung	10
Vor Ort Hilfe oder Aufsicht bei Toiletten- oder Toilettenstuhlbenutzung oder deren Spülung/Reinigung erforderlich	5
Benutzt faktisch weder Toilette noch Toilettenstuhl	0
Baden/Duschen	
Selbstständiges Baden oder Duschen, inklusive Ein-/Ausstieg, sich reinigen und abtrocknen	5
Erfüllt „5“ nicht	0
Aufstehen und Gehen	
Ohne Aufsicht oder personelle Hilfe vom Sitz in den Stand kommen und mindstens 50 m ohne Gehwagen (aber gegebenenfalls mit Stöcken/Gehstützen) gehen	15
Ohne Aufsicht oder personelle Hilfe vom Sitz in den Stand kommen und mindestens 50 m mit Hilfe eines Gehwagens gehen	10
Mit Laienhilfe oder Gehwagen vom Sitz in den Stand kommen und Strecken im Wohnbereich bewältigen Alternativ: im Wohnbereich komplett selbstständig im Rollstuhl	5
Erfüllt „5“ nicht	0
Treppensteigen	
Ohne Aufsicht oder personelle Hilfe (gegebenenfalls inklusive Stöcken/Gehstützen) mindestens ein Stockwerk hinauf- und hinuntersteigen	10
Mit Aufsicht oder Laienhilfe mindestens ein Stockwerk hinauf und hinunter	5
Erfüllt „5“ nicht	0

Abb. 4.26 Barthel-Index [W798, L143]

Alltagsfunktionen	Punkte
An- und Auskleiden	
Zieht sich in angemessener Zeit selbstständig Tageskleidung, Schuhe (und gegebenenfalls benötigte Hilfsmittel, z. B. Antithrombose-Strümpfe, Prothesen) an und aus	10
Kleidet mindestens den Oberkörper in angemessener Zeit selbstständig an und aus, sofern die Utensilien in greifbarer Nähe sind	5
Erfüllt „5" nicht	0
Stuhlkontinenz	
Ist stuhlkontinent, gegebenenfalls selbstständig bei rektalen Abführmaßnahmen oder Anus-praeter-Versorgung	10
Ist durchschnittlich nicht mehr als 1×/Woche stuhlinkontinent oder benötigt Hilfe bei rektalen Abführmaßnahmen/Anus-praeter-Versorgung	5
Ist durchschnittlich mehr als 1×/Woche stuhlinkontinent	0
Harninkontinenz	
Ist harnkontinent oder kompensiert seine Harninkontinenz/versorgt seinen Dauerkatheter komplett selbstständig und mit Erfolg (kein Einnässen von Kleidung oder Bettwäsche)	10
Kompensiert seine Harninkontinenz selbstständig und mit überwiegendem Erfolg (durchschnittlich nicht mehr als 1×/Tag Einnässen von Kleidung oder Bettwäsche) oder benötigt Hilfe bei der Versorgung seines Harnkathetersystems	5
Ist durchschnittlich mehr als 1×/Tag harninkontinent	0
Summe maximal	**100**

Abb. 4.26 *(Forts.)* Barthel-Index [W798, L143]

Zusammenfassend lässt sich feststellen:

- Für viele Assessmentinstrumente existieren lediglich schwache Hinweise auf Evidenz.
- Der Einsatz von Assessmentinstrumenten kann sinnvoll sein, muss aber durch die klinische Einschätzung einer erfahrenen Pflegefachfrau bzw. einem Pflegefachmann ergänzt werden.
- Kein Assessmentinstrument kann die klinische Einschätzung einer Pflegefachfrau bzw. eines Pflegefachmanns ersetzen.
- Der Einsatz von Assessmentinstrumenten sollte nicht ohne eine entsprechende Schulung und Einweisung erfolgen.
- Insbesondere für Auszubildende können Assessments eine wichtige Unterstützung sein. Während erfahrene Pflegende immer mehr auf ihre gewachsene Expertise zurückgreifen können und die Bedeutung von Assessmentinstrumenten zur Entscheidungsfindung abnimmt, steht für Auszubildende das regelgeleitete Handeln im Vordergrund, für das Assessments eine wichtige handlungsleitende Funktion haben können.

Warum letztlich die Evidenz eines jeden Assessmentinstruments zur Feststellung eines bestimmten pflegerischen Risikos immer eingeschränkt ist, erklärt sich aus dem sogenannten Behandlungsparadox.

Merke

Behandlungsparadox

„Aus ethischen Gründen ist es völlig unmöglich, ein Risiko zu diagnostizieren und darauffolgend ohne Intervention das Auftreten eines gesundheitlichen Schadens abzuwarten."
(Bartholomeyczik; Halek, 2009)

Diese Aussage der Pflegewissenschaftlerin Sabine Bartholomeyczik bedeutet: Sie wissen, dass vom Zeitpunkt der Risikoeinschätzung bis zum Eintreten eines prognostizierten Ereignisses eine gewisse Zeit vergeht.

Kognitive Funktionen	Punkte
Verstehen	
Ungestört (nicht Patienten, die nur Geschriebenes verstehen)	15
Versteht komplexe Sachverhalte, aber nicht immer	10
Versteht einfache Aufforderungen	5
Verstehen nicht vorhanden	0
Sich verständlich machen	
Kann sich über fast alles verständlich machen	15
Kann einfache Sachverhalte ausdrücken	5
Kann sich nicht oder fast nicht verständlich machen	0
Soziale Interaktion	
Ungestört	15
Gelegentlich unkooperativ, aggressiv, distanzlos oder zurückgezogen	5
Immer oder fast immer unkooperativ	0
Lösen von Alltagsproblemen	
Planung von Handlungsabläufen, Umstellungsfähigkeit, Einhalten von Terminen, pünktliche Medikamenteneinnahme, Einsicht in Defizite und deren Konsequenzen im Alltag	
Im Wesentlichen ungestört	15
Benötigt geringe Hilfestellung	5
Benötigt erhebliche Hilfestellung	0
Gedächtnis, Lernen und Orientierung	
Im Wesentlichen ungestört (kein zusätzlicher Pflegeaufwand erforderlich)	15
Muss gelegentlich erinnert werden oder verwendet externe Gedächtnishilfen	10
Muss häufig erinnert werden	5
Desorientiert, mit oder ohne Tendenz zum Weglaufen	0
Sehen und Neglect	
Im Wesentlichen ungestört	15
Schwere Lesestörung, findet sich aber (gegebenenfalls mit Hilfsmitteln) in bekannter und unbekannter Umgebung zurecht	10
Findet sich in bekannter, aber nicht in unbekannter Umgebung zurecht	5
Findet sich auch in bekannter Umgebung nicht ausreichend zurecht (findet z. B. eigenes Zimmer oder Station nicht / übersieht oder stößt an Hindernisse oder Personen)	0
Summe maximal	**90**

Abb. 4.27 Erweiterter Barthel-Index [W798, L143]

Allerdings besteht aufgrund des ethisch-pflegerischen Auftrags bereits jetzt die Verpflichtung, entsprechende Maßnahmen einzuleiten, um gerade das durch die Risikoeinschätzung festgestellte Risiko zu minimieren bzw. zu verhindern, dass es zu einem entsprechenden schadhaften Ereignis für den Patienten kommt. Die als Folge der Anwendung eines Assessments durchgeführte Pflege wirkt sich also letztlich negativ auf die Gütekriterien eines Assessmentinstruments aus, da dessen Wirksamkeit eigentlich erst dann „bewiesen" wäre, wenn es zu dem vorhergesagten Schaden kommen würde!

Kategorisierung von Assessmentinstrumenten

Je nach Definition werden mehrere Arten von Assessmentinstrumenten unterschieden. Hier einige der **wichtigsten Kategorien** (nach Reuschenbach, Mahler 2020):

- **Spezifische Assessmentverfahren.** Im Hinblick auf bestimmte Pflegephänomene messen spezifische Assessmentinstrumente lediglich einen oder einige wenige Aspekte des Phänomens wie z. B. die Intensität des Schmerzes (Numerische Schmerzskala).
- **Unspezifische Assessmentverfahren.** Auch „generische" oder „generalistische" Verfahren genannt, erfassen viele Aspekte desselben Phänomens, z. B. Intensität des Schmerzes, Lokalisation, Häufigkeit des Auftretens, beeinflussende Faktoren, Schonhaltung, psychische Erlebniskomponenten etc. Beispiel eines unspezifischen Assessments ist das Begutachtungsassessment zur Feststellung der Pflegebedürftigkeit.

Begutachtungsassessment zur Feststellung der Pflegebedürftigkeit

Mit Einführung der sog. Pflegegrade am 01.01.2017 wurde der bis dahin geltende Begriff der Pflegebedürftigkeit nach dem Sozialgesetzbuch 11 (SGB XI) neu definiert. In die Bewertung fließen nicht nur körperliche, sondern auch psychische und kognitive Beeinträchtigungen mit ein:

Definition

Pflegebedürftigkeit

„Pflegebedürftig im Sinne dieses Buches sind Personen, die gesundheitlich bedingte Beeinträchtigungen der Selbständigkeit oder der Fähigkeiten aufweisen und deshalb der Hilfe durch andere bedürfen. Es muss sich um Personen handeln, die körperliche, kognitive oder psychische Beeinträchtigungen oder gesundheitlich bedingte Belastungen oder Anforderungen nicht selbständig kompensieren oder bewältigen können." (§ 14 (1) SGB XI)

Entscheidend ist seitdem nicht mehr der zeitliche Hilfebedarf des Pflegebedürftigen durch eine (Laien-)Pflegekraft, sondern das **Ausmaß der Selbstständigkeit** des Pflegebedürftigen in sechs Lebensbereichen (► Abb. 4.28).

Je nachdem, wie selbstständig der Pflegebedürftige im jeweiligen Modul ist, wird das Ausmaß mit einem höheren oder niedrigeren Punktwert erfasst. Am Beispiel des Moduls „Mobilität" (► Abb. 4.29) wird die Bewertungslogik dargestellt (MDB 2019: 5). Beispielhaft wird die Anwendung dieser Systematik am Beispiel des Moduls „Mobilität" erläutert: „Die Abgrenzung der vier Ausprägungen der Selbstständigkeit soll anhand des Kriteriums ‚Treppensteigen' erläutert werden: Das Treppensteigen ist in den Begutachtungs-Richtlinien als das ‚Überwinden von Treppen zwischen zwei Etagen' definiert. Das Treppensteigen ist dabei unabhängig von der individuellen Wohnsituation zu bewerten. Selbstständig ist jemand, der ohne Hilfe durch eine andere Person eine Treppe in aufrechter Position steigen kann. Unselbstständig ist dagegen jemand, der getragen oder mit Hilfsmitteln transportiert werden muss und dabei keine Eigenbeteiligung zeigt. Überwiegend selbstständig ist eine Person, die eine Treppe alleine steigen kann, aber die wegen eines Sturzrisikos Begleitung benötigt. Wenn jemand überwiegend unselbstständig ist, dann ist das Treppensteigen nur mit Stützen oder Festhalten der Person möglich." (MD-Bund 2019: 5)

Am Ende der Begutachtung durch den Medizinischen Dienst werden die Bewertungen aus allen sechs Modulen (► Abb. 4.30) entsprechend den unterschiedlichen Gewichtungen zusammengeführt (MD-Bund 2019: 12).

Je nach erreichter Punktzahl (► Abb. 4.31) ergibt sich ein entsprechender Pflegegrad (MD-Bund 2019: 12).

Bei der **Begutachtung von Kindern** gelten einige Besonderheiten, da insbesondere kleine Kinder (bis zu 18 Monaten) in allen Bereichen unselbstständig sind. In diesen Fällen wird bewertet, ob ein – im Vergleich zu gleichaltrigen Kindern – außergewöhnlich hoher Hilfebedarf besteht.

Das Gutachten geht der Pflegekasse zu, die entsprechend den Empfehlungen des Gutachters den Pflegegrad per Bescheid an den Versicherten genehmigt

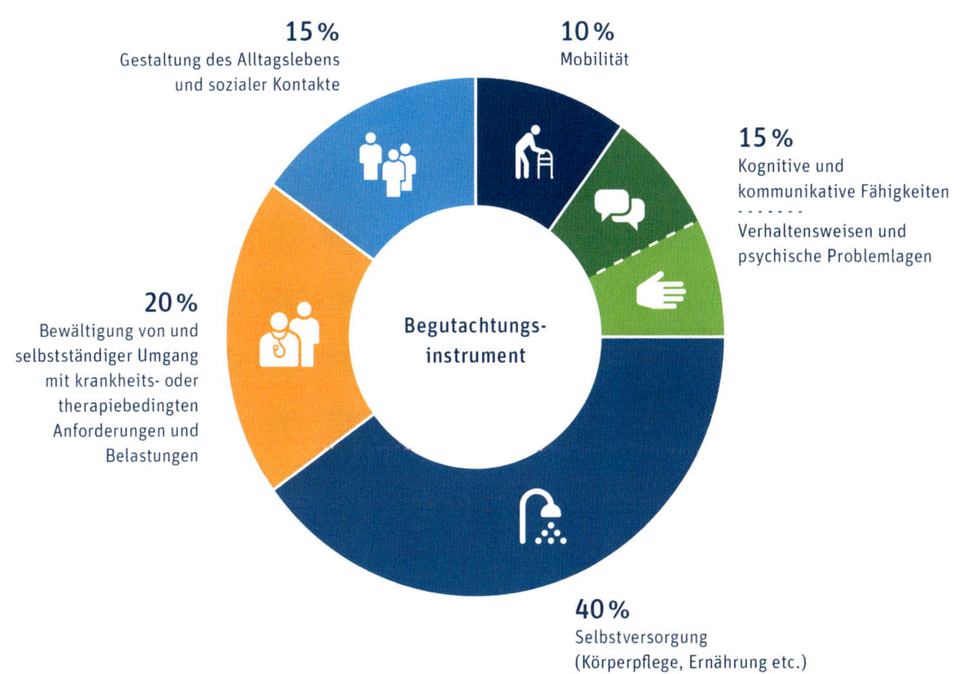

Abb. 4.28 Die sechs Lebensbereiche („Module“), in denen die Selbstständigkeit des Pflegebedürftigen bewertet und unterschiedlich gewichtet wird. [W1211]

und damit entsprechende Leistungen der Pflegeversicherung (SGB XI). Bei Nicht-Genehmigung des Antrags auf Pflegegrad hat der Versicherte die Möglichkeit, innerhalb von 4 Wochen gegen den Bescheid der Pflegekasse Widerspruch einzulegen.

Praxistipp

Downloadlink: Richtlinien des GKV-Spitzenverbandes

Die vollständigen *Richtlinien des GKV-Spitzenverbandes zur Feststellung der Pflegebedürftigkeit nach dem XI. Buch des Sozialgesetzbuches* finden sich auf der Internetseite des Medizinischen Dienstes Bund: https://md-bund.de/fileadmin/dokumente/Publikationen/SPV/Begutachtungsgrundlagen/_21-05_BRi_Pflege_21_11_18_barrierefrei.pdf

Assessments können auch noch nach anderen Kriterien unterschieden werden:

- **Risiko- oder Nicht-Risikoassessments**
  - Risikoassessments zählen zu den am häufigsten genutzten Assessmentverfahren. Ein Beispiel mit hohem Verbreitungsgrad ist die Braden- oder Norton-Skala (► Abb. 4.23) zur Einschätzung des Dekubitusrisikos. Risikoskalen sollen die Aufmerksamkeit auf ein Risiko bewusst machen und verhindern, dass der damit in Zusammenhang stehende Schaden (z. B. Dekubitus) tatsächlich eintritt. Damit sollen die Aussagen über die Eintrittswahrscheinlichkeit eines bestimmten Pflegeproblems präzisiert werden, um eine Grundlage für entsprechende Interventionen zu haben. Je frühzeitiger prophylaktische Maßnahmen eingeleitet werden,

Begutachtung von Pflegebedürftigkeit
Modul 1: Mobilität

		selbstständig	überwiegend selbstständig	überwiegend unselbstständig	unselbstständig
1.1	**Positionswechsel im Bett**	0	1	2	3
1.2	**Halten einer stabilen Sitzposition**	0	1	2	3
1.3	**Umsetzen**	0	1	2	3
1.4	**Fortbewegen innerhalb des Wohnbereichs**	0	1	2	3
1.5	**Treppensteigen**	0	1	2	3
1.6	**Besondere Bedarfskonstellation *** Gebrauchsunfähigkeit beider Arme und Beine	☐ ja	☐ nein		

* Kann ein pflegebedürftiger Mensch weder die Arme noch die Beine einsetzen, dann wird er automatisch in den Pflegegrad 5 eingestuft. Dies gilt jedoch nur beim vollständigen Verlust der Greif-, Steh- und Gehfunktionen.

Abb. 4.29 Bewertungssystematik des Begutachtungsassessment im Modul „Mobilität" [W1211]

Begutachtung von Pflegebedürftigkeit
Die Bewertungssystematik

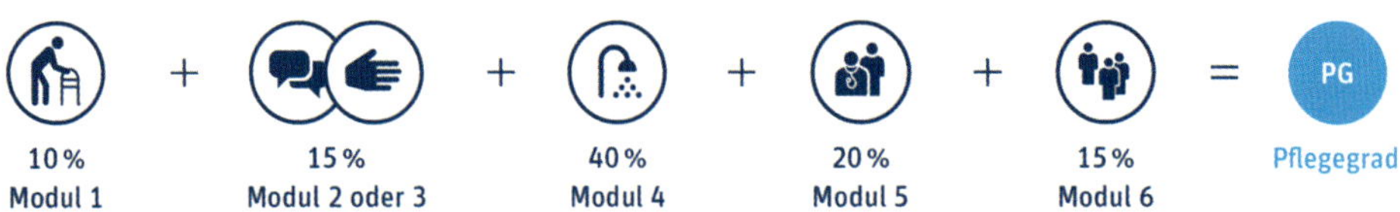

Abb. 4.30 Zusammenführung aller Modulbewertungen [W1211]

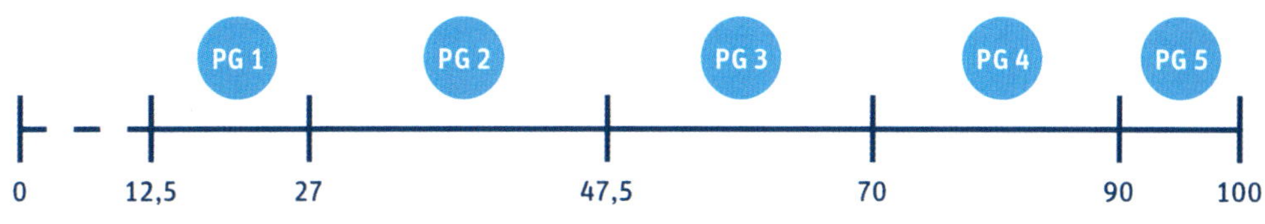

Abb. 4.31 Skala der Punktwerte und Zuordnung zu einem Pflegegrad [W1211]

umso effizienter kann das entsprechende Risiko gesenkt werden und ein möglicher Schaden vom Patienten abgewendet werden.
  - Nicht-Risikoassessments messen keine Wahrscheinlichkeiten, sondern die Ausprägung eines aktuellen Pflegeproblems (z. B. Schmerz, Pflegebedürftigkeit etc.), aus der sich ebenfalls ein entsprechender Handlungsbedarf ergibt.
- **Fremd- bzw. Selbstassessments**
  - In der Durchführung eines Assessments werden das sog. Fremd- und das Selbstassessment unterschieden. Ein Assessment, das allein durch eine Pflegefachfrau bzw. einen Pflegefachmann durchgeführt wird, wird als Fremdassessment bezeichnet. Diese stützen sich vor allem auf die Befragung, Beobachtung oder körperliche Untersuchung des Patienten durch eine Pflegefachfrau bzw. einen Pflegefachmann. Beim Selbstassessment ist der Patient selbst der aktiv Handelnde, der zum Beispiel in einer Vorlage den Verlauf seiner Schmerzen dokumentiert (Schmerztagebuch) oder andere körperliche oder psychische Symptome notiert. Manche Assessmentinstrumente bieten einen Mix aus Fremd- und Selbstassessment, um unterschiedliche Sichtweisen bei der Problemfindung zu integrieren. Derartige Unterschiede können ihrerseits von hohem diagnostischen Wert sein. Das in Großbritannien entwickelte *Camberwell Assessment of Need for the Elderly* (CANE, *engl.* für Camberwell Bedarfsermittlung für ältere Menschen) ist ein Beispiel für ein solches multiperspektivisches Assessment. Damit können unterschiedliche Beurteiler (Pflegebedürftiger, Pflegefachfrau bzw. -mann, Angehörige) das Ausmaß der Pflegebedürftigkeit einschätzen. CANE wird sowohl in der ambulanten und stationären Pflege, aber auch in Tageskliniken und Institutsambulanzen eingesetzt. Durch den Vergleich unterschiedlicher Perspektiven ergibt sich so ein umfassendes Bild von der Pflegebedürftigkeit eines Menschen, das nicht nur auf eine einzige Perspektive verengt ist. Die Sensibilität für unterschiedliche Einschätzungen der Helfer, Patienten, Fachkräfte und Angehörigen erhöht die Wahrscheinlichkeit, dass am Ende tatsächlich eine bedürfnis- und bedarfsgerechte Versorgung sichergestellt ist.

Assessmentverfahren können im Pflegeprozess in verschiedenen **Phasen** eingesetzt werden:

- **Zu Beginn** des pflegerischen Auftrags im Rahmen der Ersteinschätzung, um Probleme und Ressourcen des Patienten bzw. Pflegebedürftigen zu identifizieren und um möglichst präzise Pflegediagnosen zu formulieren.
- **Kontinuierlich** im weiteren Verlauf der Pflege (laufendes Assessment), um Veränderungen zu messen, zu bewerten und um die pflegerischen Interventionen bei Bedarf zu verändern bzw. anzupassen.
- **Zur abschließenden Bewertung** der Wirksamkeit der Pflegeinterventionen und der Messung des Erfolgs von Pflege am Ende des pflegerischen Auftrags (z. B. vor Entlassung aus dem Krankenhaus bzw. in den häuslichen Bereich oder bei Überleitung in einen anderen Versorgungsbereich, z. B. Rehabilitationseinrichtung).

Reflexionsfragen

1. Mit welchen Assessments haben Sie bereits Erfahrung gesammelt?
2. Informieren Sie sich in Ihrer Einrichtung oder bei einem Ihrer Praxiseinsätze, welche Assessments dort im Qualitätshandbuch beschrieben sind und auch tatsächlich zur Anwendung kommen.

Fazit

Für viele Einschätzungsinstrumente fehlt es an Forschungsarbeiten, die den Mehrwert im Sinne einer verbesserten und präziseren Einschätzung gegenüber der individuellen klinischen Einschätzung durch eine Pflegefachfrau bzw. einen Pflegefachmann belegen könnten. Liegen Hinweise auf eine hohe Evidenz von Assessmentinstrumenten vor, ist dies ein starkes Argument für deren Einsatz in der täglichen pflegerischen Praxis und um deren Akzeptanz unter Pflegenden zu fördern.

Letztlich liegt es an der Einrichtung zu entscheiden, welches Assessmentinstrument für welches Setting verwendet werden soll. Dieses sollte mit Bedacht ausgewählt werden, auf die Zielgruppe zugeschnitten sein und genau überlegt werden, ob sein Einsatz tatsächlich einen Zusatznutzen gegenüber der individuellen Einschätzung der Pflegefachfrau bzw. des Pflegefachmanns hat.

Für den individuellen Pflegeprozess von Nutzen und damit handlungswirksam sind Assessmentinstrumente nur dann, wenn die Sichtweise des Patienten konsequent in die Entscheidung für oder gegen bestimmte Maßnahmen miteinbezogen wird. Dies gilt vor allem bei Anwendung von Fremdassessmentverfahren.

Kritischer Blick

Wie sinnvoll ist die Anwendung von Assessments?

Pro

Die Anwendung von Assessments kann ...

- eine fachlich fundierte Entscheidung für oder gegen bestimmte Maßnahmen erleichtern.
- die Begründung pflegerischen Handelns befördern.
- den kollegialen Austausch über spezielle Probleme und Risiken von Pflegebedürftigen anregen.
- eine einheitliche Beurteilung von Pflegebedarfen und Risiken befördern.
- professionelles Handeln befördern und willkürliche Entscheidungen vermeiden helfen.
- für pflegerische Risiken sensibilisieren.
- Pflegeneulingen helfen, Risiken anhand definierter Kriterien einzuschätzen, bevor sie die Kompetenz erwerben, dies aufgrund von Erfahrung und Intuition zu beherrschen.

Contra

Gegen die Anwendung von Assessments spricht:

- Die geringe Evidenzbasierung vieler Assessmentverfahren.
- Die Anwendung braucht entsprechende Schulung der Mitarbeitenden.
- Der Mehrwert von Assessmentverfahren muss für die Mitarbeitenden erkennbar sein.
- Die Rahmenbedingungen lassen oftmals keinen qualifizierten Einsatz von Assessments zu.
- Viele gebräuchliche Assessments haben gegenüber der klinischen Einschätzung erfahrener Pflegender keinen zusätzlichen Nutzen.

Zu beachten ist auch, dass die Wertigkeit und der Nutzen eines Assessmentverfahrens immer auch vor dem Hintergrund des jeweiligen Settings, der Rahmenbedingungen, verfügbarer Hilfsmittel und Ressourcen zu beurteilen ist.

Reflexionsfragen

1. Wie gelingt es Ihnen persönlich, den Pflegebedarf von Patienten und/oder Bewohnern einzuschätzen?
2. Welche der verschiedenen Kategorien von Assessmentinstrumenten haben Sie während Ihrer Einsätze kennengelernt und welche davon haben Sie bereits genutzt?
3. Beispiel Dekubitusrisiko: Bitten Sie Ihre Praxisanleiterin, eine Dekubituseinschätzung an einem (neuen) Patienten/Bewohner mit Hilfe einer Risikoskala vorzunehmen, wie sie in Ihrer Einrichtung im Einsatz ist. Zeitgleich führen *Sie* eine Einschätzung ohne Risikoskala durch. Anhand welcher Faktoren erkennen Sie, ob ein Dekubitusrisiko bei dem Patienten besteht? Versuchen Sie, alle infrage kommenden Faktoren zu benennen und zu beschreiben! Vergleichen und diskutieren Sie anschließend Ihre beiden Ergebnisse!
4. Planen Sie entsprechende Pflegemaßnahmen aufgrund der Ergebnisse Ihrer Einschätzung!

4.2.4 Pflegediagnosen

Pflegediagnosen stellen eine umfassende **Beschreibung der individuellen pflegerelevanten Probleme** von Patienten und Pflegebedürftigen dar. Genauer als nur von „Pflegeproblemen" zu sprechen, meint der Begriff Pflegediagnose eine umfassendere und präzisere Erfassung, Darstellung und Beschreibung von Pflegeproblemen.

Definition

Pflegediagnose

Begriff „Diagnose": altgriech. *diagnosis* = Entscheidung, Unterscheidung

Eine „Pflegediagnose" ist eine „*unterscheidende Beurteilung, die von einer Pflegefachperson nach einem Assessment [bzw. Anamnese; Anm. d. Verf.] – bestehend aus Beobachtung, Interview, körperlicher Untersuchung, Fähigkeiten- und Ressourceneinschätzung – gemacht wird. Diese Beurteilung bezieht sich auf die Art, die möglichen Einflussfaktoren und die Merkmale oder Risikofaktoren für aktuelle oder potenzielle Gesundheitsprobleme oder -syndrome und Entwicklungspotenziale von Individuen und Familien, deren Unabhängigkeit hinsichtlich der Aktivitäten, Beziehungen und existenziellen Erfahrungen des Lebens (ABEDL) beeinträchtigt oder entwicklungsfähig sind. Pflegende sind für das Stellen von Pflegediagnosen zuständig und verantwortlich. Pflegediagnosen bilden die Grundlage, Interventionen auswählen, planen und durchführen zu können und um gemeinsam vereinbarte Ziele und Ergebnisse erreichen und bewerten zu können.*" (Doenges, Moorhouse und Murr 2018: 94)

Pflegediagnosen dürfen dabei nicht mit medizinischen (ärztlichen) Diagnosen verwechselt werden (▸ Tab. 4.3).

- **Ärztliche Diagnose.** Sie fokussiert vorrangig auf die Krankheit, um anschließend eine entsprechende Therapieentscheidung treffen zu können.
- **Pflegediagnose.** Das Interesse der Pflege richtet sich auf die Diagnose und Behandlung der Reaktionen und Verhaltensweisen von Menschen *auf* bestimmte Krankheiten und/oder Gesundheitsprobleme.

Das bedeutet aber nicht, dass medizinische und Pflegediagnosen völlig isoliert nebeneinander existieren würden. Umso wichtiger ist und wird zukünftig der interdisziplinäre Austausch zwischen beruflicher Pflege und ärztlicher Profession.

Die **Identifizierung und Beschreibung von Pflegeproblemen** ist der 2. Schritt im 6-schrittigen Pflegeprozess. Im 4-schrittigen Modell ist die Problembeschreibung Teil des Assessments, im 5-schrittigen Pflegeprozessmodell wird sie als eigenständiger Schritt als „Pflegediagnostik" verortet. Die eigentlichen Unterschiede der einzelnen Pflegeprozessmodelle sind eher formaler Natur. Warum aber ist die exakte Benennung und Beschreibung pflegerelevanter Probleme wichtig? Weil ohne eine solche Beschreibung eine adäquate und passgenaue Pflege von Patienten oder Pflegebedürftigen kaum möglich ist. Die amerikanische Pflegewissenschaftlerin Norma Lang hat sehr anschaulich formuliert, warum eine solche Beschreibung sinnvoll ist:

Merke

Wichtig: exakte Benennung und Beschreibung pflegerelevanter Probleme

„*If we cannot name it, we cannot control it, finance it, research it, teach it or put it into public policy.*" (Lang, zitiert nach Brobst 2007: 87)

Übersetzung: „Wenn wir den Gegenstand der Pflege, die pflegerischen Probleme, Ziele und Handlungen nicht benennen, dann können wir sie auch nicht kontrollieren, finanzieren, erforschen, lehren und in (berufs-)politische Forderungen und Richtlinien umsetzen." (Brobst 2007: 87)

Tab. 4.3 Unterscheidung ärztliche Diagnosen ↔ Pflegediagnosen

Ärztliche Diagnosen	Pflegediagnosen
• Beziehen sich auf krankhafte Veränderungen, beschreiben die Krankheit (Bsp.: Herzinsuffizienz) • Betreffen ausschließlich den einzelnen Patienten • Fallen in die rechtliche Zuständigkeit von Ärzten (ärztliche Vorbehaltstätigkeit) • International einheitliche Fachsprache: International Classification of Diseases (ICD)	• Beschreiben die Reaktion/das Verhalten/das Erleben von Menschen *auf* eine Krankheit oder deren Auswirkungen auf das Leben (Bsp.: beeinträchtigte körperliche Mobilität) • Berücksichtigen auch die Reaktion und das Verhalten/das Erleben von Bezugspersonen, Familien • Rechtliche Zuständigkeit liegt bei Pflegefachpersonen (pflegerische Vorbehaltstätigkeit) • Nur teilweise einheitliche Fachsprache (Bsp.: NANDA-I, NOC, NIC)

> **Reflexionsfrage**
> Welche Bedeutung könnte dieses Zitat für Sie persönlich in Ihrem alltäglichen pflegerischen Handeln haben?

Pflegediagnosen dienen nicht nur der Beschreibung von Pflegeproblemen, sondern begründen zugleich auch, warum Pflegende tun, was sie tun, indem sie den **Grund für** die entsprechenden **Pflegeinterventionen** liefern. Damit definieren sie zugleich einen eigenen Gegenstandsbereich von Pflege, der sich vom ärztlichen Tun abgrenzt.
Eine fachgerechte Pflegediagnostik setzt eine **umfassende Informationssammlung** (1. Schritt des Pflegeprozesses) voraus, damit alle wichtigen Merkmale und Facetten eines Problems bekannt sind, bevor eine entsprechende Pflegediagnose gestellt werden kann. Ohne genaue Beschreibung des Problems wiederum ist es nicht möglich, gemeinsam mit dem Patienten Ziele zu vereinbaren, die erreicht werden sollen und dafür geeignete Maßnahmen auszuwählen. Die **exakte Beschreibung der Probleme** eines Patienten kann mit einer „Landkarte" verglichen werden, die es allen Mitgliedern des therapeutischen Teams erleichtert, den Patienten in einem bestimmten Bereich besser zu verstehen. Hinzu kommt, dass unsere Gedanken und Ideen und so auch unsere Beobachtungen von Reaktionen und Verhaltensweisen des Patienten immer über Sprache vermittelt werden. Als Anbieter von Gesundheitsleistungen denken Pflegefachfrauen und -männer über pflegerelevante Phänomene nach und artikulieren diese in Sprache. Dabei handelt es sich nur zu einem Teil um Alltagssprache, da manche Phänomene sich präziser und exakter in einer eigenen **medizin- und pflegespezifischen Fachsprache** beschreiben lassen. Eine Fachsprache zeichnet sich dadurch aus, dass sie weniger Interpretationen zulässt und eindeutiger ist als die Alltagssprache. Dadurch ist eine einheitlichere Verständigung innerhalb einer bestimmten Fachdisziplin wie z. B. Medizin und Pflege besser möglich, vorausgesetzt, die einzelnen Mitglieder eines therapeutischen Teams beherrschen die (Fach-) Sprache.
Der Begriff der Pflegediagnose beinhaltet die Idee einer solchen Fachsprache mit dem Ziel, die Reaktionen und das Verhalten von Menschen auf eine bestimmte Erkrankung oder ein Gesundheitsproblem zu beschreiben. Eine solche möglichst genaue und einheitliche Beschreibung ist deshalb erforderlich, um eine möglichst einheitliche Interpretation der gewonnenen Daten zu ermöglichen und damit entsprechende Pflegeinterventionen auszuwählen. Menschliche Reaktionen sind unglaublich komplex und vielschichtig, so dass Ungenauigkeiten in der Beschreibung und Interpretation menschlicher Reaktionen dazu führen können, dass Pflegende in der falschen Weise darauf reagieren. (Beispiel: In Studien konnte nachgewiesen werden, dass Pflegende den Unterschied zwischen Furcht und Angst nicht kennen und die beiden Konzepte so benutzen, als wären sie ein und dasselbe, obwohl es sich um zwei verschiedene Phänomene handelt. Dies hat wiederum Auswirkungen auf die ausgewählten Pflegeinterventionen). Zu sehr steht bis jetzt immer noch die medizinische Diagnose einer Erkrankung im Fokus der gesamten Versorgung. Angesichts der zunehmenden Anzahl nicht-heilbarer chronischer Erkrankungen muss es aber auch darum gehen, gemeinsam mit dem Patienten Strategien zu entwickeln, wie er trotz und mit seiner Erkrankung ein möglichst selbstbestimmtes Leben nach seinen eigenen Vorstellungen führen kann.

> **Merke**
> **In der Medizin: International Classification of Diseases (ICD)**
> Im Bereich der ärztlichen Diagnosen existiert bereits seit über einhundert Jahren eine solche international einheitliche Sprache, wie es sie bis heute in der Pflege noch nicht gibt. Es ist die *International Classification of Diseases* **(ICD),** ein weltweites Klassifikationssystem für ärztliche Diagnosen, seit 1948 herausgegeben von der WHO. (dt. Übersetzung: Internationale statistische Klassifikation der Krankheiten und verwandter Gesundheitsprobleme.)

Eine weitere Voraussetzung für eine möglichst exakte Beschreibung pflegerelevanter Probleme von Patienten und Pflegebedürftigen ist die gemeinsame Diskussion und der Austausch innerhalb des Pflegeteams. Nach dem Motto „vier Augen sehen mehr als zwei" kann der Austausch mit Kollegen helfen, das Pflegeproblem des Patienten genauer zu erfassen, einzugrenzen und zu beschreiben, als wenn nur eine einzelne Pflegeperson am diagnostischen Prozess beteiligt wäre.
Um eine möglichst umfassende Beschreibung eines aktuellen Pflegeproblems zu erhalten, d. h. eine **aktuelle Pflegediagnose** zu formulieren, hat sich das sog. **PESR-Schema** bewährt.

Definition

PESR-Schema

P = Pflegeproblem: Was ist das Problem (allgemein formuliert)?
Beispiel: Bewohner kann die Körperpflege nicht selbstständig durchführen: *Selbstversorgungsdefizit Körperpflege*
E = Einflussfaktor(en): Wodurch wird das Problem beeinflusst bzw. verursacht?
Beispiel: *Hemiplegie nach Schlaganfall; Bewohner ist nicht in der Lage, seine stärker betroffene Seite wahrzunehmen*
S = Symptom(e): Wie äußert sich das Problem konkret beim Patienten?
Beispiel: *Bewohner ist in seiner Fähigkeit beeinträchtigt, sich zu waschen und abzutrocknen; kann nicht selbstständig das Bad erreichen*
R = Ressourcen: Fähigkeiten und Eigenschaften, über die der Pflegebedürftige verfügt, die der Bewältigung des Problems dienen können
Beispiel: *Bewohner ist motiviert, an der Verbesserung der Funktionsfähigkeit der hemiplegischen Seite mitzuwirken*

P-R-Schema: Handelt es sich hingegen um ein pflegerisches Risiko, d. h. eine Situation, deren Eintreten verhindert werden soll (z. B. ein Dekubitus), müssen statt Einflussfaktoren (E) **Risikofaktoren (R)** identifiziert werden, um das Risiko zu verringern (Achtung: Nicht mit Ressourcen verwechseln!). Symptome (S) spielen in diesem Fall keine Rolle, da diese gerade verhindert werden sollen (Dekubitus). Diese Art von Pflegediagnosen werden als **Risikopflegediagnosen** bezeichnet.
Das folgende Beispiel soll verdeutlichen, wie das Schema dabei hilfreich sein kann, zu einer umfassenden Problembeschreibung zu kommen.

Fallbeispiel

Nach einer Schenkelhalsfraktur

Hildegard Wenzel ist eine 83-jährige Bewohnerin einer stationären Pflegeeinrichtung. Aufgrund einer vorangegangenen Schenkelhalsfraktur, die operativ versorgt wurde, hat sich ein chronisches Schmerzsyndrom entwickelt, die Bewegungsfähigkeit ist immer noch eingeschränkt. Mit Hilfe eines Rollators kann sie sich selbstständig fortbewegen. Die Pflegefachfrau Annika Stowe wundert sich, warum sich Frau Wenzel seit ihrer Entlassung aus dem Krankenhaus immer mehr zurückzieht. Sie nimmt kaum noch an gemeinsamen Aktivitäten mit den anderen Bewohnern ihres Wohnbereichs teil. Beim Einsammeln der Schmutzwäsche entdecken Sie zufällig, dass die Unterhose von Frau Wenzel mit Urin durchnässt ist. Eine Inkontinenz ist bis dahin nicht bekannt.
Da Frau Stowe bereits seit langer Zeit die Bezugspflegekraft der Bewohnerin ist und eine vertrauensvolle Beziehung zu ihr aufgebaut hat, gelingt es ihr, das Thema behutsam gegenüber Frau Wenzel anzusprechen. Dabei teilt ihr die Bewohnerin mit, wie peinlich ihr „die Sache" ist. Das kannte sie so vorher gar nicht. Deswegen ist es ihr auch unangenehm in Gesellschaft mit anderen zu sein, wenn dann „plötzlich etwas daneben geht". Im weiteren Gespräch erfährt Frau Stowe, dass Frau Wenzel aufgrund ihrer Mobilitätseinschränkung den Weg zur Toilette oftmals nicht schafft, so dass bereits oft auf dem Weg dorthin etwas in die Hose geht.

Nach dem **P-R-Schema** kann folgende Pflegediagnose entsprechend der NANDA-I-Pflegeklassifikation ermittelt werden:

- (P) Problem: Gefahr eines situationsbedingt geringen Selbstwertgefühls
- (R) Risikofaktor: Veränderung des Körperbilds (Verlust ihrer Mobilitätsfähigkeit), Kontrollverlust, fühlt sich hilflos

Bei oberflächlicher Betrachtung der Pflegesituation könnte es sein, dass das Pflegeproblem das ungewollte (nicht unwillkürliche!) Einnässen der Bewohnerin ist. **Bei genauer Analyse** der Situation und der Aussagen der Bewohnerin wird schnell klar, dass der Urinverlust lediglich ein Symptom ist. Das eigentliche – *für die Bewohnerin relevante Problem* – ist das *Gefühl der Scham,* verursacht durch den Urinverlust, dieser wiederum verursacht durch den Verlust ihrer Mobilitätsfähigkeit. Erst durch eine genaue Beschäftigung und im Gespräch mit der Bewohnerin wird so deutlich, was sie eigentlich beschäftigt. Würde man es bei der oberflächlichen Analyse belassen, könnte es sein, dass eine Pflegekraft auf die Idee kommt, der Bewohnerin zu raten, doch entsprechendes Inkontinenzmaterial zu verwenden. Das würde aber das eigentliche Problem kaum lösen, sondern das Gefühl der Hilflosigkeit und Abhängigkeit nur verstärken.
Neben den beschriebenen aktuellen und Risikopflegediagnosen werden in der NANDA-I-Pflegeklassifikation noch weitere Arten von Pflegediagnosen unterschieden (► Tab. 4.4, Doenges, Moorhouse, Murr 2018: 97):

Tab. 4.4 Weitere Typen von Pflegediagnosen (Auszug)

Typen	Definition	Struktur
Syndrompflegediagnosen	Die Beurteilung der komplexen Reaktionen eines Individuums, einer Familie oder Gemeinschaft, die durch Bündelungen (Cluster) einzelner Pflegediagnosen angezeigt wird.	einteilig; bestehend aus mehr als zwei Pflegediagnosen; Pflegediagnosentitel gibt Hinweise auf die Ursache und Einflussfaktoren des Problems Beispiel: *Syndrom einer gestörten Familienidentität*
Gesundheitsförderungsdiagnosen	Die Beurteilung eines Wunsches und der Motivation eines Individuums, einer Familie oder Gemeinschaft, das Niveau eines funktionellen Gesundheitsverhaltensmusters und des Wohlbefindens zu steigern oder zu verbessern und durch eine Bereitschaft zur Förderung der Gesundheit angezeigt wird.	zweiteilig; G-S-Schema, meist mit Zusatz „Bereitschaft für ein(e) verbesserte(s) …" **G**esundheitsförderungsdiagnosentitel, **S**ymptom und Merkmal Beispiel: *Bereitschaft für eine verbesserte Selbstversorgung*
Verdachtspflegediagnosen	Die vorläufige Beurteilung der Reaktion eines Individuums, einer Familie oder Gemeinschaft, die noch durch den Nachweis von Merkmalen und Symptomen belegt werden muss.	zweiteilig; P-E, **P**roblemtitel, **E**influssfaktor – „Verdacht auf", Abk.: „V. a. …" Beispiel: *Verdacht auf Rollenüberlastung der pflegenden Person*

Reflexionsfragen

1. Haben Sie bereits Situationen erlebt, in denen Sie das Gefühl hatten, dass das Handeln der Pflegekräfte den Patienten/Bewohnern nicht gerecht wird bzw. dass das eigentliche Problem der Patienten/Bewohner ein anderes ist oder gar nicht erkannt wurde?
2. Haben Sie bereits selbstständig (oder unter Anleitung) im Gespräch mit einem Patienten/ Bewohner eine Pflegeanamnese erstellt?
3. Ist es Ihnen gelungen, die Pflegeprobleme und Risiken des Patienten/Bewohners herauszuarbeiten und eindeutig zu beschreiben?

4.2.5 Unterscheidung medizinische Diagnose – Pflegediagnose

Bereits im letzten Abschnitt wurde auf einen wesentlichen Unterschied zwischen medizinischen und Pflegediagnosen hingewiesen. Während **medizinische Diagnosen** der Beschreibung einer bestimmten Krankheit dienen, stellen **Pflegediagnosen** eine Beschreibung der Reaktionen und des Verhaltens von Patienten bzw. Pflegebedürftigen auf eine bestimmte Krankheit oder Gesundheitsprobleme dar.

Die **Unterscheidung von ärztlichen und Pflegediagnosen** ist noch aus einem anderen Grund wichtig. Häufig kann beobachtet werden, dass Pflegende medizinische Diagnosen als Ausgangspunkt für pflegerische Ziele und Interventionen nehmen. Zum Beispiel wird eine Diagnose wie „Diabetes mellitus" als Pflegeproblem beschrieben, obwohl es sich dabei um die Bezeichnung einer Krankheit, also eine ärztliche Diagnose handelt, *auf die Pflegefachfrauen und -männer keinerlei Einfluss haben.* Die *Behandlung* der Krankheit fällt unter die Therapieverantwortung des Arztes als ärztliche Vorbehaltsaufgabe und sollte daher *nicht* als Pflegeproblem bzw. -diagnose formuliert werden. Trotzdem kann sich aus der Diagnose „Diabetes mellitus" eine Pflegediagnose ergeben, die sich allerdings aus der Reaktion des Patienten auf oder dem Umgang des Patienten mit der Erkrankung ergibt. Eine mögliche Pflegediagnose im Zusammenhang mit Diabetes mellitus könnte zum Beispiel lauten:

- *„Bei Herrn M. besteht die Gefahr einer erheblichen Abweichung des Blutglukosespiegels vom Normbereich* (z. B. in Form einer Hyperglykämie)." oder
- *„Herr M. kann die Symptome einer Hypo- oder Hyperglykämie nicht einschätzen."*

Damit aber mit entsprechenden Pflegeinterventionen reagiert werden kann, muss gefragt werden, was eine solche Gefahr begründet oder warum Herr M. die Symptome nicht adäquat beurteilen kann, um selbst darauf reagieren zu können. Darauf kann nur eine Antwort gefunden werden, wenn auf die in der Pflegeanamnese gesammelten Informationen zurückgegriffen werden kann. So

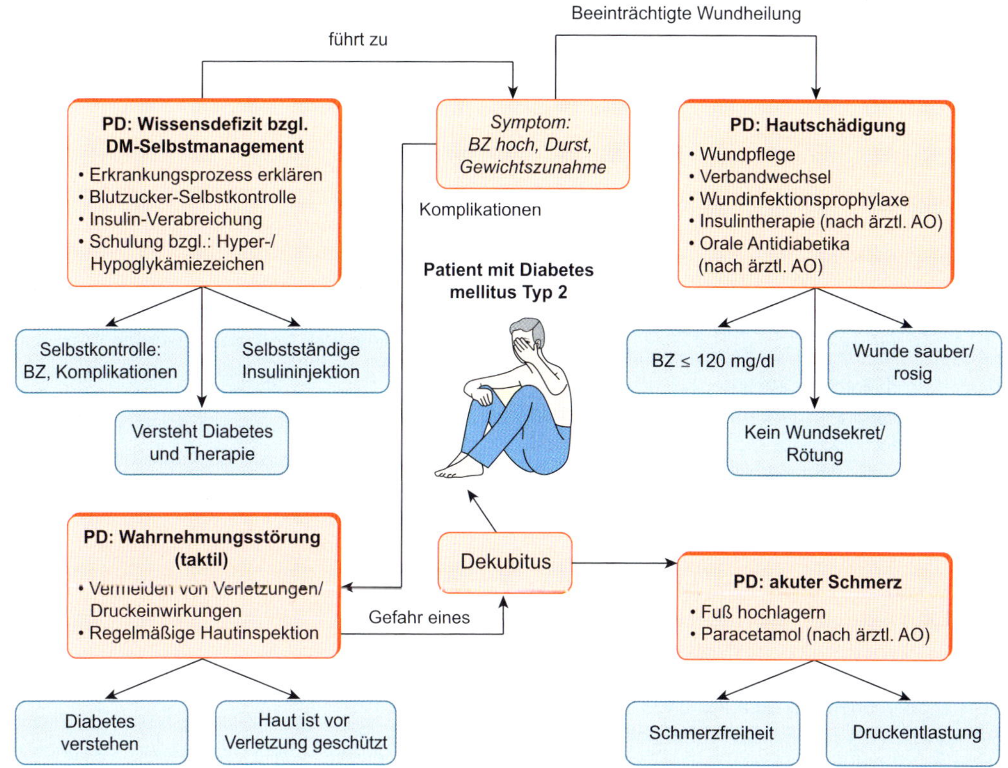

Abb. 4.32 Häufige Pflegediagnosen eines Menschen mit Diabetes mellitus Typ 2 (Concept-Map; modifiziert nach: Doenges, Moorhouse, Murr 2018) [P1312, L143]

weiß die Pflegefachfrau zum Beispiel: Herrn M. fällt es schwer, seine Ernährungsgewohnheiten zu ändern. Er hat sein Leben lang gerne deftige und sehr fleischhaltige Mahlzeiten bevorzugt, außerdem trinkt er gerne Bier und andere kalorienreiche Getränke. Oder, weil er über die Krankheit und ihre Folgen zu wenig aufgeklärt ist. Die Pflegefachfrau ist in der Lage, diesen Umstand als wichtigen Einflussfaktor in die Pflegediagnose (▸ Abb. 4.32) mit aufzunehmen:

- *„Bei Herrn M. besteht die Gefahr einer erheblichen Abweichung des Blutglukosespiegels vom Normbereich,* **da es ihm schwerfällt, auf seine früheren Ernährungsgewohnheiten (kalorien- und fettreiche Mahlzeiten) zu verzichten.**" *Oder:*
- *„Herr M. kann die Symptome einer Hypo- oder Hyperglykämie nicht einschätzen,* **da er nur über unzureichendes Wissen zu seiner Krankheit und möglichen Komplikationen verfügt.**"

Erst die Beschreibung von Einflussfaktoren und Ressourcen des Patienten versetzen Pflegefachfrauen und -männer in die Lage, geeignete Interventionen auszuwählen, um *gemeinsam* mit dem Patienten vereinbarte und realistische Pflegeziele (Bsp.: Abnahme des Körpergewichts um 1 kg in 2 Wochen) zu erreichen.

Reflexionsfragen

1. Lesen Sie sich die Problembeschreibungen in den Pflegedokumentationen Ihrer Bewohner/Patienten durch. Handelt es sich dabei um echte *Pflege*probleme oder eher um medizinische Diagnosen?
2. Üben Sie die Beschreibung von Problemen und Pflegediagnosen anhand der Beobachtungen und Informationen über Ihre Bewohner/Patienten!

4.2.6 Pflegeklassifikationssysteme

Pflegeklassifikationssysteme folgten der Entwicklung des Pflegeprozesses als Methode professioneller Pflege. Pflegeklassifikationssysteme dienen dazu, Pflegephänomene, -ergebnisse und -interventionen näher zu beschreiben, zu ordnen und zu kategorisieren. Damit bilden Pflegeklassifikationen den Pflegeprozess inhaltlich ab (Müller-Staub, Schalek und König 2017: 23). Die **NANDA-I-Pflegediagnosenklassifikation** gilt dabei als „Pionierin" und weltweit am häufigsten verbreitete Klassifikation (ders. 77).

Die NANDA-I-Pflegediagnosenklassifikation

Etwa parallel zur Entwicklung der Idee von Pflege als prozesshaftem Geschehen entstand in den 1950er-Jahren erstmals auch der Begriff der Pflegediagnose. Es setzte sich die Erkenntnis durch, dass der Begriff der Diagnose nicht allein der Medizin vorbehalten ist, sondern ebenso am besten beschreiben kann, was Pflegende tun und wofür Pflegende verantwortlich sind. Die Entwicklung einer einheitlichen Pflegefachsprache stand im Vordergrund, um pflegerisches Wissen benennen und klassifizieren zu können. Die Entwicklung einer solchen einheitlichen Pflegefachsprache war das Ziel einer Versammlung aus mehreren hundert Pflegefachpersonen, die sich seit 1973 regelmäßig trifft und sich im Jahre 1982 schließlich als North American Nursing Diagnosis Association (NANDA) konstituierte. Der offizielle Titel der Organisation lautet mittlerweile **NANDA International (NANDA-I)** und wird nicht mehr als Akronym für „North American" verwendet. (Die Website von NANDA International: https://nanda.org.)

Ein **Klassifikationssystem** ordnet die Begriffe eines Wissensbereichs in Form einer Tiefenstruktur mit der Bildung von Klassen und Unterklassen. In der Anatomie beispielsweise werden einzelne Teile des Körpers, Strukturen und Geweben nach Organsystemen klassifiziert und benannt. Ein gutes Beispiel eines international gebräuchlichen Klassifikationsschemas ist die sogenannte International Classification of Diseases (ICD, ► 4.2.4), ein weltweit gebräuchliches Ordnungs- und Begriffssystem aller bekannten Krankheiten. Die Struktur, nach der ein solches Begriffssystem aufgebaut ist, nennt man eine **Taxonomie.** Im Falle des ICD zum Beispiel nach Organsystemen strukturierte Erkrankungen und Symptome. Eine ähnliche Entwicklung soll in der Pflege mit Hilfe **standardisierter Pflegediagnosen** angestoßen werden. Die NANDA International entwickelte die ersten standardisierten Pflegediagnosen, d. h. die erste standardisierte Sprache für pflegerelevante Probleme von Patienten und damit die erste **Pflegefachsprachentaxonomie** für die professionelle Pflege.

Warum ist eine solche Fachsprache notwendig?

- In einer Taxonomie werden die wichtigsten Begriffe der Pflege vereint und strukturiert.
- Eine Taxonomie erleichtert die EDV-gestützte Dokumentation pflegerischer Handlungen, da sie standardisiert ist und daher in numerische Codes (z. B. zu Abrechnungszwecken) umgewandelt werden kann.
- Eine gemeinsame Pflegefachsprache kann von allen Pflegenden verwendet werden, um zu beschreiben, was Pflegende tun und zu welchen unterschiedlichen Ergebnissen unterschiedliche pflegerische Handlungen führen. Insbesondere vor dem Hintergrund ökonomischer Zwänge ist eine solche klare und eindeutige Beschreibung von Pflegeproblemen, Maßnahmen und Ergebnissen notwendig, um die Erfolge und die Bedeutung von Pflege in allen Versorgungsbereichen aufzuzeigen. Nur auf Grundlage solcher validen Daten lassen sich zukünftige personelle Bedarfe gegenüber Kostenträgern argumentativ einfordern.
- Durch Aufnahme standardisierter Terminologien in die Dokumentation lassen sich Daten zur Evaluation der Wirksamkeit pflegerischer Maßnahmen generieren und Argumente für oder gegen bestimmte Maßnahmen formulieren.
- Die Ergebnisse könnten als Grundlage auch für gesundheitspolitische Entscheidungen dienen, um die Finanzierung einer individuellen und qualitativ hochwertigen Pflege auf Dauer zu sichern.

Reflexions- und Wiederholungsfragen

1. Wie haben Sie bislang den Gebrauch von Fachsprache durch Pflegefachfrauen und -männer bei Ihren Praxiseinsätzen erlebt (sowohl mündlich als auch schriftlich)?
2. Wie routiniert sind Sie bereits bei der Verwendung von Fachbegriffen?
3. Was ist das Anliegen eines Pflegeklassifikationssystems?
4. Wird in Ihrer Einrichtung eine Pflegediagnosenklassifikation angewendet?

Bestandteile einer NANDA-I-Pflegediagnose

Ähnlich wie bereits in ► 4.2.4 beschrieben, besteht eine **aktuelle NANDA-I-Pflegediagnose** aus einer

- allgemeinen, standardisierten **Problembeschreibung (P),**
- der Nennung der **Einflussfaktoren (E)** und

- der **Symptome** bzw. Anzeichen, wie sich das Problem konkret am jeweiligen Patienten zeigt **(S).**

Daneben unterscheidet man sog. **Risikopflegediagnosen** (z. B. *Gefahr* einer Hautschädigung), bei denen die Angabe der Risikofaktoren **(R,** z. B. Druckbelastung) wichtig ist, denn diese sind es ja, die durch entsprechende Pflegeinterventionen so beeinflusst werden sollen, dass das eigentliche Symptom (S) und damit die mögliche Schädigung (Dekubitus) nicht eintritt.

Eine weitere Klasse von Pflegediagnosen im Rahmen der NANDA-I sind die **Gesundheitsförderungsdiagnosen.** Sie beschreiben kein eigentliches Gesundheits- oder Pflegeproblem, sondern den Wunsch, mehr für seine Gesundheit zu tun, um z. B. präventiv Krankheiten vorzubeugen oder die Folgen von Krankheit zu minimieren. Beispiel: NANDA-I-Pflegediagnose: Bereitschaft für ein verbessertes Gesundheitsmanagement (▸ Tab. 4.4).

Daneben gibt es Pflegeprobleme, die zwar noch nicht aktuell in Erscheinung getreten sind, die aber aufgrund der Einschätzung der Pflegefachfrau bzw. des Pflegefachmanns *vermutet* werden. Diese werden als **potenzielle** (oder Verdachts-)**Pflegediagnosen** bezeichnet und ähneln dabei den Risikopflegediagnosen, deren unerwünschte Folgen ebenfalls durch rechtzeitiges Handeln versucht wird zu verhindern.

Die **Bezeichnung (Titel) der Pflegediagnose (PD)** ist die knappe Umschreibung der Reaktion, des Verhaltens bzw. Vermögens oder des Erlebens des Patienten, z. B. „Selbstversorgungsdefizit“, „Angst“ oder „Aktivitätsintoleranz“. Diese Bezeichnungen sind sehr allgemein gehalten und dienen als standardisierte Titel der Pflegediagnose. Um die Pflegediagnose zu konkretisieren, braucht es weitere Merkmale. Bei einer aktuellen Pflegediagnose sind das die Einflussfaktoren (E) sowie die Symptome (S) des Pflegebedürftigen, bei einer Risiko- oder potenziellen Pflegediagnose die Risikofaktoren (R). Bei einer Risikopflegediagnose ersetzen die Risikofaktoren die Symptome (S), da es sich um einen in Entwicklung befindlichen, aber noch nicht aktuellen Prozess handelt. Risiko- oder Einflussfaktoren sind alle Umstände und Situationen, die mit dem Problem in Zusammenhang stehen könnten. Diese können sowohl körperlicher, psychischer, sozialer oder umgebungsbezogener Art sein. Pflegeklassifikationen führen jeweils die häufigsten dieser Faktoren auf, aus denen dann individuelle, passende Faktoren ausgewählt werden können. Diese dienen lediglich als Vorschlag, um die Diagnose in Bezug auf den Patienten bzw. Pflegebedürftigen zu spezifizieren.

Fallbeispiel

Pflegediagnose Obstipation

Frau Margarete Heincken, 81 Jahre alt, befindet sich nach einer Covid-19-Infektion auf der Intensivstation. Glücklicherweise muss sie nicht beatmet werden, sondern wird über eine Nasenbrille mit Sauerstoff versorgt. Ihre Vitalfunktionen konnten während der letzten Tage stabilisiert werden. Bis heute war sie zu keinerlei Aktivitäten fähig, selbst das Aufsetzen am Bettrand bedeutete eine enorme Anstrengung. Heute konnte sie erstmals mit Hilfe zweier Pflegefachkräfte einen Transfer vom Bett auf den Toilettenstuhl vornehmen. Durch die erzwungene Bettruhe hatte sie seit fünf Tagen keinen Stuhlgang mehr. Zu Hause hatte sie nie Probleme damit, umso mehr bereitet ihr der Toilettengang nun ziemliche Beschwerden. Selbst durch Pressen kann sie nur wenig harten Stuhl absetzen.

Aus pflegerischer Sicht handelt es sich um ein Pflegeproblem, das *aktuell* bereits vorliegt. Beeinflussende Faktoren hierfür gibt es nach NANDA-I eine ganze Menge, wie z. B.:

- Veränderte regelmäßige Routine
- Durchschnittliche tägliche physische Aktivität ist geringer, als für Alter und Geschlecht empfohlen
- Kognitive Dysfunktion
- Kommunikationsbarrieren
- Gewohnheit, Stuhldrang zu unterdrücken
- Beeinträchtigte physische Mobilität
- Beeinträchtigte Haltungsbalance
- Unzureichendes Wissen über modifizierbare Faktoren
- Inadäquate Ausscheidungsgewohnheiten
- Unzureichende Zufuhr von Ballaststoffen
- Unzureichende Flüssigkeitszufuhr
- Unzureichende Privatsphäre
- Stressoren
- Substanzmissbrauch

Ebenso vielfältig können die Symptome sein, wie sich das Problem äußert:

- Harter Stuhl
- Klumpiger Stuhl
- Notwendigkeit von manuellen Manövern, um die Defäkation zu ermöglichen
- Weniger als drei Stuhlgänge pro Woche
- Gefühl anorektaler Obstruktion
- Gefühl der unvollständigen Entleerung
- Pressen bei der Defäkation

(Herdman, Kamitsuru und Lopes 2022: 296)

Entsprechend der Symptome von Frau Heincken kann folgende **Pflegediagnose** gestellt werden:

(PD) Obstipation, (E) aufgrund von beeinträchtigter physischer Mobilität, angezeigt durch (S) harten Stuhl, weniger als drei Stuhlgänge pro Woche, Pressen bei der Defäkation.

Tab. 4.5 Likert-Skala am Beispiel „Pflegeergebnis: Schmerzkontrolle"

Schmerz-kontrolle	Nie demonstriert	Selten demonstriert	Manchmal demonstriert	Oft demonstriert	Ständig demonstriert	Nicht zutreffend
Gesamt-bewertung	1	2	3	4	5	n. z.

auf den *individuellen* Pflegeprozess, ausgehend von den individuellen Pflegeproblemen/-diagnosen des Patienten. Sie beschreiben keine „Durchschnittswerte" anhand einer größeren Patientenpopulation, der der Patient angehört (z. B. „Demenzkranke Patienten", „Schlaganfall-Patienten", „Bettlägerige Patienten" etc.). Die Likert-Skala wird dabei – je nach Pflegeergebnis – in unterschiedlichen Varianten verwendet.

Am Beispiel des Pflegeergebnisses „Schmerzkontrolle" (► Tab. 4.5) wird nicht nur gemessen, wie das Schmerzerleben zu einem bestimmten Zeitpunkt ist, sondern auch, wie oft der Patient aktiv bestimmte Maßnahmen der Schmerzkontrolle anwendet und mit verfügbaren Ressourcen umgehen kann („demonstriert"). Alles zusammen lässt Rückschlüsse darauf zu, wie weit das Pflegeproblem (z. B. Pflegediagnose: chronischer Schmerz) des Patienten gelöst werden konnte und welchen Anteil pflegerische Interventionen dabei hatten.

Das vollständige Pflegeergebnis „Schmerzkontrolle" nach NOC sieht dann so aus (► Tab. 4.6, NOC [1605] Schmerzkontrolle): In der linken Spalte aufgeführt sind die Ergebnisindikatoren, die das

Tab. 4.6 Das vollständige Pflegeergebnis „Schmerzkontrolle" (übers. nach NOC)

Definition: Die persönlichen Handlungen, um Schmerzen zu eliminieren oder zu reduzieren						
Schmerzkontrolle	Nie demonstriert	Selten demonstriert	Manchmal demonstriert	Oft demonstriert	Ständig demonstriert	Nicht zutreffend
Gesamtbewertung	1	2	3	4	5	n. z.
Indikatoren:						
Erkennt das Einsetzen der Schmerzen	1	2	3	4	5	n. z.
Beschreibt die ursächlichen Faktoren	1	2	3	4	5	n. z.
Verwendet ein Tagebuch zur zeitlichen Überwachung der Symptome	1	2	3	4	5	n. z.
Beschreibt beeinflussende Faktoren	1	2	3	4	5	n. z.
Verschafft sich Informationen über Möglichkeiten der Schmerzkontrolle	1	2	3	4	5	n. z.
Beschreibt Schmerz	1	2	3	4	5	n. z.
Bespricht Möglichkeiten der Schmerztherapie mit Gesundheitsfachpersonal	1	2	3	4	5	n. z.
Setzt gemeinsam mit Gesundheitsfachpersonal Ziele bzgl. der Schmerzlinderung	1	2	3	4	5	n. z.

Tab. 4.6 Das vollständige Pflegeergebnis „Schmerzkontrolle" (übers. nach NOC) *(Forts.)*

Definition: Die persönlichen Handlungen, um Schmerzen zu eliminieren oder zu reduzieren						
Schmerzkontrolle	Nie demonstriert	Selten demonstriert	Manchmal demonstriert	Oft demonstriert	Ständig demonstriert	Nicht zutreffend
Gesamtbewertung	1	2	3	4	5	n. z.
Setzt Präventivmaßnahmen ein	1	2	3	4	5	n. z.
Setzt nicht-analgetische Linderungsmaßnahmen ein	1	2	3	4	5	n. z.
Überwacht unerwünschte Effekte nicht-medikamentöser Maßnahmen zur Schmerzlinderung	1	2	3	4	5	n. z.
Wendet Analgetika gemäß Empfehlung an	1	2	3	4	5	n. z.
Überwacht therapeutische Wirkungen der eingesetzten Analgetika	1	2	3	4	5	n. z.
Überwacht unerwünschte Effekte medikamentöser Maßnahmen zur Schmerzlinderung	1	2	3	4	5	n. z.
Vermeidet den Missbrauch von Schmerzmitteln	1	2	3	4	5	n. z.
Vermeidet den Missbrauch von Alkohol	1	2	3	4	5	n. z.
Führt Techniken der Stressreduktion durch	1	2	3	4	5	n. z.
Nutzt effektive Copingstrategien	1	2	3	4	5	n. z.
Führt Entspannungstechniken durch	1	2	3	4	5	n. z.
Berichtet der Gesundheitsfachperson über Veränderung von Schmerzsymptomen	1	2	3	4	5	n. z.
Berichtet der Gesundheitsfachperson über nicht-beherrschbare Schmerzsymptome	1	2	3	4	5	n. z.
Erkennt Begleitsymptome der Schmerzen	1	2	3	4	5	n. z.
Berichtet, dass die Schmerzen unter Kontrolle sind	1	2	3	4	5	n. z.
Hält Vereinbarungen mit dem Gesundheitsfachpersonal ein	1	2	3	4	5	n. z.

(Maas, Moorhead and Johnson 2018: 396)

Tab. 4.7 Likert-Skala am Beispiel Pflegeergebnis „Selbstversorgung: Essen [und Trinken]"

Definition nach NOC: „Persönliche Handlungen, Nahrung und Flüssigkeit mit oder ohne Hilfsmittel vorzubereiten und aufzunehmen" (Maas, Moorhead and Johnson 2018: 485)						
Selbstversorgung: Essen [und Trinken]	Stark beeinträchtigt	Weitgehend beeinträchtigt	Mäßig beeinträchtigt	Leicht beeinträchtigt	Nicht beeinträchtigt	Nicht zutreffend
Gesamtbewertung	1	2	3	4	5	n. z.

Pflegeergebnis Schmerzkontrolle näher definieren, und die patientenspezifisch ausgewählt werden können. Die Zahlen in eckigen Klammern [1605] beziehen sich auf die Codierung und Zuordnung des jeweiligen Ergebnisses innerhalb der NOC-Taxonomie. Wenn im Folgenden nicht von Pflegefachfrauen bzw. -männern, sondern von Gesundheitsfachperson bzw. Gesundheitsfachpersonal die Rede ist, dann ist dies ein Hinweis darauf, dass auch andere Gesundheitsfachberufe in die Versorgung von Menschen mit Schmerzen eingebunden sein können und ein effektives Schmerzmanagement nur interdisziplinär durch Zusammenarbeit der verschiedensten Berufsgruppen gelingen kann. Trotzdem ist es wichtig, diejenigen Indikatoren innerhalb der NOC-Pflegeergebnisse zu identifizieren, die sich durch pflegerische Interventionen beeinflussen lassen, um so Informationen über die Verantwortlichkeit von Pflege und deren Erfolge und Wirkungen dokumentieren zu können (vgl. Maas, Moorhead and Johnson 2018: 6). (Definition des NOC-Pflegeergebnisses Schmerzkontrolle nach NOC [engl. *Pain Control*]: „Persönliche Handlungen, um den Schmerz zu eliminieren oder zu reduzieren"; Maas, Moorhead and Johnson 2018: 396)

Daneben finden sich andere Formen der Likert-Skala (▸ Tab. 4.7), um das Ausmaß zu beschreiben, in dem der Patient bei Ausübung bestimmter Alltagsaktivitäten eingeschränkt ist. Dadurch kann z. B. die Veränderung bzw. Verbesserung der körperlichen Funktionsfähigkeit nach einem Schlaganfall gemessen werden und damit der Erfolg pflegetherapeutischer Interventionen nach bestimmten Konzepten (Bsp.: Bobath-Konzept, Affolter-Modell®):

Das gesamte Pflegeergebnis „Selbstversorgung: Essen [und Trinken]" nach NOC sieht dann so aus (▸ Tab. 4.8, NOC [0303] Selbstversorgung: Essen [und Trinken]):

Tab. 4.8 Das vollständige Pflegeergebnis NOC [0303] Selbstversorgung: Essen [und Trinken]

Definition: „Persönliche Handlungen, Nahrung und Flüssigkeit mit oder ohne Hilfsmittel vorzubereiten und aufzunehmen" (Maas, Moorhead and Johnson 2018: 485)						
Selbstversorgung: Essen [und Trinken]	Stark beeinträchtigt	Weitgehend beeinträchtigt	Mäßig beeinträchtigt	Leicht beeinträchtigt	Nicht beeinträchtigt	Nicht zutreffend
Gesamtbewertung	1	2	3	4	5	n. z.
Bereitet Nahrung für die Nahrungsaufnahme zu	1	2	3	4	5	n. z.
Öffnet Behälter	1	2	3	4	5	n. z.
Zerschneidet Nahrungsmittel	1	2	3	4	5	n. z.
Verwendet Utensilien[1)]	1	2	3	4	5	n. z.
Bekommt die Nahrung auf das Utensil[1)]	1	2	3	4	5	n. z.
Nimmt eine Tasse oder ein Glas auf	1	2	3	4	5	n. z.
Führt Nahrung mit den Fingern zum Mund	1	2	3	4	5	n. z.

Tab. 4.8 Das vollständige Pflegeergebnis NOC [0303] Selbstversorgung: Essen [und Trinken] *(Forts.)*

Definition: „Persönliche Handlungen, Nahrung und Flüssigkeit mit oder ohne Hilfsmittel vorzubereiten und aufzunehmen" (Maas, Moorhead and Johnson 2018: 485)

Selbstversorgung: Essen [und Trinken]	Stark beeinträchtigt	Weitgehend beeinträchtigt	Mäßig beeinträchtigt	Leicht beeinträchtigt	Nicht beeinträchtigt	Nicht zutreffend
Gesamtbewertung	1	2	3	4	5	n. z.
Führt Nahrung mit einem Behältnis zum Mund	1	2	3	4	5	n. z.
Führt Nahrung mit einem Utensil[1)] zum Mund	1	2	3	4	5	n. z.
Trinkt aus einer Tasse oder einem Glas	1	2	3	4	5	n. z.
Bringt die Nahrung in den Mund	1	2	3	4	5	n. z.
Bearbeitet die Nahrung im Mund	1	2	3	4	5	n. z.
Kaut die Nahrung	1	2	3	4	5	n. z.
Schluckt die Nahrung	1	2	3	4	5	n. z.
Schluckt die Flüssigkeit[en]	1	2	3	4	5	n. z.
Isst eine Mahlzeit auf	1	2	3	4	5	n. z.

(Maas, Moorhead and Johnson 2018: 485)
[1)] Geschirr, Besteck und Küchenutensilien; jede Art Instrumentarium, das hier relevant ist [A. d. Ü.]

Die detaillierte Auflistung einer Vielzahl von Indikatoren beinhaltet ein möglichst breites Spektrum an erwartbaren Patientenergebnissen, von denen nicht immer alle relevant sind. Für die Planung, Organisation und Evaluation des Pflegeprozesses von Patienten müssen daher diejenigen Indikatoren ausgewählt werden, die für den jeweiligen Patienten von Bedeutung sind. Eine so kleinschrittige Darstellung möglicher Handlungsschritte ermöglicht wiederum, auch noch kleinste Erfolge pflegerischer Interventionen transparent zu machen und zugleich Hinweise auf deren Wirksamkeit zu liefern.

Die Pflegeinterventionsklassifikation (NIC = Nursing Interventions Classification)

Was ist eine „Pflegeintervention"?

Definition

Pflegeintervention

„Jede Behandlung auf der Grundlage klinischer Urteilsbildung und klinischen Wissens, die eine Pflegeperson durchführt, um Patienten- bzw. Klientenergebnisse zu verbessern. Pflegeinterventionen umfassen sowohl direkte als auch indirekte Pflege. […] Eine direkte Pflegeintervention ist eine Behandlung, die durch Interaktion mit dem/den Patient/en durchgeführt wird. Zu den direkten Pflegeinterventionen gehören sowohl physiologische als auch psychosoziale Pflegehandlungen und -aktivitäten, und zwar sowohl direkte Maßnahmen im unmittelbaren Kontakt mit dem Patienten als auch Maßnahmen von eher stützender oder beratender Natur.
Eine indirekte Pflegeintervention ist eine Behandlung, die abseits vom Patienten, aber im Interesse des Patienten oder einer Patientengruppe durchgeführt wird. Indirekte Pflegeinterventionen umfassen Pflegemaßnahmen, die auf das Management der Pflegeumgebung des Patienten und der interdisziplinären Zusammenarbeit abzielen. Diese Maßnahmen unterstützen die Effektivität direkter Pflegeinterventionen."
(Bulechek, Butcher und Dochtermann et al. 2016: 47)

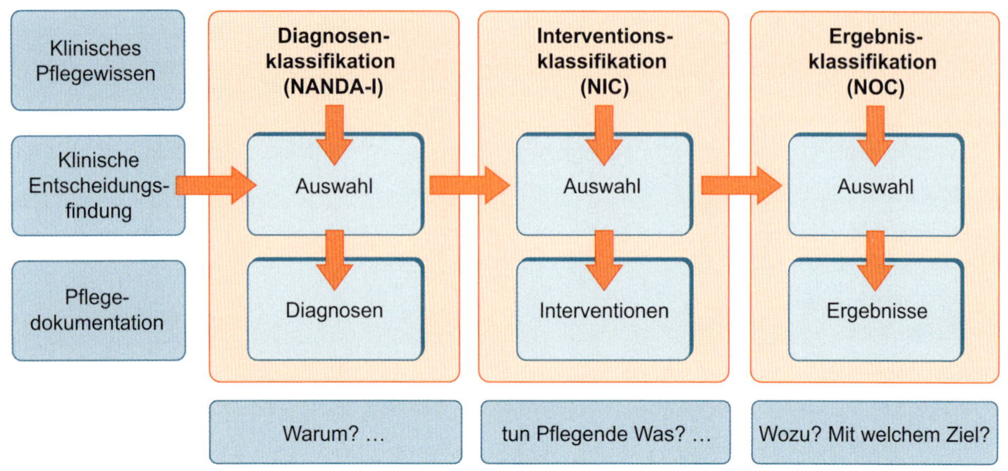

Abb. 4.33 Zusammenhang von NANDA-I-Pflegediagnose, NOC-Pflegeergebnis und NIC-Pflegeintervention (eigene Darstellung nach Doenges, Moorhouse, Murr 2018: 117) [P1312, L143]

Die NIC muss im Zusammenhang mit den beiden zuvor behandelten Pflegeklassifikationssystemen (NANDA-I und NOC) gesehen werden. Alle drei Systeme zusammengenommen sind in der Lage, den 5-schrittigen Pflegeprozess aus Sicht der externen Evidenz (vgl. ▸ 1.3 und ▸ 4.2.3) vollständig abzubilden (▸ Abb. 4.33).

Die NIC beschreibt die Interventionen, die beruflich Pflegende durchführen in einer einheitlichen Sprache und ordnet diese Informationen in einer klaren, festen hierarchischen Struktur (Taxonomie). Erst die **Dokumentation von Aktivitäten,** die Pflegende durchführen, kann dazu führen, ein immer größeres Wissen darüber zu generieren,

- was Pflege eigentlich ist,
- welche Verantwortung Pflegende haben und
- welche Erfolge und Auswirkungen Pflegeinterventionen auf Patientenergebnisse, den Heilungsprozess und das Wohlbefinden von kranken, hilfe- und pflegebedürftigen Menschen haben können.

Ähnlich wie NANDA-I und NOC wurde die NIC auf Grundlage der bestehenden Praxis entwickelt. Sämtliche Interventionen wurden in der Praxis überprüft und liefern daher zugleich einen Beitrag zur Pflegeforschung und zur Weiterentwicklung der klinischen Praxis. Jede Intervention kann sich außerdem auf eine ausführliche Hintergrundliteratur stützen, die die Theorie und die vorhandene Studienlage dazu beschreibt.

Nachdem die Pflegeanamnese erstellt und der pflegediagnostische Prozess bei einem Patienten (vorläufig) abgeschlossen ist, ist es wichtig, sich vor Auswahl entsprechender Pflegeinterventionen Klarheit über die Pflegeziele zu verschaffen, die gemeinsam mit dem Patienten ausgehandelt werden sollten. Erst danach können entsprechende Patientenergebnisse spezifiziert werden, um dann bei Evaluation des Pflegeprozesses (entweder laufend oder zu fest vereinbarten Terminen; ▸ 4.5.4) den Erfolg der Pflegeinterventionen beurteilen zu können.

Beispielhaft wird die NIC-Pflegeintervention „Schmerzmanagement: Chronisch" beschrieben als passende Intervention, um das NOC-Pflegeergebnis „Schmerzkontrolle" (▸ Tab. 4.9) zu erreichen. (Ergänzungen gegenüber dem amerikanischen Originaltext in [eckigen] Klammern).

Die Vielzahl an möglichen Interventionen zeigt die Komplexität und die Bedeutung des Themas „Chronischer Schmerz". Es soll noch einmal betont werden, dass die in der NIC-Klassifikation beschriebenen Interventionen *keine* standardisierten und vorschreibenden Formulierungen darstellen, sondern auf die individuelle Pflegesituation hin konkretisiert und ergänzt werden müssen. Im Gegenteil: Individualisierung ist der Kern professioneller Pflege. Die Formulierungen wollen eine Orientierungshilfe sein, die zwar entsprechend modifiziert werden können, aber nicht vollständig abgeändert oder ignoriert werden sollten (vgl.

Tab. 4.9 Die vollständige Pflegeintervention „Schmerzmanagement: Chronisch" nach NIC ([1410] Schmerzmanagement)

Definition: Linderung oder Minderung von Schmerzen auf ein für den Patienten annehmbares Maß an Wohlbehagen
Pflegeaktivitäten
• Durchführen einer umfassenden Schmerzeinschätzung einschließlich Lokalisation, Beginn, Dauer, Häufigkeit und Schmerzintensität, ebenso wie lindernde und auslösende Faktoren • Anwenden eines validen und reliablen Assessmentinstruments zur Einschätzung chronischer Schmerzen, (z. B. Brief Pain Inventory Short Form, McGill Pain Questionnaire-Short Form, Fibromyalgia Impact Questionnaire, [numerische Rating Skala (NRS) oder visuelle Analog Skala (VAS), Instrumente zur Fremdeinschätzung, z. B. bei Menschen mit schwerer Demenz wie das Zürich Observation Pain Assessment (ZOPA); vgl. DNQP 2015: 104]) • Erkunden des Wissens und der Überzeugungen des Patienten in Bezug auf Schmerz, einschließlich kultureller Einflüsse • Feststellen der Auswirkungen der Schmerzerfahrung auf die Lebensaktivität (z. B. Schlaf, Appetit, Aktivität, Kognition, Stimmungslage, Beziehungen, Leistungsfähigkeit am Arbeitsplatz und Rollenverantwortlichkeiten) • Gemeinsam mit dem Patienten die Effektivität früherer Maßnahmen der Schmerzlinderung evaluieren • Identifizieren umgebungsbedingter Faktoren, die das Schmerzerleben des Patienten beeinflussen können [z. B. Raumtemperatur, Licht, Lärm] • Regelmäßiges Befragen des Patienten – am besten immer zu den gleichen Zeiten – bzgl. seines Schmerzerlebens, einschl. Vitalzeichenkontrolle • Befragung des Patienten bzgl. der Schmerzstärke, die er für tolerabel hält • Ergreifen von Maßnahmen zur Schmerzbeherrschung, bevor die Schmerzen zu stark werden oder Einfluss auf die Aktivitäten des Patienten haben [nach Rücksprache mit dem behandelnden Arzt] • Auswählen und Durchführen verschiedener Maßnahmen (z. B. medikamentöse, nicht-medikamentöse und zwischenmenschliche), um die Schmerzlinderung zu fördern, soweit angemessen • Unterweisen des Patienten und seiner Angehörigen in die Prinzipien des Schmerzmanagements • Den Patienten ermutigen, seine Schmerzen zu überwachen und Selbstmanagement-Ansätze zu nutzen [z. B. Schmerztagebuch führen] • Unterweisen und ermutigen des Patienten in der Anwendung nicht-medikamentöser Techniken (z. B. Biofeedback, TENS, Hypnose, Entspannung, angeleitete Spieltherapie, Aktivierungstherapie, Akupressur, Wärme-/Kälteanwendungen und Massage) zusammen mit anderen medikamentösen Maßnahmen zur Schmerzlinderung • Vermeiden von Analgetika mit unerwünschten Wirkungen bei älteren Erwachsenen [vgl. Priscus-Liste; Rücksprache mit dem behandelnden Arzt] • Zusammenarbeit mit dem Patienten, der Bezugsperson und anderen Gesundheitsfachpersonen, um nicht-medikamentöse Maßnahmen zur Schmerzlinderung auszuwählen und durchzuführen • Beobachtung des Patienten auf und Vermeiden unerwünschte(r) Nebeneffekte medikamentöser Therapien • [regelmäßige individuelle] Evaluation der Effektivität schmerzlindernder Maßnahmen • Auf Zeichen von Depression achten [z. B. Schlaflosigkeit, Appetitlosigkeit, flache Affekte, suizidale Gedanken] • Auf Zeichen von Besorgtsein, Angst achten [z. B. Reizbarkeit, Angespanntsein, Angst vor Bewegung] • Einbinden der Familie in die Modalitäten der Schmerzbehandlung, falls möglich • Anwenden eines multidisziplinären und multimodalen Ansatzes bei der Schmerzbehandlung, soweit angemessen [Vermittlung weiterer Experten mit schmerztherapeutischer Expertise] • Vermittlung des Patienten, seiner Familie und seiner Bezugspersonen an Selbsthilfegruppen und andere Ressourcen, soweit angemessen • Evaluieren der Zufriedenheit des Patienten mit der Schmerzbehandlung in individuell bestimmten Abständen

Bulechek, Butcher and Dochterman 2018: xvi). Die NIC berücksichtigt darüber hinaus zusätzliche Faktoren, die bei der Auswahl und der Durchführung von Interventionen eine Rolle spielen. Diese können sein:

- Die gewünschten Patientenergebnisse
- Die Merkmale und Einflussfaktoren der Pflegediagnose
- Die Forschungsgrundlage der Intervention
- Die Durchführbarkeit der Intervention

- Die Zumutbarkeit für den Patienten
- Die Fähigkeit der Pflegeperson [der Bezugsperson/Angehörigen]

Die NIC berücksichtigt bei vielen Interventionen auch die Ressourcen und Möglichkeiten der Unterstützung durch Familienangehörige bzw. Bezugspersonen des Patienten, falls möglich. Die Anwendung der empfohlenen Interventionen bedeutet immer, eine Auswahl treffen zu müssen. Die Auswahl einer geeigneten Intervention ist immer Teil der Entscheidungsfindung. Voraussetzung dafür ist sowohl die Kompetenz der anordnenden und/oder durchführenden Pflegefachfrau bzw. des Pflegefachmanns auf Grundlage des aktuell verfügbaren Wissens (externe Evidenz), wie es sich in der NIC wiederspiegelt, als auch die Erfahrung der Pflegefachfrau bzw. des Pflegefachmanns und die Sicht des Patienten (und seiner Angehörigen) in der Entscheidung mitberücksichtigt werden muss (interne Evidenz).

Fazit

Pflegeklassifikationssysteme liefern einen wichtigen **Beitrag zur Professionalisierung** der Pflege, wie das Vorbild anderer Länder zeigt. Die theoretische Grundlage liefert das Pflegeprozessmodell, das sich international als Wesensmerkmal beruflicher Pflege fest etabliert hat. Die konsequente Umsetzung in der Praxis scheitert hierzulande immer noch allzu oft an den entsprechenden institutionellen und technischen (Stichwort „Digitalisierung") Rahmenbedingungen, vor allem aber auch an den sozial- und leistungsrechtlichen Vorgaben, die eine professionelle und ganzheitliche Sicht auf den Pflegeprozess bis heute weitgehend verhindern. Das Thema *Pflegediagnostik und Pflegeprozess* erhält durch die Einführung von Pflegeklassifikationen deutlich an Schubkraft, um Pflege besser zu dokumentieren, zu evaluieren und die Erfolge von Pflege nachzuweisen. Die generalistische Pflegeausbildung bietet die Chance, das Thema verstärkt in der Ausbildung zu etablieren und so den zukünftigen Weg für eine bessere pflegerische Praxis zu bereiten.

Pflegeklassifikationssysteme in der Ausbildung

Das Thema „Pflegediagnosen" und „Pflegediagnostik" durchzieht die Rahmenpläne der Fachkommission wie ein „roter Faden". Ausdrücklich wird an mehreren Stellen der Rahmenlehrpläne auf NANDA-I-Pflegediagnosen Bezug genommen. Der Inhalt von Unterrichtseinheiten lässt sich beispielsweise um bestimmte Pflegediagnosen, bedingt durch bestimmte Krankheitsbilder und Gesundheitsprobleme, herumstrukturieren. Als Methoden eignen sich Mind-Maps und Concept-Maps, um bei Auszubildenden ein Bewusstsein für Zusammenhänge und Abhängigkeiten von Pflegediagnosen, Pflegeergebnissen und -interventionen als Teil eines ganzheitlichen Pflegeprozesses zu schaffen. Erst durch solche intensive Beschäftigung mit der „Essenz der Pflege" kann es gelingen, die nötigen Kompetenzen für zukünftige professionelle klinische Entscheidungsfindungen anzubahnen.

Am Beispiel der NIC-Pflegeintervention „Schmerzmanagement" soll gezeigt werden, welche Bedeutung eine Pflegeklassifikation für die Aneignung der für die Abschlussprüfung zu erwerbenden Kompetenzen (vgl. Anlage 2 PflAPrV) haben kann. Aufgrund seiner Komplexität eignet sich das Thema „Schmerz" und damit verbunden die NIC-Intervention Schmerzmanagement besonders dafür, die pflegefachlichen und didaktischen Zusammenhänge zwischen den einzelnen Kompetenzbereichen I–V der Pflegeausbildung (► Abb. 3.4) zu vermitteln und bewusst zu machen. Dabei werden die empfohlenen NIC-Interventionen, die Kompetenzen der PflAPrV (Anlage 2) und mögliche konkrete Lernaufgaben einschließlich ihrer Dokumentation, wie sie als Leistung der Praxisanleitung (gem. § 4 PflAPrV) von den Einrichtungen gefordert werden, gegenübergestellt (► Tab. 4.10).

Die Darstellung zeigt, dass NIC-Interventionen genutzt werden können, um mit Auszubildenden komplexe pflegerische Handlungen einzuüben und sie als Teil des gesamten Pflegeprozesses des jeweiligen Patienten zu verstehen. An NIC-Interventionen wie z. B. „Schmerzmanagement: chronisch" wird deutlich, dass pflegerisches Handeln immer kompetenzübergreifendes Handeln ist und Kompetenzen aus allen Kompetenzbereichen (vgl. Anlage 6 PflAPrV) erfordert.

Mit Inkrafttreten des Pflegeberufegesetzes und der Pflegeausbildungs- und Prüfungsverordnung ist der **Nachweis gezielter und strukturierter Anleitungen** auf Grundlage formulierter Lernaufgaben zwingend. Die Auszubildenden müssen die erfolgten Anleitungen durch Dokumentation von Inhalt und zeitlichem Aufwand nachweisen. Die Anleitung muss im Umfang von mindestens 10 % *„der während eines praktischen Einsatzes zu leistenden praktischen Ausbildungszeit"* (§ 4 PflAPrV) erfolgen. Die Nachweise dienen als Voraussetzung für die Zulassung zur Abschlussprüfung.

Tab. 4.10 Pflegeaktivitäten der NIC-Intervention „Schmerzmanagement", Kompetenz nach PflAPrV (Anlage 2) und Lernaufgaben

Pflegeaktivitäten der NIC-Intervention	Kompetenzen (PflAPrV) 3. Ausbildungsdrittel	Exemplarische Lernaufgaben
Schwerpunkt: Erfassen und Einschätzen des Schmerzerlebens		
Durchführen einer umfassenden Schmerzeinschätzung einschließlich Lokalisation, Charakteristika, Beginn/Dauer, Häufigkeit, Qualität und Schmerzintensität oder Schmerzstärke und der ebenso lindernden wie auslösenden Faktoren	Absolventen nutzen allgemeine und spezifische Assessmentverfahren bei Menschen aller Altersstufen und beschreiben den Pflegebedarf unter Verwendung von pflegediagnostischen Begriffen (I.1.c).	*„Informieren Sie sich über die auf der Station üblichen Assessmentverfahren zur Schmerzerfassung; wählen Sie patientenspezifisch ein Assessmentverfahren aus, begründen Sie Ihre Auswahl und wenden dieses bei einem Patienten mit der Pflegediagnose „Chronischer Schmerz" an."*
Schwerpunkt: Wissen und Information des Patienten über das Phänomen „chronischer Schmerz"		
Erkunden des Wissens und der Überzeugungen des Patienten in Bezug auf Schmerz, einschließlich kultureller Einflüsse	Absolventen informieren Menschen aller Altersstufen zu komplexen gesundheits- und pflegebezogenen Fragestellungen und weitergehenden Fragen der pflegerischen Versorgung (II.2.a).	*„Informieren Sie den Patienten über mögliche Ursachen seiner Schmerzen, fassen Sie das Ergebnis Ihres Assessments noch einmal zusammen; erklären Sie dem Patienten, dass Beschwerden als Reaktion auf Pflegemaßnahmen vorkommen können und erörtern Sie gemeinsam mit ihm entsprechende Strategien dagegen. Berücksichtigen Sie dabei das Wissen und die Deutungen des Patienten bzgl. seiner Schmerzen."*
Schwerpunkt: Einfluss der Umgebung und anderer Faktoren auf das Schmerzerleben		
Identifizieren umgebungsbedingter Faktoren, die das Schmerzerleben des Patienten beeinflussen können [z. B. Raumtemperatur, Licht, Lärm]	Absolventen nutzen allgemeine und spezifische Assessmentverfahren bei Menschen aller Altersstufen und beschreiben den Pflegebedarf unter Verwendung von pflegediagnostischen Begriffen (I.1.c).	*„Erfassen/erfragen Sie im Rahmen des Assessments diejenigen Umgebungsfaktoren, die die Schmerzreaktion des Patienten negativ beeinflussen und überlegen Sie, wie diese reduziert werden könnten. Dokumentieren Sie das Ergebnis in der Anamnese/dem Assessment."*

Tab. 4.10 Pflegeaktivitäten der NIC-Intervention „Schmerzmanagement", Kompetenz nach PflAPrV (Anlage 2) und Lernaufgaben *(Forts.)*

Pflegeaktivitäten der NIC-Intervention	Kompetenzen (PflAPrV) 3. Ausbildungsdrittel	Exemplarische Lernaufgaben
Schwerpunkt: Auswahl von Pflegeinterventionen und Partizipation des Patienten/Berücksichtigung der Sichtweise des Patienten dabei		
Gemeinsam mit dem Patienten die Effektivität früherer Maßnahmen der Schmerzlinderung evaluieren Zusammenarbeit mit dem Patienten, der Bezugsperson und anderen Gesundheitsfachpersonen, um nicht-medikamentöse Maßnahmen zur Schmerzlinderung auszuwählen und durchzuführen	Absolventen unterstützen Menschen aller Altersstufen durch Mitwirkung an der Entwicklung von fachlich begründeten Pflegeinterventionen der Gesundheitsförderung, Prävention und Kuration (I.2.b). Absolventen stimmen die Interaktion sowie die Gestaltung des Pflegeprozesses auf den individuellen Entwicklungsstand der zu pflegenden Menschen aller Altersstufen ab und unterstützen entwicklungsbedingte Formen der Krankheitsbewältigung (I.6.e). Absolventen schaffen sich eigene Deutungs- und Handlungsmuster in der pflegerischen Interaktion mit Menschen aller Altersstufen und ihren Bezugspersonen und mit ihren unterschiedlichen, insbesondere kulturellen und sozialen, Hintergründen bewusst und reflektieren sie (II.1.a). Absolventen gestalten pflegeberufliche Kommunikationssituationen mit zu pflegenden Menschen aller Altersstufen und deren Bezugspersonen auch bei divergierenden Zielsetzungen oder Sichtweisen verständigungsorientiert und fördern eine beteiligungsorientierte Entscheidungsfindung (II.1.d).	*„Achten Sie auf und ermitteln Sie mögliche persönliche, gesundheitliche, entwicklungsbedingte, kulturelle oder religiöse Gründe, die eine gemeinsame Entscheidungsfindung mit dem Patienten behindern; achten Sie auf Besonderheiten in der Deutung und Interpretation des Phänomens „Schmerz" durch den Patienten; erfragen Sie den bisherigen Umgang des Patienten mit medikamentösen Methoden der Schmerzlinderung; überlegen Sie, ob eine Zusammenarbeit mit anderen Gesundheitsfachpersonen (z. B. Physiotherapie) zur Schmerzlinderung sinnvoll ist (z. B. kollegiale Beratung über nicht-medikamentöse Methoden der Schmerzlinderung aus der Perspektive anderer Gesundheitsfachberufe); dokumentieren Sie Ihre Beobachtungen."*

Tab. 4.10 Pflegeaktivitäten der NIC-Intervention „Schmerzmanagement", Kompetenz nach PflAPrV (Anlage 2) und Lernaufgaben *(Forts.)*

Pflegeaktivitäten der NIC-Intervention	Kompetenzen (PflAPrV) 3. Ausbildungsdrittel	Exemplarische Lernaufgaben
Schwerpunkt: Beratung des Patienten und seiner Angehörigen über Methoden des Schmerz(selbst-)managements		
Unterweisen des Patienten und seiner Familie in die Prinzipien des Schmerzmanagements. Den Patienten ermutigen, seine Schmerzen zu überwachen und Selbstmanagement-Ansätze zu nutzen [z. B. Schmerztagebuch führen] Unterweisen und ermutigen des Patienten in der Anwendung nicht-medikamentöser Techniken (z. B. Biofeedback, TENS, Hypnose, Entspannung, angeleitete Spieltherapie, Aktivierungstherapie, Akupressur, Wärme-/Kälteanwendungen und Massage) zusammen mit anderen medikamentösen Maßnahmen zur Schmerzlinderung	Absolventen stärken die Kompetenzen von Angehörigen im Umgang mit pflegebedürftigen Menschen aller Altersstufen und unterstützen und fördern die Familiengesundheit (I.2.c). Absolventen informieren Menschen aller Altersstufen zu komplexen gesundheits- und pflegebezogenen Fragestellungen und weitergehenden Fragen der pflegerischen Versorgung (II.2.a). Absolventen setzen Schulungen mit Einzelpersonen und kleineren Gruppen zu pflegender Menschen aller Altersstufen um (II.2.b). Absolventen beraten zu pflegende Menschen aller Altersstufen und ihre Bezugspersonen im Umgang mit krankheits- sowie therapie- und pflegebedingten Anforderungen und befähigen sie, ihre Gesundheitsziele in größtmöglicher Selbstständigkeit und Selbstbestimmung zu erreichen (II.2.c).	*„Führen Sie ein Beratungsgespräch mit dem Patienten und seiner Familie (bzw. pflegenden Angehörigen) zu nicht-medikamentösen Formen der Schmerzlinderung; erläutern Sie die dabei eingesetzten Methoden der Kommunikation (z. B. wertschätzend kommunizieren, Spiegeln, Zielvereinbarungen treffen etc.) und evaluieren Sie, ob und inwieweit der Patient die Informationen aufnehmen konnte."*

Reflexionsfragen

1. Wie erfahren Sie Ihre eigene Kompetenzsteigerung während der Ausbildung? Woran würden Sie das festmachen?
2. Erleben Sie, dass die Anforderungen während der Ausbildung bzw. im Rahmen der Anleitungen zunehmen?
3. Nutzen Sie bereits gezielt das Pflegeklassifikationssystem in der Ausbildung/während der Anleitung?

4.2.7 Pflegeprozess in der Praxis: Pflegeanamnese/-assessment

Beispiel Krankenhaus

Definition

Schlaganfall

„*Akut einsetzendes fokal-neurologisches Defizit bei zerebraler Durchblutungsstörung (ischämisch) oder intrazerebraler Blutung (hämorrhagisch). Es handelt sich um einen medizinischen Notfall. Die Symptomatik variiert je nach betroffenem Areal (z. B. Hemiparese, Sprachstörungen). Die Akuttherapie sichert die Vitalfunktionen, stationär erfolgt ursachenabhängig eine thrombolytische oder eine mechanische Rekanalisation.*" (www.pschyrembel.de/Schlaganfall/K0PSS/doc/)

Fallbeispiel

Herr Jović erleidet einen Schlaganfall

Herr Aleksandar Jović, 78 Jahre alt, lebt mit seiner Ehefrau in einer Dreizimmerwohnung in Berlin-Wedding. Herr Jović stammt aus dem ehemaligen Jugoslawien, aus einem kleinen Dorf in der Nähe von Belgrad. Da sich die wirtschaftliche Situation Jugoslawiens zunehmend verschlechterte, kam er auf der Suche nach Arbeit Anfang der 1970er-Jahre mit der ersten Welle der sog. Arbeitsmigranten („Gastarbeiter") nach Berlin. Herr Jović fand Arbeit bei einem großen Automobilhersteller und wurde zunächst provisorisch in einem Wohnheim untergebracht, wo er sich mit zwei anderen Arbeitskollegen ein Zimmer teilen musste. Zwei Jahre später hatte er Glück und es gelang ihm, eine kleine Wohnung zu bekommen. Während dieser Zeit machte ihm das Gefühl „heimatlos" zu sein, sehr zu schaffen. Es fiel ihm sehr schwer, sich an die neue Kultur, Sprache, gesellschaftliche Gewohnheiten und das Essen zu gewöhnen. Trotz aller Schwierigkeiten gelang es ihm, sich einzuleben, er suchte bewusst immer den Kontakt mit Arbeitskollegen und lernte auf diese Art auch immer besser die deutsche Sprache. Er lebte sehr bescheiden, nicht nur um seine Familie finanziell unterstützen zu können, sondern auch, um sich ein- oder zweimal im Jahr einen Heimaturlaub leisten zu können. Während einer dieser Urlaube lernte er auch seine Frau kennen, sie heirateten und zwei Jahre später holte er sie nach Berlin. Später bekamen sie zwei Kinder (einen Sohn, eine Tochter) und sie hatten ein gutes Leben. Arztbesuche waren selten und nur, wenn es unbedingt sein musste, da man niemandem „zur Last fallen wollte". Mit zunehmendem Alter verstärkte sich die Erinnerung an die alte Heimat und Herr und Frau Jović überlegten, im Rentenalter wieder nach Serbien zurückzukehren. Die politische Situation nach dem Zerfall Jugoslawiens Anfang der 1990er-Jahre und der Krieg gegen Serbien Ende der 1990er-Jahre führten dazu, dass das Ehepaar den Gedanken an eine Rückkehr nach Serbien fallen ließ. Zudem verschlechterte sich die Auftragslage des Unternehmens seit Anfang der 2000er-Jahre, in dem Herr Jović seit seiner Ankunft in Deutschland tätig war, sodass er frühzeitig in Rente gehen musste. Dies bedeutete nicht nur einschneidende finanzielle Einbußen, sondern auch zunehmende psychische Probleme. Die Tatsache, dass seine Arbeitsleistung nun nicht mehr gefragt war, hinterließ Spuren bei Herrn Jović. Hinzu kam das Gefühl, die „alte" Heimat verloren zu haben. Er wurde zunehmend gereizt und wusste nichts mit seiner Freizeit anzufangen. Außerdem machten sich immer mehr gesundheitliche Beschwerden als Folge der jahrelangen körperlich anstrengenden Arbeit bemerkbar, zusätzlich bedingt durch die seit seiner Verrentung mangelnde Bewegung und den zunehmenden Zigarettenkonsum. Nach nur geringer körperlicher Belastung fühlte sich Herr Jović immer öfter relativ schnell erschöpft.

Als Herr und Frau Jović am Frühstückstisch sitzen, fällt Herrn Jović plötzlich die Kaffeetasse aus der Hand, er kippt auf die linke Seite und spricht nur noch völlig verwaschen. Frau Jović versucht zunächst, ihn abzustützen, merkt aber, dass er kaum noch ansprechbar ist. Daraufhin wählt sie sofort die 112 und etwa 10 Minuten später sind der Notarzt und drei Sanitäter vor Ort. Herr Jović ist zu diesem Zeitpunkt bereits nicht mehr ansprechbar. Nach der Erstversorgung wird Herr Jović in die Notaufnahme des nächstgelegenen Klinikums und anschließend auf eine sog. *Stroke Unit* eingeliefert. Nach der ersten Diagnostik bestätigt sich der Verdacht des Notarztes: Es handelt sich um einen rechtshirnigen ischämischen Insult mit einer ausgeprägten linksseitigen Hemiplegie. Auf der Spezialabteilung der Stroke Unit wird umgehend mit einer sog. Lyse-Therapie begonnen. Aufgrund eines akuten Harnverhalts muss bei Herrn Jović ein Harnröhrenkatheter gelegt werden. Kurze Zeit später treffen auch die Tochter und die Ehefrau im Klinikum ein.

Nach der medizinischen Erstversorgung, der Stabilisierung der Vitalfunktionen und der nur teilweise erfolgreichen Rekanalisation des thrombosierten Hirngefäßes ist es die Aufgabe einer Pflegefachfrau bzw. eines Pflegefachmanns, eine **Pflegeanamnese** zu erstellen. Hierzu dient in erster Linie das Aufnahmegespräch. Dabei ist es wichtig, darauf zu achten, in welcher körperlichen Verfassung der Patient ist, um eine Überforderung zu vermeiden. Weitere pflegerelevante Informationen können auch von den Angehörigen eingeholt werden, natürlich mit Zustimmung des Patienten. Die Pflegeanamnese ist Voraussetzung für alle weiteren Schritte des Pflegeprozesses. Sie dient der *„Erhebung und Feststellung des individuellen Pflegebedarfs"* (§ 4 PflBG). Dazu gehört nicht nur die strukturierte Erfassung aller pflegerelevanten Informationen, sondern auch die Erhebung möglicher pflegerischer Risiken und potenzieller Pflegeprobleme, um frühzeitig auf Gefährdungen und Komplikationen des Patienten reagieren zu können. Hinzu kommt, dass die persönliche Situation des Patienten, seine individuelle Reaktion auf das Krankheitsereignis durch kulturelle, ethnische und psychosoziale Faktoren beeinflusst ist, die berücksichtigt werden müssen, wenn von einer „ganzheitlichen" Betrachtungsweise des Pflegeprozesses (▸ 3.8) ausgegangen werden soll.

Fallbeispiel

Fortsetzung: Herr Jović erleidet einen Schlaganfall

Gemeinsam mit der Pflegefachfrau Thi Thuy Nguyen führt die Auszubildende Kathrin Stürmer ein Anamnesegespräch durch. Im Verlauf des Gesprächs mit dem Patienten und seinen Angehörigen wird deutlich, dass die Aufmerksamkeit des Patienten sehr schnell nachlässt und er rasch erschöpft ist. Herr Jović ist zum Zeitpunkt der Befragung nicht in der Lage, seine Position selbstständig im Bett zu verändern. Das Aufsetzen am Bettrand gelingt nur mit Unterstützung durch eine Pflegeperson, alleine sitzen geht ebenfalls nicht. Die linke Körperhälfte wirkt vollständig gelähmt, die Muskulatur ist allerdings erheblich angespannt. Von der Ehefrau erfahren Sie, dass der Patient Linkshänder ist. Der Patient neigt dazu, auf die linke Körperseite zu fallen, wenn die Pflegeperson auf dieser Seite neben ihm sitzt, um ihn zu stützen, drückt er umso stärker dagegen. Es macht den Eindruck, als ob der Patient seine linke Körperhälfte nicht wahrnimmt. Wenn sich die Pflegeperson von links nähert, bemerkt sie der Patient erst, wenn sie sich direkt vor ihm befindet. Die Auszubildende Kathrin Stürmer beobachtet, dass der Patient Mühe hat, die Bedeutung einzelner Wörter oder auch Aufforderungen und Fragen zu verstehen und das Sprachverständnis insgesamt leicht beeinträchtigt zu sein scheint. Seine Sprache ist zwar verwaschen, aber bei genauem Hinhören trotzdem zu verstehen, die Antworten auf einfache Fragen, sofern sie deutlich und langsam formuliert werden, sind sinnvoll und passend. Unter Anleitung der Pflegefachfrau Nguyen führt Frau Stürmer außerdem ein Schluckassessment durch, das einen ersten Hinweis darauf liefert, dass Herr Jović Nahrung und Flüssigkeit nicht im Mund behalten kann, also eine Funktionsstörung der oralen Schluckphase vorliegt. Frau Stürmer nimmt sich nun vor, die gewonnenen Informationen in das Pflegeanamnese-Formular entsprechend der Struktur von Gordons Modell der funktionellen Gesundheitsverhaltensmuster in die Pflegesoftware des Krankenhauses zu übertragen. Nach einer Stunde hat sie unter Anleitung ihrer Praxisanleiterin die vorläufige Pflegeanamnese von Herrn Jović erstellt.

Pflegeanamnese für Aleksandar Jović

Auf dem Anamnesebogen sind bereits mögliche Pflegediagnosen zur Auswahl vorgeschlagen.

Die Ehefrau und Tochter des Patienten sind ebenfalls anwesend.

Die Datenerhebung in der Akutphase kann problematisch sein. Unter Umständen hat der Patient aufgrund des akuten Ereignisses weder die Energie noch die Fähigkeit, an einer Anamnese mitzuwirken. Beobachtung und Untersuchung (direkte Datenquellen) des Patienten können dann die einzigen Methoden sein, um an pflegerelevante Informationen zu kommen. Auslassungen in der ersten Fassung der Pflegeanamnese sind daher nicht ungewöhnlich. Pflegefachfrauen und -männer müssen dabei besonders sorgfältig auf Symptome achten, um diese in Verbindung mit relevanten Pflegediagnosen zu bringen. Eine weitere wichtige Datenquelle in einer solchen Situation können Angehörige und Bezugspersonen sein (indirekte Datenquellen).

Pflegerische Bedarfserhebung (Pflegeanamnese) Die konkrete pflegerische Bedarfserhebung ist in ▸ Abb. 4.34 zusammengefasst.

Pflegeanamnese nach Gordon

0. Allgemeine Angaben

Name: Jović, Aleksandar Datum: 14.07.2022

Geburtsdatum: 06.04.1945

Nationalität: serbisch

Geschlecht: männlich

Informationsquellen: Patient, Ehefrau, Tochter

Erstellt durch: *Thi Thuy Nguyen (Pflegefachfrau) unter Mitarbeit von Kathrin Stürmer*

Patient kommt: ☑ von zu Hause *(Rettungsdienst)* ☐ selbstständig/mit Angehörigen

Telefon-Nr. der Angehörigen oder sonstiger Bezugspersonen: ______________________

Liegt eine gesetzliche Betreuung/Vorsorgevollmacht/Patientenverfügung vor? ☑ Nein ☐ Ja, hinterlegt bei ____________________

☑ Ich wurde auf die Möglichkeit der Wertsachenverwaltung hingewiesen:

____________________ (Unterschrift des Patienten) *fehlt noch!!*

1. Wahrnehmung und Umgang mit der eigenen Gesundheit

Einweisungsdiagnose/-grund: Schlaganfall mit linksseitiger Hemiplegie

Weitere pflegerelevante Diagnosen: *Diabetes mellitus Typ 2*

(Hinweis: Sämtliche ärztliche Diagnosen sind dem ärztlichen Befundbericht zu entnehmen.)

Besteht eine Verletzung der Haut, Immunsuppression, Abwehrschwäche, chronische Erkrankung? ☐ Nein ☑ Ja (nähere Beschreibung): *s. o. (Diabetes mellitus)*

Hör- und Sehvermögen beeinträchtigt? ☐ Nein ☑ Ja (nähere Beschreibung): *Patient hat Brille und Lesebrille*

Besteht die Gefahr einer Synkope? ☑ Nein ☐ Ja

Ist der Patient sturzgefährdet? ☑ Nein ☐ Ja

Besteht ein erhöhtes Blutungsrisiko (z. B. aufgrund der Einnahme von Gerinnungshemmern?) ☐ Nein ☑ Ja (Welche?) *ASS 100*

Ist der Patient in der Lage, die Bettklingel zu benutzen? ☐ Nein ☑ Ja
Klingel unbedingt auf die rechte Seite platzieren!

Allergien bekannt (gegenüber Latex, Medikamenten, Kontrastmitteln)?
☑ Nein ☐ Ja (welche?) ______________________________

Hatte der Patient Zugang zu gefährlichen Substanzen oder größeren Mengen Pharmazeutika? ☐ Nein ☑ Ja (welche?) *nur ärztlich verordnete Medikamente (siehe Medplan des Patienten)*

Weitere Fragen, die noch dringend abgeklärt werden müssen:
Benötigt die Familie (poststationär) Unterstützung beim Herrichten der Medikamente?

(vorläufige) NANDA-I-Pflegediagnosen

- ☐ ____________
- ☐ Risiko einer Infektion
- ☐ ____________
- ☐ Risiko einer Verletzung
- ☐ ____________
- ☐ ____________
- ☐ ____________
- ☐ Risiko eines Sturzes bei Erwachsenen
- ☐ Risiko einer allergischen Reaktion
- ☐ ____________
- ☐ Risiko einer Vergiftung
- ☐ ____________
- ☐ ____________

Abb. 4.34 Pflegeanamnese nach Gordon für Herrn Aleksandar Jović [P1312, L143]

2. Ernährung und Stoffwechsel	(vorläufige) NANDA-I-Pflegediagnosen
Größe: *176* cm Gewicht: *84* kg	
Bestehen körperliche Einschränkungen bei der Nahrungsaufnahme (z. B. aktuell Unfähigkeit, Nahrung aufzunehmen, zu verdauen)? ☐ Nein ☑ Ja (spezifizieren): *Patient ist aktuell nicht in der Lage, selbstständig zu essen; kann Nahrung nicht im Mund behalten; aktuell kein Hinweis auf Mangelernährung* Bestehen Schluckstörungen, Entzündungen/Veränderungen der Mundhöhle, Schmerzen im Magen-Darm-Trakt, erhöhter Bedarf/Stoffwechsel bei Verbrennungen/nach Operationen; kognitive Faktoren wie Vergessen des Essens bei Demenz? ☐ Nein ☑ Ja (nähere Beschreibung): *Verdacht auf Schluckstörung; Patient kann Speichel auf der hemiplegischen Seite nicht halten* Äußert der Patient Appetitlosigkeit? ☐ Nein ☑ Ja Gewichtsverlust mehr als 5 kg in 3 Monaten, Hochaltrigkeit, Schwäche, Sarkopenie? ☑ Nein ☐ Ja Bestehen körperliche Einschränkungen bei der Flüssigkeitsaufnahme? Übermäßiger Flüssigkeitsverlust? Flüssigkeitsverlust über unphysiologische Wege (z. B. Harnröhrenkatheter)? Unzureichendes Wissen über den Flüssigkeitsbedarf? ☐ Nein ☑ Ja (spezifizieren): *Patient hat Harnröhrenkatheter (Harnverhalt); Patient hat heute nur 1 Tasse Kaffee (Frühstück) getrunken; aktuell Infusion (500 ml Ringerlsg.);* Weitere Fragen, die noch dringend abgeklärt werden müssen: *Schluckscreening/-assessment durchgeführt; Ein- Ausfuhr-Kontrolle: Trinkprotokoll anlegen; Braden-Skala*	☐ Unausgeglichene Ernährung: weniger als der Körper benötigt ☑ Risiko einer Aspiration ☐ Risiko eines defizitären Flüssigkeitsvolumens ☐ Defizitäres Flüssigkeits-volumen ☐ Frailty-Syndrom im Alter ☐ ____________ ☐ ____________ ☐ ____________ ☐ ____________ ☐ ____________

3. Ausscheidung	(vorläufige) NANDA-I-Pflegediagnosen
Besteht ein unkontrollierter Abgang von Harn und/oder Stuhl? ☑ Nein ☐ Ja (spezifizieren): ____________ Berichtet der Patient, dass er nur schwer bzw. keinen Urin ausscheiden kann? (Harnträufeln? Gefühl einer vollen Blase?) ☐ Nein ☑ Ja (spezifizieren): *Patient ist aktuell mit Harnröhrenkatheter versorgt;* Berichtet der Patient von seltener oder schwieriger Darmentleerung während drei der letzten zwölf Monate? ☐ Nein ☑ Ja (spezifizieren): *Patient nimmt regelmäßig ab 3. Tag ohne Stuhlgang Abführmittel (Movicol)* Wann war der letzte Stuhlgang des Patienten? *Patient kann aktuell keine Angaben machen* Weitere Fragen, die noch dringend abgeklärt werden müssen: *Letzter Stuhlgang? (Abdomen aktuell weich)*	☐ Stressharninkontinenz ☐ Drangharninkontinenz ☐ Mischharninkontinenz ☐ Risiko einer Drangharninkontinenz ☐ Harnretention ☐ Risiko einer Harnretention ☐ Obstipation ☑ Risiko einer Obstipation

Abb. 4.34 *(Forts.)* Pflegeanamnese nach Gordon für Herrn Aleksandar Jović [P1312, L143]

4. Aktivität und Bewegung	(vorläufige) NANDA-I-Pflegediagnosen
Berichtet der Patient über eines oder mehrere der folgenden Symptome: Kurzatmigkeit, Dyspnoe in Ruhe oder bei Aktivitäten, auffälliges Atemmuster, Erschöpfung, beeinträchtigte Fähigkeit, die üblichen Routinen zu bewältigen? ☐ Nein ☑ Ja (spezifizieren): *Ehefrau berichtet, dass der Pat. zu Hause immer wieder bereits nach kurzer Anstrengung schnell erschöpft war (Patient hat aktuell Bettruhe)*	☐ Verminderte Aktivitätstoleranz ☐ Fatigue ☐ Ineffektive Atemwegsclearance
Ist die Mobilität im Bett eingeschränkt? Haut über Knochenvorsprüngen? Fixierungen oder Gipsverbände? Scherkräfte, Reibung, Zugkräfte? ☐ Nein ☑ Ja (spezifizieren): *Pat. kann sich nicht selbstständig mobilisieren;*	☑ Ineffektives Atemmuster ☑ Selbstversorgungsdefizit Körperpflege
Berichtet der Patient über besondere berufliche Anforderungen, die zu einem anhaltenden Gefühl der Erschöpfung führen? ☑ Nein ☐ Ja (spezifizieren): ____	☑ Selbstversorgungsdefizit Nahrungsaufnahme
Sind abnorme Atemgeräusche zu hören (Giemen, Pfeifen, Knistern, Rasseln)? ☑ Nein ☐ Ja (spezifizieren): ____	☑ Selbstversorgungsdefizit Toilettenbenutzung
Ist der Patient in seinen Alltagsaktivitäten eingeschränkt? ☐ Nein ☑ Ja (spezifizieren: ☑ Essen und Trinken, ☑ Körperpflege, ☑ Sich kleiden, ☑ Toilettenbenutzung)	☑ Risiko einer Druckschädigung bei einem Erwachsenen
Ist der Patient in seiner Mobilität im Bett eingeschränkt und bestehen daher weitere pflegerische Risiken? ☐ Nein ☑ Ja (spezifizieren): *Pneumonie, Thrombose*	☑ Beeinträchtigte physische Mobilität ☑ Risiko einer Thrombose
Weitere Fragen, die noch dringend abgeklärt werden müssen: ____ ____	☐ ____

5. Schlaf und Ruhe	(vorläufige) NANDA-I-Pflegediagnosen
Berichtet der Patient von Energiemangel, Unzufriedenheit mit dem Schlaf, frühem Aufwachen, unbeabsichtigtem Aufwachen, Ein- und Durchschlafschwierigkeiten? ☑ Nein ☐ Ja (spezifizieren): ____	☐ Schlafstörung ☐ Gestörtes Schlafmuster ☐ ____
Berichtet der Patient über Tagesschläfrigkeit, häufige Schlafphasen während des Tages, nächtliches Wachsein? ☑ Nein ☐ Ja (spezifizieren): ____	☐ ____ ☐ ____
Weitere Fragen, die noch dringend abgeklärt werden müssen: ____ ____	

Abb. 4.34 *(Forts.)* Pflegeanamnese nach Gordon für Herrn Aleksandar Jović [P1312, L143]

6. Kognition und Perzeption	(vorläufige) NANDA-I-Pflegediagnosen
Berichtet der Patient über Wahnvorstellungen/Halluzinationen? Zeigt der Patient Anzeichen von Desorientierung? ☑ Nein ☐ Ja (spezifizieren): ______	☐ Akute Verwirrtheit ☐ Gestörter Denkprozess
Sind Anzeichen von unangemessenem Sozialverhalten erkennbar? ☑ Nein ☐ Ja (spezifizieren): ______	☐ Entscheidungskonflikt ☐ ______
Tut sich der Patient schwer mit der Entscheidungsfindung; stellt der Patient persönliche und moralische Werte infrage? ☑ Nein ☐ Ja (spezifizieren): ______	☐ ______ ☐ ______
Macht der Patient Angaben über starke/wiederkehrende/anhaltende Schmerzen, Schonhaltung, Muskelanspannung, erhöhte Herzfrequenz? ☐ Nein ☑ Ja (spezifizieren): *Pat. berichtet von einschießenden Schmerzen auf der hemiplegischen Seite (Arm);*	☑ Defizitäres Wissen
Berichtet der Patient über fehlendes Wissen bzgl. seines Gesundheitszustandes? ☐ Nein ☑ Ja (spezifizieren): *Pat. weiß nicht, was los ist und mit ihm geschieht; möchte mehr Informationen;*	☑ Akuter Schmerz ☐ Chronischer Schmerz
Versteht der Patient seine Situation, Behandlungen, Pflege? ☐ Nein ☑ Ja (spezifizieren): ______	☐ ______ ☐ ______
Ist der Patient in der Lage, Anweisungen, Informationen auszuführen, wiederzugeben? ☐ Nein ☑ Ja (spezifizieren): ______	☐ ______
Weitere Fragen, die noch dringend abgeklärt werden müssen: ______	☐ ______

Abb. 4.34 *(Forts.)* Pflegeanamnese nach Gordon für Herrn Aleksandar Jović [P1312, L143]

7. Selbstwahrnehmung und Selbstkonzept	(vorläufige) NANDA-I-Pflegediagnosen
Ist der Patient besorgt über die (aktuelle) Veränderung in seinem Leben? Berichtet der Patient im Zusammenhang damit von Schlafstörungen? Fühlt sich der Patient verunsichert/hilflos? ☐ Nein ☑ Ja (spezifizieren): *Pat. fragt sich, wie es weitergehen soll;*	☐ Angst ☐ ______
Äußert der Patient Gefühle von Kontrollverlust, nicht verstehen, entscheiden, handeln zu können? ☐ Nein ☑ Ja (spezifizieren): ______	☐ ______ ☐ ______
Berichtet der Patient von einer veränderten Sichtweise auf seinen Körper, von Furcht vor den Reaktionen anderer, von negativen Gefühlen über seinen Körper? Finden sich Anzeichen einer Depersonalisation des betreffenden Körperteils durch Gebrauch unpersönlicher Fürwörter? ☐ Nein ☑ Ja (spezifizieren): ______	☑ Machtlosigkeit ☐ ______ ☐ ______ ☐ ______
Vermeidet es der Patient das betreffende Körperteil, den eigenen Körper anzuschauen? ☑ Nein ☐ Ja (spezifizieren): *Pat. vermeidet es, die plegische Seite zu benennen, ist noch nicht in der Lage, darüber zu sprechen! Äußert: „Das wird bestimmt bald wieder!"* ______	☐ ______ ☐ Gestörtes Körperbild
Weitere Fragen, die noch dringend abgeklärt werden müssen: ______	

Abb. 4.34 *(Forts.)* Pflegeanamnese nach Gordon für Herrn Aleksandar Jović [P1312, L143]

8. Rollen und Beziehungen	(vorläufige) NANDA-I-Pflegediagnosen
Hat der Patient Schwierigkeiten, sich sprachlich auszudrücken, Sätze zu formulieren, Wörter zu artikulieren? ☐ Nein ☑ Ja (spezifizieren): *Sprache klingt verwaschen;*	☑ Beeinträchtigte verbale Kommunikation ☐ ______
Hat der Patient Schwierigkeiten, Kommunikation zu verstehen? ☐ Nein ☑ Ja (spezifizieren): *Pat. versteht die Bedeutung einzelner einzelner Sätze und/oder Wörter nicht*	☐ ______
Äußert der Patient das Gefühl, anders zu sein als andere? Fühlt er sich nicht in der Lage, die Erwartungen anderer zu erfüllen? Äußert der Patient den Wunsch, allein zu sein? ☑ Nein ☐ Ja (spezifizieren): ______	☐ Soziale Isolation ☐ ______ ☐ ______
Berichtet der Patient über eine Verschlechterung der Familienbeziehungen, chronische Familienprobleme? ☑ Nein ☐ Ja (spezifizieren): ______	☐ Dysfunktionale Familienprozesse ☐ ______
Berichtet der Patient von andauernden schmerzhaften Erinnerungen, Wut, Disstress aufgrund einer verstorbenen Person, Sehnsucht nach der verstorbenen Person, Fassungslosigkeit, einem Gefühl der Leere? Sucht der Patient nach der verstorbenen Person? ☑ Nein ☐ Ja (spezifizieren): ______	☐ Fehlangepasstes Trauern ☐ ______
Berichtet der Patient von Veränderungen der Selbst-/Fremdwahrnehmung seiner Rolle, von Rollenüberlastung/-unsicherheit, Machtlosigkeit? ☑ Nein ☐ Ja (spezifizieren): *Patient spricht nicht über seinen Zustand*	☐ ______ ☐ Rollenüberlastung der pflegenden Person
Weitere Fragen, die noch dringend abgeklärt werden müssen: *Weitere Abklärung der häuslichen Situation erforderlich! Aktuell noch keine Pflegediagnose möglich*	☐ Ineffektive Erfüllung einer Rolle ☐ ______
9. Sexualität und Reproduktion	**(vorläufige) NANDA-I-Pflegediagnosen**
Äußert der Patient unerwünschte Veränderungen des Sexualverhaltens, der sexuellen Aktivitäten? ☑ Nein ☐ Ja (spezifizieren): ______	☐ Sexuelle Dysfunktion ☐ Ineffektives Sexualverhalten
Äußert der Patient Veränderungen in der Beziehung zum/zur Lebenspartner/in? ☑ Nein ☐ Ja (spezifizieren): ______	☐ ______ ☐ ______
Weitere Fragen, die noch dringend abgeklärt werden müssen: ______	☐ ______ ☐ ______

Abb. 4.34 *(Forts.)* Pflegeanamnese nach Gordon für Herrn Aleksandar Jović [P1312, L143]

10. Bewältigungsverhalten (Coping) und Stresstoleranz	(vorläufige) NANDA-I-Pflegediagnosen
Äußert der Patient, dass er sich nicht in der Lage fühle, mit der Situation umzugehen, nach Hilfe zu fragen? Berichtet er in diesem Zusammenhang von weiteren Symptomen (Fatigue, Veränderung des Schlafmusters)? ☑ Nein ☐ Ja (spezifizieren): __________ Zeigt der Patient destruktives, risikoreiches Verhalten sich selbst und/oder anderen gegenüber? ☑ Nein ☐ Ja (spezifizieren): __________ Liegen Anzeichen für eine unzureichende Teilnahme an der Therapie vor? Zeigt der Patient eine überhebliche Haltung gegenüber anderen? Versucht der Patient, Misserfolge zu rationalisieren, Schwächen und Probleme zu verleugnen? ☑ Nein ☐ Ja (spezifizieren): __________ __________ Fühlt sich die Bezugsperson ausreichend in der Lage, den Patienten zu unterstützen? ☐ Nein ☑ Ja (spezifizieren): *Ehefrau/Tochter wissen noch nicht, wie es zu Hause weitergehen soll und welche Unterstützung möglich ist, wollen sich aber um ihren Vater/Ehemann kümmern (siehe unter 8.)* Weitere Fragen, die noch dringend abgeklärt werden müssen: __________	☐ Ineffektives Coping ☐ ________ ☐ ________ ☐ ________ ☐ ________ ☐ ________ ☐ Gefährdetes familiäres Coping ☐ ________ ☐ ________

11. Werte und Überzeugungen	(vorläufige) NANDA-I-Pflegediagnosen
Stellt der Patient den Sinn des Lebens in Frage? Hat er das Gefühl, nicht geliebt zu werden? Fühlt er sich nicht akzeptiert von anderen? Äußert er in diesem Zusammenhang, an Schlafstörungen zu leiden? Äußert er, sich verlassen zu fühlen? ☑ Nein ☐ Ja (spezifizieren): __________ Fühlt sich der Patient eingeschränkt bei der Beschreibung der eigenen Meinung? Hat der Patient übermäßige Sorge, was andere für die beste Entscheidung halten? ☑ Nein ☐ Ja (spezifizieren): __________ Äußert der Patient Unsicherheit in Bezug auf die (therapeutischen) Wahlmöglichkeiten? ☑ Nein ☐ Ja (spezifizieren): __________ Weitere Fragen, die noch dringend abgeklärt werden müssen: __________	☐ Spiritueller Disstress ☐ Risiko eines spirituellen Disstresses ☐ Beeinträchtigte emanzipierte Entscheidungsfindung ☐ Entscheidungskonflikt ☐ ________ ☐ ________

Abb. 4.34 *(Forts.)* Pflegeanamnese nach Gordon für Herrn Aleksandar Jović [P1312, L143]

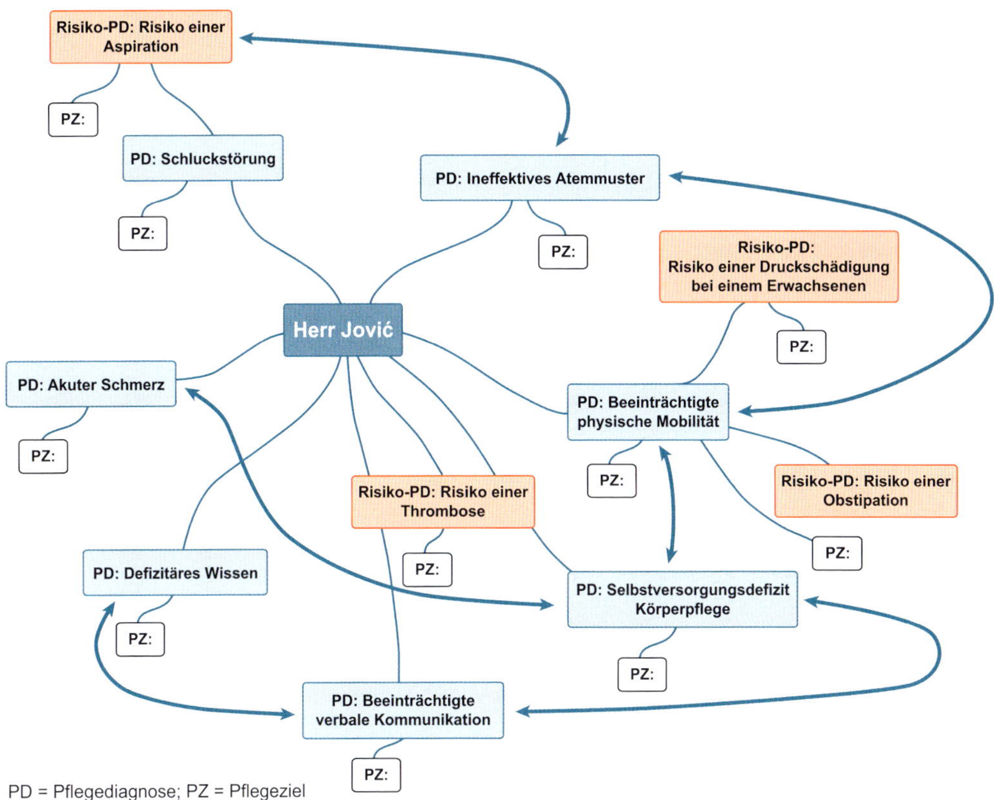

Abb. 4.35 Concept-Map für Aleksandar Jović [P1312, L143]

Concept-Map und Pflegeplan für Aleksandar Jović Nachdem die Anamnese fertiggestellt ist, können die herausgearbeiteten **vorläufigen Pflegediagnosen (PD)** in Form einer Mind- bzw. Concept-Map (▸ Abb. 4.35) visualisiet werden, um einen besseren Überblick über Zusammenhänge, Ursachen und Folgen zu bekommen. Beispiele: Das Schluckvermögen wird in der präoralen und oralen Phase wesentlich durch die Körperposition des Patienten beeinflusst, diese wiederum durch den Neglect und die damit verbundene Wahrnehmungsstörung. Der Neglect wiederum beeinflusst die Fähigkeit zur Körperpflege, diese wiederum wird durch die beeinträchtigte körperliche Mobilität beeinflusst. Darüber hinaus können bereits in dieser Phase erste **vorläufige Pflegeziele (PZ)** bzw. -ergebnisse formuliert werden.

Nachdem die Pflegediagnosen derart visualisiert wurden, kann nun ein **Pflegeplan** erstellt werden. Dabei sollten die Pflegediagnosen nach Dringlichkeit priorisiert werden. Dabei ist es wichtig, die Perspektive der Pflegefachfrau bzw. des Pflegefachmanns und die des Patienten zu berücksichtigen bzw. zu unterscheiden. Die Pflegediagnosen werden hierzu jeweils entsprechend kommentiert. Die Falldarstellung ist exemplarisch zu verstehen. Die Beschreibung der Pflegeergebnisse und -interventionen ist angelehnt an die Klassifikationssysteme der NOC und der NIC (▸ 4.2.6)

Pflegediagnosen nach NANDA-I für Aleksandar Jović

Generelle Hinweise zu den nachfolgenden Pflegediagnosen:

- Die Pflegediagnosen und Definitionen entsprechen der aktuellen Fassung und deutschen Übersetzung der NANDA-I-Terminologie (2021–2023). Die Anmerkungen in eckigen Klammern versuchen, die Formulierungen der NANDA-I auf das Fallbeispiel zu konkretisieren.
- Auf eine fiktive Beschreibung möglicher Ressourcen entsprechend dem PES**R**-Schema wird

verzichtet, da diese sehr individuell und kaum standardisierbar sind. Die beispielhaft aufgeführten Assessmentinstrumente liegen alle in deutscher Übersetzung vor.
- Die Schwerpunkte der Pflegedokumentation sollen Hinweise für die praktische Umsetzung bieten, worauf bei der Dokumentation im Rahmen der Pflegeanamnese und der Pflegediagnostik besonders zu achten ist.
- Die „assoziierten Bedingungen" (engl. *associated conditions*) in der NANDA-I-Terminologie beschreiben *„[m]edizinische Diagnosen, diagnostische/chirurgische Verfahren, medizinische/chirurgische Geräte oder pharmazeutische Präparate, [die] nicht durch eigenständige pflegerische Interventionen beeinflusst werden [können]."* (Herdman, Kamitsuru und Lopes 2022: 214). Diese werden hier nur soweit aufgeführt, sofern sie für das Fallbeispiel relevant sind. Bislang wurde die Art der Erkrankung (medizinische Diagnose oder physiologische Gegebenheiten) als beeinflussender Faktor mit in die jeweilige Pflegediagnose aufgenommen, obwohl das unmittelbare pflegerische Handeln darauf keinen oder nur sehr indirekten Einfluss hat und es daher sinnvoll ist, diese als „assoziierte Bedingungen" aufzuführen.

1. Pflegediagnose: Akuter Schmerz

Definition nach NANDA-I: „Unangenehme sensorische und emotionale Erfahrung, die von aktuellen oder potenziellen Gewebeschädigungen herrührt oder als solche Schädigungen beschrieben werden kann (*International Association for the Study of Pain, IAPS*, engl. für Internationale Vereinigung für das Studium des Schmerzes); plötzlicher oder allmählicher Beginn mit einer Intensität von leicht bis schwer und einem erwarteten oder vorhersagbaren Ende und einer Dauer von weniger als 3 Monaten." (Herdman, Kamitsuru und Lopes 2022: 622)

Praxistipp

Eingeschränkte Kommunikation

Da in dem Fallbeispiel Herr Jović in seiner Kommunikation aktuell erheblich eingeschränkt ist, fällt es ihm schwer, sich zu artikulieren. Die Pflegefachfrau Frau Nguyen achtet auf Gestik und Mimik des Patienten, die darauf hindeuten, dass er massive Schmerzen hat. Bruchstückhaft berichtet er von „großen" Schmerzen, die kaum einen anderen Gedanken zulassen („kann nichts anderes denken") und damit die Lebensqualität in der aktuellen Situation zusätzlich zu dem einschneidenden und alles verändernden Krankheitsereignis „Schlaganfall" entscheidend herabsetzen. Daher sollte dieser Pflegediagnose die oberste Priorität eingeräumt werden. Außerdem ist zu bedenken, welche Folgen für andere Lebensbereiche bzw. funktionelle Gesundheitsverhaltensmuster (nach Gordon) sich daraus unter Umständen ergeben. Darüber hinaus ist darauf zu achten, dass bei unterschiedlichem Klientel auch unterschiedliche Schmerzassessments erforderlich sein können. So gibt es Patienten, die selbstständig ein Schmerztagebuch führen können, bis hin zu Patienten, die sich aufgrund schwerer körperlicher oder kognitiver Defizite (z. B. im fortgeschrittenen Stadium einer Demenz) verbal nur eingeschränkt oder gar nicht mehr mitteilen können. (vgl. auch ▸ Tab. 4.9)

Ausführliche Pflegediagnose (PES-Schema):
- **(P)** Akuter Schmerz
- **(E)** Biologische Verletzungsursachen
  [Fallbeispiel: rechtshirniger Schlaganfall; Schmerz wird verstärkt durch Berühren der Schulter; beeinträchtigte körperliche Mobilität]
- **(S)** Veränderte physiologische Parameter, Nachweis von Schmerz mithilfe eines standardisierten Assessments des Schmerzverhaltens bei Personen, die nicht verbal kommunizieren können, schmerzhafter Gesichtsausdruck
  [Fallbeispiel: Selbstbeurteilung mittels Numerischer Rating-Skala (NRS): 8; immer wiederkehrende, einschießende Schmerzen im linken Arm, Schulter-Hand-Schmerz; livide verfärbte Hand; Spannungskopfschmerz, Ödembildung der linken Hand]

Schwerpunkte der Pflegedokumentation:
- Systematisches Schmerzassessment; mit einrichtungseinheitlicher bzw. klientenspezifischer Schmerzskala, z. B. visuelle Analogskala (VAS), numerische Ratingskala (NRS), verbale Ratingskala (VRS), Fragebogen zur Erfassung der Schmerzempfindungsskala (SES), Tübinger Bogen zur Erfassung von Schmerzverhalten (TBS)

2. Pflegediagnose: Risiko einer Aspiration

Definition nach NANDA-I: „Anfälligkeit für das Eintreten von Magen-Darm-Sekreten, oropharyngealen Sekreten, Feststoffen oder Flüssigkeiten in die tracheobronchialen Passagen, welches die Gesundheit beeinträchtigen könnte." [Herdman, Kamitsuru und Lopes 2022: 528]. Es handelt sich um eine Risikopflegediagnose [P-R-Schema].

Praxistipp

Priorität von Pflegediagnosen

Wichtig ist, dass diejenigen Pflegediagnosen, die unter Umständen einen Schaden oder sogar eine vitale Bedrohung für den Patienten darstellen können, immer als prioritär eingestuft werden. Da Herr Jović unmittelbar nach der Aufnahme und bei der Erstversorgung noch keine Nahrung erhält und vorerst parenteral mit Flüssigkeit versorgt wird, ist die Pflegediagnose „Risiko einer Aspiration" – obwohl davon eine vitale Bedrohung ausgehen *könnte* – zunächst als nachrangig zu bewerten und bekommt erst Bedeutung mit der ersten oralen Verabreichung von Nahrung, Medikamenten und/oder Flüssigkeit. (Ausnahme: Patient kann seinen eigenen Speichel nicht schlucken!)

Ausführliche Pflegediagnose (PR-Schema):
- **(P)** Risiko einer Aspiration
- **(R)** Schwierigkeiten beim Schlucken
- Assoziierte Bedingungen: Neurologische Erkrankungen, Schlaganfall

Schwerpunkte der Pflegedokumentation:
- Risikoassessment Aspirationsgefahr
  Beispiel: Wasserschlucktest nach Daniels, modifiziertes Schluckassessment, Gugging-Schluckscreening etc.

3. Pflegediagnose: Risiko einer Druckschädigung bei einem Erwachsenen

Definition nach NANDA-I: „Anfälligkeit von Erwachsenen für lokale Hautschädigungen und/oder Schädigungen des darunter liegenden Gewebes infolge von Druck oder Druck in Kombination mit Scherkräften, welche die Gesundheit beeinträchtigen können (European Pressure Ulcer Advisory Panel, 2019)." [Herdman, Kamitsuru und Lopes 2022: 560]

Praxistipp

Dekubitusrisiko einschätzen

Die Beurteilung des Dekubitusrisikos eines Patienten erfolgt durch klinische Einschätzung der Pflegefachfrau bzw. des Pflegefachmanns, inwieweit individuelle Dekubitusrisikofaktoren vorliegen, sowie unter Berücksichtigung des gesamten Gesundheitszustandes des Patienten. Diese Beurteilung erfolgt auf Grundlage der gesamten Informationssammlung im Rahmen der Pflegeanamnese. Ein erstes, sog. initiales Screening/Assessment umfasst dabei mindestens eine erste Bewertung der aktuellen bzw. bevorstehenden Druck- und Scherkrafteinwirkungen (z. B. bei vorübergehender Bettruhe) und des Hautzustandes. Ein erweitertes differenziertes Assessment beinhaltet weitere mögliche Faktoren, wie sie der Pflegeanamnese und weiteren (z. B. ärztlichen) Befunden entnommen werden können, wie Grunderkrankung, Mobilitätsbeeinträchtigungen, Durchblutungsstörungen, verminderte sensorische Wahrnehmung, Diabetes mellitus, allgemeiner Gesundheitszustand, beeinträchtigter Ernährungszustand, erhöhte Hautfeuchtigkeit. Die Anwendung einer speziellen Risikoskala (Braden etc.) wird nicht empfohlen, kann aber unterstützend wirken (DNQP 2017: 25 f. und 67) und das Bewusstsein der beteiligten Pflege(fach)personen für die Problematik stärken. Zur Problematik der Abgrenzung ärztlicher und Pflegediagnosen siehe Merke-Kasten oben.

Ausführliche Pflegediagnose (PR-Schema):
- **(P)** Risiko einer Druckschädigung bei einem Erwachsenen
- **(R)** Verminderte physische Aktivität, verminderte physische Mobilität, trockene Haut [Fallbeispiel: Patient kann sich nicht selbstständig im Bett positionieren]
- Assoziierte Bedingungen: Erkrankungen des zentralen Nervensystems, Empfindungsstörungen

Schwerpunkte der Pflegedokumentation:
- Systematisches Risikoassessment Dekubitusgefahr zu Beginn des pflegerischen Auftrags in Form eines initialen Screenings (DNQP 2017: 27) bzw. weiteres differenziertes umfassendes Assessment, falls erforderlich, auch unter Zuhilfenahme von Risikoskalen, z. B. Braden-Skala

4. Pflegediagnose: Ineffektives Atemmuster

Definition nach NANDA-I: „Inspiration und/oder Exspiration, die nicht zu einer ausreichenden Belüftung der Lunge führt." [Herdman, Kamitsuru und Lopes 2022: 337]

Vorsicht

Risiko Pneumonie

Hospitalisierte Patienten haben ein besonders hohes Risiko an einer Pneumonie zu erkranken, als Folge eines unwirksamen Atemvorgangs. Studien sprechen von bis zu 40.000 Patienten pro Jahr in deutschen Krankenhäusern, darunter etwa 15.500 Patienten auf Intensivstationen, die eine nosokomiale Pneumonie erwerben (Kolditz, Ewig 2013). Darüber hinaus gehören Lungenentzündungen zu den häufigsten Komplikationen nach einem Schlaganfall. Das Risiko von Schlaganfallpatienten, innerhalb von 30 Tagen nach dem Ereignis zu versterben, ist bei solchen, die eine Pneumonie entwickeln, um 50 % erhöht. Jeder dritte Todesfall unmittelbar nach einem Schlaganfall ist auf eine Pneumonie zurückzuführen. Außerdem dauert der Klinikaufenthalt bei Patienten, die eine Pneumonie erwerben, im Durchschnitt mehr als doppelt so lange wie bei Patienten ohne Pneumonie. Eine zusätzliche Gefahr stellen dabei insbesondere Pneumonien dar, die durch nosokomiale und multiresistente Keime hervorgerufen werden. Auch die Langzeitfolgen einer im Krankenhaus erworbenen Pneumonie wurden in einer Studie untersucht: Nach der Entlassung aus der akut-klinischen Versorgung waren mehr Patienten weiter auf Hilfe angewiesen und deutlich mehr kamen in eine Langzeitpflege-Einrichtung. (Vgl. Ärztezeitung, 26.05.2010) Daher ist deutlich, wie wichtig aus pflegerischer Sicht eine entsprechende Pneumonieprophylaxe während des gesamten Klinikaufenthalts des Patienten ist.

Ausführliche Pflegediagnose (PES-Schema):
- **(P)** Ineffektives Atemmuster
- **(E)** Angst, Körperposition behindert die Lungenausdehnung, Schmerzen, Adipositas
- **(S)** Veränderte Brustkorbbewegung, Tachypnoe [Fallbeispiel: Patient atmet flach; Atemfrequenz ist erhöht]
- Assoziierte Bedingungen: Kritische Erkrankung, Neurologische Beeinträchtigung

Schwerpunkte der Pflegedokumentation:
- Systematisches Risikoassessment Pneumoniegefahr unter Zuhilfenahme geeigneter Assessments, falls erforderlich, z. B. Atemerfassungsskala nach Bienstein

5. Pflegediagnose: Selbstversorgungsdefizit Nahrungsaufnahme

Definition nach NANDA-I: „Unvermögen, selbstständig zu essen." [Herdman, Kamitsuru, Lopes 2022: 361]

Praxistipp

Vom Schlaganfall betroffene Seite einsetzen

Eine der größten Herausforderungen für alle Patienten, die einen Schlaganfall erlitten haben, ist es, so schnell wie möglich ihre gewohnten Alltagsaktivitäten wieder zu erlernen. Dies bedeutet vor allem (mit Ausnahme in der Akutphase) nicht in erster Linie kompensatorisch die weniger betroffene Seite einzusetzen, sondern zu lernen, die stärker betroffene Seite in alle Aktivitäten (z. B. beim Essen und Trinken) miteinzubeziehen. Dies setzt die Anwendung spezieller Pflegekonzepte (z. B. Bobath-Konzept, Basale Stimulation®, Affolter-Modell® u. a.) voraus, um gemeinsam mit dem Patienten unter Ausnutzung und Förderung seiner verbliebenen Ressourcen, die Wahrnehmung der stärker betroffenen Seite zu fördern.

Ausführliche Pflegediagnose (PES-Schema):
- **(P)** Selbstversorgungsdefizit Nahrungsaufnahme
- **(E)** Angst, neurobehaviorale Manifestationen, Schmerzen [Fallbeispiel: linksseitige Hemiplegie; Schluckstörung; Risiko einer Aspiration]
- **(S)** Schwierigkeiten, die Nahrung zum Mund zu führen; Schwierigkeiten beim Kauen von Nahrung, Schwierigkeiten beim Umgang mit Besteck; Schwierigkeiten, eine Mahlzeit selbstständig zu verzehren; Schwierigkeiten beim Schlucken von Nahrung
- Assoziierte Bedingungen: Neuromuskuläre Erkrankungen

Schwerpunkte der Pflegedokumentation:
- Ausmaß der Funktionseinschränkung und Beeinträchtigung; unter Zuhilfenahme geeigneter Assessments zur Erfassung eines Risikos für Mangelernährung falls erforderlich, z. B.: Mini Nutritional Assessment (MNA), Qualitätssicherungskonzept Essen/Trinken im Alter (QuETiA), Subjective Global Assessment (SGA); Assessments zur Erfassung des Appetits, z. B.: Appetite, Hunger and Sensory Perception (AHSP)

6. Pflegediagnose: Beeinträchtigte physische Mobilität

Definition nach NANDA-I: „Einschränkung der unabhängigen, zielgerichteten Bewegung des Körpers oder von einer oder mehreren Extremitäten." (Herman, Kamitsuru und Lopes 2022: 324)

Praxistipp

Schlaganfall und physische Mobilität

Die Beeinträchtigung der physischen (körperlichen) Mobilität und der Verlust der Koordinationsfähigkeit sind die auffälligsten Symptome bei einem Schlaganfall. Eines der wichtigsten Therapieziele bei Patienten mit Schlaganfall ist daher, die Kontrolle über die hemiplegische Seite zumindest teilweise wiederzugewinnen. Im Fallbeispiel mit Herrn Jović gewinnen zusätzliche Faktoren an Bedeutung, die in der Regel zwar als eigenständige Pflegediagnosen formuliert werden, aber im speziellen Fall in engem Zusammenhang mit der physischen Mobilität stehen und diese erheblich beeinflussen (siehe Concept-Map). Daher werden diese unter die Einflussfaktoren der Pflegediagnose „Beeinträchtigte physische Mobilität" subsumiert. Zur Behandlung dienen spezielle Rehabilitationskonzepte, mit deren konsequenter Umsetzung bereits noch in der Akutphase begonnen wird (Frührehabilitation).

Ausführliche Pflegediagnose (PES-Schema):
- **(P)** Beeinträchtigte physische Mobilität
- **(E)** Angst, verminderte Aktivitätstoleranz, verminderte Muskelkontrolle, neurobehaviorale Manifestationen
[Fallbeispiel: linksseitige Hemiplegie, Neglect, Pusher-Syndrom]
- **(S)** Verminderte feinmotorische und verminderte grobmotorische Fähigkeiten, verminderte Bewegungsfähigkeit, Schwierigkeit sich zu drehen, spastische Bewegungen [Fallbeispiel: Selbstständiger Positionswechsel im Bett, selbstständiges Aufsetzen, Halten einer stabilen Sitzposition und selbstständiges Stehen/Gehen nicht möglich]
- Assoziierte Bedingungen: Neuromuskuläre Erkrankungen, beeinträchtigte sensorische Wahrnehmung

Schwerpunkte der Pflegedokumentation:
- Ausmaß der Funktionseinschränkung und Beeinträchtigung; unter Zuhilfenahme geeigneter Assessments zur Beurteilung der Mobilität, falls erforderlich, z. B.: Zehn-Meter-Gehtest (10mGT), Sechs-Minuten-Gehtest (6minGT), Back Performance Scale (BPS)

7. Pflegediagnose: Risiko einer Obstipation

Definition nach NANDA-I: „Anfälligkeit für eine unregelmäßige oder schwierige Stuhlausscheidung, welche die Gesundheit beeinträchtigen kann." (Herman, Kamitsuru und Lopes 2022: 298)

Merke

Risiko Obstipation

Erkrankungen des zentralen Nervensystems wie ein Schlaganfall, Morbus Parkinson, Multiple Sklerose oder auch Rückenmarksverletzungen (Querschnittlähmung) können zu Obstipation führen. Durch Schädigung der für die Darmmotilität zuständigen Nerven kann es zu Verlangsamung des intestinalen Stuhltransits und in weiterer Folge zu Störungen der anorektalen Entleerung kommen.

Ausführliche Pflegediagnose (PR-Schema):
- **(P)** Risiko einer Obstipation
- **(R)** Beeinträchtigte physische Mobilität, Stressoren [Fallbeispiel: z. B. Hospitalisierung]
- Assoziierte Bedingungen: Neurokognitive Störungen

Schwerpunkte der Pflegedokumentation:
- Übliche und aktuelle Stuhlausscheidungsgewohnheiten
- Individuelle Risikofaktoren

8. Pflegediagnose: Risiko einer Thrombose

Definition nach NANDA-I: „Anfälligkeit für die Obstruktion eines Blutgefäßes durch einen Thrombus, der sich lösen und in einem anderen Gefäß festsetzen kann, welche die Gesundheit gefährden könnte." (Herman, Kamitsuru und Lopes 2022: 350)

Vorsicht

Risiko Thrombose

Durch die massive Mobilitätseinschränkung der Patienten mit Schlaganfall in den ersten Tagen nach dem Ereignis kommt es zum Ausfall der sog. „Muskel-Venen-Pumpe" im betroffenen Bein. Während die Aktivität der Beinmuskulatur bei gesunden Menschen den Transport des Blutes in den Venen Richtung Herz befördert, kommt es bei immobilen und bewegungseingeschränkten Patienten zur Verlangsamung der Strömungsgeschwindigkeit des Blutes, bis hin zur Bildung von Gerinnseln *(Thromben)*, die sich lösen und über den rechten Herzvorhof, von dort in die rechte Herzkammer und weiter in die A. pulmonalis bis in die Lunge wandern und dort die Blutbahnen verstopfen können *(Embolie)*. Etwa einer von zehn bettlägerigen Schlaganfallpatienten erleidet in der Klinik eine tiefe Beinvenenthrombose. Für die Patienten kann eine dadurch verursachte Lungenembolie tödlich enden. Es ist Aufgabe sowohl des Arztes als auch der Pflegefachfrau bzw. des Pflegefachmanns, das Risiko einer Thrombose zu erkennen und entsprechende prophylaktische Maßnahmen zu ergreifen. Aus ärztlicher Sicht gilt die Prophylaxe mit niedermolekularem Heparin als wirkungsvollste Methode und ist in einschlägigen Leitlinien ärztlicher Fachgesellschaften als Standard etabliert. Als Kompressionstherapie mit nicht eindeutig belegter Evidenz wird die intermittierende pneumatische Kompression (IPC) angewendet. Für die Wirksamkeit sog. Thromboseprophylaxestrümpfe gibt es bislang keine gesicherte Evidenz (vgl. Ringleb, Köhrmann, Jansen, et al. 2021: 26–30). Das frühzeitige Erkennen von Symptomen einer tiefen Beinvenenthrombose gehört daher – aufgrund der häufigen Patientenkontakte – zu den Aufgaben von Pflegefachfrauen und -männern im Rahmen ihrer Mitwirkungsverantwortung bei ärztlicher Diagnostik und Therapie (vgl. § 5 PflBG).

Die Pflegediagnose „Risiko einer Thrombose" wurde erst in der aktuellen Ausgabe der NANDA-I-Pflegediagnosen (engl. Original: Herdman, Kamitsuru, Lopes [Ed.]. *Nursing Diagnoses – Definitions and Classification*, 12/e. New York 2021: Thieme) in der deutschen Übersetzung von Recom GmbH (2022) erstmals beschrieben. Da bislang noch keine aktuelleren Ausgaben der NOC- bzw. NIC-Pflegeklassifikationen (2018) vorliegen, erfolgt die Zuordnung möglicher Pflegeinterventionen und -outcomes zur Pflegediagnose „Risiko einer Thrombose" durch den Autor.

Ausführliche Pflegediagnose (PR-Schema):
- **(P)** Risiko einer Thrombose
- **(R)** Beeinträchtigte physische Mobilität, Adipositas
- Assoziierte Bedingungen: kritische Erkrankung, Arteriosklerose, Gefäßerkrankungen

Schwerpunkte der Pflegedokumentation:
- Individuelle Risikofaktoren ermitteln

9. Pflegediagnose: Selbstversorgungsdefizit Körperpflege

Definition nach NANDA-I: „Unvermögen, selbstständig Aktivitäten zur Körperreinigung vollständig durchzuführen." (Herman, Kamitsuru und Lopes 2022: 359)

> **Merke**
>
> **Körperpflege ist mehr als „Waschen"**
>
> Der Unterstützung von Patienten bei der Körperpflege wird vielfach zu wenig Bedeutung beigemessen. Häufig wird darunter lediglich das „Waschen" von Patienten oder Pflegebedürftigen verstanden. Besonders Auszubildende im 1. Ausbildungsjahr klagen darüber, dass sie außer „Waschen" nicht viel anderes tun würden. Fälschlicherweise liegt in vielen Pflegeeinrichtungen der Fokus dabei zu sehr auf der Hygiene bzw. der „Reinigung des Körpers", eine Tätigkeit, die – so wird geglaubt – jeder ohne besondere Qualifikation ausführen kann und deshalb auch in der Regel an Pflegende mit geringerer (oder keiner) formaler Qualifikation delegiert wird. Dabei bietet gerade die Unterstützung von Menschen in ihren alltäglichen Routinen (wie zum Beispiel der Körperpflege) eine gute Gelegenheit, das zu tun, was zu den eigentlichen Aufgaben professioneller Pflege gehört. Nämlich Menschen in ihrer Selbstständigkeit zu fördern, verloren gegangene Fähigkeiten wiederzuerlangen, sie in ihrer Wahrnehmungsfähigkeit zu stärken sowie Deprivation und mögliche krankheitsbedingte Komplikationen durch gezielte Prophylaxen zu verhindern. Darüber hinaus bietet die tägliche Körperpflege die Möglichkeit, die Verschlechterung des Gesundheitszustands oder eine Veränderung des Pflegebedarfs zu erkennen und auf neu auftretende Risiken zu reagieren. Dies ist nicht möglich, ohne die Fähigkeit zur Krankenbeobachtung und der gezielten Anwendung evidenz- bzw. erfahrungsbasierter Pflegekonzepte, wie zum Beispiel (im speziellen Fall) dem Bobath-Konzept, dem Affolter-Modell®, dem Konzept der Basalen Stimulation® und der Anwendung kinästhetischer Techniken. Hierzu braucht es Kompetenzen, die nicht in wenigen Wochen oder Monaten erlernt werden können.

Ausführliche Pflegediagnose (PES-Schema):
- **(P)** Selbstversorgungsdefizit Körperpflege
- **(E)** Angst, beeinträchtigte physische Mobilität, neurobehaviorale Manifestationen, Schmerzen [Fallbeispiel: linksseitige Hemiplegie, Negect; spastische Bewegungen]
- **(S)** Erschwerter Zugang zu Wasser, Schwierigkeiten beim Abtrocknen des Körpers, Schwierigkeiten beim Zusammenstellen von Waschutensilien, Schwierigkeiten beim Waschen des Körpers
- Assoziierte Bedingungen: Beeinträchtigte Fähigkeit, Körperteile wahrzunehmen; beeinträchtigte Fähigkeit, räumliche Verhältnisse wahrzunehmen, neuromuskuläre Erkrankungen

Schwerpunkte der Pflegedokumentation:
- Ausmaß der Funktionseinschränkung/Beeinträchtigung im Bereich Körperpflege; unter Zuhilfenahme geeigneter Assessments zur Beurteilung der Pflegebedürftigkeit, falls erforderlich, z. B.: Barthel-Index, Resident Assessment Instrument, Neues Begutachtungsassessment
- Individuelle Gewohnheiten

10. Pflegediagnose: Defizitäres Wissen

Definition nach NANDA-I: „Fehlen der kognitiven Informationen über ein spezielles Thema oder ihrer Aneignung." (Herman, Kamitsuru und Lopes 2022: 374)

> **Merke**
>
> **Beratung**
>
> Die Beratung von Patienten und seinen Angehörigen ist ein wesentlicher Bestand der Aufgaben professioneller Pflege (vgl. § 5 (3) 1 f. PflBG). Im speziellen Fall besteht nicht nur Bedarf an Informationen über das Krankheitsbild und den weiteren Verlauf der stationären Versorgung, sondern insbesondere auch über Unterstützungsmöglichkeiten für den Patienten und seine Angehörigen für die Zeit nach der Entlassung aus dem Krankenhaus.

Ausführliche Pflegediagnose (PES-Schema):
- **(P)** Defizitäres Wissen
- **(E)** Angst, unzureichendes Erkennen von Ressourcen, unzureichende Informationen, neurobehaviorale Manifestationen [Fallbeispiel: Machtlosigkeit]
- **(S)** Ungenaue Aussagen über ein Thema [Fallbeispiel: Patient äußert geringes Wissen über seine Erkrankung, weiß nicht, was mit ihm passiert ist]
- Assoziierte Bedingungen: Neurokognitive Störungen

Schwerpunkte der Pflegedokumentation:
- Ausmaß des Mangels an Wissen über den eigenen Gesundheitszustand und der Bedeutung von Informationen

11. Pflegediagnose: Beeinträchtigte verbale Kommunikation

Definition nach NANDA-I: „Verminderte, verzögerte oder fehlende Fähigkeit, ein System von Zeichen zu empfangen, zu verarbeiten, weiterzugeben und/oder zu nutzen." (Herman, Kamitsuru und Lopes 2022: 380)

Merke

Aphasie und Kommunikation

Der Verlust der Fähigkeit, verbal kommunizieren zu können, ist eines der komplexesten Probleme nach einem Schlaganfall. Dabei gibt es eine große Bandbreite unterschiedlicher Arten von Aphasie. Die Unterscheidung in eine motorische („Broca-Aphasie") und eine sensorische Form der Aphasie („Wernicke-Aphasie") gilt in dieser Gegensätzlichkeit heute als überholt. Kommunikationsbarrieren in der Pflege von Menschen mit Migrationshintergrund bedeuten eine weitere besondere Herausforderung, auch wenn diese fließend die Sprache des Ankunftslandes beherrschen, ihre Muttersprache aber eine andere ist. Viele krankheitsbedingte Symptome werden häufig kulturell überformt, in ganz eigener Weise interpretiert oder im ungünstigsten Fall – obwohl für den weiteren Behandlungsverlauf entscheidend – nicht geäußert. Hier kann die Unterstützung durch einen professionellen Dolmetscher angezeigt sein, vor allem auch, damit es zu keinen inhaltlichen Fehlinterpretationen durch die Übersetzung, insbesondere der von Seiten des medizinischen Personals mitgeteilten Informationen, kommt. Von der Hilfe durch Familienangehörige oder enge Bezugspersonen wird in diesem Zusammenhang (vor allem bei wichtigen Aufklärungs- und Beratungsgesprächen) dringend abgeraten.

Ausführliche Pflegdiagnose (PES-Schema):
- **(P)** Beeinträchtigte verbale Kommunikation
- **(E)** Verändertes Selbstkonzept
  [Fallbeispiel: Angst, Machtlosigkeit]
- **(S)** Schwierigkeiten mit der Körpersprache, undeutliche Aussprache, Schwierigkeiten, Kommunikation zu verstehen, beeinträchtigte Fähigkeit, Mimik einzusetzen
  [Fallbeispiel: Sprache klingt verwaschen, antwortet auf einfache Fragen teilweise nicht adäquat]
- Assoziierte Bedingungen: Erkrankungen des zentralen Nervensystems, motoneurale Erkrankung, Sprachstörungen

Schwerpunkte der Pflegedokumentation:
- Ausmaß Funktionseinschränkung/Beeinträchtigung

12. Pflegediagnose: Machtlosigkeit

Definition nach NANDA-I: „Zustand des tatsächlichen oder wahrgenommenen Verlusts der Kontrolle oder des Einflusses auf Faktoren oder Ereignisse, die das eigene Wohlbefinden, das persönliche Leben oder die Gesellschaft betreffen (übernommen von der American Psychology Association)." (Herman, Kamitsuru und Lopes 2022: 479)

Merke

Gefühl der Machtlosigkeit

Ein Schlaganfall geht in vielen Fällen mit dem (teilweise vorübergehenden) Verlust der Sprachfähigkeit und dem Verlust der Kontrolle über die eigenen motorischen Funktionen einher und damit mit der Unfähigkeit, seine Alltagshandlungen in gewohnter Weise ausüben zu können. Dass es vor allem die Pflege ist, die auf dieses Gefühl der Machtlosigkeit reagiert und damit umzugehen weiß, zeigt sich in folgendem Zitat von Giovanni Maio, Direktor des Instituts für Ethik und Geschichte der Medizin der Universität Freiburg: *„Ziel [von Pflege] ist nicht Heilung, sondern Integrität. In der Pflege geht es darum, das Versehrte wieder auf eine neue Ganzheit hin auszurichten. [...] Denn die Pflege setzt auch und gerade dort ein, wo keine Heilung (mehr) möglich ist, um trotzdem innerhalb des Krank- und Gebrechlichseins das Gefühl von Heilsein zu ermöglichen, das Gefühl von Ganzheit, das Gefühl nicht nur versehrt zu sein. Sie arbeitet daran, dem Patienten ein Gefühl von körperlicher Integrität zurückzugeben. [...] Die Pflege möchte den im Kranksein oft als fremd empfundenen Körper wieder zum vertrauten Körper machen, [...] um auch im Zustand der Versehrtheit die erhalten gebliebenen gesunden Anteile zu fördern und dem Menschen vor Augen zu führen, dass [er auch] trotz seiner Hilfsbedürftigkeit der Krankheit nicht ausgeliefert ist."* (Maio 2017: 277). Zu beachten ist aber auch, dass trotz des Gefühls der Machtlosigkeit der Patient nicht überfordert werden darf. Das Ziel aus pflegerischer Sicht, den Patienten darin zu unterstützen, seine Autonomie wiederzuerlangen und Verantwortung für Entscheidungen zu übernehmen, bedarf einer genauen Differenzierung. Insbesondere bei Patienten mit Migrationshintergrund haben die Begriffe Eigenverantwortung und Autonomie – vor allem in medizinischen Kontexten – eine völlig andere Bedeutung (Beispiel: „Familienautonomie", der Arzt als „Autoritätsperson"). Das Autonomiekonzept, wie es für westlich-industrialisierte Gesellschaften typisch ist, deren Verständnis von Familie und Individualität sowie die weit verbreitete Geringschätzung von Traditionen, ist vielen (süd-)osteuropäischen und asiatischen Gesellschaften fremd. Dies gilt es bei medizinischen und pflegerischen Entscheidungsfindungen zu berücksichtigen.

Ausführliche Pflegediagnose (PES-Schema):
- **(P)** Machtlosigkeit
- **(E)** Angst, beeinträchtigte physische Mobilität; unzureichendes Wissen, um mit der Situation umzugehen; ineffektive Copingstrategien, geringes Selbstwertgefühl, Schmerzen, wahrgenommene Komplexität des Therapieregimes [Fallbeispiel: defizitäres Wissen; gefährdetes familiäres Coping]
- **(S)** Drückt Zweifel an der Rollenerfüllung aus; berichtet über ein inadäquates Kontrollgefühl [Fallbeispiel: Patient äußert, dass er sich nicht mehr als „richtiger" Mann fühle; berichtet von Entfremdung des eigenen Körpers]
- Assoziierte Bedingungen: zerebrovaskuläre Störungen, kritische Erkrankung, Unvorhersehbarkeit des Krankheitsverlaufs

Schwerpunkte der Pflegedokumentation:
- Ausmaß der vom Patienten empfundenen Macht- und Hilflosigkeit; z. B. wörtliche Äußerungen

Bedeutung von Pflegediagnosen im Zusammenhang mit der Vergütung pflegerischer Leistungen im Krankenhaus

Seit 2003 werden allgemeine Krankenhausleistungen durch sog. **Diagnosis Related Groups (DRGs)** vergütet. Dabei handelt es sich um Pauschalen, die bestimmt werden durch die Krankheitsart (Diagnose), den Schweregrad der Erkrankung sowie die erbrachten ärztlichen Leistungen (Operationen und Prozeduren). Dies hat zur Folge, dass bei Patienten mit leichten Erkrankungen die Vergütungen geringer sind als bei schweren, aufwendig zu behandelnden Erkrankungen. Mit der Fallpauschale wird die Vergütung einer definierten Erkrankung und deren Behandlung in einer bestimmten Bandbreite der Verweildauer kalkuliert, d. h. alle Erkrankungen sowie Untersuchungen und Therapien, die Kliniken durchführen, werden einer Fallpauschale zugeordnet, aus der sich die Vergütung ergibt. Die Höhe der Pauschalen wird jährlich neu kalkuliert auf Basis der durchschnittlichen Behandlungskosten, die in 250–300 Kliniken erhoben werden. Nicht berücksichtigt werden dabei allerdings die anfallenden Pflegekosten. Erst seit dem Jahre 2020 werden durch das **Pflegepersonal-Stärkungsgesetz (PpSG)** die Pflegepersonalkosten unabhängig von den Fallpauschalen vergütet. Die Krankenhausvergütung erfolgt zukünftig also auf Basis einer Kombination aus Fallpauschalen und kalkuliertem Pflegebudget. Damit sollen die Pflegekosten besser abgebildet werden, die im Zusammenhang mit einer DRG anfallen. Trotzdem das DRG-System seit seiner Einführung ständig weiterentwickelt und ausdifferenziert wurde, ist dieses System bis heute heftiger Kritik ausgesetzt. Wie eine solche angemessene Abbildung pflegerischer Leistungen gelingen kann, darüber wird unter Pflegewissenschaftlern, Kostenträgern und Krankenhausökonomen bis heute heftig diskutiert. Pflegediagnosen könnten dabei eine wichtige Rolle spielen, um die Leistungen und Ergebnisse von Pflege in einer gemeinsamen Fachsprache darstellen zu können. Es zeigt sich allerdings auch, dass das Verständnis darüber zwischen Pflegewissenschaftlern und Krankenkassen auseinanderklafft.

Wichtig bei der Diskussion um die Bedeutung von Pflegediagnosen hinsichtlich der Kosten und der Qualität ist Folgendes: Pflegediagnosen sind nicht für die Ableitung eines in Minutenwerten bemessenen quantitativen Pflegebedarfs geeignet. Pflegediagnosen folgen einem Pflegeverständnis und Menschbild, das sich einer simplen, verrichtungsorientierten Vorstellung von Pflege verweigert. Eine vorgegebene automatische Ableitung vorgegebener Pflegemaßnahmen, die mit bestimmten Minuten- und Kostenwerten hinterlegt werden, ist damit nicht möglich. Die Entscheidung, welche Maßnahmen in der individuellen Pflegesituation des einzelnen Patienten angemessen sind, ist ausschließlich eine der jeweiligen verantwortlichen Pflegefachfrau bzw. des Pflegefachmanns.

Mit der Frage, wie pflegerische Leistungen sowohl hinsichtlich der Kosten als auch der Qualität tatsächlich realitätsnah abgebildet werden können, beschäftigt sich auch der Deutsche Berufsverband für Pflegeberufe (DBfK).

Praxistipp

Downloadlink: Positionspapier des DBfK

Lesen Sie dazu das Positionspapier des DBfK: „Zukunft der Pflegefinanzierung und Personalausstattung im Krankenhaus (§137k SGB V)" und diskutieren Sie kritisch die darin gemachten Vorschläge! Online unter: www.dbfk.de/media/docs/download/DBfK-Positionen/Positionspapier_Zukunft-der-Pflegefinanzierung-und-Personalausstattung_im-Krankenhaus_22-01.pdf

Kritischer Blick

Pro und Contra Pflegeklassifikationssysteme

Pro

- Einheitliche Pflegefachsprache (Kriterium der Professionalisierung)
- Präzise und einheitliche Benennung von Pflegeproblemen, Einflussfaktoren und Symptomen
- Klare Zuordnung von Pflegeergebnissen und -interventionen
- Transparente Darstellung der Erfolge und Wirksamkeit pflegerischer Maßnahmen über Outcomes und Indikatoren
- Instrument zur Qualitätssicherung
- Evidenzbasierung
- Möglichkeit der Kodierung zu Abrechnungszwecken
- Teilweise interdisziplinärer Einsatz möglich (erste Projekte zur Anbindung an medizinische Kodiersysteme, z. B. ICD und DRG)

Contra

- Hoher Schulungsaufwand (in der Anfangsphase)
- Nur auf EDV-Basis sinnvoll
- Kostenfaktor bei der Einführung
- Regelmäßige Updates erforderlich

Beispiel stationäre Pflege

Für Menschen mit psychischen Erkrankungen sind die Klinik oder spezielle Therapieeinrichtungen nicht die einzige Form, in der sie Hilfe finden können. In immer mehr stationären Einrichtungen finden sich auch Menschen mit psychischen Erkrankungen. Neben den verschiedenen Formen von Demenz sind es zunehmend auch affektive Störungen, die der Anlass sein können, dass Menschen auf Dauer nicht mehr alleine leben können, um ihren Alltag zu bewältigen. Immer häufiger sind auch ältere und hochbetagte Menschen von psychischen Störungen betroffen, vor allem von Depressionen, zum Beispiel, weil der Lebens-/Ehepartner nach vielen gemeinsamen Jahren und Jahrzehnten plötzlich verstorben ist und die Hinterbliebenen sich schwertun, ihr Leben nun alleine organisieren zu müssen.

Fallbeispiel

Frau Goldberg hat eine schwere depressive Episode

Frau Martha Goldberg, 83 Jahre alt, hat vor 6 Monaten ihren Mann Jakob verloren, mit dem sie glücklich seit 2 Jahren in der stationären Einrichtung „Zum Rosengarten" in einem Appartement verbracht hat. Der Entschluss, in eine Pflegeeinrichtung zu ziehen, ist beiden nicht leichtgefallen. Seitdem ihr Mann unerwartet an einem Herzinfarkt verstorben ist, fällt es ihr schwer, überhaupt noch Lust auf irgendwelche Aktivitäten zu haben, die in der Einrichtung angeboten werden. Der Verlust ihres Ehemanns, mit dem sie über 60 Jahre verheiratet war, hat ein tiefes Loch gerissen. Hinzu kommt, dass sie auch ihre einzige Tochter vor 5 Jahren mit Ende vierzig durch eine schwere Tumorerkrankung verloren hat. Trotzdem haben sich Frau Goldberg und auch ihr Mann immer ihre Freundlichkeit und Fröhlichkeit bewahrt. Die Pflegekräfte berichten aktuell, dass es manchmal kaum möglich ist, Frau Goldberg morgens dazu zu bewegen, aufzustehen, sich fertig zu machen und sich an den Frühstückstisch zu setzen. Auch das Angebot, sich dabei helfen zu lassen, lehnt sie immer öfter ab. Sie sagt dann: „Für mich lohnt sich das doch alles nicht mehr! Was soll ich denn noch ohne meinen Jakob?!" Die Pflegekräfte beobachten allerdings, dass Frau Goldberg gegen Abend besser motiviert werden kann, aufzustehen. Mit Unterstützung setzt sie sich dann doch an den Tisch und isst eine Kleinigkeit, die man ihr zubereitet hat. Dann hat sie es sogar gerne, wenn sich eine Pflegekraft etwas Zeit nimmt, um mit ihr zu plaudern. Sie scheint wie ausgewechselt, während mit ihr doch morgens bis in den Nachmittag hinein „nix los ist", wie sie selber sagt und es schwer ist, sie zu irgendetwas zu motivieren. Vor allem mühsam ist es auch, dafür zu sorgen, dass sie ausreichend isst und trinkt. Es gibt zudem Tage, da fällt sie auch abends wieder in ein tiefes Loch. Sie sitzt dann im Sessel und weint und erzählt von der glücklichen Zeit, die sie mit ihrem Mann hatte. Immer öfter spricht sie auch von ihrer Tochter. Ihre chronische Schmerzsymptomatik, verursacht durch eine Arthrose in den Kniegelenken, hat sich ebenfalls verschlechtert. Hinzu kommen immer öfter Unwohlsein und Verdauungsprobleme wie Obstipation. Da der Zustand bereits über zwei Monate andauert, wurde nach Rücksprache mit dem Hausarzt ein Psychiater konsultiert. Aufgrund der Symptomatik hatte dieser bereits eine „schwere depressive Episode" diagnostiziert und zunächst initial 15 mg Mirtazapin 1 × tgl. verordnet. Eine akute Suizidgefährdung konnte ausgeschlossen werden. Eine Aufnahme in eine psychiatrische Klinik wurde nicht empfohlen, da dies von Frau Goldberg abgelehnt wurde und sie sich in der Einrichtung gut betreut fühlt. Ein Wechsel der gewohnten Umgebung sollte daher vermieden werden. Dafür ist nun geplant, dass für einen Zeitraum von vier Wochen einmal täglich speziell ausgebildete Pflegefachfrauen bzw. -männer sowie Psychologen der Krisenstation der psychiatrischen Abteilung des nahegelegenen Krankenhauses im Rahmen der stationsäquivalenten

Behandlung (StäB) zu Frau Goldberg kommen, um das Pflegepersonal dabei zu unterstützen, die Bewohnerin zu stabilisieren und sie zu befähigen, vorhandene Ressourcen zu nutzen, um sie erneut bestmöglich in den Alltag der Pflegeeinrichtung zu integrieren. Einmal wöchentlich findet in der Einrichtung eine Visite durch den verantwortlichen psychiatrischen Oberarzt des Klinikums statt und anschließend eine gemeinsame Fallbesprechung mit dem Pflegeteam, um die Fortschritte der Bewohnerin zu evaluieren. Nach vier Wochen soll entschieden werden, ob die Behandlung beendet werden kann oder verlängert werden soll.

Gemeinsam mit ihrer Praxisanleiterin Frau Diallo tauscht sich die Auszubildende Anita Rausch über die Veränderung im Verhalten von Frau Goldberg aus und wie darauf reagiert werden kann. Frau Diallo macht den Vorschlag, dass Anita Rausch eine neue Pflegeanamnese in Vorbereitung auf den Beginn der StäB erstellen soll (strukturiert nach den AEDL von M. Krohwinkel) und die Pflegeplanung auf die veränderte Situation der Bewohnerin hin vollständig überarbeitet wird. Diese soll die Grundlage sein, um im Kollegenkreis über das weitere Vorgehen gemeinsam zu beraten. Zugleich bietet sich damit eine gute Gelegenheit, den Umgang mit der Pflegesoftware, wie sie in der Einrichtung „Zum Rosengarten" in Verwendung ist, noch besser einzuüben und ihre Kenntnisse über den Pflegeprozess und wie dieser in einer elektronischen Pflegedokumentation abgebildet werden kann, zu verbessern.

Pflegeanamnese für Martha Goldberg

Stammdaten

In einem 1. Schritt überprüft Anita Rausch das **Stammblatt** (► Abb. 4.36) der Bewohnerin, ob es aktuelle Informationen gibt, die ergänzt werden müssen. Dabei fällt ihr auf, dass das Stammblatt in einigen Bereichen immer noch unvollständig ist. Unter dem Register „Angehörige/Bevollmächtigte" und „Betreuer" findet sich aktuell kein Eintrag. Frau Rausch denkt sich, dass es vielleicht wichtig sein könnte – gerade in der gegenwärtigen Situation und für die Zukunft – eine Bezugsperson zu haben, die im Notfall für Frau Goldberg Entscheidungen treffen kann, falls diese nicht mehr dazu in der Lage sein sollte. Sie wird das Thema mit ihrer Praxisanleiterin besprechen. Außerdem fällt Frau Rausch auf, dass Frau Goldberg kein Schweinefleisch isst. Sie weiß, dass Frau Goldberg jüdischen Glaubens ist, versteht aber nicht den genauen Zusammenhang und was das mit dem Verzehr von Schweinefleisch zu tun hat. Anita Rausch ist neugierig und wird Frau Goldberg im Pflegeanamnesegespräch danach fragen. Vielleicht erfährt sie dabei auch, welche Rolle der Glaube im Leben von Frau Goldberg spielt. Vielleicht könnte ihr das auch bei der Bewältigung ihrer gegenwärtigen Krise helfen. Außerdem fehlt noch der Name und die Anschrift des Psychiaters, der vor einer Woche konsultiert wurde und der die stationsäquivalente Behandlung (StäB) angeregt hatte.

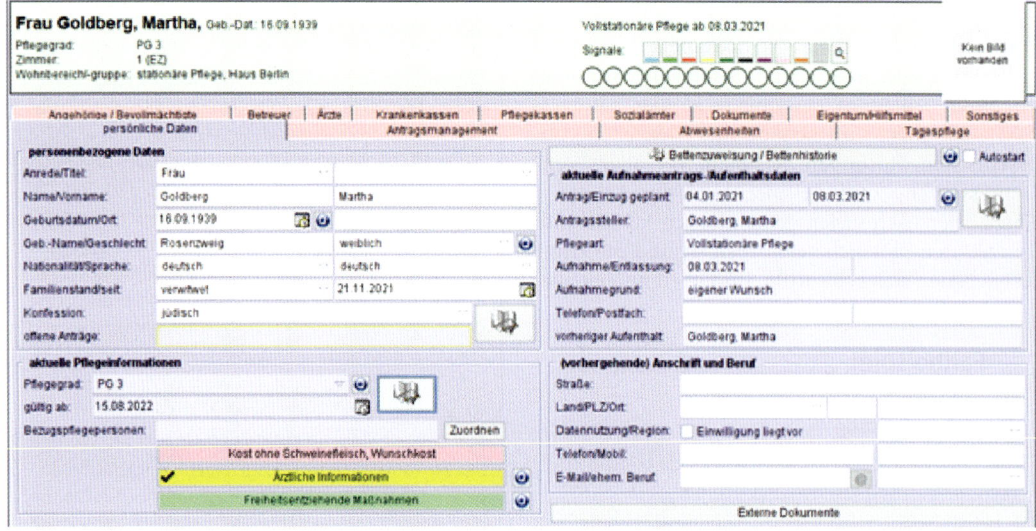

Abb. 4.36 Elektronisches Stammblatt von Frau Goldberg [P1312]

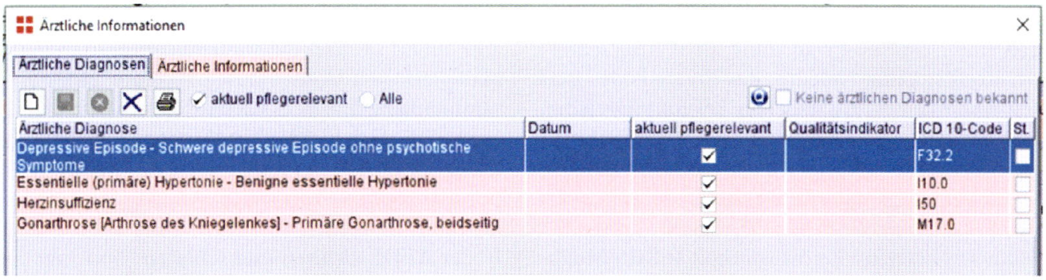

Ärztliche Informationen

Ärztliche Diagnosen | Ärztliche Informationen

✓ aktuell pflegerelevant ○ Alle   ☐ Keine ärztlichen Diagnosen bekannt

Ärztliche Diagnose	Datum	aktuell pflegerelevant	Qualitätsindikator	ICD 10-Code	St.
Depressive Episode - Schwere depressive Episode ohne psychotische Symptome		☑		F32.2	☐
Essentielle (primäre) Hypertonie - Benigne essentielle Hypertonie		✓		I10.0	☐
Herzinsuffizienz		✓		I50	☐
Gonarthrose [Arthrose des Kniegelenkes] - Primäre Gonarthrose, beidseitig		✓		M17.0	☐

Abb. 4.37 Ärztliche Diagnosen von Martha Goldberg [P1312]

Ärztliche Diagnosen

Unter den „ärztliche(n) Informationen" findet Anita Rausch den Hinweis auf die bisher bekannten **ärztlichen Diagnosen** (▸ Abb. 4.37) sowie die aktuelle psychiatrische Diagnose. Sie wusste bereits, dass Frau Goldberg an einer Hypertonie leidet, die medikamentös eingestellt ist und sie aufgrund einer Herzinsuffizienz immer sehr schnell erschöpft ist. Hinzu kommt die Gonarthrose, die eine zusätzliche Einschränkung in vielen ihrer Alltagaktivitäten bedeutet.

Die Verschlechterung des Zustands von Frau Goldberg war der Anlass, dass ein sog. **Höherstufungsantrag** gestellt wurde, da nicht nur körperliche Einschränkungen sondern auch psychische Störungen eine Erhöhung des Pflegegrads begründen können. Bei Frau Goldberg ist es die Depression, die zu einer Verringerung ihrer Selbstständigkeit und zu einem erhöhten Betreuungs- und Pflegeaufwand führt. Unter dem Register „Antragsmanagement" findet Anita Rausch die „Pflegegradhistorie" und sieht, dass der Antrag vom 25.07.2022, ein Zeitpunkt, an dem sich der Zustand von Frau Goldberg bereits seit ca. zwei Wochen verschlechtert hatte, am 15.08.2022 genehmigt wurde. Frau Goldberg hat seitdem den Pflegegrad 3.

Nachdem die **Stammdaten** erfasst und ergänzt sind, führt Anita Rausch gemeinsam mit ihrer Praxisanleiterin ein Anamnesegespräch mit Frau Goldberg und ordnet die Informationen anschließend den jeweiligen AEDL zu.

Hinweis: Im Folgenden sind die Ergebnisse des Anamnesegesprächs in fortlaufendem Text frei formuliert zusammengefasst. Unter ▸ 4.3.6 ist eine zweite mögliche Form der Dokumentation, d.h. stichwortartig in Tabellenform zu finden, wie sie für papier- oder EDV-gestützte Pflegedokumentationen typisch ist.

AEDL nach M. Krohwinkel

In der **AEDL „Kommunizieren"** hat Frau Goldberg keine Einschränkungen, es gibt daher keine Pflegeprobleme, die dokumentiert werden müssen, mit Ausnahme der Hilfsmittel, die die Bewohnerin benutzt. Die Pflegediagnosen werden in der Software frei formuliert oder entsprechend einer gängigen Pflegediagnosenklassifikation, wie z.B. NANDA-I hinterlegt, so dass darauf zurückgegriffen werden kann, um die Pflegeprobleme der Bewohnerin präzise und fachlich korrekt zu formulieren. Auch der Grad der Selbstständigkeit in der jeweiligen AEDL kann dokumentiert werden („selbstständig/unbeeinträchtigt", „überwiegend selbstständig/Fähigkeit größtenteils vorhanden", „überwiegend unselbstständig/Fähigkeit in geringem Maße vorhanden", „überwiegend unselbstständig/Fähigkeit in geringem Maße vorhanden", „unselbstständig/Fähigkeit nicht vorhanden").

Praxistipp

Downloadlink: Grade der Selbstständigkeit

Eine ausführliche Definition der unterschiedlichen Grade der Selbstständigkeit findet sich in den Richtlinien des GKV-Spitzenverbandes zur Feststellung der Pflegebedürftigkeit nach dem XI. Buch des Sozialgesetzbuches unter: https://md-bund.de/fileadmin/dokumente/Publikationen/SPV/Begutachtungsgrundlagen/_21-05_BRi_Pflege_21_11_18_barrierefrei.pdf

In der **AEDL „Sich bewegen"** übernimmt Anita Rausch die Pflegeprobleme, wie sie bereits beschrieben waren und ergänzt unter „Problembeschreibung" die Auswirkungen der Depression im Zusammenhang mit der Mobilität der Bewohnerin. Zur Absicherung der Einschätzung des Dekubitusrisikos kann ein Assessment mit Hilfe der Braden-Skala durchgeführt werden. Wenn allerdings bereits eine sichere klinische Einschätzung erfolgt ist und eine Dekubitusgefährdung nicht ausgeschlossen werden kann, bedeutet das Ergebnis der Braden-Skala keinen zusätzlichen Erkenntnisgewinn, sofern adäquate druckentlastende Maßnahmen ergriffen werden.

In der **AEDL „Vitale Funktionen"** dokumentiert Anita Rausch das Beklemmungsgefühl, das die Bewohnerin in letzter Zeit wiederholt äußert. Möglicherweise, so denkt sich Frau Rausch, eine psychosomatische Begleiterscheinung der Depression? Die zeitweise Dyspnoe, über die Frau Goldberg bei zunehmender körperlicher Belastung klagt, ist hingegen bereits seit längerer Zeit bekannt und steht im Zusammenhang mit der Herzinsuffizienz der Bewohnerin.

In der **AEDL „Sich pflegen"** war die Bewohnerin aufgrund ihrer körperlichen Schwäche und ihrer Mobilitätseinschränkung bislang auf Unterstützung durch das Pflegepersonal angewiesen. Die tägliche Körperpflege war aber immer ein wichtiges Ritual für sie. Sie war zwar in der Lage, die Körperpflege größtenteils selber durchzuführen, brauchte aber Hilfe beim Waschen des Unterkörpers und des Rückens sowie beim Duschen. Die Depression führte nun dazu, dass sie wesentlich mehr Unterstützung und vor allem Anleitung und Motivation in ihren alltäglichen Aktivitäten braucht.

Die **AEDL „Essen und Trinken"** schaut sich Anita Rausch ganz besonders gut an. Sie weiß, dass viele psychische Erkrankungen Einfluss auf das Ernährungsverhalten haben und vor allem Appetitlosigkeit häufig mit depressiven Störungen korreliert. Bei Frau Goldberg fällt auf, dass sie weniger isst als noch vor ein paar Monaten. Während vor drei Monaten das Gewicht bei 67 kg lag, hat Anita Rausch aktuell ein Gewicht von 63 kg gemessen. Dies entspricht einem Gewichtsverlust von 6 %. Sie schlägt daher ihrer Praxisanleiterin vor, ein ausführlicheres Ernährungsassessment durchzuführen und lässt sich von Frau Diallo das Assessmentinstrument des Mini-Nutritional-Assessments (MNA) erläutern, das hierfür in der Einrichtung verwendet wird. Ein solch ausführliches Assessment ist ebenfalls in vielen EDV-basierten Pflegedokumentationssystemen hinterlegt und mit den Daten der Pflegeanamnese verknüpft.

Bei den Selbstpflegeaktivitäten der Bewohnerin im **AEDL „Ausscheiden"** beobachtet Anita Rausch ebenfalls einige Veränderungen. Frau Goldberg hatte früher regelmäßig Stuhlgang bzw. hatte nie über Probleme damit geklagt. Seit einigen Wochen aber äußert sie, dass die Stuhlentleerungen weniger häufig erfolgen. Anita Rausch vermutet einen Zusammenhang mit ihrer nachlassenden Mobilität.

Im **AEDL „Sich kleiden"** beobachtet Anita Rausch, dass Frau Goldberg, seitdem es ihr so schlecht geht, nur mehr wenig Wert auf ihr Äußeres legt und ihr die Motivation fehlt, darauf zu achten.

In der **AEDL „Ruhen und schlafen"** berichtet die Bewohnerin von Ein- und Durchschlafstörungen, die sie sehr belasten. Sie glaubt, dass sie den Schlaf tagsüber „nachholen" könnte, was aber nicht der Fall ist. Anita Rausch überlegt sich, ob es nicht sinnvoll sein könnte, gemeinsam mit der Bewohnerin ein Schlaftagebuch zu führen, um ihr in dem Bereich Unterstützung anzubieten.

Praxistipp

Depression und Schlafstörungen

Für Menschen mit Depressionen sind Schlafstörungen ein häufiges Problem, das die Befindlichkeit der Patienten zusätzlich massiv beeinträchtigen und die depressive Stimmungslage befördern kann.

In der **AEDL „Sich beschäftigen"** dokumentiert Anita Rausch das nachlassende Interesse der Bewohnerin an Beschäftigungsangeboten der Einrichtung, obwohl sie früher immer sehr gerne gemeinsam mit ihrem Mann daran teilgenommen hatte.

In der **AEDL „Mann/Frau sein"** äußert Frau Goldberg keine Probleme. Anita Rausch allerdings ist überzeugt, dass die Beziehung zu ihrem Mann einen wichtigen Teil auch ihrer Identität als Frau ausmacht. Hinter dem Verlust ihres Mannes – von dem die Bewohnerin oft erzählt – glaubt Anita Rausch auch die Sehnsucht nach körperlicher Nähe und Beziehung heraushören zu können. Der Tod von Herrn Goldberg bedeutete damit auch eine schlagartige Veränderung sexueller Aktivitäten und der Erfüllung sexueller Bedürfnisse der Bewohnerin. Da es sich aber nur um eine Vermutung handelt und von Frau Goldberg keine weiteren Informationen hierzu zu erfahren sind, trägt Anita Rausch unter Probleme „keine" ein.

In der **AEDL „Für Sicherheit sorgen"** dokumentiert Anita Rausch das Sturzrisiko von Frau Goldberg, beeinflusst vor allem durch ihre chronischen Schmerzen in den Knien und ihren teilweise unsicheren Gang.

Die **AEDL „Soziale Bereiche sichern"** nimmt Bezug auf die Fähigkeit, Kontakte zu knüpfen und Beziehungen einzugehen. Diese Fähigkeit ist aktuell durch den Gemütszustand von Frau Goldberg eingeschränkt, obwohl sie in der Vergangenheit viele gute Kontakte zu anderen Heimbewohnern hatte. Sie äußert oft, dass sie sich trotzdem „sehr einsam" fühle und „keine Kraft" habe, andere Mitbewohner zu besuchen oder auf sie zuzugehen.

Die **AEDL „Existenzielle Erfahrungen"** wird nach dem Pflegemodell von M. Krohwinkel unterschieden in existenzfördernde und existenzgefährdende Erfahrungen. Als „existenziell" werden Erfahrungen bezeichnet, die den eigentlichen Kern, d. h. die Existenz des Menschen betreffen und damit diejenigen spezifischen Erfahrungen, die Menschen von allen anderen Lebewesen unterscheiden. Angst, Hoffnungslosigkeit, Isolation, Vereinsamung, Schmerzen, Trauer- und Verlusterfahrungen sind Erfahrungen, die die Existenz des Menschen gefährden, sofern sie nicht bewältigt werden. Positive Erfahrungen, wie z. B. Hoffnung, Resilienz, die Fähigkeit zur Selbstfürsorge, die Erfahrung, eine Aufgabe im Leben zu haben, sind Erfahrungen, die einem bei der Bewältigung von Herausforderungen helfen können und als „existenzfördernde" Erfahrungen bezeichnet werden. Wichtig dabei ist, dass existenzielle Erfahrungen in allen AEDL gemacht werden können und von Bedeutung sind. Viele Pflegedokumentationssysteme verleiten dazu, den Bereich der existenziellen Erfahrungen als eine Art „eigenes AEDL", isoliert von allen anderen zu betrachten. Dabei zeigt das Fallbeispiel von Frau Goldberg sehr anschaulich, welche Auswirkungen die Erfahrung des Verlusts ihres Ehemanns und ihre unbewältigte Trauer darüber auf andere AEDL hat. Dieser Zusammenhang sollte aus der Pflegeanamnese bzw. der Pflegeplanung hervorgehen. In einigen Pflegedokumentationssystemen bietet sich die Möglichkeit, in der Pflegeplanung die Wechselwirkung der einen AEDL mit anderen zu beschreiben (siehe auch ▸ 4.3).

In einer elektronischen Pflegeanamnese bietet sich oft die Möglichkeit, Pflegeklassifikationssysteme wie z. B. NANDA-I oder frei formulierte Pflegediagnosen zu hinterlegen. Damit können das AEDL-Strukturierungsmodell und Pflegeklassifikationssysteme miteinander verknüpft werden.

Beispiel ambulante Pflege

Definition

Demenz vom Alzheimer-Typ

Die Demenz vom Alzheimer-Typ ist die häufigste Form demenzieller Erkrankungen. Sie ist benannt nach dem Arzt Alois Alzheimer (1864–1915), der 1905 erstmals die Symptome der Krankheit an einer Patientin beschrieben hatte. Charakteristisch für diese Form der Demenz ist der fortschreitende Abbau kognitiver Fähigkeiten, der mit zunehmender zeitlicher, örtlicher, situativer und persönlicher Desorientierung einhergeht. Hinzu kommt eine Zunahme der Pflegebedürftigkeit bis hin zu schweren Formen von Mobilitätseinschränkung, erhöhter Dekubitus-, Kontraktur- und Pneumoniegefahr. Entscheidend für den Verlauf der Erkrankung und das Wohlbefinden der Patienten ist, ihnen in jedem Stadium die soziale Teilhabe zu ermöglichen, eine Umgebung zu bieten, die sie vor Deprivation bewahrt, und ihnen auch bei schweren Verläufen durch Berührung, Basale Stimulation®, sanfte akustische und optische Reize die Möglichkeit zu geben, sich auf einer tieferen Ebene in ihrer emotionalen und körperlichen Befindlichkeit *als Mensch* akzeptiert, geborgen und sicher zu fühlen.

Fallbeispiel

Diagnose Demenz – und jetzt?

Heidrun Schmidt, 76 Jahre alt, lebt zusammen mit ihrem Ehemann in einer Drei-Zimmer Wohnung. Das Ehepaar ist seit 50 Jahren verheiratet. Vor etwa drei Jahren entwickelte Frau Schmidt Symptome eines demenziellen Syndroms. Immer wieder vergaß sie nach dem Kochen, die Herdplatte auszumachen oder verlegte immer öfter Sachen und konnte sich anschließend nicht mehr daran erinnern. Außerdem bemerkte ihr Mann immer öfter, dass Speisen, die sie seit vielen Jahrzehnten gekocht hatte und zu ihren Lieblingsgerichten zählten, nicht mehr so schmeckten, wie er es gewohnt war. Wenn er sie darauf ansprach, reagierte sie häufig gereizt und meinte, „das kann ja doch mal passieren in all den Jahren!" Anfangs dachte sich ihr Mann nicht viel dabei. Vor allem, da es immer wieder Zeiten gab, in denen die Symptome verschwunden zu sein schienen. Als sie aber eines Tages nach Stunden vom Einkaufen immer noch nicht nach Hause kam, ging Herr Schmidt seine Frau suchen und fand sie schließlich orientierungslos am Ortsrand gehend. Da bekam er richtig Angst, vor allem, da seine Frau auch Diabetikerin und insulinpflichtig ist. Zudem verstärkte sich sein Eindruck, dass seine Frau immer mehr Mühe hatte, Unterhaltungen zu folgen. Wenn Freunde, mit denen sie sich früher immer angeregt unterhalten hatte,

zu Besuch waren, beteiligte sie sich immer weniger am Gespräch. Herr Schmidt machte sich große Sorgen und merkte, dass etwas nicht stimmte mit seiner Frau, verdrängte aber den Gedanken, dass es sich um eine Demenz handeln könnte. In vielen alltäglichen Routinen benötigte sie immer öfter seine Unterstützung. Erst als er eine Dokumentation zum Thema im Fernsehen sah, fasste er den Entschluss, mit seiner Frau zum Hausarzt zu gehen und ihm davon zu erzählen. Sofort veranlasste der Hausarzt, der das Ehepaar seit vielen Jahren kennt, einen Termin zur Vorstellung von Frau Schmidt in einer Demenz-Sprechstunde am nahegelegenen Klinikum. Nach einer umfangreichen Diagnostik, um mögliche somatische Ursachen auszuschließen, stand die Diagnose einer Demenz vom Alzheimer-Typ fest. Für das Ehepaar Schmidt bedeutete das zunächst einen großen Schock. Viele Fragen stellten sich nun. Mit welchem Verlauf ist zu rechnen? Kann meine Frau weiterhin zu Hause wohnen bleiben? Welche Unterstützungsangebote gibt es für zu Hause, sowohl für Frau Schmidt als auch für Herrn Schmidt, der nun immer mehr die Rolle des pflegenden Angehörigen übernehmen wird? Der Arzt der Demenz-Sprechstunde empfahl dem Ehepaar Schmidt daher, sich an einen Pflegestützpunkt zu wenden. Dort würde man genau alle Fragen rund um das Thema „häusliche Pflege" beantworten können.
Gleich am nächsten Tag vereinbaren Herr und Frau Schmidt einen Termin im Pflegestützpunkt ihres Bezirkes. Die Mitarbeiterin dort stellt sich als Pflegefachfrau Martina Ullrich vor und erläutert dem Ehepaar ausführlich die Möglichkeiten, die es gibt, damit Frau Schmidt so lange wie möglich in ihrer gewohnten häuslichen Umgebung wohnen bleiben kann. Voraussetzung dafür, dass diese Hilfen als Leistungen der Pflegeversicherung gewährt werden, ist ein Antrag auf Pflegegrad bei der Pflegekasse, bei dem Frau Ullrich auch gerne behilflich ist. Damit beide die notwendige häusliche Unterstützung bekommen, empfiehlt sie Herrn Schmidt dringend, zeitnah mit einem ambulanten Pflegedienst Kontakt aufzunehmen, um eine drohende Überforderung und Eskalation der häuslichen Pflegesituation, zu der es (aus ihrer Erfahrung) in vielen Fällen käme, zu verhindern.

Die **Besonderheiten in der ambulanten Pflege** verleiten tatsächlich dazu, den Pflegeprozess als Aneinanderreihung von „Verwaltungsabläufen" zu betrachten, angefangen vom Pflegevertrag, dem Aushandeln von Leistungen und dem Erstellen eines Kostenvoranschlags bis hin zum Abzeichnen der erbrachten Leistungen, entsprechend dem im jeweiligen Bundesland geltenden Einzelleistungs- oder Leistungskomplexsystems. Dazu ist zu sagen: Das Beispiel „ambulante Pflege" zeigt, dass die pflegefachlichen Forderungen entsprechend den Vorbehaltstätigkeiten nach § 4 PflBG und den Ausbildungszielen nach § 5 PflBG, die eine ganzheitliche Sichtweise auf den Pflegeprozess beinhalten, unter den aktuell geltenden Vorgaben der Kostenträger, wie zum Beispiel einem Leistungskomplexsystem mit Pauschalvergütungen und einer daraus resultierenden eher verrichtungsorientierten Sichtweise, nur bedingt umsetzbar sind. Für eine *wirkliche* Umsetzung pflegefachlicher Forderungen und Expertenempfehlungen (jenseits von „Papiertigern"), wie zum Beispiel den Expertenstandards, pflegetherapeutischer Konzepte (Basale Stimulation®, Bobath etc.) oder beratungsorientierter Ansätze für pflegende Angehörige, ist in einem solchen System (fast) kein Spielraum – ein **Dilemma,** das aktuell nicht auflösbar ist. In diesem Sinne ist es umso notwendiger, die Selbstverwaltung und Professionalisierung von Pflege voranzutreiben, damit diese selbst maßgeblich über die Bedingungen und die Ausgestaltung ihres eigenen Tätigkeitsbereichs bestimmen kann.

Praxistipp

Antrag auf Zuerkennung eines Pflegegrads

Die Antragstellung beginnt mit einem (formlosen) Antrag (► Abb. 4.38) bei der zuständigen Pflegekasse des Versicherten bzw. Pflegebedürftigen. Es folgt die Vereinbarung eines Termins zur Begutachtung durch Mitarbeitende des Medizinischen Dienstes (MD) im Rahmen eines Hausbesuchs (ambulant) oder auch durch Besuch des Pflegebedürftigen in einer Einrichtung der stationären Langzeitpflege (stationär), z. B. wenn der Hilfebedarf eines Bewohners weiter zugenommen hat und ein Antrag auf Erhöhung des Pflegegrades gestellt wurde (Höherstufungsantrag). Das Ergebnis der Begutachtung einschließlich der Empfehlung für einen bestimmten Pflegegrad wird an die Pflegekasse weitergeleitet. Der Antragsteller erhält einen Bescheid der Pflegekasse über die Genehmigung entsprechender Leistungen der Pflegeversicherung durch Zuteilung eines Pflegegrades. Im Falle einer Ablehnung kann innerhalb von vier Wochen Widerspruch bei der Pflegekasse eingelegt werden und eine Neubegutachtung beantragt werden.

Nachdem ein **Antrag auf Leistungen der Pflegeversicherung** für Frau Schmidt gestellt wurde, bekommt das Ehepaar bereits nach wenigen Tagen Post vom Medizinischen Dienst (MD) mit einem Termin zur Begutachtung. Frau Ullrich, die Mitarbeiterin des Pflegestützpunktes, hatte dem Ehepaar

MUSTERBRIEF: EINEN PFLEGEGRAD BEANTRAGEN

Absender:
Michaela Muster
Musterweg 1
99999 Musterstadt

An:
Name und Anschrift der Pflegekasse

Datum

Antrag auf Pflegeleistungen / Einstufung in den Pflegegrad

Versicherungsnehmer: *(Name der Pflegebedürftigen Person eintragen)*

Versichertennummer: *(bitte die Versichertennummer der pflegebedürftigen Person eintragen)*

Sehr geehrte Damen und Herren,

ich beantrage Leistungen aus der Pflegeversicherung und Einstufung in einen Pflegegrad.

Zur Feststellung des Pflegegrades bitte ich um eine kurzfristige Begutachtung.

Bitte bestätigen Sie mir den Eingang dieses Schreibens. Ich bedanke mich im Voraus für eine zügige Bearbeitung meines Anliegens.

Mit freundlichen Grüßen

(Unterschrift des Pflegebedürftigen bzw. des Bevollmächtigten)

Abb. 4.38 Antrag auf Leistungen der Pflegeversicherung (Muster) [G1212]

bereits erläutert, wie das Prozedere der Begutachtung ablaufen wird. Als Vorbereitung auf die Begutachtung hatte sie zusammen mit Herrn Schmidt ein sogenanntes Pflegetagebuch ausgefüllt, damit dieses dem Gutachter vorgelegt werden kann und sich dieser ein umfassendes Bild vom Hilfebedarf seiner Frau machen kann. Die Mitarbeiterin des Pflegestützpunktes hat Herrn und Frau Schmidt angeboten, sie während des Hausbesuchs des Gutachters zu unterstützen.
Als endlich der **Tag der Begutachtung** gekommen ist, ist Herr Schmidt sehr aufgeregt. Umso dankbarer ist er, dass Frau Ullrich bereits eine halbe Stunde zuvor eingetroffen ist, so können sie noch einmal den Ablauf durchgehen und die Anspannung lässt etwas nach. Frau Ullrich macht Herrn Schmidt noch einmal darauf aufmerksam, dass er die derzeitige Situation und die zunehmende Hilfe, die seine Frau täglich benötigt, so realistisch wie möglich schildern und auf keinen Fall etwas „schönreden" soll. Als der Gutachter eintrifft, will er nicht nur wissen, wie selbstständig Frau Schmidt in ihren Alltagsaktivitäten ist und wie viel Hilfe sie bei einzelnen Tätigkeiten benötigt, sondern fragt, ob er auch

einen Blick in das Bad und Schlafzimmer werfen darf, um festzustellen, ob bestimmte Hilfsmittel die Versorgung von Frau Schmidt erleichtern könnten. Nach etwa einer Stunde ist die Begutachtung beendet und der Gutachter erläutert, dass in einigen Tagen der Bescheid der Pflegekasse eintreffen wird. Nach einer Woche erhält Herr Schmidt den **Bescheid der Pflegekasse,** in dem für Frau Schmidt Leistungen der Pflegeversicherung für Pflegegrad 3 genehmigt werden. Herr Schmidt ist froh, diese „Hürde" geschafft zu haben und macht sich sofort daran, Kontakt mit einem ambulanten Pflegedienst ganz in der Nähe aufzunehmen und einen Termin für einen Erstbesuch zu vereinbaren.

Währenddessen hat sich der Zustand von Frau Schmidt weiter verschlechtert. Die Orientierungsstörungen nehmen immer mehr zu. Ihre Mobilität innerhalb der Wohnung ist gut. Aufgrund einer Orthostasestörung klagt sie beim Aufstehen vom Sitzen oder Liegen häufig über Schwindel. Bei der Körperpflege, beim An- und Auskleiden und auch beim Toilettengang ist sie mittlerweile vollständig auf Anleitung und immer öfter auch teilweise auf die Übernahme einzelner Handlungsschritte durch ihren Mann angewiesen. Immer wieder passiert es, dass Frau Schmidt einnässt. Auch beim Kochen unterstützt Herr Schmidt seine Frau, da sie sich nicht nur aufgrund ihrer kognitiven Einbußen immer weniger an Zubereitungsweisen erinnern kann. Zudem lassen ihre feinmotorischen Fähigkeiten nach und sie kann nicht mehr selbstständig Fleisch oder Gemüse schneiden. Besondere Freude hat sie immer noch an den vielen Pflanzen in ihrer Wohnung und auf dem Balkon, deren Pflege ein gemeinsames Hobby des Ehepaars ist. Bei der Beschäftigung mit ihren Pflanzen beobachtet Herr Schmidt, wie sich seine Frau entspannt und sich dabei immer noch eine relative Selbstständigkeit bewahrt hat, die in anderen alltäglichen Bereichen mittlerweile fast verloren gegangen ist.

Merke

Bedeutung der Biografie

Die Biografie spielt in der Pflege von Menschen mit Demenz eine herausragende Rolle. In speziellen Pflegekonzepten, die sich speziell der Pflege solcher Menschen widmen, nimmt die Biografiearbeit (► 4.2.2) einen breiten Raum ein. Wird sie professionell durchgeführt, kann sie helfen, Verhaltensweisen des demenzkranken Menschen zu verstehen und angemessen mit entsprechenden Pflegeinterventionen darauf zu reagieren.

Wenige Tage später kommt Cornelia Lechner, die Pflegedienstleitung des ambulanten Pflegedienstes „Care4you", in Begleitung eines Auszubildenden, Abdullah Singh, der gerade seinen ersten Pflichteinsatz im ambulanten Bereich absolviert, zum Hausbesuch zu Herrn und Frau Schmidt. Frau Lechner stellt zunächst ihren Pflegedienst vor und erfragt dann den gewünschten Unterstützungsbedarf. Dazu erstellt sie eine **Pflegeanamnese** auf Basis der sog. Strukturierten Informationssammlung (SIS®). Nach einem ausführlichen Gespräch vereinbaren Herr Schmidt und Frau Lechner einen ersten Hausbesuch zur pflegerischen Unterstützung am übernächsten Tag durch eine Pflegeperson. Frau Schmidt soll zunächst 2 × pro Woche beim Duschen vom ambulanten Pflegedienst unterstützt werden. Da die Sehfähigkeit von Herrn Schmidt ebenfalls eingeschränkt ist und er zunehmende Schwierigkeiten hat, den Insulinpen seiner Frau richtig zu handhaben, bittet er Frau Lechner, ob die Mitarbeitenden des Pflegedienstes nicht auch die Insulininjektion 2 × tgl. übernehmen könnten. Darum wird ebenfalls die Übernahme der Insulininjektion bei Frau Schmidt vereinbart, wofür eine weitere Pflegefachfrau 2 × täglich einen Hausbesuch machen wird. Die Pflegedienstleitung erläutert Herrn Schmidt die formalen Bedingungen für die weitere Versorgung. Dazu gehört ein **Pflegevertrag,** der zwischen dem Pflegedienst und dem Versicherten geschlossen wird, sowie als Anlage dazu ein **Kostenvoranschlag,** der die voraussichtlichen Pflegekosten für diejenigen Leistungen pro Monat abbildet, wie sie zwischen Herrn Schmidt und Frau Lechner vereinbart wurden.

Praxistipp

Downloadlink: Muster Pflegevertrag

Ein vollständiges Musterexemplar eines Pflegevertrags finden Sie auf der Internetseite der AOK: www.aok.de/gp/fileadmin/user_upload/Pflege/Ambulante_Pflege/pflege_pflegevertrag_hausliche_pflege_2013.pdf

Für die Übernahme der Insulininjektionen ist eine **Verordnung häusliche Krankenpflege** (► Abb. 4.39) vom behandelnden Arzt erforderlich. Damit delegiert der Arzt bestimmte Leistungen entsprechend der „Häusliche[n] Krankenpflege-Richtlinie" des Gemeinsamen Bundesausschusses (G-BA) an einen ambulanten Pflegedienst, wie er vom Patienten ausgewählt wurde, der daraufhin

Krankenkasse bzw. Kostenträger

Name, Vorname des Versicherten

geb. am

Kostenträgerkennung | Versicherten-Nr. | Status

Betriebsstätten-Nr. | Arzt-Nr. | Datum

Verordnung häuslicher Krankenpflege 12

Verordnungsrelevante Diagnose(n) *(ICD-10-Code)*

Einschränkungen, die häusliche Krankenpflege erforderlich machen
(vgl. auch Leistungsverzeichnis HKP-Richtlinie)

☐ Erst-verordnung ☐ Folge-verordnung ☐ Unfall vom bis

Behandlungspflege

Dauer nur anzugeben bei Abweichung von Dauer der gesamten Verordnung

Häufigkeit: tgl. | wtl. | mtl. — Dauer: vom | bis

Medikamentengabe, *Präparate*

☐ Herrichten der Medikamentenbox
☐ Medikamentengabe
☐ Injektionen ☐ herrichten ☐ intramuskulär ☐ subkutan

Blutzuckermessung

☐ Erst- oder Neueinstellung *(max. 4 Wochen und max. 3x täglich)* ☐ bei intensivierter Insulintherapie

Kompressionsbehandlung ☐ rechts ☐ links ☐ beidseits

☐ Kompressionsstrümpfe anziehen ☐ Kompressionsstrümpfe ausziehen
☐ Kompressionsverbände anlegen ☐ Kompressionsverbände abnehmen
☐ Stützende und stabilisierende Verbände, Art

Wundversorgung und Positionswechsel zur Dekubitusbehandlung

Wundart

Lokalisation | aktuelle Größe *(Länge, Breite, Tiefe)* | aktueller Grad

Präparate, Verbandmaterialien

☐ Wundversorgung akut ☐ Wundversorgung chronisch
☐ Positionswechsel zur Dekubitusbehandlung

Sonstige Maßnahmen der Behandlungspflege

Anleitung zur Behandlungspflege *für Patient/Angehörige (z.B. Injektionen, Wundbehandlung)* — Anzahl

Grundpflege und hauswirtschaftliche Versorgung

☐ Unterstützungspflege nach § 37 (1a) SGB V
☐ Krankenhausvermeidungspflege nach § 37 (1) SGB V
☐ Grundpflege
☐ hauswirtschaftliche Versorgung

Häufigkeit: tgl. | wtl. | mtl. — Dauer: vom | bis

Weitere Hinweise

Vertragsarztstempel / Unterschrift des Arztes

Ausfertigung für die Krankenkasse

Muster 12a (10.2020)

MUSTER

Abb. 4.39 Verordnung häusliche Krankenpflege [W181]

durch Unterschrift des Patienten mit der Durchführung der Leistungen beauftragt wird. Während die Leistungen zur Unterstützung des Patienten in seinen Alltagsaktivitäten (Grundpflege), wie sie im Kostenvoranschlag vereinbart wurden, von der Pflegeversicherung (SGB XI) finanziert werden, erfolgt die Vergütung sämtlicher ärztlich verordneten Leistungen über die Krankenversicherung (SGB V).

Merke

Häusliche Krankenpflege

Im Rahmen der häuslichen Krankenpflege erbringt der Pflegedienst ärztliche Maßnahmen, die vom behandelnden Arzt verordnet werden können. Art und Umfang aller Maßnahmen, die an nicht-ärztliche Mitarbeitende eines Pflegedienstes als häusliche Krankenpflege delegiert werden können, sind detailliert in der „Häusliche[n] Krankenpflege Richtlinie" des Gemeinsamen Bundesausschusses (G-BA) beschrieben (www.g-ba.de/richtlinien/11/).

Da für die Durchführung bestimmter ärztlich verordneter Leistungen von Kostenträgerseite (in einigen Bundesländern) eine Mindestqualifikation vorgesehen ist (z. B. 3-jährig ausgebildete Pflegefachfrau bzw. -mann), kommt es in der Praxis häufig dazu, dass für Tätigkeiten der sog. Grundpflege oft niedrig qualifizierte Mitarbeitende eingesetzt werden und nur für die Erbringung ärztlich verordneter Leistungen Pflegefachfrauen bzw. -männer. Dies führt zu erheblichen Problemen, wie sie bereits beschrieben wurden (► 3.7). Zudem unterscheiden sich diese Regelungen von Bundesland zu Bundesland je nach den geltenden Rahmenverträgen entsprechend § 132 SGB V zwischen Krankenkasse und Pflegedienst.

Pflegeanamnese für Frau Schmidt

Die **Dokumentation des Pflegeprozesses** im ambulanten Pflegedienst „Care4you" erfolgt auf Grundlage des sog. Strukturmodells, beginnend mit der Strukturierten Informationssammlung (SIS®).
(Anmerkung des Autors: Das sog. Strukturmodell ist zwar mittlerweile in 41 % der 12.300 Pflegedienste und 47,6 % der 12.400 Pflegeheime implementiert (Stand 2017 laut Homepage der Projektseite EinSTEP unter www.ein-step.de/ueber-einstep/informationen-archiv-meldungen/), zeigt aber im Hinblick auf die Vollständigkeit in der Darstellung des Pflegeprozesses Schwächen. Insbesondere auch aus didaktischen Gründen, um den Pflegeprozess in seiner Ganzheitlichkeit zu lehren und zu lernen, ist es nach Meinung des Autors für den Gebrauch in der Ausbildung nicht geeignet.)

Strukturierte Informationssammlung (SIS®)

Nach dem Erstbesuch bei Herrn und Frau Schmidt soll der Auszubildende Abdullah Singh aufgrund der im Aufnahmegespräch gewonnen Informationen im Büro des Pflegedienstes eine Pflegeanamnese entsprechend der Strukturierten Informationssammlung (SIS®) unter Anleitung der Praxisanleiterin erstellen (► Abb. 4.40).
Aus Gründen der besseren Lesbarkeit wird der Inhalt der SIS® von Frau Schmidt aus dem urheberrechtlich geschützten SIS®-Format im Folgenden in Textform wiedergegeben:
Name: Heidrun Schmidt
Geburtsdatum: 23.04.1946
Was bewegt Sie im Augenblick? Was brauchen Sie? Was können wir für Sie tun?
„Ich hoffe, dass wir noch so lange wie möglich gemeinsam in unserer Wohnung leben können und dass Sie mich und meine Frau dabei unterstützen können. Ich hatte gehofft, dass wir unseren Ruhestand gemeinsam genießen können und dann kommt nun diese Krankheit, die unsere Pläne zunichtemacht! Trotzdem hoffe ich, dass es Möglichkeiten gibt, wie meine Frau so lange wie möglich zu Hause versorgt werden kann. In ein Heim möchte sie auf keinen Fall!"
Themenfeld 1 – kognitive und kommunikative Fähigkeiten
Frau Schmidt ist laut Aussage des Ehemanns zunehmend zeitlich, örtlich und situativ desorientiert. Während sie früher gerne Freundinnen zum Kaffee eingeladen hatte, verhält sie sich heute bei Besuchen immer passiver; kann Unterhaltungen nur mit Mühe folgen. Antwortet meistens nicht adäquat. Bei Harndrang wirke sie unruhig und schaffe es meistens nicht auf die Toilette (siehe auch Themenfeld 4).

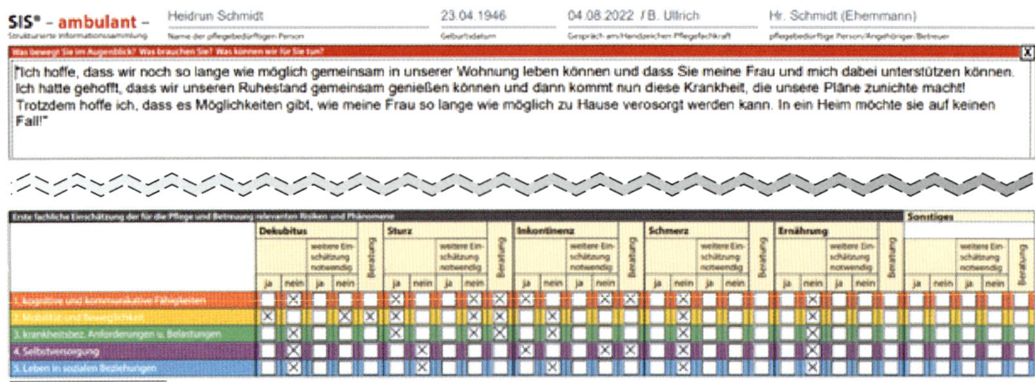
SIS® – ambulant – Strukturierte Informationssammlung

Name der pflegebedürftigen Person: Heidrun Schmidt
Geburtsdatum: 23.04.1946
Gespräch am/Handzeichen Pflegefachkraft: 04.08.2022 / B. Ullrich
pflegebedürftige Person/Angehöriger/Betreuer: Hr. Schmidt (Ehemmann)

Was bewegt Sie im Augenblick? Was brauchen Sie? Was können wir für Sie tun?

"Ich hoffe, dass wir noch so lange wie möglich gemeinsam in unserer Wohnung leben können und dass Sie meine Frau und mich dabei unterstützen können. Ich hatte gehofft, dass wir unseren Ruhestand gemeinsam genießen können und dann kommt nun diese Krankheit, die unsere Pläne zunichte macht! Trotzdem hoffe ich, dass es Möglichkeiten gibt, wie meine Frau so lange wie möglich zu Hause verosorgt werden kann. In ein Heim möchte sie auf keinen Fall!"

Erste fachliche Einschätzung der für die Pflege und Betreuung relevanten Risiken und Phänomene

	Dekubitus		weitere Einschätzung notwendig		Beratung	Sturz		weitere Einschätzung notwendig		Beratung	Inkontinenz		weitere Einschätzung notwendig		Beratung	Schmerz		weitere Einschätzung notwendig		Beratung	Ernährung		weitere Einschätzung notwendig		Beratung	Sonstiges		weitere Einschätzung notwendig		Beratung
	ja	nein	ja	nein		ja	nein	ja	nein		ja	nein	ja	nein		ja	nein	ja	nein		ja	nein	ja	nein		ja	nein	ja	nein	
1. kognitive und kommunikative Fähigkeiten		X				X			X	X	X			X	X		X					X								
2. Mobilität und Beweglichkeit	X			X	X	X			X	X		X					X					X								
3. krankheitsbez. Anforderungen u. Belastungen		X				X			X	X		X					X					X								
4. Selbstversorgung		X					X				X			X	X		X					X								
5. Leben in sozialen Beziehungen		X					X					X					X					X								

Abb. 4.40 Ausschnitt der Strukturierten Informationssammlung (SIS®, Version 2.0 – Oktober 2017) von Frau Schmidt [P1312, V738-001]

Themenfeld 2 – Mobilität und Beweglichkeit
Frau Schmidt ist innerhalb der Wohnung selbstständig mobil. Herr Schmidt hat die Türen mit entsprechenden Hinweisen versehen, zur besseren Orientierung seiner Frau. Außerhalb der häuslichen Orientierung benötigt Frau Schmidt Begleitung; sie ist teilweise gangunsicher und schnell erschöpft (Sturzrisiko). Sie wirke manchmal sehr niedergeschlagen nach Aussagen des Ehemanns; sitzt dann viel in ihrem Sessel im Wohnzimmer; Ehemann über Dekubitusrisiko und Bedeutung der Bewegungsförderung informiert.
Themenfeld 3 – krankheitsbezogene Anforderungen und Belastungen
Frau Schmidt ist insulinpflichtige Diabetikerin; Insulininjektionen wurden bislang vom Ehemann durchgeführt; er bittet darum, dass diese vom Pflegedienst übernommen werden, da ihm die Handhabung des Pens zunehmend Schwierigkeiten macht und er Angst hat, die falsche Dosis zu verabreichen oder beim Einsetzen einer neuen Patrone einen Fehler zu machen. Die Einnahme der Medikamente erfolgt unter Aufsicht des Ehemanns. Zeitweise bereitet eine Orthostasestörung (bekannt) der Patientin beim Aufstehen Probleme (Sturzrisiko); Ehemann wird diesbzgl. beraten.
Themenfeld 4 – Selbstversorgung
Die Patientin benötigt Hilfestellung beim Waschen und Anziehen; kann durch Vormachen der Handlungen zum Nachmachen angeleitet werden. Frau Schmidt trägt eine Zahnprothese oben. Hilfestellung erfolgt durch den Ehemann; er möchte, dass der Pflegedienst 2 × wtl. seiner Frau beim Duschen behilflich ist (zur eigenen Entlastung). Ist etwas skeptisch, ob seine Frau die Hilfe durch fremde Personen annehmen wird. Ist sich außerdem zu unsicher beim Transfer seiner Frau in die Dusche. Der Ehemann berichtet, dass seine Frau manchmal einnässt, weil sie es nicht mehr rechtzeitig auf die Toilette schafft; sie merke aber noch, wenn sie Harndrang hat (V.a. funktionelle Inkontinenz?); Ehemann bzgl. Toilettentraining beraten; gemeinsam mit Pflegedienst wird ein Miktionsprotokoll angelegt.
Themenfeld 5 – Leben in sozialen Beziehungen
Frau Schmidt war immer ein sehr geselliger Mensch; das Ehepaar hatte viele Freunde, von denen sich einige seit dem Fortschreiten der Erkrankung von Frau Schmidt immer mehr zurückgezogen haben. Frau Schmidt hatte immer gerne Blumen und Pflanzen um sich; sie reagiert positiv, wenn man sie darauf anspricht; sie schaut gerne gemeinsam Bücher über Blumen und Pflanzen an. Frau Schmidt geht gerne spazieren; vorerst soll für 2 Stunden pro Woche Verhinderungspflege vereinbart werden, damit Herr Schmidt selber Termine wahrnehmen oder Einkäufe erledigen kann.
Themenfeld 6 – Haushaltsführung
Die Reinigung der Wohnung fällt Herrn Schmidt zunehmend schwerer; er möchte, dass der Pflegedienst 1 × wtl. eine Grundreinigung durchführt; kleinere, täglich anfallende Reinigungsarbeiten erledigt er selbst.

In der ▸ Tab. 4.11 sind die identifizierten Risiken entsprechend der SIS® **„Risikomatrix“** aufgeführt:

Erstellung eines Kostenvoranschlags für Heidrun Schmidt Nachdem die (vorläufige) **Pflegeanamnese** im Format der SIS® erstellt wurde, ist der nächste Schritt die Erstellung eines Kostenvoranschlags entsprechend den Leistungen, wie sie zwischen Patient und Pflegedienst vereinbart wurden. Die Abrechnung der ambulanten Pflegeleistungen erfolgt dabei in der Regel nach Leistungskom-

Tab. 4.11 Risiken entsprechend der SIS® „Risikomatrix“

	Dekubitusrisiko	Sturzrisiko	Inkontinenzrisiko	Schmerzrisiko	Ernährungsrisiko
1. Kognitive und kommunikative Fähigkeiten	nein	ja	ja	nein	nein
2. Mobilität und Beweglichkeit	ja	ja	nein	nein	nein
3. Krankheitsbez. Anforderungen und Belastungen	nein	ja	nein	nein	nein
4. Selbstversorgung	nein	nein	ja	nein	nein
5. Leben in sozialen Beziehungen	nein	nein	nein	nein	nein

Nr.	Leistungskomplex	Beschreibung	Kosten je LK
1	Erweiterte kleine Körperpflege	1. Hilfe beim Aufsuchen oder Verlassen des Bettes 2. An-/Auskleiden 3. Teilwaschen 4. Mund- und Zahnpflege 5. Kämmen	18,70 €
2	Kleine Körperpflege	1. An-/Auskleiden 2. Teilwaschen 3. Mund- und Zahnpflege 4. Kämmen	12,47 €
3	Erweiterte große Körperpflege	1. Hilfe beim Aufsuchen oder Verlassen des Bettes 2. An-/Auskleiden 3. Waschen/Duschen/Baden 4. Rasieren 5. Mund- und Zahnpflege 6. Kämmen	a) 28,09 € ohne Baden b) 37,41 € mit Baden
4	Große Körperpflege	1. An-/Auskleiden 2. Waschen/Duschen 3. Rasieren 4. Mund- und Zahnpflege 5. Kämmen	24,94 €
5	Lagern/Betten	1. Lagern, Bett machen/richten 2. Mobilisieren beim Betten	6,23 €

Abb. 4.41 Beispiel Leistungskomplexe der ambulanten Pflege (Stand 2022, Kosten angelehnt an die Leistungskomplexe der Pflegestützpunkte Berlin) [P1312]

plexen, für die eine Pauschalvergütung unabhängig des tatsächlichen Pflegeaufwands des Patienten gilt. ► Abb. 4.41 zeigt ein Beispiel für vereinbarte Leistungskomplexe, die zwischen Kostenträgern und Leistungserbringern ausgehandelt wurden.

Die Herausforderung besteht darin, den vereinbarten **Hilfebedarf** der Patientin den jeweils passenden **Leistungskomplexen** zuzuordnen, damit diese abrechnungsfähig sind. Im Fallbeispiel besteht der Wunsch des Ehemanns von Frau Schmidt, dass der Pflegedienst 2 × wöchentlich das Duschen seiner Frau übernimmt. Darauf lässt sich der Leistungskomplex „Erweiterte große Körperpflege" (► Tab. 4.12) anwenden:

Die Bezeichnung „*Erweiterte* große Körperpflege" bezieht sich auf das Element „Hilfe beim Aufsuchen oder Verlassen des Bettes", das die Hilfestellung der Patientin durch die Pflegeperson beim Transfer aus dem Bett und beim Gang in das Badezimmer und zurück beschreibt. Auch wenn nur ein Element davon zutreffen sollte, kann der Leistungskomplex gegenüber der Pflegekasse abgerechnet werden. Umgekehrt müssen nicht alle Elemente des jeweiligen Leistungskomplexes zutreffen. Die in den Leistungskomplexen aufgezählten Verrichtungen stellen eine „Auswahl" möglicher Inhalte des Gesamtkomplexes dar. Das schließt nicht aus, dass im Einvernehmen auch weitere Leistungen

Tab. 4.12 Beispiel Leistungskomplex „Erweiterte große Körperpflege" (Stand: 2022)

Nr.	Pflegerelevante Informationen (SIS®)	Leistungskomplexe	Kosten pro Tag
3	Erweiterte große Körperpflege	1. Hilfe beim Aufsuchen oder Verlassen des Betts 2. An-/Auskleiden 3. Waschen/Duschen/Baden 4. Rasieren 5. Mund- und Zahnpflege 6. Kämmen	a) 28,09 € ohne Baden b) 37,41 € mit Baden

Kosten angelehnt an die Leistungskomplexe der Pflegestützpunkte Berlin

möglich sind, die in den Gesamtrahmen der Position fallen können bzw. einzelne Verrichtungen wegfallen, die nicht benötigt werden.
Die Unfähigkeit von Frau Schmidt, die Körperpflege selbstständig durchzuführen, resultiert aus ihren kognitiven Einschränkungen. Das bedeutet nicht, dass sie nicht trotzdem motorisch in der Lage ist, an der Handlung mitzuwirken. Es ist aber eine **Anleitungsleistung** erforderlich, wenn die vorhandenen Fähigkeiten und Ressourcen der Patientin gefördert und genutzt werden sollen. Eine Anleitung kann unter Umständen wesentlich aufwendiger sein, als wenn die Pflegeperson sämtliche Handlungsschritte vollständig übernehmen müsste, weil die Patientin nur mehr über sehr wenige Ressourcen und Fähigkeiten verfügt. Genau darum aber geht es: Den Patienten in seinen individuellen Ressourcen zu unterstützen, mit dem Ziel seine Fähigkeiten und seine Selbstständigkeit möglichst lange zu erhalten. Es sollten also Pflegehandlungen nicht aufgrund von Zeitdruck für den Patienten übernommen werden. Darüber hinaus hat jeder Patient andere Fähigkeiten bzw. Einschränkungen seiner Selbstständigkeit, auf die individuell eingegangen werden muss. Individuelle Pflegeleistungen, einschließlich notwendiger Prophylaxen oder der gezielten Anwendung von Pflegekonzepten, lassen sich daher mit verrichtungsorientierten Leistungskomplexen kaum abbilden. Noch dazu werden diese Leistungskomplexe nicht entsprechend dem tatsächlichen Aufwand sondern pauschal vergütet.
Aufgrund der Pflegeanamnese von Frau Schmidt erhält Herr Singh den Auftrag, passende Leistungskomplexe auszuwählen und gemeinsam mit seiner Praxisanleiterin einen Kostenvoranschlag für die Patientin zu erstellen. Der Übersichtlichkeit wegen stellt er zunächst die gewonnenen Informationen aus der SIS® den Leistungskomplexen gegenüber (▸ Tab. 4.13).

Tab. 4.13 Beispiel: Gegenüberstellung Pflegebedarf und Leistungskomplexe (Stand: 2022)

Nr.	Pflegerelevante Informationen (SIS®)	Leistungskomplexe	Kosten pro Tag	Kosten pro Monat
1	Erstgespräch (Pflegeanamnese) – einmalig	LK 16a: Erstbesuch (Anamnese, Information u. Beratung, Pflegeplanung sowie Angebot eines Pflegevertrags)	42,37 €	42,37 €
2	Patientin benötigt Hilfe und Anleitung beim Aufstehen, Begleitung ins Bad, Sturzprophylaxe erforderlich; Ehemann möchte Hilfe beim Duschen seiner Frau (2 × wtl.)	LK 3: Erweiterte große Körperpflege (Hilfe beim Aufsuchen und Verlassen des Betts, An-, Auskleiden, *Duschen*, Mund-/Zahnpflege, Kämmen)	28,09 €	× 9 = 252,81 €
3	Patientin benötigt Hilfe beim Transfer zur Toilette	LK 7a: Hilfe bei der Blasen-/Darmentleerung (Hilfen/Unterstützung bei der Darm- und/oder Blasenentleerung, Entsorgung der Ausscheidung)	4,96 €	× 9 = 44,64 €
4	Ehemann benötigt Hilfe beim Reinigen der Wohnung (1 × wtl.)	LK 11b: Reinigen der Wohnung (Trennung/Entsorgung des Abfalls, Reinigung Bad, Toilette, Küche, Wohn-/Schlafbereich, staubsaugen/Nassreinigung, spülen/staubwischen)	16,34 €	× 5 = 81,70 €
5	Hausbesuch 2 × wtl. (Pflege) + 1 × wtl. (Hauswirtschaft)	Einsatzpauschale (montags – freitags zwischen 6 und 22 Uhr)	3,93 €	× 14 = 55,02 €
	Gesamt			**434,17 €**
6	Stundenweise Betreuung von Frau W. zur Entlastung des Ehemanns (2 Stunden pro Woche)	Verhinderungspflege nach § 39 SGB XI	25,00 € (pro Stunde)	× 10 = 250,00 €
	Gesamt			**250,00 €**

Beim Erstellen eines Kostenvoranschlags sollten immer die *maximal* möglichen Kosten pro Monat dargestellt werden. Daher sollte bei einer zweimaligen wöchentlichen Versorgung durch den Pflegedienst mit maximal neun möglichen Anfahrten (je nach Kalendertagen) gerechnet werden (zzgl. fünf mögliche Anfahrten zur hauswirtschaftlichen Versorgung bzw. stundenweisen Betreuung). Der Kostenvoranschlag muss beim nächsten Hausbesuch von der Patientin (bzw. in deren Vertretung vom Ehemann, sofern er Bevollmächtigter oder gesetzlicher Betreuer ist) unterschrieben werden.
Insgesamt beträgt das Sachleistungsbudget im Falle von Frau Schmidt 1.363,00 € (bei Pflegegrad 3, Stand: 2022). Der Pflegedienst kann also maximal bis zu diesem Betrag mit der Pflegekasse abrechnen. Im Falle von Frau Schmidt bleibt ein Differenzbetrag von
1.363,00 € - 434,17 € = 863,83 €.
(Die Verhinderungspflege wird über ein Extrabudget finanziert.) Dies entspricht 63 % des Gesamtbudgets. In diesem Fall besteht für die Patientin und ihre Angehörigen die Möglichkeit, eine sog. Kombinationsleistung in Anspruch zu nehmen. Bei Inanspruchnahme erhält die Versicherte noch anteiliges Pflegegeld in Höhe von 0,63 (= 63 %) × 545,00 € (Geldleistung bei Pflegegrad 3) = 345,41 €.

Praxistipp

Downloadlink: Leistungen der Pflegeversicherung

Sämtliche Leistungen der Pflegeversicherung, einschließlich der aktuell geltenden Geld- und Sachleistungsbudgets sowohl ambulant als auch stationär und teilstationär, können über die Internetseiten des Bundesgesundheitsministeriums heruntergeladen werden: Pflegeleistungen zum Nachschlagen:
www.bundesgesundheitsministerium.de/fileadmin/user_upload/BMG_Ratgeber-Pflegeleistungen_zum_Nachschlagen_bf_neu.pdf

Ausgehend von der Informationssammlung und dem Kostenvoranschlag erstellt der ambulante Pflegedienst nun eine **Pflegeplanung** bzw. einen **Maßnahmenplan** (► 4.3) entsprechend dem Strukturmodell für Frau Schmidt. Daraus sollte auch der Zusammenhang zwischen Maßnahmen und Leistungskomplexen hervorgehen, damit bei Verschlechterung der Pflegesituation und damit verbunden einer Erhöhung des Pflegebedarfs die Erweiterung des Leistungsumfangs ebenfalls nachvollziehbar ist.
Die Grundzüge des sog. „Strukturmodells zur Entbürokratisierung der Pflegedokumentation" wurden bereits in ► 4.1.5 vorgestellt.

Reflexionsfragen

1. Haben Sie Erfahrungen sammeln können mit unterschiedlichen Dokumentationssystemen (Strukturmodell, ABEDL, Verwendung von Pflegeklassifikationen etc.)?
2. Welche der Systeme ist Ihrer Meinung nach besser geeignet, den Pflegeprozess möglichst vollständig abzubilden?
3. Was sind Ihrer Meinung und Erfahrung nach jeweils die größten Probleme in der praktischen Anwendung unterschiedlicher Pflegeplanungs- und -dokumentationssysteme?

4.3 Pflegeplanung: Was soll getan werden?

Der nächste Schritt im Pflegeprozess, nachdem alle pflegerelevanten Informationen zusammengetragen und Pflegediagnosen gestellt wurden, ist die **Formulierung der Pflegeziele** und **Planung der Pflegemaßnahmen.** Der Begriff der „Pflegeplanung" wird in den Vorbehaltsaufgaben von § 4 PflBG zwar nicht ausdrücklich erwähnt, ist aber umschrieben als „Organisation, Gestaltung und Steuerung des Pflegeprozesses". Nicht zu den Vorbehaltsaufgaben von Pflegefachpersonen zählen die Durchführung und Dokumentation von Pflege sowie die Bedarfserhebung und Durchführung präventiver und gesundheitsfördernder Maßnahmen (§ 5 (2) PflBG). Das heißt, für die eigentliche Durchführung patientennaher Tätigkeiten (egal welcher Art) gibt es keinerlei Qualifikationsvorbehalt. Allerdings ist es Aufgabe der Pflegefachfrau bzw. des Pflegefachmanns sicherzustellen, dass bei Einsatz von weniger qualifizierten Mitarbeitern diese über die erforderliche materielle Qualifikation verfügen, um die Leistungen fachgerecht durchzuführen (Delegation).

4.3.1 Pflegeziele und Pflegeergebnisse

Pflegeziele sind die Voraussetzung dafür, um überhaupt geeignete Maßnahmen auswählen zu können, die der Erreichung der Ziele dienen. Insbesondere für Auszubildende, die noch nicht die

Kompetenz besitzen, geeignete Pflegeinterventionen – passend zur individuellen Situation des Patienten bzw. Pflegebedürftigen – auszuwählen und keine klare Vorstellung davon haben, welches individuelle Ziel damit verfolgt werden soll. Pflegeziele sind zugleich diejenigen Kriterien, mit deren Hilfe sich beurteilen lässt, ob die pflegerischen Interventionen erfolgreich waren. Pflegeziele zu setzen und klar zu formulieren, ist auch deshalb wichtig, damit Einigkeit darüber herrscht, was in der jeweiligen Pflegesituation eigentlich erreicht werden soll – sowohl zwischen Patient und Pflegeperson als auch innerhalb des pflegerischen Teams. Ziele können dabei (insbesondere im akut-klinischen Umfeld) kurzfristiger Art sein, die bis zur Entlassung erreicht werden sollen. Sie können auch längerfristig sein und unter Umständen nach der Entlassung noch bestehen bleiben. Das Erreichen des Ziels ist dann nur durch weitere poststationäre Unterstützung in der Häuslichkeit des Patienten (zum Beispiel durch einen ambulanten Pflegedienst) möglich.

Pflegeergebnisse sind **konkrete Indikatoren,** anhand derer beurteilt werden kann, ob die Pflegeziele erreicht wurden. Sie sind konkreter formuliert als Pflegeziele und beschreiben

- ein aktuelles Verhalten,
- einen aktuellen Zustand oder
- eine aktuelle Wahrnehmung zu einem bestimmten zukünftigen Zeitpunkt.

Pflegeergebnisse dienen als **Basis für die Evaluation** der Pflegeinterventionen.

Ein Beispiel: Das Pflegeziel eines Patienten (im Bereich Körperpflege), der aufgrund eines Schlaganfalls an einer Hemiplegie leidet und dessen Wahrnehmung der stärker betroffenen Seite aufgrund eines Neglects massiv eingeschränkt ist, könnte wie folgt lauten:

„Patient bezieht die stärker betroffene Seite bei der Einnahme der Mahlzeiten aktiv mit ein.“

Da dieses Ziel aber sehr allgemein formuliert ist und zudem beim jetzigen Zustand des Patienten unrealistisch ist, kann es nur schwer als Grundlage für Pflegeinterventionen dienen. Viel sinnvoller ist es, den Fortschritt des Patienten durch Formulierung von Pflegeergebnissen mit Hilfe **konkreter, kleinschrittiger Indikatoren** zu messen wie beispielsweise durch NOC-Pflegeergebnisse. Damit können auch kleinste Fortschritte des Patienten beurteilt werden und als Erfolg der konsequenten Anwendung z. B. bestimmter Pflegekonzepte (Bobath, Affolter) nachgewiesen werden. Aus dem NOC-Pflegeergebnis sollten diejenigen Indikatoren ausgewählt werden, die für den Patienten relevant sind und in denen realistischerweise mit einer Verbesserung gerechnet werden kann (► 4.2.6).

NOC-Pflegeergebnis Selbstversorgung: Essen [und Trinken]:

- *„Führt Nahrung mit einem Utensil zum Mund.“*
- *„Bringt die Nahrung in den Mund.“*

Die Indikatoren sind jeweils mit einer Likert-Skala (► 4.2.6) hinterlegt, mit Hilfe derer es möglich ist, den Ausprägungsgrad der Aktivität einzuschätzen. Das mag auf den ersten Blick sehr kleinteilig wirken und tatsächlich ist die Frage, ob eine körperliche (oder psychische) Aktivität, Wahrnehmung oder Verhalten einer solchen Skala zugeordnet werden kann. Man sollte sich allerdings vor Augen führen, dass es für einen Schlaganfall-Patienten einen großen Fortschritt in Richtung Selbstständigkeit bedeuten kann, wieder selbstständig eine Gabel oder einen Löffel Richtung Mund führen zu können. Derartige Erfolge sind mit herkömmlichen Zielformulierungen nicht zu erfassen und bleiben zwangsläufig unsichtbar. (Das regelmäßige Nichterreichen solcher meist allgemeinen und unrealistischen Zielformulierungen verstärkt den Eindruck, die Pflegeplanung sei letztlich „sowieso nur Zeitverschwendung“.) Hinzu kommt, dass es bei den heutigen kurzen Liegezeiten im akut-klinischen Bereich umso wichtiger ist, selbst kleinste positive Veränderungen bis zur Entlassung zu dokumentieren. Ziele wie „Patient wäscht sich selbstständig“ oder „Patient isst selbstständig“ oder „Patient hat keine Schmerzen“, verlieren angesichts des engen zeitlichen Rahmens völlig an Bedeutung. Aus ähnlichen Gründen sollte auch die immer noch vielfach gelehrte aber für die Praxis untaugliche Unterscheidung in „Nah- und Fernziele“ aufgegeben werden.

Merke

Pflegeergebnisse mit passgenauen Indikatoren

Für eine **aussagekräftige Planung** sollten immer Pflegeergebnisse formuliert werden, anhand von passgenauen Indikatoren, damit der Erfolg der durchgeführten Interventionen (während der Liegedauer des Patienten im Krankenhaus) auch „sichtbar“ gemacht werden kann.

Unter Umständen lassen sich aus einer **Pflegediagnose** mehrere **Pflegeergebnisse** ableiten, die – je nach Patient – unterschiedliche Maßnahmen erfordern. Pflegeergebnisse dürfen nicht mit **Pflegemaßnahmen** verwechselt werden, sind nicht mit ihnen identisch und nicht schon in ihnen enthalten. Es sind die erwarteten bzw. erwünschten Ergebnisse, die die Handlungen bestimmen, und nicht umgekehrt. Während Menschen im Alltag häufig spontan handeln, kann solche Spontaneität im klinischen Alltag fatal sein, wenn „irgendwie" gehandelt wird. Daher ist es zunächst wichtig, eine Vorstellung davon zu haben, was – aufgrund des Problems des Patienten – erreicht werden soll. Erst eine solche Vorstellung setzt eine Handlung in Gang und kann eine pflegerische Intervention begründen. Dies heißt nicht – und damit sind wir bei einem großen Missverständnis, das bis heute zu viel unnötigem Dokumentationsaufwand in der Pflege führt: alle Ziele (Pflegeergebnisse) müssen ausnahmslos schriftlich mit größtmöglicher Präzision dokumentiert werden, weil diese nur so aussagekräftig sind. Eine Vorstellung, die in der Praxis ohnehin Makulatur ist. Erfahrene Pflegefachfrauen und -männer wählen Pflegeergebnisse intuitiv und setzen entsprechend pflegefachliche Maßnahmen. Je komplexer allerdings eine Pflegesituation ist, umso wichtiger ist es, Probleme zu priorisieren und erwartete Ergebnisse zu formulieren, damit das ganze Team „an einem Strang zieht". Dies gilt umso mehr, je mehr niedriger qualifizierte Mitarbeitende beteiligt sind. Einen Patienten bei der Körperpflege unterstützen, sagt noch nichts darüber aus, was damit eigentlich erreicht werden soll. Ist das Ziel die hygienische Körperreinigung, so würde es genügen, den Patienten ohne große aktive Beteiligung zu „waschen". Unter Zeitdruck bietet sich eine (fragwürdige, weil ohne Beteiligung des Patienten) größtmögliche Übernahme aller Handlungsschritte durch die Pflegenden an, da jede Anleitung des Patienten oder auch nur teilweise Unterstützung zu viel Zeit in Anspruch nehmen würde. In vielen Fällen ist es aber gerade nicht die Körperreinigung, die im Vordergrund steht, wenn Pflege sich von Laienpflege unterscheiden will. Beispielsweise steht bei einem Patienten nach einem Schlaganfall als Ziel die Verbesserung der Wahrnehmung und Funktionsfähigkeit der hemiplegischen Seite im Vordergrund. Dieses Ziel kann mit einer Übernahme sämtlicher Handlungsschritte durch Pflegende nicht erreicht werden. Hier sind es wieder kleinschrittige Pflegeergebnisse, anhand derer die Verbesserung der Funktionsfähigkeit der hemiplegischen Seite beurteilt werden kann. Genauso wenig, wenn dem Patienten die Möglichkeit gegeben wird, mit seiner weniger betroffenen Hand, den Ausfall der betroffenen Seite soweit wie möglich zu kompensieren. Hier sind als Maßnahmen gezielt spezielle Pflegekonzepte (wie z. B. das Bobath-Konzept) anzuwenden, die helfen können, konkrete Ergebnisse zu erreichen. Oder handelt es sich um einen Patienten in einer palliativen Situation, so dient die Unterstützung bei der Körperpflege einem ganz anderen Ziel, nämlich in erster Linie der Schmerzlinderung und Entspannung. Dementsprechend müssen die Maßnahmen auch dem Ziel angepasst sein. Die Umsetzung eines rehabilitativen Pflegekonzepts wäre in einer solchen Situation geradezu kontraindiziert. Die Körperpflege als ausschließliche „Hygienemaßnahme" zu verstehen, die dazu dient, dass der Patient „gewaschen" und „sauber" ist (und die daher von jedem durchgeführt werden könnte), spielt in beiden Fällen eine völlig untergeordnete Rolle.

Pflegeergebnisse sollten so **formuliert** werden, dass sie **„SMART"** sind:

- **Spezifisch.** Individuell auf den Patienten abgestimmt.
- **Messbar.** Durch Beobachtung des Verhaltens, der Reaktion, Beobachtung oder Messung körperlicher Zustände oder durch Befragung des Patienten.
- **Akzeptiert.** Mit dem Patienten gemeinsam ausgehandelt und von ihm angenommen.
- **Realistisch.** Den tatsächlichen Fähigkeiten und Ressourcen des Patienten entsprechen, ihn nicht überfordern.
- **Terminiert.** Zu einem bestimmten Zeitpunkt überprüfbar sind.

Ausgehend von den Pflegediagnosen sollen nun konkrete Pflegeergebnisse nach der SMART-Regel für Herrn Jović formuliert werden und dabei wiederum die Entscheidungs-, Beratungs-, Reflexionsprozesse berücksichtigt werden. Dabei wird auf die Klassifikation der NOC zurückgegriffen. Auf eine Terminierung der Ergebnisse im Fallbeispiel wird verzichtet.

Krankenhaus: Pflegeergebnisse nach NOC (Aleksandar Jović)

Die Pflegeergebnisse für Aleksandar Jović werden entsprechend dem NOC-Format beispielhaft dargestellt. Pflegeergebnisse beschreiben einen Zustand, eine Wahrnehmung oder ein Verhalten des Patienten, das zu einem bestimmten zukünftigen Zeitpunkt erwartet wird. Sie zeigen eine Veränderung (Verbesserung oder Verschlechterung) im Vergleich zu einer früheren Einschätzung an, wenn durch Pflegeinterventionen die erwarteten Pflegeergebnisse entweder erreicht werden oder aufgrund von Umständen keine Wirkung in Richtung der vereinbarten Pflegeergebnisse hatten. Konkrete Ergebnisindikatoren dienen dazu, das Erreichen der erwarteten Pflegeergebnisse anhand einer 5-stufigen Likert-Skala zu messen. Die Pflegefachfrau oder der Pflegefachmann wählt diejenigen Indikatoren aus, die für das Erreichen des jeweiligen Pflegeergebnisses – bezogen auf die individuelle Pflegesituation des jeweiligen Patienten – relevant und am wichtigsten sind. In der Regel sind 4–5 Indikatoren für das ausgewählte Pflegeergebnis ausreichend (Maas, Moorhead, Johnson et al. 2018: 138).

Das erwartete Ergebnis eines Patienten mit Schlaganfall am Ende der Akutphase im Krankenhaus im Bereich Schmerzerleben (NOC-Pflegeergebnis: Ausmaß von Schmerz; engl. *Pain Level:* Severity of observed or reported pain; vgl. Maas, Moorhead, Johnson et al. 2018: 398) könnte z. B. lauten: *„Patient äußert, dass er die Schmerzen toleriert und unter Kontrolle hat."* (Entspricht Indikator: „angegebener Schmerz", Rating: „4")

Die standardisierten Beschreibungen der Ratings der Skala (Bsp.: „schwer", „weitgehend", „mäßig", „leicht", „kein[e]" oder „stark beeinträchtigt", „weitgehend beeinträchtigt", „mäßig beeinträchtigt", „leicht beeinträchtigt", „nicht beeinträchtigt") der NOC-Pflegeergebnisse werden beispielhaft in Form von Aussagen, Verhaltensweisen oder Anzeichen des Patienten (in Klammern) kommentiert. Insgesamt enthält die NOC-Klassifikation 14 unterschiedliche Bewertungsskalen der Ergebnisindikatoren, allerdings alle auf Basis einer 5-Punkte-Skala. Die Einordnung des Patientenstatus auf einer Skala erfordert in jedem Fall eine pflegerische Beurteilung durch eine Pflegefachfrau bzw. einen Pflegefachmann. Weitere Beispiele sind:

[1004] Ernährungsstatus	
Nahrungsaufnahme	Gesamtbewertung
Starke Abweichung vom Normbereich	1
Weitgehende Abweichung vom Normbereich	2
Mäßige Abweichung vom Normbereich	3
Leichte Abweichung vom Normbereich	4
Keine Abweichung vom Normbereich	5
Nicht zutreffend	n. z.

In diesem Fall sollte natürlich zuvor definiert werden, z. B. im Rahmen eines Ernährungsassessments, was genau und wie viel Nahrung (Anzahl der Mahlzeiten, Kalorienmenge etc.) vom Patienten mindestens aufgenommen werden sollte. Pflegeergebnisse können auch den notwendigen Wissenszuwachs von Patienten und/oder Angehörigen zu bestimmten pflege- und krankheitsspezifischen Themen messen, z. B. um nach Entlassung aus dem Krankenhaus die häusliche Pflege des Patienten gewährleisten zu können oder die Anforderungen der Krankheit so selbstständig wie möglich managen zu können:

[1820] Wissen	
Leben mit Diabetes	Gesamtbewertung
Kein Wissen	1
Geringfügiges Wissen	2
Mäßiges Wissen	3
Weitgehendes Wissen	4
Umfangreiches Wissen	5
Nicht zutreffend	n. z.

Auch in diesem Fall müssen zuvor übergeordnete Beratungs-/Schulungsziele gemeinsam mit dem Patienten und/oder seinen Angehörigen festgelegt werden. Unter dem Aspekt: Welches Wissen ist speziell für *diesen* Patienten sinnvoll und notwendig? So kann der Wissenszuwachs entsprechend der gemessenen Ergebnisindikatoren beurteilt werden. Auf sämtliche unterschiedlichen Bewertungsskalen kann im Rahmen dieses Bandes nicht näher eingegangen werden. Die vollständige und aktuelle NOC-Klassifikation findet sich unter Maas, Moorhead, Johnson et al. 2018. Eine lizenzierte deutschsprachige Übersetzung existiert hierfür bislang noch nicht.

Es ist auch möglich, eine Einschätzung des jeweiligen Pflegeergebnisses ohne Einzelindikatoren, nur anhand des Pflegeergebnisses (Bsp.: „Ausmaß von Schmerz"), vorzunehmen, zum Beispiel auf Grundlage einer geeigneten Schmerzskala (z. B. Numerische Rating Skala). Die Indikatorbegrifflichkeit (z. B. „angegebener Schmerz") ebenso wie die Bezeichnung des Pflegeergebnisses (z. B. „Ausmaß von Schmerz") sollten zwar unbedingt in dieser Form unverändert bleiben, die Bezeichnung von Indikatoren kann allerdings je nach Erfordernis spezifiziert werden (z. B.: angegebener Schmerz [nach visueller Analogskala]).

Wie kann nun die Wirkung von Pflegeinterventionen anhand der NOC-Pflegeergebnisse beurteilt werden?

Die Wirkung von Pflegeinterventionen in Richtung der erwarteten Ergebnisse kann nur beurteilt werden, wenn mindestens zwei zeitlich unabhängige Bewertungen und Einschätzungen der relevanten Ergebnisindikatoren stattgefunden haben, also eine vor Beginn und eine nach Abschluss der jeweiligen Intervention. Ein Rating sollte mindestens zu Beginn des pflegerischen Auftrags (z. B. bei Aufnahme im Krankenhaus) bei Planung der Pflege, bei Festlegen der Pflegeergebnisse oder im Rahmen der Pflegeanamnese durchgeführt werden, ein weiteres spätestens vor Entlassung oder Verlegung des Patienten bzw. bei Abschluss der Pflege oder bei signifikanten Veränderungen des Zustands des Patienten (Maas, Moorhead and Johnson 2018: 15). Im Sinne einer Verbesserung sollte eine Steigerung der Ratingbewertung angestrebt werden. Es kann aber auch sein, dass der Gesundheitszustand des Patienten eine Verbesserung des Ergebnisses nicht zulässt. In diesem Fall kann zumindest ein gleichbleibendes Rating angestrebt werden. Im Fallbeispiel wird fiktiv eine Erhöhung des Ratings von 1 auf 3 oder 4 angestrebt und damit eine Verbesserung des Zustands, den der Patient bei Entlassung aus dem Krankenhaus erreicht haben sollte.

Pflegeergebnisse für Aleksandar Jović

Hinweise zu dem folgenden Praxisbeispiel:

- Sämtliche Pflegeergebnisse und Definitionen wurden aus der aktuellen englischsprachigen Originalausgabe der NOC-Pflegeergebnisklassifikation von Maas, Moorhead, Johnson et al. (6th edition) übernommen und übersetzt. Die Übersetzung orientiert sich dabei am praxisnahen Sprachgebrauch. Eine konsequente wörtliche Übersetzung der englischsprachigen Begrifflichkeiten ist teilweise nur bedingt möglich und erfolgt daher sinngemäß. Teilweise wurde eine Anpassung der Beschreibungen in Bezug auf das Fallbeispiel vorgenommen.
- Außerdem werden Hinweise zu Schwerpunkten der Pflegedokumentation gegeben, auf die bei Überprüfen des Pflegeergebnisses (zum Beispiel zum vorher festgelegten Evaluationszeitpunkt) besonders Wert gelegt werden sollte.
- Das Fallbeispiel und die Pflegeanamnese von Aleksandar Jović sind zu finden unter: ► 4.2.7

1. Zu NANDA-I-Pflegediagnose: Akuter Schmerz

1.1 NOC-Pflegeergebnis: Ausmaß von Schmerz (engl. *Pain Level)*

Definition nach NOC: Das Ausmaß von beobachtetem oder geäußertem Schmerz.

Ausgewählte Indikatoren für Aleksandar Jović:

- Angegebener Schmerz; zu spezifizieren nach Likert-Skala von 1 („stark") bis 5 („kein")
  Aktueller Status: 1 („Patient äußert **starke** Schmerzen"), steigern auf: 4 („Patient äußert **leichte** Schmerzen")
- Schmerzausdruck im Gesicht; zu spezifizieren nach Likert-Skala von 1 („stark") bis 5 („kein")
  Aktueller Status: 1 („Patient zeigt **starke** Anzeichen von Schmerzausdruck im Gesicht"), steigern auf: 4 („Patient zeigt **leichte** Anzeichen von Schmerzausdruck im Gesicht")

(übers. n. Maas, Moorhead, Johnson et al. 2018: 398)

1.2 Schwerpunkte der Pflegedokumentation:

- Evaluation der Wirksamkeit der Maßnahmen (Dokumentation der Reaktionen/Verhaltensweisen des Patienten; Evaluieren der Pflegeergebnisse, wiederholte Anwendung eines Schmerzassessments) zu den vereinbarten Terminen bzw. bei Bedarf (z. B. bei Verschlechterung des Zustandes; bei neu hinzukommenden wichtigen Informationen) → Pflegebericht, Schmerzassessmentbogen

2. Zu NANDA-I-Pflegediagnose: Risiko einer Aspiration

2.1 NOC-Pflegeergebnis: Status des Schluckvorgangs (engl. *Swallowing Status)*

Definition nach NOC: sichere Passage von Flüssigkeiten und/oder fester Nahrung vom Mund in den Magen.

Ausgewählte Indikatoren für Aleksandar Jović:

- Behält Nahrung im Mund; zu spezifizieren nach Likert-Skala von 1 („stark beeinträchtigt") bis 5 („nicht beeinträchtigt")
  Aktueller Status: 1 („Patient kann die Nahrung nicht im Mund behalten: **stark** beeinträchtigt"), steigern auf: 4 („Patient behält die Nahrung größtenteils im Mund: **leicht** beeinträchtigt")
- Fähigkeit, zu kauen; zu spezifizieren nach Likert-Skala von 1 („stark beeinträchtigt") bis 5 („nicht beeinträchtigt")
  Aktueller Status: 1 („Patient ist unfähig, die Nahrung zu kauen: **stark** beeinträchtigt"), stei-

gern auf: 4 („Patient ist größtenteils in der Lage, die Nahrung zu kauen: **leicht** beeinträchtigt")
- Rechtzeitiger Schluckreflex; zu spezifizieren nach Likert-Skala von 1 („stark beeinträchtigt") bis 5 („nicht beeinträchtigt")
  Aktueller Status: 1 („Patient kann den Schluckreflex nicht rechtzeitig auslösen: **stark** beeinträchtigt"), steigern auf: 4 („Patient löst den Schluckreflex größtenteils rechtzeitig aus: **leicht** beeinträchtigt")

(übers. n. Maas, Moorhead, Johnson et al. 2018: 559)

Praxistipp

Assessment von Schluckstörungen

Der Schluckakt ist ein hochkomplexer Vorgang, an dem ca. 30 Muskelpaare beteiligt sind. Bei Patienten mit Schluckstörungen ist ein umfassendes Assessment erforderlich, um die Schluckstörung genau zu interpretieren und zu beschreiben. Je nach Schwere und Lokalisation der Schluckstörung kann eine weitere Differenzierung von Pflegeergebnissen nach oraler, pharyngealer oder ösophagealer Phase helfen, damit die Pflegefachfrau bzw. der Pflegefachmann entsprechende Interventionen auswählen kann, um eine Aspiration oder Aspirationspneumonie zu verhindern und den Patienten wieder zum physiologischen Schlucken anzuleiten. Die Zusammenarbeit mit Logopäden und anderen Therapeuten ist dabei ein wichtiger Bestandteil des gesamten Versorgungskonzeptes.

Entsprechend der NOC-Pflegeklassifikation kann das Pflegeergebnis je nach Ausgang des Schluckassessments weiter differenziert werden, wenn bekannt ist, welche Phase des Schluckvorgangs besonders betroffen ist (hier: orale Phase):

2.2 NOC-Pflegeergebnis: Status des Schluckvorgangs: orale Phase

(engl. *Swallowing Status: Oral Phase)*

Definition nach NOC: Das Vorbereiten, Aufnehmen und Nach-hinten-befördern von Flüssigkeiten und/oder fester Nahrung im Mund.

Ausgewählte Indikatoren für Aleksandar Jović:
- Bolusbildung; zu spezifizieren nach Likert-Skala von 1 („stark beeinträchtigt") bis 5 („nicht beeinträchtigt")
  Aktueller Status: 1 („Patient ist unfähig, die Nahrung zu einem Bolus zu formen: **stark** beeinträchtigt"), steigern auf: 3 („Patient ist teilweise in der Lage, die Nahrung zu einem Bolus zu formen: **mäßig** beeinträchtigt")
- Fähigkeit, die Mundhöhle zu leeren; zu spezifizieren nach Likert-Skala von 1 („stark beeinträchtigt") bis 5 („nicht beeinträchtigt")
  Aktueller Status: 1 („Patient ist unfähig, die Mundhöhle zu leeren: **stark** beeinträchtigt"), steigern auf: 3 („Patient ist teilweise in der Lage, die Mundhöhle zu leeren: **mäßig** beeinträchtigt")
- Lippenschluss; zu spezifizieren nach Likert-Skala von 1 („stark beeinträchtigt") bis 5 („nicht beeinträchtigt")
  Aktueller Status: 1 („Patient kann nach Nahrungsaufnahme die Lippen nicht schließen: **stark** beeinträchtigt"), steigern auf: 3 („Lippenschluss teilweise möglich: **mäßig** beeinträchtigt")
- Effizienz des Saugens (bei Verwendung eines Trinkhalms); zu spezifizieren nach Likert-Skala von 1 („stark beeinträchtigt") bis 5 („nicht beeinträchtigt")
  Aktueller Status: 1 („Patient kann keine Flüssigkeiten mit Hilfe eines Trinkhalms zu sich nehmen; zeigt Anzeichen von Aspiration: **stark** beeinträchtigt"), steigern auf: 3 („Effizienz des Saugens bei Verwendung eines Trinkhalms ist teilweise gewährleistet: **mäßig** beeinträchtigt")

(übers. n. Maas, Moorhead, Johnson et al. 2018: 561)

2.3 Schwerpunkte der Pflegedokumentation:
- Wiederholtes Risikoassessment Aspirationsgefahr bei Überprüfung des Pflegeergebnisses (Bsp.: Wasserschlucktest nach Daniels, modifiziertes Schluckassessment, Gugging-Schluckscreening etc.) → Assessmentbögen
  Evaluation der Wirksamkeit der Maßnahmen (Dokumentation der Reaktionen/Verhaltensweisen des Patienten) zu den vereinbarten Terminen bzw. bei Bedarf (z. B. bei Verschlechterung des Zustandes, bei neu hinzukommenden wichtigen Informationen) → Pflegebericht (oder spezielle Evaluationsbögen)

3. Zu NANDA-I-Pflegediagnose: Risiko einer Druckschädigung bei einem Erwachsenen

3.1 NOC-Pflegeergebnis: Folgen von Immobilität: Physiologisch

(engl. *Immobility Consequences: Physiological)*

Definition nach NOC: Ausmaß der Schädigung physiologischer Funktionen, bedingt durch eingeschränkte physische Mobilität. Ausgewählte indikatoren für Aleksandar Jović:

- Vorliegen einer druckbedingten Hautschädigung, zu spezifizieren nach Likert-Skala von 1 (schwer) bis 5 (keine)
  Aktueller Status: 5 („es liegt keine druckbedingte Hautschädigung vor", konstant halten auf: 5 („es liegt keine druckbedingte Hautschädigung vor")

(übers. n. Maas, Moorhead, Johnson et al. 2018: 267)

3.2 NOC-Pflegeergebnis: Risikokontrolle: Druckschädigung

(engl. *Risk Control: Pressure Injury)*

Definition nach NOC: Persönliche Handlungen, um die Gefahr druckinduzierter Gewebeschäden zu verstehen, zu vermeiden, auszuschalten oder zu reduzieren.

Ausgewählte Indikatoren für Aleksandar Jović (z. B. nach Anleitung des Patienten und seiner Angehörigen):

- Erkennt Dekubitus-Risikofaktoren im persönlichen Verhalten; zu spezifizieren nach Likert-Skala von 1 („erkennt nie") bis 5 („erkennt immer")
  Aktueller Status: 1 („Patient (Angehörige) **erkennt** die persönlichen Risikofaktoren für das Entstehen eines Dekubitus (Druck, Scherkräfte, Zeit, Sensibilitätsstörungen etc.) **nicht**"), steigern auf: 4 („Patient **erkennt größtenteils** die persönlichen Risikofaktoren (z. B. Hautirritationen an gefährdeten Stellen) für die Entstehung eines Dekubitus: leicht gefährdet")
- Führt regelmäßige druckreduzierende Positionierungen durch
  Aktueller Status: 1 („Patient (Angehörige) führt **keine** druckreduzierenden Positionierungen durch"), steigern auf: 4 („Patient führt **größtenteils** druckreduzierende Positionierungen durch: leicht gefährdet")

(übers. n. Maas, Moorhead, Johnson et al. 2018: 467)

3.3 Schwerpunkte der Pflegedokumentation:

- Dokumentation der Beratung des Patienten und seiner Angehörigen → Beratungsdokumentation
- Führen eines Bewegungsplans/-protokolls
- Regelmäßige Dokumentation des Ergebnisses der Hautinspektion → Pflegebericht
  Kontrolle und Dokumentation der passgenauen Einstellung technischer Hilfsmittel zur intermittierenden Druckentlastung bezogen auf das Körpergewicht des Patienten (Wechseldruckmatratzen, Wechseldruckauflagen) → Pflegebericht

Praxistipp

NOC-Pflegeergebnis Dekubitus im stationären und häuslichen Umfeld

Ist ein Patient dekubitusgefährdet, kommen folgende NOC-Pflegeergebnisse in Frage: *„Risk Control: Pressure Injury"* und *„Immbobility Consequences: Physiological"* (siehe oben). Das Pflegeergebnis *„Risk Control"* setzt dabei die *aktive* Beteiligung des Patienten voraus, in dem es Kriterien formuliert, die messen, wie der Patient durch seine Mitwirkung die Entstehung eines Dekubitus verhindert. Zum Beispiel: „Patient erkennt Dekubitus-Risikofaktoren im persönlichen Verhalten". Dies kann vor allem im ambulanten Bereich von Bedeutung sein, wenn die Versorgung des Patienten nur zu einem kleinen Teil von professionellen Kräften geleistet wird (wenn überhaupt) und die Hauptlast bei den Angehörigen liegt. Daher sollte eine entsprechende Schulung von Seiten der Pflegefachfrauen und -männer noch in der Klinik erfolgen, um den Patienten und seine Angehörigen zu befähigen, poststationär im häuslichen Umfeld die Entstehung von Dekubitalulzera zu verhindern. Um die Wirksamkeit prophylaktischer Maßnahmen während des stationären Aufenthalts beurteilen zu können, braucht es andere Kriterien, denn die Verantwortung für die pflegerische Versorgung liegt bei der zuständigen Pflegefachfrau bzw. dem Pflegefachmann. Als NOC-Pflegeergebnis kommt daher *„Immobility Consequences: Physiological"* infrage. Kriterium ist das Vorhandensein bzw. Nicht-Vorhandensein einer druckbedingten Hautschädigung. Hierfür erfolgt eine regelmäßige Hautinspektion in individuell festgelegten Intervallen.

4. Zu NANDA-I-Pflegdiagnose: Ineffektives Atemmuster

4.1 NOC-Pflegeergebnis: Respiratorischer Status: Belüftung

(engl. *Respiratory Status: Ventilaton)*

Definition nach NOC: Bewegung von Luft in die Lunge hinein und hinaus.

Ausgewählte Indikatoren für Aleksandar Jović:

- Atemfrequenz; zu spezifizieren nach Likert-Skala von 1 („starke Abweichung vom Normbereich") bis 5 („keine Abweichung vom Normbereich")
  Aktueller Status: 1 („Patient hat eine **stark** erhöhte Atemfrequenz (≥ 33/min): starke Abweichung vom Normbereich"), steigern auf: 4 („Patient hat eine **leicht** erhöhte Atemfrequenz (≥ 20/min): leichte Abweichung vom Normbereich")

(übers. n. Maas, Moorhead, Johnson et al. 2018: 443)

4.2 NOC-Pflegeergebnis: Respiratorischer Status: Durchgängige Atemwege
(engl. *Respiratory Status: Airway Patency)*
Definition nach NOC: Offene, tracheobronchiale Passage für den Austausch von Atemluft.
Ausgewählte Indikatoren für Aleksandar Jović:

- Fähigkeit, Sekret abzuhusten; zu spezifizieren nach Likert-Skala von 1 („starke Abweichung vom Normbereich") bis 5 („keine Abweichung vom Normbereich")
  Aktueller Status: 1 („Patient ist nicht in der Lage, Sekret abzuhusten; äußert massiven Schleimverhalt: **starke** Abweichung vom Normbereich"), steigern auf: 4 („Patient äußert geringen Schleimverhalt, leichte Einschränkung, Sekret abzuhusten: **leichte** Abweichung vom Normbereich")
- Angst; zu spezifizieren nach Likert-Skala von 1 („starke Abweichung vom Normbereich") bis 5 („keine Abweichung vom Normbereich")
  Aktueller Status: 1 („Patient hat massive Angst, keine Luft zu bekommen: **starke** Abweichung vom Normbereich"), steigern auf: 4 („Patient äußert geringe Angst, keine Luft zu bekommen: **leichte** Abweichung vom Normbereich")

(übers. n. Maas, Moorhead, Johnson et al. 2018: 442)

4.3 Schwerpunkte der Pflegedokumentation:

- Atmungsspezifische Vitalparameter (Atemfrequenz, Atemrhythmus, Tiefe der Ein-/Ausatmung), Puls und Blutdruck → Vitalwerteblatt
- Auffälligkeiten (Aussehen und Konsistenz abgehusteten Sekrets, Äußerungen des Patienten, die auf eine Verschlechterung/Verbesserung des Atemstatus hindeuten und die indikatorenbezogene Einschätzung konkretisieren) → Pflegebericht
- Wiederholtes systematisches Risikoassessment Pneumoniegefahr (einschl. Risikoskalen, je nach interner Verfahrensanweisung, z. B. Atemerfassungsskala nach Bienstein) → Assessmentbögen
- Laufende Evaluation der Wirksamkeit der Maßnahmen (Dokumentation der Reaktionen/Verhaltensweisen des Patienten) zu den vereinbarten Terminen bzw. bei Bedarf (z. B. Verschlechterung des Zustandes, bei neu hinzukommenden wichtigen Informationen) → Pflegebericht

5. Zu NANDA-I-Pflegediagnose: Selbstversorgungsdefizit: Nahrungsaufnahme

5.1 NOC-Pflegeergebnis: Selbstversorgung: Essen [und Trinken] (engl. *Self-Care: Eating)*
Definition nach NOC: Persönliche Aktivitäten, Nahrung und Getränke mit oder ohne Hilfsmittel vorzubereiten und einzunehmen.
Ausgewählte Indikatoren für Aleksandar Jović:

- Führt Nahrung [mit der stärker betroffenen Seite] mit einem Utensil zum Mund; zu spezifizieren nach Likert-Skala von 1 („stark beeinträchtigt") bis 5 („nicht beeinträchtigt")
  Aktueller Status: 1 („Patient kann die Nahrung nicht selbstständig mit dem Besteck (Löffel oder Gabel) zum Mund führen: **stark** beeinträchtigt"), steigern auf: 4 („Patient führt Nahrung selbstständig mit dem Besteck (Löffel oder Gabel) zum Mund: **leicht** beeinträchtigt")
- Isst eine Mahlzeit auf [unter Einbeziehung der stärker betroffenen Seite]; zu spezifizieren nach Likert-Skala von 1 („stark beeinträchtigt") bis 5 („nicht beeinträchtigt")
  Aktueller Status: 1 („Patient isst nur ca. ein Drittel oder weniger einer Mahlzeit; er kann die stärker betroffene Seite dabei nicht miteinbeziehen, kompensiert ausschließlich mit der weniger betroffenen Seite: **stark** beeinträchtigt"), steigern auf: 4 („Patient isst eine Mahlzeit unter Einbeziehung der stärker betroffenen Seite fast vollständig auf: **leicht** beeinträchtigt")

(übers. n. Maas, Moorhead, Johnson et al. 2018: 485)

5.2 Schwerpunkte der Pflegedokumentation:

- Laufende Evaluation der Wirksamkeit der Maßnahmen (Dokumentation der Reaktionen/Verhaltensweisen des Patienten, Verbesserung/Verschlechterung der Selbstständigkeit des Patienten) zu den vereinbarten Terminen bzw. bei Bedarf (z. B. Verschlechterung des Zustandes, neu hinzukommende wichtige Informationen) → Pflegebericht
- Dokumentation der Menge der aufgenommenen Nahrung und Flüssigkeit → Nahrungs- und Trinkprotokoll

6. Zu NANDA-I-Pflegediagnose: Beeinträchtigte physische Mobilität

6.1 NOC-Pflegeergebnis: Mobilität
(engl. *Mobility)*
Definition nach NOC: Fähigkeit, sich zielgerichtet, im eigenen Umfeld mit oder ohne Hilfsmittel, im eigenen Umfeld zu bewegen.
Ausgewählte Indikatoren für Aleksandar Jović:

- Gleichgewicht; zu spezifizieren nach Likert-Skala von 1 („stark beeinträchtigt") bis 5 („nicht beeinträchtigt")
  Aktueller Status: 1 („Patient kann im Sitzen an der Bettkante das Gleichgewicht nicht halten; ausgeprägtes Pusher-Syndrom: **stark** beeinträchtigt"), steigern auf: 4 („Patient kann aus eigener Kraft

mit geringer personeller Unterstützung im Sitzen das Gleichgewicht halten; Pflegefachperson unterstützt auf der weniger betroffenen Seite: **leicht** beeinträchtigt")

- Ausführung der Körperpositionierung; zu spezifizieren nach Likert-Skala von 1 („stark beeinträchtigt") bis 5 („nicht beeinträchtigt")
  Aktueller Status: 1 („Patient kann seine Körperposition im Bett nicht selbstständig verändern: **stark** beeinträchtigt"), steigern auf: 4 („Patient kann seine Körperposition im Bett selbstständig verändern; nur geringe personelle Unterstützung (beim Verändern der Körperposition vom Liegen zum Sitzen) erforderlich: **leicht** beeinträchtigt")
- Transferausführung; zu spezifizieren nach Likert-Skala von 1 („stark beeinträchtigt") bis 5 („nicht beeinträchtigt")
  Aktueller Status: 1 („Patient kann den Transfer vom Bett in den Rollstuhl/Stuhl nicht selbstständig durchführen: **stark** beeinträchtigt"), steigern auf: 4 („Patient kann den Transfer vom Bett in den Rollstuhl/Stuhl überwiegend selbstständig durchführen (personelle Hilfestellung auf der stärker betroffenen Seite erforderlich, kann kurzzeitig Stehen, stützt sich ab am Rollstuhl, kleinschrittige Vorgehensweise mit gezielter Verlagerung des Gewichts): **leicht** beeinträchtigt")

(übers. n. Maas, Moorhead, Johnson et al. 2018: 375)

6.2 Schwerpunkte der Pflegedokumentation:

- Laufende Evaluation der Wirksamkeit der Maßnahmen (Dokumentation der Reaktionen/Verhaltensweisen des Patienten, Verbesserung der Selbstständigkeit des Patienten) zu den vereinbarten Terminen bzw. bei Bedarf (z. B. Verschlechterung des Zustandes, neu hinzukommende wichtige Informationen) → Pflegebericht
- Dokumentation der durchgeführten Maßnahmen im Bereich Mobilisation (entsprechend interner Verfahrensanweisung) → Durchführungsnachweis
- Bei Bedarf wiederholtes Mobilitätsassessment zur differenzierten Einschätzung der Bewegungsfähigkeit des Patienten und Verlaufskontrolle (z. B. Zehn-Meter-Gehtest (10mGT), Sechs-Minuten-Gehtest (6MinGT), Timed Up and Go Test (TUG) etc.) → Pflegebericht, spez. Assessmentbögen

7. Zu NANDA-I-Pflegediagnose: Risiko einer Obstipation

7.1 NOC-Pflegeergebnis: Stuhlausscheidung
(engl. *Bowel Elimination)*

Definition nach NOC: Die Bildung und Ausscheidung von Stuhl.
Ausgewählte Indikatoren für Aleksandar Jović:

- Ausscheidungsmuster; zu spezifizieren nach Likert-Skala von 1 („stark beeinträchtigt") bis 5 („nicht beeinträchtigt")
  Aktueller Status: 5 („Patient zeigt **keine** Beeinträchtigung bzgl. Ausscheidungsmuster"); **konstant halten** auf: 5
- Geformter und weicher Stuhl; zu spezifizieren nach Likert-Skala von 1 („**stark** beeinträchtigt") bis 5 („**nicht** beeinträchtigt")
  Aktueller Status: 5 („Patient zeigt **keine** Beeinträchtigung bzgl. Stuhlkonsistenz"); **konstant halten** auf: 5
- Schmerzen bei der Stuhlausscheidung; zu spezifizieren nach Likert-Skala von 1 („stark") bis 5 („nicht beeinträchtigt")
  Aktueller Status: 5 („Patient hat **keine** Schmerzen bei der Ausscheidung"); **konstant halten** auf: 5

7.2 Schwerpunkte der Pflegedokumentation

- Ergebnisse der laufenden Evaluation des Ausscheidungsverhaltens bzgl. Häufigkeit, Schmerzen und Konsistenz des Stuhls → Pflegebericht, spez. Dokumentationsbögen

8. Zu NANDA-I-Pflegediagnose: Risiko einer Thrombose

8.1 NOC-Pflegeergebnis: Kreislaufstatus
(engl. *Circulation Status)*

Definition nach NOC: Ungehinderter Blutfluss in angemessenem Druck durch die großen Gefäße des Körper- und Lungenkreislaufs.
Ausgewählte Indikatoren für Aleksandar Jović:

- Periphere Ödeme; zu spezifizieren nach Likert-Skala von 1 („stark") bis 5 („keine")
  Aktueller Status: 5 („Patient zeigt **keine** Anzeichen von Ödemen an beiden Beinen"), **konstant halten** auf: 5
- Rötung; zu spezifizieren nach Likert-Skala von 1 („stark") bis 5 („keine")
  Aktueller Status: 5 („Patient zeigt **keine** Anzeichen einer Rötung der Beine"); **konstant halten** auf: 5
- Überwärmung; zu spezifizieren nach Likert-Skala von 1 („stark") bis 5 („keine")
  Aktueller Status: 5 („Patient zeigt **keine** Anzeichen einer Überwärmung eines oder beider Beine")

8.2 Schwerpunkte der Pflegedokumentation

- Ergebnisse regelmäßiger Hautbeobachtung der Beine auf Auffälligkeiten (Ödembildung, Rötung, Überwärmung, Seitenunterschiede) → Pflegebericht

Vorsicht

Thromboseprophylaxe

Die Verantwortlichkeit für Pflegefachfrauen und -männer im Bereich der Thromboseprophylaxe besteht im Wesentlichen in der **Beobachtung der Beine** und daher in der zeitnahen Information des behandelnden Arztes, falls es zu typischen Auffälligkeiten (Ödembildung, Rötung, Überwärmung) kommt.
Zur Wirksamkeit **spezieller pflegerischer Maßnahmen** (kurzfristige Mobilisationsübungen, Hochlagern oder Ausstreichen der Beine) zur Prophylaxe der venösen Thromboembolie (VTE) gibt es derzeit **keinerlei Wirksamkeitsnachweise** (DBfK 2015). Im Gegenteil: Auf das häufig immer noch praktizierte „Ausstreichen" der Beine sollte verzichtet werden, da die **Gefahr** besteht, dass sich Mikrogerinnsel lösen und eine **Embolie** verursachen können (DBfK 2015). Trotzdem kann es sinnvoll sein, den Patienten zu Bewegungsübungen anzuleiten bzw. diese durchzuführen, sofern keine Kontraindikationen (insbesondere im Rahmen eines stationären Aufenthalts) vorliegen, um den venösen Rückfluss zu fördern. Ob dadurch tatsächlich Thrombosen verhindert werden können, ist ungewiss. Alle Maßnahmen zur Prophylaxe einer Thrombose (VTE-Prophylaxe) mit nachweisbarer Evidenz, insbesondere bei Patienten nach Schlaganfall müssen ärztlich angeordnet werden, z. B. mittels Heparinisierung (vgl. Abholz, Egidi 2016).

9. Zu NANDA-I-Pflegediagnose: Selbstversorgungsdefizit Körperpflege

9.1 NOC-Pflegeergebnis: Selbstversorgung: Sich Waschen (engl. *Bathing)*

Definition nach NOC: Persönliche Aktivitäten zum Reinigen des eigenen Körpers selbstständig mit oder ohne Hilfsmittel.

Ausgewählte Indikatoren für Aleksandar Jović:

- Wäscht sich die obere Körperhälfte; zu spezifizieren nach Likert-Skala von 1 („stark beeinträchtigt") bis 5 („nicht beeinträchtigt")
  Aktueller Status: 1 („Patient kann sich nicht selbstständig waschen (bzw. ausschließlich kompensatorisch mit der weniger betroffenen Seite; wäscht sich mit der weniger betroffenen Hand den stärker betroffenen Arm, Gesicht und Oberkörper und trocknet sich ab): **stark** beeinträchtigt"), steigern auf: 2 („Patient kann sich unter Einbeziehung der stärker betroffenen Seite Hände und teilweise Oberkörper waschen; führt Waschbewegungen mit der stärker betroffenen Seite durch: **weitgehend** beeinträchtigt")

(übers. n. Maas, Moorhead and Johnson 2018: 484)

9.2 Schwerpunkte der Pflegedokumentation:

- Laufende Evaluation der Wirksamkeit der Maßnahmen (Dokumentation der Reaktionen/Verhaltensweisen des Patienten, Verbesserung der Selbstständigkeit des Patienten) zu den vereinbarten Terminen bzw. bei Bedarf (z. B. Dokumentation der Verschlechterung des Zustands, neu hinzukommender wichtiger Informationen) → Pflegebericht
- Bei Bedarf wiederholte Anwendung eines Assessmentinstruments zur Feststellung von Pflegebedürftigkeit (bzw. Teilen davon), z. B.: Resident Assessment Instrument (RAI), Neues Begutachtungsassessment (NBA). Daneben können Assessments zu speziellen Bereichen im Rahmen der Körperpflege von Bedeutung sein (Oral Health Assessment) → Assessmentbögen

10. Zu NANDA-I-Pflegediagnose: Defizitäres Wissen

10.1 NOC-Pflegeergebnis: Wissen: Krankheitsprozess (engl. *Knowledge: Disease Process)*

Definition nach NOC: Das zum Ausdruck gebrachte Wissen über einen bestimmten Krankheitsprozess und mögliche Komplikationen.

Ausgewählte Indikatoren für Aleksandar Jović:

- Merkmale bzgl. des spezifischen Krankheitsprozesses; zu spezifizieren nach Likert-Skala von 1 („kein Wissen") bis 5 („umfangreiches Wissen")
  Aktueller Status: 1 („Patient weiß nicht Bescheid über Ursachen und Komplikationen der Krankheit und was er selber tun kann, um Komplikationen zu verhindern (Dekubitus, Pneumonie, Kontraktur, Schmerzen etc.), weiß über die notwendige Umstellung seiner Lebensweise nicht Bescheid: **kein** Wissen"), steigern auf: 4 („Patient weiß größtenteils über den typischen Verlauf der Erkrankung Bescheid; Patient und Angehörige kennen mögliche Komplikationen und Unterstützungsmöglichkeiten für die Zeit nach der Entlassung: weiß, welche Umstellung der Lebensweise erforderlich sein wird: **weitgehendes** Wissen.")

(übers. n. Maas, Moorhead, Johnson et al. 2018: 311)

10.2 Schwerpunkte der Pflegedokumentation:

- Dokumentation der Inhalte der Beratung des Patienten und seiner Angehörigen → Beratungsdokumentation
- Einbeziehung weitere Berufsgruppen im Hinblick auf notwendige Beratung für den Zeit-

punkt der Überleitung (Informationen zur Beantragung eines Pflegegrades, evtl. Information und Hilfestellung bei Leistungen nach dem SGB XII (sofern erforderlich), evtl. Information/Beratung bzgl. Beantragung von Hilfsmitteln) → Pflegebericht, Beratungsdokumentation

11. NANDA-I-Pflegediagnose: Beeinträchtigte verbale Kommunikation

11.1 NOC-Pflegeergebnis: Kommunikation (engl. *Communication)*

Definition nach NOC: Aufnehmen, Interpretieren und Äußern sprachlicher, schriftlicher und nonverbaler Botschaften.

Ausgewählte Indikatoren für Aleksandar Jović:

- Fähigkeit, sich verbal mitzuteilen; zu spezifizieren nach Likert-Skala von 1 („stark beeinträchtigt") bis 5 („nicht beeinträchtigt")
  Aktueller Status: 1 („Patient ist nicht in der Lage, sich zu artikulieren, verbal verständlich mitzuteilen: **stark** beeinträchtigt"), steigern auf 3 („Patient kann auf geschlossene Fragen mit ‚Ja' oder ‚Nein' antworten, teilweise einfache Sätze bilden: **mäßig** beeinträchtigt")
- Nutzt alternative Kommunikationsmittel, um sich mitzuteilen; zu spezifizieren nach Likert-Skala von 1 („stark beeinträchtigt") bis 5 („nicht beeinträchtigt")
  Aktueller Status: 2 („Patient nutzt unterstützte Kommunikation (Kommunikationstafel, Sprachcomputer), kann sich kaum verbal selbstständig ohne Hilfsmittel mitteilen: **erheblich** beeinträchtigt"), steigern auf 3 („Patient kann auf geschlossene Fragen mit ‚Ja' oder ‚Nein' antworten, teilweise einfache Sätze bilden: **mäßig** beeinträchtigt")

(übers. n. Maas, Moorhead, Johnson et al. 2018: 163)

11.2 Schwerpunkte der Pflegedokumentation:

- Verbesserung der verbalen Kommunikationsfähigkeit anhand konkreter Beispiele → Pflegebericht

12. Zu NANDA-I-Pflegediagnose: Machtlosigkeit

12.1 NOC-Pflegeergebnis: Persönliche Autonomie (engl. *Personal Autonomy)*

Definition nach NOC: Persönliche Handlungen eines entscheidungsfähigen Individuums, um Kontrolle über Lebensentscheidungen auszuüben.

Ausgewählte Indikatoren für Aleksandar Jović:

- Trifft Lebensentscheidungen auf der Grundlage von Informationen; zu spezifizieren nach Likert-Skala von 1 („nie demonstriert") bis 5 („ständig demonstriert")
  Aktueller Status: 1 („Patient kann keine Entscheidungen bzgl. des weiteren Versorgungsverlaufs treffen; weiß nicht, ob er poststationär professionelle Unterstützung in Anspruch nehmen will; notwendige Informationen fehlen: nie **demonstriert**"), steigern auf: 4 („Patient ist größtenteils in der Lage, seine Zustimmung/Ablehnung bzgl. Maßnahmen der weiteren poststationären Versorgung zu äußern; bringt seine Wünsche zum Ausdruck: **oft** demonstriert")
- Berücksichtigt bei Entscheidungen auch andere Meinungen; zu spezifizieren nach Likert-Skala von 1 („nie demonstriert") bis 5 („ständig demonstriert")
  Aktueller Status: 1 („Patient kann zum gegenwärtigen Zeitpunkt noch keine Entscheidungen bzgl. der poststationären Versorgung treffen: **nie** demonstriert"), steigern auf: 4 („Patient nimmt Hilfe bei der Entscheidungsfindung an; möchte sich gemeinsam mit der Familie/Ehefrau über Möglichkeiten der poststationären Versorgung informieren; Termin für Beratungsgespräch wird vereinbart; weitere Berufsgruppen werden hinzugezogen (Sozialarbeiter): **oft** demonstriert")

(übers. n. Maas, Moorhead, Johnson et al. 2018: 418)

12.2 Schwerpunkte der Pflegedokumentation:

- Laufende Evaluation der Wirksamkeit der Maßnahmen (Dokumentation der Reaktionen/Verhaltensweisen des Patienten, Verbesserung des Gefühls der empfundenen Macht- und Hilflosigkeit) zu den vereinbarten Terminen bzw. bei Bedarf (z. B. bei Verschlechterung des Zustandes, aufgrund neu hinzukommender wichtiger Informationen) → Pflegebericht
- Dokumentation der durchgeführten Maßnahmen in Bezug auf die empfundene Machtlosigkeit entsprechend den internen Verfahrensanweisungen → Durchführungsnachweis
- Laufende Dokumentation von Äußerungen, die auf ein nachlassendes Gefühl der Machtlosigkeit und eine positive Veränderung der Haltung des Patienten in Richtung größerer persönlicher Autonomie hindeuten → Pflegebericht

Stationäre Pflege: Pflegeergebnisse nach AEDL-Strukturmodell (Martha Goldberg)

Die Pflegeergebnisse bzw. -ziele für Martha Goldberg sind im Abschnitt „Pflegeplanung für Martha Goldberg" (► 4.3.5) ab ► Tab. 4.16 bis ► Tab. 4.26

zu finden, da durch die tabellarische Darstellung der innere Zusammenhang zwischen Pflegeproblemen, -zielen und -maßnahmen deutlicher wird.

Ambulante Pflege: Pflegeergebnisse nach Strukturmodell (SIS®) (Heidrun Schmidt)

Im Rahmen der Pflege-(Maßnahmen-)Planung des Strukturmodells werden nach der Pflegeanamnese (▸ 4.2.7) keine extra Pflegeziele formuliert. Die Begründung lautet, dass Pflegeziele bereits „immanent in den Maßnahmen enthalten" seien. Eine Aussage, der in dieser Form nicht zugestimmt werden kann. Mit gleichen bzw. ähnlichen Maßnahmen können ganz unterschiedliche Ziele verfolgt werden. Dahinter steckt zudem eine vereinfachte Vorstellung über die Kausalität menschlicher Handlungen, denn es wird davon ausgegangen, dass Maßnahmen „automatisch" zur Erreichung bestimmter konkreter Ziele führen können. Das folgende Beispiel soll das verdeutlichen (entnommen aus: Panka 2017: 61):

Pflegebedürftige: „Ich brauche keine Hilfe, ich komme gut allein zurecht."

Bezugsperson: „Meine Mutter kann die Zeit und die Situation oft nicht mehr einschätzen. Sie steht nachts auf, zieht sich an und will zur Arbeit."

Die Autorin schreibt weiter: *„Durch diese zweiseitigen Informationen wird klar, welche Ziele in diesem Fall zu erreichen sind. Evtl. ist es notwendig, eine klare Tagesstruktur zu planen und evtl. einen Wecker mit Leuchtziffern anzuschaffen, der in der Nacht Orientierung gibt. So kann möglicherweise eine Zufriedenheit mit größtmöglicher Selbstständigkeit erreicht werden."*

Die Aussage, dass *„durch diese zweiseitigen Informationen [...] klar [wäre], welche Ziele in diesem Fall zu erreichen"* seien, kann nicht überzeugen. Das Gegenteil ist der Fall: Es ist völlig unklar, welche konkreten Ziele in diesem Fall erreicht werden sollen und welches die erwarteten Pflegeergebnisse sind. Diese können völlig unterschiedlich sein. Die Aussage, dass die vorgeschlagenen Maßnahmen zu „größtmöglicher Selbstständigkeit" führen werden, ist nichts als Spekulation. Worin besteht die Selbstständigkeit der Pflegebedürftigen? Fraglich ist außerdem, ob sie sich durch den Wecker beeindrucken lassen würde. Und warum eigentlich sollte sie daran gehindert werden, sich nachts anzuziehen? Könnte daraus nicht auch die Forderung abgeleitet werden, für die Pflegebedürftige während der Nacht ein entsprechendes (teilstationäres) Betreuungsangebot anzubieten? Warum sie den Zwängen einer vermeintlich „normalen" Tagesstruktur unterwerfen wollen? Welche Ziele sollen also angestrebt werden? Welche Interessen verfolgt die Pflegebedürftige? Was bedeutet in solchem Fall „größtmögliche Selbstständigkeit"? Ein Begriff, der in erster Linie ethisch zu interpretieren ist und über den sich zunächst verständigt werden müsste. Darüber hinaus die Frage, welche der angestrebten Ziele sich in der konkreten häuslichen Situation verwirklichen lassen. Die Aussage, es bedürfe keiner eigenen Ziel- (bzw. Ergebnis-)Formulierung, stützen die Autoren unter Hinweis auf Yura und Walsh, die einen solchen Umgang mit Pflegezielen begründet hätten. Das Gegenteil ist der Fall. Yura und Walsh haben darauf hingewiesen, wie wichtig eine ausführliche Formulierung von Pflegezielen und erwarteten Pflegeergebnissen (Outcomes) in Bezug auf jede aktuelle oder potenzielle Pflegediagnose ist (vgl. Yura and Walsh 1988: 139).

4.3.2 Planung der Interventionen/ Maßnahmen

Ausgehend von der Pflegeanamnese und den jeweiligen Pflegediagnosen bzw. Pflegeproblemen werden im Planungsschritt geeignete, wenn möglich evidenzbasierte (▸ 1.3) Pflegeinterventionen ausgewählt. Pflegefachfrauen und -männer sind entsprechend dem Pflegeberufegesetz verpflichtet, ihr Handeln am *„allgemein anerkannten Stand pflegewissenschaftlicher, medizinischer und weiterer bezugswissenschaftlicher Erkenntnisse auf Grundlage einer professionellen Ethik"* (§ 5 (2) PflBG) auszurichten. Pflegeklassifikationen können dabei helfen, solche Interventionen auszuwählen, deren Wirksamkeit durch Studien, im Zusammenhang mit langjährigen Beobachtungen und Einschätzungen von Pflegeexperten hinreichend belegt ist. Dabei darf nicht vergessen werden, dass parallel zum „klassischen" Pflegeprozess, der oftmals sehr auf die Durchführung einzelner Maßnahmen gerichtet ist, Beratungs-, Entscheidungs-, Entlassungs- und Reflexionsprozesse (▸ Abb. 4.42) ablaufen, die die Komplexität des Pflegegeschehens zusätzlich erhöhen. Da alle diese Prozesse ineinandergreifen, müssen Pflegefachfrauen und -männer über die Fähigkeit verfügen, vernetzt und in größeren Zusammenhängen zu denken.

Um die Wirksamkeit pflegerischer Interventionen zu gewährleisten, ist in vielen Fällen die aktive

Pflegeanamnese/-assessment
- Beziehung aufbauen, Vertrauen bilden; Pflegekraft nimmt Ängste und Unsicherheiten des Patienten wahr
- Informationen sammeln
- Entscheidung über die Relevanz der erhaltenen Informationen
- Risiken einschätzen/evtl. zusätzliches Assessment
- Ermittlung des Beratungsbedarfs und der Motivation des Patienten
- Ermittlung des Entlassungsbedarfs
- Reflexion: Rückblick auf das Erstgespräch (Wie fühle ich mich als Pflegefachfrau/-mann? Wie gut ist mir das Gespräch gelungen? Gelingt es mir aufgrund der gesammelten Informationen, Fakten von Interpretationen und Meinungen zu differenzieren?)

Pflegediagnose
- Entscheidung über die Art der Beziehung (aktiv/passiv, beratend, kooperativ): Patient bekommt Zeit, seine Situation realistisch einzuschätzen; wird ermutigt, den Heilungsprozess aktiv mitzugestalten
- Pflegediagnosen erkennen
- Entscheidung für prioritäre Pflegediagnosen (Kernprobleme identifizieren)
- Vollständige Pflegediagnosen formulieren
- Beratungsbedarf benennen und Beratungsziele formulieren
- Entlassungsprobleme und -bedarfe erkennen und Entlassungsergebnisse formulieren
- Reflexion: Sind die Pflegediagnosen inhaltlich korrekt formuliert? Ist die zentrale Problematik des Patienten erfasst?

Pflegeplanung
- Beziehung festigen, Vertrauen wird weiter gestärkt
- Pflegeergebnisse gemeinsam festlegen (Was soll wann erreicht werden?)
- Entscheidung für geeignete Interventionen
- Interventionen planen
- Beratungs- und Schulungsmaßnahmen planen
- Entlassung planen
- Reflexion: Wurden die Interventionen auf Basis des besten verfügbaren Wissens geplant (interne und externe Evidenz)?

Pflegeimplementation
- Beziehung verändert sich hin zu größerer Selbstständigkeit des Patienten (nimmt aktiver am Genesungsprozess teil)
- Delegationsentscheidungen im Rahmen der Organisation pflegerischer Interventionen und Maßnahmen
- Interventionen durchführen und laufend evaluieren (Vergleich mit den Ergebnissen)
- Entscheidung für Planungsänderung/Absetzen oder Neuverordnung von Pflegeinterventionen
- Patienten beraten, informieren, schulen
- Entlassung vorbereiten, organisieren, koordinieren und kommunizieren
- Reflexion: Werden die Ressourcen des Patienten genutzt? Wird der Pflegezustand kontinuierlich eingeschätzt und mit den vereinbarten Ergebnissen abgeglichen? Werden die Interventionen und Maßnahmen fachlich korrekt durchgeführt?
  Erfolgt eine laufende Analyse, Evaluation, Sicherung und Entwicklung der Qualität der Pflege?

Pflegeevaluation
- Pflegebeziehung löst sich auf: Patient übernimmt zunehmend Verantwortung
- Bewerten der Wirksamkeit der Interventionen anhand der Pflegeergebnisse
- Vergleich von Pflegediagnose und Pflegeergebnis (Konnte die zentrale Problematik des Patienten gelöst werden?)
- Beratungsergebnisse evaluieren
- Entlassungsergebnisse evaluieren (Abgleich mit Pflegediagnosen)
- Reflexion: Konnte die zentrale Problematik gelöst werden? Ist die poststationäre Versorgung gesichert? Wie verlief die Kommunikation mit der nachsorgenden Einrichtung? Ist eine ausreichende Informationsübergabe an die nachsorgende Einrichtung und beteiligte Kooperationspartner gewähreistet?

Abb. 4.42 Pflege-, Entscheidungs-, Beziehungs-, Beratungs- und Reflexionsprozesse [P1312, L143]

Mitwirkung des Patienten von großer Bedeutung. Dazu bedarf es ausreichender Beratung, Schulung und Information. Während eines solchen **Beratungsprozesses** werden die Lernfähigkeit des Patienten eingeschätzt, der Lernbedarf erhoben und individuelle Lernziele formuliert. Auf dieser Grundlage wird ein Beratungsplan entwickelt, umgesetzt und bewertet (evaluiert). **Entscheidungsprozesse** beinhalten die Einschätzung, Unterscheidung, Auswahl und Benennung von Maßnahmen sowie der Ziele, die damit erreicht werden sollen. Im Rahmen von **Entlassungsprozessen** wird prognostiziert, ob der Patient bis zur Entlassung noch besonders informiert oder geschult werden muss, ob er und/oder seine Angehörigen nach der Entlassung noch einen besonderen Beratungs- bzw. Unterstützungsbedarf haben oder weiterhin auf professionelle Hilfe angewiesen sein werden. **Reflexionsprozesse** finden immer dann statt, wenn Pflegende ihre Entscheidungen und ihr Handeln kritisch hinterfragen und immer wieder neu auf die Probleme, Fähigkeiten und Bedürfnisse des Patienten ausrichten (siehe hierzu auch das Modell des reflexiven Erfahrungslernens von M. Krohwinkel, ▸ Abb. 4.10).

Um die Komplexität dieses Geschehens beherrschen zu können, genügt es nicht, wenn sich einzelne Pflegefachfrauen und -männer Gedanken über die Gestaltung und Organisation von Pflege machen. Oder wenn Pflegende, die noch nicht einmal in die unmittelbare Pflege des betreffenden Patienten involviert sind – an bestimmten sog. „Doku-Tagen" die Pflegedokumentation „aufarbeiten", um den formalen Anforderungen zu genügen. Derartige „Pflegeplanungen" sind dann oftmals nicht das Papier wert, auf dem sie geschrieben sind.

Es bleibt dabei: **Voraussetzung** für die Auswahl **geeigneter Pflegeinterventionen** ist die **Formulierung von Ergebnissen,**

- die aufgrund der jeweiligen Pflegediagnose erreicht werden sollen,
- um die Situation des Patienten zu verbessern,
- das Pflegeproblem zu beseitigen und damit
- den Erfolg und die Wirksamkeit (oder auch Unwirksamkeit) pflegerischer Interventionen im Einzelfall zu belegen.

Diesen engen Zusammenhang von klar definierten Pflegezielen, konkreten patientenspezifischen Pflegeergebnissen und geeigneten Pflegeinterventionen haben bereits die Pflegewissenschaftlerinnen Helen Yura und Mary Walsh in ihrem Buch *The Nursing Process,* das über viele Jahre das Standardwerk zum Pflegeprozess war, betont (Yura und Walsh 1988: 139 f.). Die spezifische Beschreibung der Pflegeziele/-ergebnisse mit konkretem Evaluationsdatum, im Zusammenhang mit den Pflegeproblemen, ist der Kern jeder Evaluation *(engl.: „the core of the evaluation phase"* [Yura; Walsh 1988: 141]) des Pflegeprozesses des jeweiligen Patienten.

Merke

Umsetzung des Pflegeprozesses

Ohne konkrete Formulierung von Pflegezielen bzw. Ergebnisindikatoren ist daher eine vollständige und umfassende Umsetzung des Pflegeprozesses nicht möglich. Eine solche Umsetzung kann nur gelingen, wenn er als gemeinschaftliche Aufgabe des gesamten pflegerischen Teams verstanden wird.

Natürlich hängt es von den jeweiligen Umständen ab, wie viel Zeit investiert werden kann. Die Ausdehnung und Anwendung des Pflegeprozesses auf andere Berufsgruppen und komplementäre Leistungen sollte kritisch hinterfragt werden. Die Planung von Pflege nach dem Pflegeprozess ist eine originär pflegerische Aufgabe (vgl. § 4 PflBG). Dies bedeutet nicht, dass nicht auch andere Interventionen, die nur interdisziplinär gelöst werden können, bei der Planung berücksichtigt werden sollen. Der Einfluss von Pflege darauf ist aber immer begrenzt und liegt nicht im alleinigen Verantwortungs- und Kompetenzbereich von Pflegefachfrauen und -männern. Vor allem in der ambulanten und stationären Pflege sollte es möglich sein, die Umsetzung des Pflegeprozesses als Teamwork zu organisieren und dafür entsprechende Ressourcen zu schaffen. Anders sieht dies im akut-klinischen Bereich aus, in dem es darum geht, in möglichst kurzer Zeit entsprechende Therapiefortschritte zu erzielen und das zeitliche Handlungsfenster für den einzelnen Patienten extrem eingeengt ist. Gerade dann muss der besondere Fokus nicht nur auf dem aktuellen Genesungsprozess liegen, sondern immer auch auf einem guten Entlassungsmanagement. Damit so frühzeitig diejenigen Interventionen geplant werden können, um die poststationäre Versorgung zu gewährleisten (sofern erforderlich). Als Methoden, die jeweils nur Bausteine sein können, um ein umfassendes Verständnis prozessorientierten Handelns zu erreichen, kommen zum Beispiel infrage:

- Kollegiale Pflegeanamnesen mittels Mind-Mapping (▸ 4.1.2)
- Moderierte Fallbesprechungen (Brainstorming, Kopfstandmethode etc.)
- Interdisziplinäre Fallbesprechungen
- Kollegiale Beratung
- Strukturierte Praxisanleitung von Auszubildenden und neuen Mitarbeitenden
- Regelmäßige kollegiale Pflegevisiten im Sinne des gegenseitigen „Coachings"

- „Schattentage“
- Anonyme Fehlermeldesysteme

Pflegediagnosen wie z. B. „Wissensdefizit“ oder „unwirksames familiäres Coping“ können dabei helfen, den körperlichen und/oder seelischen Bedarf an geeigneten pflegerischen Interventionen bewusst zu machen. Zudem können sie unterstützen, auch den Bedarf an Aufklärung, Beratung, Information, Schulung und Unterstützung, nicht nur des Patienten, sondern auch seiner Angehörigen zu identifizieren und bei der Planung der erforderlichen Interventionen zu berücksichtigen.

Evidence Based Nursing (EBN)

Von besonderer Bedeutung hinsichtlich der Anwendung geeigneter Interventionen und Maßnahmen ist die Methode des **Evidence Based Nursing** (= auf Evidenz basierende Pflege; ▸ 1.3 und ▸ 4.2.3). Professionelle Pflege unterscheidet sich von der Pflege durch pflegende Angehörige oder andere Bezugspersonen ohne formale Qualifikation (Laienpflege) durch den Erwerb umfangreicher u. a. kognitiver, sozialer oder ethischer Kompetenzen. Damit verbunden sind die Erlaubnis zur Führung einer bestimmten Berufsbezeichnung **(formale Qualifikation)** und die Fähigkeit, diese Kompetenzen in die Praxis umzusetzen und anzuwenden **(materielle Qualifikation)**. Während pflegende Angehörige im Einzelfall, nämlich in der Pflege ihres eigenen Angehörigen, zu einem großen Teil hervorragende Arbeit leisten, sehen sich Pflegefachfrauen und -männer mit ganz vielen unterschiedlich komplexen Pflegesituationen konfrontiert. Diese müssen immer wieder nach neuesten pflegewissenschaftlichen Erkenntnissen bewertet werden, um fundierte Entscheidungen zu fällen und mit entsprechenden Maßnahmen darauf zu reagieren. Dies bedeutet ein hohes Maß an Verantwortung für den Patienten und seine Gesundheit. Die Pflegefachfrau oder -mann muss ihr bzw. sein Handeln begründen können und unterliegt daher einer bestimmten Sorgfaltspflicht. Dies setzt voraus, dass die Interventionen und Maßnahmen, die sie anwenden, wirksam sind und in jedem Fall der Patient dadurch keinen Schaden erleidet. Es muss sich um Interventionen handeln, die geeignet sind, die angestrebten Ziele des Patienten erreichen und seine Probleme lösen zu können und zwar besser als dies mit anderen Interventionen möglich ist. Damit verbunden ist die Forderung, dass es Belege für die Wirksamkeit der von einer Pflegefachfrau bzw. eines Pflegefachmanns eingesetzten Maßnahmen (oder komplexen „Bündeln“ von Maßnahmen = Interventionen) geben muss. Diese Methode wird „Evidence Based Nursing“ („auf Evidenz basierende Pflege“) genannt. Damit verbunden sind **zwei zentrale Fragen,** die jede Pflegefachfrau bzw. jeden Pflegefachmann angehen:

1. Inwieweit kann ich meine pflegerischen Entscheidungen (und die daraus folgenden Maßnahmen) „auf Erfahrungen Dritter“ (= **„externe Evidenz“**) also das, was durch Studien bekannt ist, stützen?
2. Inwieweit bin ich (rechtlich und moralisch) verpflichtet, mir dieses beste verfügbare Wissen anzueignen, um in der unmittelbaren Begegnung mit Patienten und Pflegebedürftigen davon zu profitieren (= **„interne Evidenz“**)?

Zur **internen Evidenz** gehört im Besonderen das Wissen, das der Patient von sich selbst und seiner Krankheit hat und das von der Pflegefachfrau oder dem Pflegefachmann in der konkreten Pflegesituation vor dem Hintergrund ihrer Erfahrung interpretiert werden muss. Beratung Pflegebedürftiger setzt zunächst immer an der externen Evidenz an. Die Aufgabe von Pflegefachfrauen und -männer ist es, den Pflegebedürftigen über den aktuellen Stand der externen Evidenz, also das, was durch Studien bekannt ist, zu informieren. Der Pflegebedürftige kann dann (in Verbindung mit dem, was nur er wissen kann und seinen Wünschen, Zielen und Vorstellungen vom Leben, in Verbindung mit der Erfahrung der Pflegefachkraft = interne Evidenz) eine selbstbestimmte Entscheidung für oder gegen bestimmte Interventionen treffen und gemeinsam mit der Pflegefachfrau- bzw. dem Pflegefachmann eine Lösung finden. Aber ganz so einfach ist die Sache mit der internen Evidenz nicht, wie sie auf den ersten Blick scheint: Nur den Patienten fragen, was er denn gerne hätte und welches seine Ziele sind? Dahinter steckt oft ein allzu vereinfachtes und naives Verständnis von Autonomie. Vor allem in existenziellen Situationen wie Krankheit, Krisen oder Pflegebedürftigkeit hat man selten immer schon seine Präferenzen „parat“. Diese werden ggf. überdeckt von eigenen Ängsten, von der Sorge der Angehörigen, von Schmerzen, Frustration und dem Gefühl von Machtlosigkeit. Entscheidend ist hier das (Erst-)Gespräch (Pflegeanamnese) zwischen Patient (und Angehörigen) und der Pflegenden, um dem Betroffenen zuallererst Raum zu geben, seine eigenen Empfindungen, Bedürfnisse und

Zielsetzungen (er)klären zu können und um damit der „internen" Evidenz überhaupt erst Ausdruck zu verschaffen. Erst dann können gemeinsame Ziele formuliert werden, die der Ausgangspunkt pflegerischen Handelns sind.

Im Unterschied dazu können Aussagen zur **externen Evidenz** einer bestimmten Intervention (Beispiel: Sinnhaftigkeit einer Druckentlastung zur Dekubitusprophylaxe) immer nur auf Grundlage großer randomisierter Studien (RCT = *Randomized Controlled Trials*) gemacht werden. Bei den Ergebnissen solcher Studien, die dann in bestimmte Expertenempfehlungen münden, handelt es sich aber immer zwangsläufig um statistische Größen, d. h. um Mittel- und Durchschnittswerte von Beobachtungen, Befragungen oder Messungen an einer größeren Anzahl von Probanden (im beschriebenen Fall z. B. um Pflegebedürftige mit unterschiedlich hohen Dekubitusrisiken). Diese Studien können aber keine Aussagen über das individuelle Dekubitusrisiko des einzelnen Pflegebedürftigen oder die für ihn am besten geeigneten Maßnahmen zur Druckentlastung machen. Damit von echter externer Evidenz gesprochen werden kann, reicht es nicht aus, dass ein Modell in der Theorie plausibel klingt oder bestimmte Wunscherwartungen hinsichtlich bestimmter pflegerischer Interventionen erfüllt (Z. B., dass ein bestimmtes Lagerungsintervall sich als besonders wirksam zur Vorbeugung von Dekubitus erweisen würde). Die Wirkung einer Maßnahme oder Intervention muss sich immer in der Praxis erweisen. Einen solchen Beweis für die Wirkung bzw. Wirksamkeit einer Intervention in der Praxis zu erbringen, ist weit schwieriger, als im Alltag oft angenommen wird. Der österreichische Philosoph Edmund Husserl (1859–1938) hat darauf hingewiesen, dass wir im Alltag oft etwas tun, um etwas zu bewirken, also um ein bestimmtes Ziel zu verfolgen. Tritt die erwünschte Wirkung dann ein, schreiben wir es unserem Handeln, d. h. unserer Maßnahme zu. Die Welt um uns herum scheint also aufgrund sog. „Um-zu-Motive" zu funktionieren. Eine Handlung zu verstehen, scheint also darin begründet zu sein, die Motive und Absicht zu analysieren, die diesen Handlungen zu Grunde liegen. In diesem *alltagssprachlichen* Verständnis von Handlungen sind Ziele den einzelnen Maßnahmen tatsächlich „immanent" (in etwas enthalten). Husserl hat diese Zusammenhänge allerdings als „Fiktionen" entlarvt. Die von Menschen häufig verwendete Zuschreibung von Wirkungen als zeitliche Folge von Ursachen ist häufig nicht verlässlich („evident"). Dahinter steckt eine vereinfachte Vorstellung von Kausalität, die zwar im Alltag nützlich sein kann, um die Sinnhaftigkeit unseres Handelns zu verstehen, im Bereich wissenschaftlich empirischer Forschung aber weit weniger eine Rolle spielt. **Kausalität** ist nichts, was in unseren Handlungen „von selbst" existiert, ihnen also gerade nicht „immanent" ist. Kausalität ist zunächst immer die *Interpretation unserer Handlungen.* Daher bedarf es aufwendiger und großangelegter Forschungen, bevor z. B. Naturwissenschaftler von „Kausalität" sprechen, die niemals an sich nachgewiesen werden kann, sondern immer nur über messtechnische Verfahren, die der jeweilige Stand der Technik möglich macht. Was tatsächlich beobachtet werden kann, sind **Korrelationen** (wechselseitige Beziehungen), d. h. das zufällige oder wahrscheinliche Zusammentreffen bestimmter Zustände und Ereignisse, die deswegen noch nicht kausal (ursächlich) miteinander verknüpft sein müssen. Umso mehr gilt dies für menschliche Interaktionen wie z. B. pflegerische Handlungen. Ob mit einer bestimmten Maßnahme ein dadurch intendiertes Ziel auch tatsächlich erreicht wird, ist keineswegs sicher. Noch dazu können die Motive der einzelnen handelnden Akteure sehr unterschiedliche sein. Es ist daher wichtig, eindeutige Ziele zu formulieren bzw. Ergebnisse, die mit den jeweiligen pflegerischen Interventionen erreicht werden sollen, damit diese innerhalb des Teams klar kommuniziert sind.

Nicht zu vergessen die **vielen Einflüsse,** die auf eine Pflegesituation in ihrer zeitlichen Entwicklung einwirken können:

- Der Pflegebedürftige und seine Motivation
- Deine Selbstheilungskräfte und Ressourcen
- Seine Bezugspersonen, Familie, Lebenspartner
- Das Ausmaß an Zuwendung der Pflegenden und ihre ganz unterschiedliche, weil individuelle Art der Begleitung
- Die (gewohnte oder fremde) Umgebung des jeweiligen Settings (akut-klinisch, ambulant, stationär)
- Die einzelne Maßnahme selbst

Alles Faktoren, die sich fast täglich ändern können. Liegt daher der einzelnen Maßnahme kein eindeutiges Ziel zugrunde, das von allen Mitarbeitenden des Pflegeteams auch als solches geteilt und angestrebt wird, kann von einem professionellen

„Das Becken an die Bettkante auf der mehr betroffenen Seite bewegen. Dazu beide Beine aufstellen; darauf achten, dass das stärker betroffene Bein nicht ‚wegkippt'; mit beiden Händen unter das Becken greifen und die Patientin darin unterstützen, das Becken anzuheben; das mehr betroffene Bein auf den Boden stellen und dabei immer stützen (das weniger betroffene Bein bleibt dabei aufgestellt); Hände von beiden Seiten unter die Schultern der Patientin legen; Impulsgabe, damit die Patientin den Oberkörper in Richtung der Pflegekraft bewegt, dabei auch das weniger betroffene Bein auf den Boden stellen und die Patientin in eine sitzende Position bringen; die Pflegende setzt sich neben die weniger betroffene Seite (rechts); deutliche Berührung der rechten Schulter, damit die Patientin nicht auf die hemiplegische Seite kippt."

Es wird deutlich, wie umfangreich und wenig **praxistauglich** eine **Pflegeplanung** ist, in der allein die Durchführung eines Transfers derart aufwendig beschrieben ist und die alleine niemals ausreichen kann. Daher braucht es umfangreiche Schulungen und Anleitungen der Mitarbeitenden, um mindestens einige wichtige Transfertechniken bei einem *bestimmten* Patienten sicher anwenden zu können und zugleich auch den Dokumentationsaufwand auf das notwendige Maß zu beschränken und dennoch handlungsleitend zu halten.

Übergeordnete Verfahrensbeschreibungen und Standards

Die Beschreibung geplanter Maßnahmen richtet sich nicht nur nach der Qualifikation der Mitarbeitenden, sondern auch nach der Art der durchzuführenden Maßnahmen (▸ Abb. 4.44). Sog. **Routinemaßnahmen,** die sich dadurch auszeichnen, dass sie relativ unabhängig von individuellen Besonderheiten des jeweiligen Patienten ausgeführt werden können (müssen), können in Form **standardisierter** Beschreibungen (**„Verfahrensanweisungen"**, **„Pflegestandards"**) hinterlegt werden. Maßnahmen mit einem hohen Grad an Standardisierbarkeit sind vor allem die am häufigsten ärztlich verordneten Leistungen wie z. B. BZ-Kontrolle, s. c.-/i. m.-Injektionen, Legen bzw. Wechsel eines Harnröhrenkatheters usw.

Hierbei ist auf strenge Einhaltung hygienischer Vorgaben (siehe RKI-Empfehlungen) sowie einer eingespielten, routinierten Vorgehensweise zu achten,

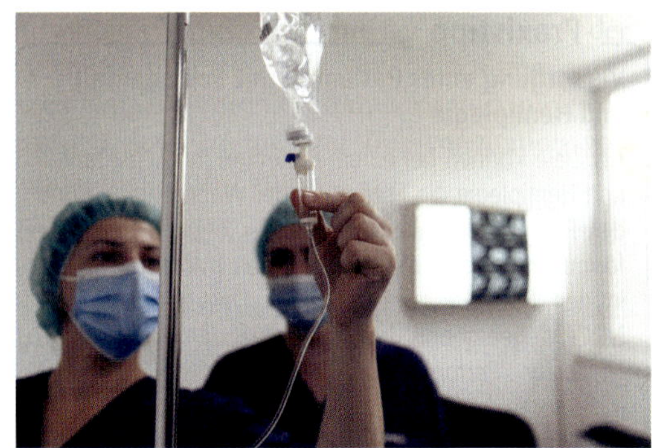

Abb. 4.44 Die Durchführung vieler ärztlich delegierter Tätigkeiten erfordert ein hohes Maß an Routine und Übung, da diese dem *ärztlichen Standard* entsprechen müssen. [J787]

um die sachgerechte Durchführung gemäß dem geltenden ärztlichen Standard sowie die Sicherheit des Patienten zu gewährleisten. Ganz anders sieht die Sache bei Maßnahmen der sog. **Grundpflege** aus: von ihnen als „immer wiederkehrende Routinemaßnahmen" zu sprechen, ist an dieser Stelle aus pflegefachlicher Sicht zurückzuweisen (▸ 3.8.2 und ▸ 4.1.1).

Merke

Grundpflege ist keine Routinemaßnahme

Handelt es sich doch gerade bei diesen um höchst individuelle und durch unterschiedliche Gewohnheiten der Pflegebedürftigen geprägte Handlungsabläufe, die sich nicht nur von Patient zu Patient unterscheiden, sondern sich auch im Tagesverlauf jederzeit ändern können. Es sind diejenigen Interventionen, die ein besonderes Maß an pflegerischer und fachlicher Kompetenz erfordern (siehe Fallbeispiel Schlaganfallpatient ▸ 4.2.7) und nicht von ungefähr dem **selbstständigen Verantwortungsbereich von Pflege** (vgl. § 5 PflBG) zugeordnet werden. Eine übergeordnete Verfahrensbeschreibung wird der notwendigen Individualität je nach den spezifischen Pflegeproblemen des jeweiligen Patienten kaum gerecht.

Oder die Beschreibung ist derart kleinteilig und umfangreich, um möglichst viele unterschiedliche Besonderheiten von Patienten mit unterschiedlichen Krankheitsbildern und Pflegeproblemen zu berücksichtigen, dass sie sich von vornherein als nicht praktikabel erweist. Derartige formalisierte Beschreibungen in Bezug auf höchstpersönliche körpernahe Pflegemaßnahmen mit dem Anspruch auf Allgemeingültigkeit widersprechen nicht nur einem modernen beruflichen Selbstverständnis, sondern erwecken den Eindruck, dass es ausreichend sei, zum Beispiel für die Durchführung einer Körperpflege bei einem Pflegebedürftigen ohne große Vorkenntnisse die entsprechende „Verfahrensanleitung" abzuarbeiten, unabhängig der jeweiligen individuellen Pflegesituation. Handelt es sich beispielsweise um einen Patienten mit Demenz, so ist die Vorgehensweise eine völlig andere als bei unserem Patienten mit Schlaganfall. Es macht gerade die **Kompetenz erfahrener Pflegender** aus, die auf diese Unterschiede reagieren können, weil die Körperpflege in beiden und vielen anderen Fällen völlig **unterschiedlichen Zielen** dienen kann (Reinigung, Realitätsorientierungstraining, Wahrnehmungsförderung, Beruhigung/Entspannung, Vertrauensaufbau etc.). Eine „Anleitung" im Sinne einer übergeordneten Anweisung ist da fehl am Platz. Wozu dann drei Jahre Ausbildung? Daran zeigt sich, dass es ein Trugschluss ist, davon auszugehen, dass Maßnahmen immer schon klar definierte Ziele enthalten. Auch in solchem Fall ist es vielmehr die Erfahrung und Kompetenz der Pflege(fach)person, die situativ entscheiden kann, welche Vorgehensweise der jeweiligen Situation angemessen ist. Dies kann auch bedeuten, auf Handlungsschritte, die bei einem Patienten wesentlich sind, beim anderen Patienten zu verzichten. Es fällt auf, dass in solchen **formalisierten Beschreibungen** fast immer nur quantifizierbare Verhaltensweisen aufgeführt werden (Bsp.: „Wasser einlassen, mit Badethermometer die Wassertemperatur überprüfen, Bereitstellen der sauberen Pflegehilfsmittel, [...] Bad aufräumen, Wasser ablaufen lassen, [...] Hände desinfizieren und waschen" [Panka 2017: 282]). Wichtige Aspekte wie Empathie, Anteilnahme, Sensibilität etc. bleiben unerwähnt. Derartige Beschreibungen müssen in erster Linie als **Ersatz für fehlendes Wissen und praktische Erfahrung** angesehen werden, die nur durch ständiges Einüben und eine entsprechende formale Qualifikation erworben werden können. Ein großes Problem ist außerdem, dass viele dieser Beschreibungen nicht zwischen Pflegenden unterschiedlicher Kompetenzstufen differenzieren. Während für einen Auszubildenden im ersten Ausbildungsjahr eine Verfahrensanleitung zum Thema „Unterstützung bei der Körperpflege" eine Hilfe sein kann, um sich über die grundlegenden Abläufe zu informieren, wirkt eine solche Vorgabe gegenüber erfahrenen Pflegenden lächerlich. Anders bei Tätigkeiten, die aus sich heraus ein hohes Maß an Standardisierung erfordern, weil sie (zumindest weitgehend) unabhängig von patientenspezifischen Besonderheiten/Gewohnheiten und notwendigerweise routiniert durchgeführt werden sollten (Bsp.: i. m.-Injektionen). In welchem Maße allerdings hierfür eine Verfahrensbeschreibung notwendig oder hilfreich ist, muss die Einrichtung selbst entscheiden. Hier könnte auch der Verweis auf ein entsprechendes Lehrbuch genügen, das die Einrichtung vorhält. Die Anweisungen sollten spezifisch für Mitarbeitende nach Qualifikation unterschieden werden.

Praxistipp

Beispiel „Hausstandard" für Kompressionsverband

Es reicht nicht aus, die Art und Weise der Anlage eines Kompressionsverbands mit einem „Hausstandard" zu begründen, wenn nicht klar ist, auf welcher pflegefachlichen Grundlage bzw. Expertenempfehlung der Hausstandard basiert. Hier ist unbedingt die Quelle auf dem Standard auszuweisen. Fundierte Informationen liefern hierzu Aussagen und Empfehlungen des Herstellers der verwendeten Kompressionsbinden (z. B. Pütterbinden). Im Internet finden sich dazu entsprechende Anleitungsvideos der Medizinproduktefirmen. Letztlich hat der Hersteller die Deutungshoheit über die Anwendung seiner Medizinprodukte. Hiervon darf nur in pflegefachlich begründeten Fällen abgewichen werden (wenn z. B. ein Hilfsmittel für einen anderen als den ursprünglichen, vom Hersteller intendierten Zweck verwendet wird). Das Haftungsrisiko liegt dann bei der durchführenden Pflegefachfrau bzw. dem Pflegefachmann. (www.youtube.com/watch?v=4NryCLl9kh4)

Hier ist die **Empfehlung,** je risikoreicher eine Maßnahme ist, umso detaillierter und standardisierter sollte eine verbindliche Beschreibung („Pflegestandard") sein. Und ebenso genauer sollten die Kriterien formuliert sein, nach denen zu entscheiden ist, *welcher* Mitarbeitende mit *welcher* Qualifikation und unter *welchen* Bedingungen mit der Durchführung beauftragt werden soll.

Laut § 71 SGB XI ist die Pflegedienstleitung (PDL) die **verantwortliche Pflegefachkraft** einer

Einrichtung. Sie bzw. er verantwortet in letzter Konsequenz sämtliche Pflegeprozesse der Pflegebedürftigen einer Pflegeeinrichtung.
Dazu gehören:

- Die Anwendung der beschriebenen Qualitätsmaßstäbe in der Pflege
- Die Umsetzung des Pflegekonzepts
- Die Planung, Durchführung und Evaluation der Pflege
- Die fachgerechte Führung der Pflegedokumentation
- Die an dem Pflegebedarf orientierte Einsatzplanung der Pflegekräfte
- Die regelmäßige Durchführung der Dienstbesprechungen
(MD-Bund 2011: 5 f.)

Merke

Die verantwortliche Pflegefachkraft

Der Begriff „Pflegedienstleitung" (PDL) ist keine gesetzlich geschützte Berufsbezeichnung, sondern eine umgangssprachliche Bezeichnung für die Leitung einer ambulanten oder stationären Pflegeeinrichtung, die den Mitarbeitenden in pflegefachlicher Hinsicht weisungsbefugt ist. Der gesetzlich geschützte Titel lautet „verantwortliche Pflegefachkraft". Das SGB XI formuliert hierzu die entsprechenden Qualifikationsvoraussetzungen (§ 71 SGB XI).

Die verantwortliche Pflegefachkraft ist allen Mitarbeitenden in pflegefachlicher Hinsicht weisungsbefugt und kann zur näheren Regelung interner organisatorischer Abläufe Dienstanweisungen erlassen, die für alle oder bestimmte Mitarbeitergruppen innerhalb der Einrichtung verbindlich sind. Dazu kann zum Beispiel auch die Erstellung einer Kompetenzmatrix gehören, in der dargestellt ist, welche Qualifikation für die Erbringung bestimmter Leistungen Mindestvoraussetzung ist, sofern nichts Näheres durch Gesetze (SGB V, SGB XI, PflBG, Heimgesetze etc.) geregelt ist. Stellenbeschreibungen sind eine weitere Möglichkeit, Verantwortlichkeiten qualifikationsspezifisch festzulegen.

Exkurs: Was dürfen Auszubildende?

Zunächst einmal: Ähnlich wie die Frage der Delegation im Allgemeinen ist die Frage, welche **Tätigkeiten an Auszubildende delegiert** werden dürfen, in erster Linie zunächst eine pflegefachliche und keine juristische Angelegenheit. Vorrang muss immer die Frage haben, was aus pflegefachlicher, pflegepraktischer, organisatorischer, pflegewissenschaftlicher, pädagogischer und didaktischer Perspektive sinnvoll ist und ob es der Sicherheit der Patienten und am Ende der Qualität der Pflege dienlich ist.
Die Pflegewissenschaftlerin Patricia Benner hat in ihrem Buch *„From Novice to Expert"* (dt: „Stufen der Pflegekompetenz") erstmals aufgrund systematischer methodisch gestützter Beobachtungen und Interviews mit erfahrenen und weniger erfahrenen Pflegenden geführt und dargestellt, in welchen Stufen sich **pflegerische Kompetenz** vor dem Hintergrund des Aufgabenspektrums von Pflegefachpersonal **entwickelt** (Benner 2017). Sie legt damit nicht nur als eine der ersten eine detaillierte Beschreibung der Pflegepraxis vor, sondern auch, wie sich Pflegeexperten in bestimmten Situationen verhalten und Entscheidungen treffen, und wie sich ihr Verhalten von dem von Auszubildenden und Pflegeneulingen unterscheidet. Sie zeigt darin im Wesentlichen auf, wie sich pflegerische Expertise von formalen Regeln hin zu klinischer Urteilsfähigkeit entwickelt. Eine solche wird aber nur in einem jahrelangen **Prozess ständigen Lernens und Erfahrungszuwachses** erworben. Die **Kompetenzstufen** nach Brenner (► Abb. 4.45):

- Für **Neulinge** ist es daher wichtig, Regeln zu kennen und ihr Verhalten danach auszurichten, weil sie noch keine Erfahrung mit den Situationen haben, mit denen sie während ihrer Praxiseinsätze konfrontiert werden.
- Für **fortgeschrittene Anfänger** muss sich das in der Schule vermittelte Wissen in realen Pflegesituationen weiter ausdifferenzieren, damit z. B. die typischen Aspekte und Merkmale bestimmter Pflegesituationen (wieder)erkannt und Pflegeprobleme nach Prioritäten geordnet werden können.
- **Kompetente Pflegende:** Auf einer weiteren Stufe (lt. Benner nach ca. 2–3 Jahren im gleichen oder einem ähnlichen Berufsfeld) gelingt es, die Kompetenz zu entwickeln, das eigene Handeln an längerfristigen Zielen oder Plänen auszurichten. Zugleich wächst die Fähigkeit, sich nicht von sämtlichen Anforderungen „überwältigen" zu lassen, sondern die Problemlage zu analysieren und Wichtiges von weniger Wichtigem zu unterscheiden, um danach planvoll und effizient handeln zu können.
- Als **erfahrene Pflegende** (auf einer weiteren Stufe nach ca. 3–5 Jahren) wird das Handeln an übergeordneten Maximen (Prinzipien, Grund-

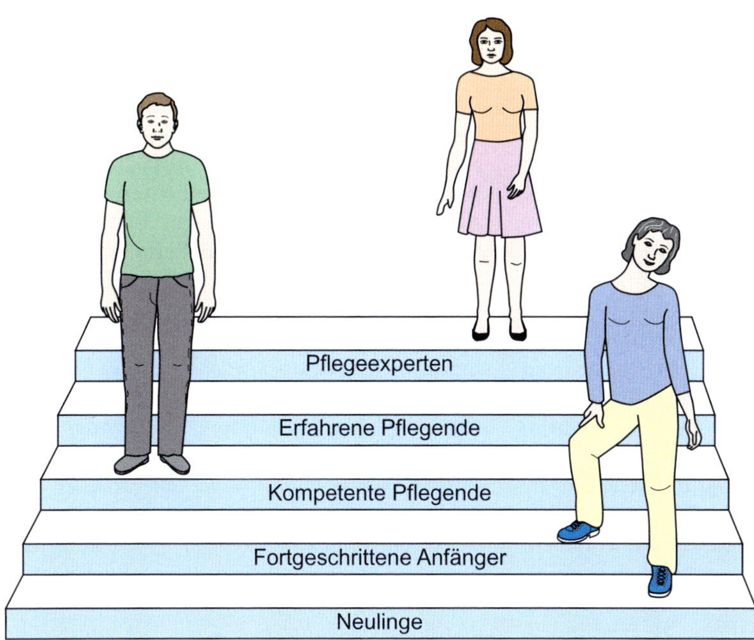

Abb. 4.45 Das Stufenmodell des Kompetenzerwerbs in der Pflege (P. Benner) [L143]

sätzen, Leitlinien) ausgerichtet. Erfahrene Pflegende haben das „Ganze" einer Situation im Blick, immer im Zusammenhang mit dem Ziel, das erreicht werden soll und nicht mehr nur einzelne Aufgaben, die abgearbeitet werden müssen. Erfahrene Pflegende sind mehr und mehr in der Lage, „intuitiv" zu erfassen, was in einer bestimmten Situation ausschlaggebend und entscheidend ist. Und ob „gerade jetzt" der richtige Zeitpunkt für ein Gespräch oder eine andere Intervention ist und andere Aufgaben dabei auch zurückstehen können. Dies ist der Zeitpunkt, größere Zusammenhänge und Situationen vollständig zu erfassen. Die Reflexion früherer Situationen, in denen sie ihrer Meinung nach erfolgreich gehandelt haben oder mit ihrer Leistung und Reaktion nicht zufrieden waren, kann bei der Beurteilung helfen. Benner beobachtete, dass auf der Stufe der erfahrenen Pflegenden bereits Zustandsveränderungen von Patienten auffallen, noch bevor es zu messbaren Veränderungen von Vitalzeichen gekommen ist. Sie waren damit in der Lage, frühzeitig Alarmsignale zu erkennen. Der Beginn eines solchen „intuitiven" Erfassens von Situationen und ihrer Probleme ist nur aufgrund vorangegangener Erfahrungen möglich.

- **Pflegeexperten:** Auf der nach Benner höchsten Kompetenzstufe des Pflegeexperten ist auch die bewusste Anwendung bestimmter Regeln, Prinzipien oder Richtlinien meistens nicht mehr erforderlich. Pflegeexperten sind mit ihrem großen Erfahrungsschatz in der Lage, „jede Situation intuitiv zu erfassen und direkt zum Kern des Problems vorzustoßen, ohne viel Zeit mit der Betrachtung unfruchtbarer Alternativdiagnosen und -lösungen zu verlieren." (Benner 2017: 71). Ähnlich wie Benner spricht auch die Fachkommission des PflBG von einem „intuitiv-spürenden Erfassen von impliziten Bedeutungszusammenhängen" (BiBB 2020: 10). Allerdings kann eine solche Sichtweise jüngere und weniger erfahrene Pflegende überfordern, da Pflegeexperten oftmals Schwierigkeiten haben, ihr „intuitives" Wissen in Worte zu fassen (was wiederum nicht heißt, dass sie nie Fehler machen!). Das Erreichen einer solchen Kompetenzstufe ist zwar wesentlich von der Erfahrung abhängig, aber nicht nur im Sinne eines Verstreichens von Zeit. Die aktive Auseinandersetzung mit der Theorie und der Praxis eröffnet Pflegenden erst den Zugang zu solch verfeinerten Sichtweisen. Nichts anderes meint die Forderung nach „lebenslangem Lernen", d.h. ständiger Fort- und

Weiterbildung, denn nur dadurch wird ein solcher fruchtbarer und notwendiger (wenn auch nicht immer konfliktfreier!) Dialog von Theorie und Praxis gefördert.

Auch Pflegeexperten können in neue und unerwartete Situationen geraten, in denen eine genaue Analyse der Situation erforderlich ist, vor allem, wenn absehbar ist, dass sich die Dinge anders entwickeln, als erwartet. Sehr erfahrene Pflegende und Pflegeexperten sollten daher immer an diejenigen denken, die noch nicht auf derselben Kompetenzstufe sind und noch nicht über ein ähnliches Maß an klinischem Urteilsvermögen verfügen. Anfänger müssen ihr Erfahrungswissen und Urteilsvermögen erst noch entwickeln, insbesondere wenn es darum geht, größere Zusammenhänge zu erfassen. Darum ist es für sie wichtig, Pflegesituationen immer wieder zu analysieren, Probleme zu identifizieren und vor allem zu benennen und d. h. zu verschriftlichen (!), Zielsetzungen zu formulieren und auf solcher Grundlage geeignete Pflegemaßnahmen zu begründen. Dabei dürfen aber nie die jeweiligen Kontexte, Absichten, Motive der handelnden Akteure und die eigenen Interpretationen außer Acht gelassen werden, sondern müssen **immer wieder neu hinterfragt** werden. Eine rein verrichtungsorientierte Sichtweise mit Unterteilung von Pflegemaßnahmen in Leistungen der „Grundpflege“, der „Behandlungspflege“, der „Betreuung“, der „Beschäftigung“ oder „Beratung“ sollte der Vergangenheit angehören. Nicht die einzelne Pflegemaßnahme ist es, die „automatisch“ die Zielerreichung garantiert, sondern hinzu kommt die Haltung gegenüber dem pflege- und hilfebedürftigen Menschen, das Sich-Zeit-Nehmen für ihn und die Qualität der pflegerischen Beziehung. *„Pflegerische Interaktionen werden begleitet von Atmosphären, Emotionen und einem leiblichen Gespür, das nur schwer in Begriffen ausgedrückt werden kann“* (BiBB 2020: 9). Und: Im Sinne Benners sollte gerade in der Anleitung von Auszubildenden das Ziel sein, sie bei ihren ersten Gehversuchen auf dem Weg hin zum Pflegeexperten zu begleiten.

Vor diesem Hintergrund bekommt die Frage: *Was dürfen Auszubildende?* eine neue Bedeutung. **Schwerpunkt kompetenzorientierten Anleitens** ist nicht (nur) das kleinteilige **Erlernen einzelner Tätigkeiten** – deren Beherrschung natürlich zum „Handwerkszeug“ einer Pflegefachfrau/eines Pflegefachmanns gehört! Es geht auch – wie oben beschrieben – um den **Erwerb** pflegefachlichen und pflegepraktischen Wissens mit einer **ganzheitlichen Sichtweise auf die jeweilige Pflegesituation,** ähnlich, wie sie Benner in ihrem Kompetenzmodell beschreibt. Die Rahmenpläne des PflBG sprechen von **Situationsorientierung** (BiBB 2019: 12).

Was **ganzheitliches und kompetenzorientiertes Anleiten** von Auszubildenden bedeuten kann, veranschaulicht Benner am Beispiel der Bedeutung einer Ganzwaschung im Bett, die sich *„mit dem Gesundheitszustand des Patienten verändert. Zu Beginn seiner Krankheit kann die Ganzwaschung im Bett eine erhebliche Wohltat für den Patienten darstellen, während sie bei fortgeschrittener Genesung eine Verstärkung seiner Abhängigkeit bedeuten kann. Um also die spezifische Bedeutung eines Verhaltens (oder einer pflegerischen Maßnahme) verstehen zu können, muss man den bestehenden Kontext kennen. Erst die Kenntnis des Zusammenhangs reduziert die verschiedenen Bedeutungsmöglichkeiten so, dass sich handhabbare und sinnvolle Einheiten ergeben. Der interpretative Ansatz bezieht daher immer den spezifischen Kontext einer Situation mit ein – d. h. ihren zeitlichen Bezugsrahmen sowie die subjektiven Bewertungen und Absichten, die in ihr eine Rolle spielen.“* (Benner 2017: 79 f.)

Merke

Ausbildungsverständnis der generalistischen Pflegeausbildung

Ein solcher **interpretativer (verstehender) Ansatz** liegt auch dem Ausbildungsverständnis der generalistischen Pflegeausbildung zugrunde. Pflegerisches Handeln ist nicht möglich, ohne sich über die Bedeutung der Maßnahmen für den Patienten und ihr Verhältnis zueinander Gedanken zu machen. Dies setzt voraus, sich vor der Maßnahme über deren Ziel im Klaren zu sein.

Die **Delegation** einzelner Maßnahmen **an Auszubildende** sollte daher immer vor diesem Hintergrund gesehen werden. Kann der Auszubildende die Tätigkeit in den Kontext der Pflegesituation entsprechend seinem Ausbildungsstand einordnen? Kann er die Handlung begründen? Es erscheint falsch, dem Auszubildenden Tätigkeiten anzuleiten, nur „damit er sie eben auch einmal gemacht hat“ weil der Ausbildungsnachweis es so vorsieht. Genauso falsch ist es aber auch, ihm den

Tab. 4.14 Komplexitätssteigerung entsprechend den Rahmenlehrplänen

Zeitpunkt	Beschreibung
CE 01–03	Geringer Grad an Pflegebedürftigkeit; also Menschen, die in der Mobilität und der Selbstversorgung überwiegend selbstständig sind
1./2. Ausbildungsdrittel mit Ausnahme von CE 01–03	• Geringer bis mittlerer Grad an Pflegebedürftigkeit • Gesundheitliche Problemlagen bei gesundheitlicher Stabilität oder maximal mittlerer Stabilität, d. h. geringe oder maximal mittlere Gefahr an Komplikationen (geringe bis maximal mittlere Risikogeneigtheit) • Einzelne zu pflegende Menschen oder zu pflegende Menschen im Kontext von Gruppen, z. B. Familien, Perspektiven aber weitgehend konvergent
3. Ausbildungsdrittel	• Hoher Grad an Pflegebedürftigkeit • Gesundheitliche Instabilität mit Gefahr von Komplikationen (hohe Risikogeneigtheit) • Zu pflegende Menschen im Kontext von Gruppen, z. B. Familien, oder sozialen Netzwerken mit z. T. divergierenden sozialen Perspektiven

Rahmenpläne der Fachkommission nach § 53 PflBG. 2., überarbeitete Auflage.
Online unter: www.bibb.de/dienst/veroeffentlichungen/de/publication/show/16560

Zugang zu Tätigkeiten vorzuenthalten, weil laut Ausbildungsstand bzw. Lehrplan das Thema im Unterricht „noch nicht dran war". Die **Komplexitätssteigerung** ist zwar ein wichtiges Prinzip der Rahmenausbildungspläne der Pflegeausbildungs- und Prüfungsverordnung (PflAPrV). Die Anleitung sollte sich – gestuft nach Ausbildungsdrittel in dem der Auszubildende sich gerade befindet – an zunehmend komplexeren Pflegesituationen orientieren. Die Rahmenpläne empfehlen: Bei der Anleitung kann als Kriterium für unterschiedliche Komplexität einer Pflegesituation der Pflegegrad des Patienten/Bewohners als Orientierung dienen (▸ Tab. 4.14).

Prinzipiell ist diesem **Komplexitätszuwachs** entsprechend dem **Ausbildungsstand** zuzustimmen. Der Pflegegrad kann unter Umständen *ein* aber nicht alleiniger Maßstab sein, nach dem sich die Komplexität einer Pflegesituation und die Anforderung an den Auszubildenden bemisst. Aus Sicht der Praxis ist hier mehr Flexibilität geboten. Vor allem im klinischen Bereich spielt die Pflegebedürftigkeit im Sinne des SGB XI eine untergeordnete Rolle. Aber auch in der stationären und ambulanten Langzeitpflege ist der **Grad der Pflegebedürftigkeit** nicht in jedem Fall ein geeigneter Gradmesser für die Komplexität einer Pflegesituation oder des Pflegebedarfs des Betroffenen. Pflegesituationen unterliegen einer anderen und ganz eigenen Dynamik, als es die Festlegung des Pflegegrades zu einem bestimmten Zeitpunkt X vermuten lässt. Vor allem in der ambulanten Pflege kann eine Situation eines alleinstehenden Klienten ohne Bezugspersonen mit Pflegegrad 2 wesentlich komplexer sein, als die Situation eines Klienten mit Pflegegrad 4, der auf ein stabiles soziales Umfeld mit pflegenden Angehörigen zurückgreifen kann. In jedem Fall liegt es in der Kompetenz des Praxisanleiters, eine geeignete Anleitungssituation auszuwählen, die dem Kompetenzstand des Auszubildenden entspricht und gleichzeitig geeignet ist, weitere und neue Kompetenzen zu entwickeln. Gerade im ambulanten Bereich kommt es häufig vor, dass Pflegebedürftige in aufwendigen und anspruchsvollen medizinischen Situationen (Bsp.: Menschen im Wachkoma, mit onkologischen Erkrankungen oder Palliativpatienten) in die Versorgung aufgenommen werden, dann aber aufgrund ihrer begrenzten Lebenserwartung nach wenigen Wochen versterben. Dies kann kein Grund sein, Schüler im 1. Ausbildungsjahr nicht an deren Versorgung teilhaben zu lassen! In einem solchen Fall können es zum Beispiel Beobachtungsaufgaben sein, die der Praxisanleiter dem Auszubildenden erteilt, während er den Patienten versorgt. Aber auch die teilweise Übernahme einzelner Pflegetätigkeiten ist in erster Linie an den bereits erworbenen Fertigkeiten und dem Lernstand des Auszubildenden zu messen (wobei auch für die Versorgung notwendige theoretische Hintergründe durch den Praxisanleiter erörtert werden sollten). Die Dokumentation der Pflege in solchen Fällen ist ein weiterer Bereich, der auch Auszubildenden im 1. Jahr zuzumuten ist, um ihnen die Bedeutung und die Zusammenhänge der einzelnen Schritte des Pflegeprozesses in der Praxis vor Augen zu führen. Darüber hinaus sollten von Beginn der Ausbildung an die „handwerklichen" Basics der Pflege (Vitalzeichenkontrolle, BZ-Messung, Krankenbeobachtung, Beobachtung von Urin und Stuhl, Schmerzen etc.) eingeübt werden.

Entsprechend dem sog. Modell der kognitiven Berufslehre (**„Cognitive Apprenticeship"**), einer Methode im Sinne von Meister-Lehrling-Beziehungen, werden je nach Intensität und räumlicher Nähe der Anleitung mehrere Methoden unterschieden, abgestimmt auf den zunehmenden Kompetenzerwerb des Auszubildenden (▸ Abb. 4.46).

Angepasst an den Schwierigkeitsgrad der Anforderung, der Komplexität der Pflegesituation und dem individuellen Lern- und Ausbildungsstand des Auszubildenden können unterschiedliche Methoden (Modelling, Scaffolding, Fading, Coaching) eingesetzt werden. Zudem kann die Anleitung des Auszubildenden lediglich Teilhandlungen oder eine vollständige Handlung (vollständige Versorgung eines Patienten, inkl. Vor- und Nachbereitung sowie Dokumentation) umfassen. Durch eine differenzierte Anwendung unterschiedlich intensiver Methoden der Anleitung lässt sich die Entwicklung des **Kompetenzerwerbs** von Auszubildenden besser einschätzen als mittels herkömmlicher Bewertungskriterien/-skalen (z.B. „assistiert/gesehen", „unter Anleitung durchgeführt", „selbstständig durchgeführt" oder „Kompetenz nicht ausgeprägt", „gering ausgeprägt", „deutlich ausgeprägt"). Da Kompetenz nicht direkt beobachtbar ist, ist das einzig plausible Kriterium, das aussagekräftige Rückschlüsse auf die Kompetenz des Auszubildenden zulässt, die *korrekte fachliche Durchführung* einer Handlung unter unterschiedlich intensiven Methoden der Anleitung. D.h. ein Auszubildender, der unter Coaching eine Handlung korrekt durchführt, ist in seinem Kompetenzerwerb weiter fortgeschritten, als ein Auszubildender, der dazu noch Scaffolding oder Modelling benötigt. Articulation und Reflection spielen dabei auf jeder Stufe des Kompetenzerwerbs eine bedeutende Rolle. Erst wenn der Auszubildende in der Lage ist, eine komplexe Lernsituation ohne Unterstützung (Modelling, Scaffolding, Coaching) zu bearbeiten, kann von einer „selbstständigen Durchführung" gesprochen werden (▸ Tab. 4.15).

Reflexionsfragen

1. Wie erleben Sie Ihre Kompetenzsteigerung?
2. Beschreiben Sie konkrete Situationen, in denen sich Ihr Kompetenzerwerb im Vergleich zum Beginn oder früheren Phasen der Ausbildung zeigt!
3. Wie sicher fühlen Sie sich in der Anwendung grundlegender pflegerischer Techniken und

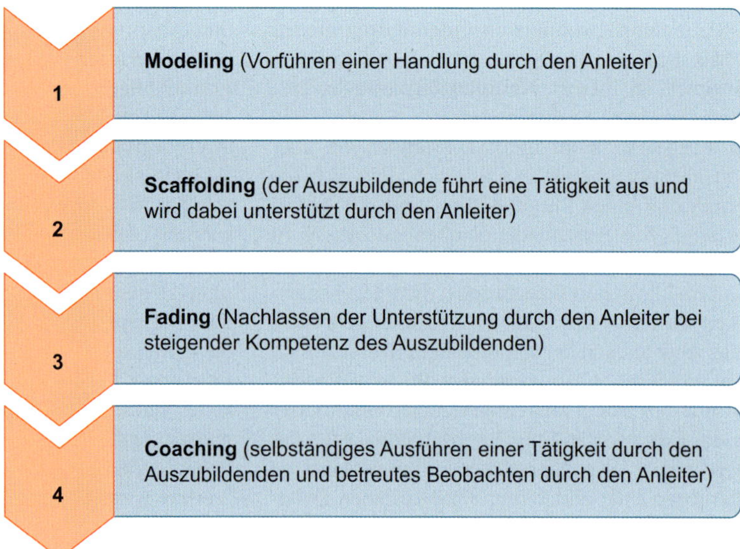

Abb. 4.46 Das Modell des Cognitive Apprenticeship („Kognitive Berufslehre") [P1312, L143]

Fertigkeiten? (Beispiele: Blutdruck-/Blutzuckermessung, Beobachtung und Einschätzung weiterer Vitalparameter wie Atmung oder Bewusstsein, allgemeine und spezielle Krankenbeobachtung, Legen von Harnröhrenkathetern, Anlegen von Kompressionsverbänden usw.)

Rechtliche Aspekte der Delegation

Für die **Delegation** von ärztlich verordneten Leistungen an Pflege(fach)personen und/oder Delegation von Leistungen aus dem Bereich des selbstständigen Verantwortungs- und Tätigkeitsbereichs (vgl. § 5 PflBG) von Pflegefachfrauen bzw. -männern an nicht-examinierte Pflegende gelten prinzipiell die gleichen Kriterien.

> **Merke**
>
> **Delegation von ärztlich verordneten Leistungen und von Leistungen aus dem Bereich des selbstständigen Verantwortungs- und Tätigkeitsbereichs (vgl. § 5 PflBG)**
>
> Nicht die Art der Tätigkeit ist entscheidend, sondern die damit verbundenen Risiken, allen voran die *Beherrschbarkeit* einer Maßnahme (Weiß 2020) und ob der Auszubildende in der Lage ist, diese sachgerecht – mit individuell unterschiedlich hoher Intensität der Anleitung durchzuführen (Beobachtung, Unterstützung, selbstständig). Ob er also die dafür erforderliche *materielle Qualifikation* (▸ 4.1.7) besitzt.

Die **pflegediagnostische und -prozessuale Kompetenz,** wie sie in den Vorbehaltstätigkeiten zum Ausdruck kommt, ist als Kernkompetenz von Pflegefachfrauen und -männern definiert. Die Aneignung und Entwicklung dieser Kompetenz muss daher auch einen Schwerpunkt in der Praxisanleitung während der gesamten Ausbildungszeit bilden. Dazu gehört die Wahrnehmung der Pflegesituation in einem ganzheitlichen Sinn und die Berücksichtigung der unterschiedlichen Perspektiven aller an der Versorgung beteiligter Akteure, im Hinblick auf die Probleme (Pflegediagnosen) des Pflegebedürftigen und die mit ihm ausgehandelten Pflegeziele. Natürlich gehört dazu auch die Übernahme ärztlich verordneter Leistungen und damit die Mitwirkung an ärztlicher Diagnostik und Therapie. Diese gehören zwar nicht zum Kernbereich pflegerischen Handelns, machen aber dennoch einen wichtigen Bestandteil pflegerischen Handelns aus und können auch die Bereiche der Vorbehaltstätigkeiten betreffen. Hier ist es die Herausforderung beider Berufsgruppen (ärztliches und pflegerisches Personal), Konflikte zu Lasten des Patienten durch offene Kommunikation zu vermeiden.

Leistungen der sog. Grundpflege werden oftmals unreflektiert an Auszubildende und/oder Pflegende mit niedriger Qualifikation delegiert, obwohl das Risikopotenzial in vielen Fällen nicht geringer ist, als im Falle ärztlich verordneter Leistungen, die häufig immer noch als etwas „Besonderes" ange-

Tab. 4.15 Beispiele für Anleitungssituationen entsprechend dem Modell des Cognitive Apprenticeship

Phase	Beispiel
Modelling (Vorführen)	Der Praxisanleiter führt ein Aufnahmegespräch mit einem neuen Bewohner durch. Der Auszubildende ist dabei und bekommt die Aufgabe, die Interaktion zwischen Praxisanleiter und Bewohner zu beobachten (z. B. Fragestil, Bedeutung von Gestik und Mimik, Emotionen und Verhalten des Patienten, eigene Emotionen während des Gesprächs).
Scaffolding (Unterstützung)	Der Auszubildende führt ein Aufnahmegespräch in Gegenwart des Praxisanleiters. Der Praxisanleiter ergänzt durch eigene Fragen, falls erforderlich; er korrigiert behutsam den Auszubildenden, falls notwendig. Der Auszubildende reproduziert nicht einfach das, was er zuvor als Modell am Lehrenden gesehen hat, sondern findet seinen eigenen, authentischen Stil.
Coaching (betreutes Beobachten mit anschließender Reflexion)	Der Auszubildende führt ein Aufnahmegespräch in Gegenwart des Praxisanleiters. Der Praxisanleiter hält sich im Hintergrund. Er beobachtet den Auszubildenden und gibt anschließend (nicht im Beisein des Bewohners!) Hinweise und macht Verbesserungsvorschläge. Der Praxisanleiter fordert den Auszubildenden auf, sein Vorgehen (kritisch) zu reflektieren. Als Ergebnis wendet der Auszubildende seine neu erworbenen Fertigkeiten und Kompetenzen auf ähnliche Situationen an; überdenkt mögliche weitere Handlungsoptionen und modifiziert nötigenfalls seine Vorgehensweise.

sehen werden und die Meinung vorherrscht, dass dafür in jedem Fall mehr Qualifikation nötig ist als für das „Waschen“ (s.o.) eines Patienten. Dies gilt in jedem Fall *nicht* für die typischen und routinemäßig erbrachten Leistungen in einer Pflegeeinrichtung, wie das Stellen von Tabletten, Blutdruck- und Blutzuckerkontrollen oder Insulininjektionen. Dabei handelt es sich um Tätigkeiten, die in vielen Hunderttausenden anderer Fälle von pflegenden Angehörigen übernommen werden, ohne dass diese eine 3-jährige Pflegeausbildung absolviert hätten. Dies bestätigt ein Blick in das SGB V, das die Voraussetzungen für die Erbringung häuslicher Krankenpflege beschreibt:

Merke

SGB V: Voraussetzungen für die Erbringung häuslicher Krankenpflege

„Versicherte erhalten in ihrem Haushalt, ihrer Familie oder sonst an einem geeigneten Ort, insbesondere in betreuten Wohnformen, Schulen und Kindergärten, bei besonders hohem Pflegebedarf auch in Werkstätten für behinderte Menschen neben der ärztlichen Behandlung häusliche Krankenpflege durch **geeignete Pflegekräfte** [Hervorhebung d. d. Verf.]“ (§ 37 (1) SGB V)

Bedeutet: Der Gesetzgeber formuliert für die Erbringung ärztlich delegierter Leistungen grundsätzlich **keine Qualifikationsvorbehalte** von Pflegekräften. Wenn dennoch die Vertragspartner aufgefordert werden, in den Rahmenverträgen zwischen den Kostenträgern und der Leistungserbringung die Eignung derjenigen Pflegenden genauer zu beschreiben, die Behandlungspflege erbringen, handelt es sich dabei um Voraussetzungen für die *Abrechnung* der Leistungen, aber nicht um einen haftungsrechtlich relevanten Qualifikationsvorbehalt, den es lt. SGB V nicht gibt. Die hierzu geschlosssenen Vereinbarungen zwischen Leistungserbringern und Kostenträgern sind je nach Bundesland unterschiedlich. Ob und welche ärztlich verordneten Maßnahmen von Mitarbeitenden mit niedriger Qualifikation als einer 3-jährigen Pflegefachausbildung oder Auszubildenden übernommen werden können, ergibt sich daher – wie auch bei der Delegation sämtlicher anderer Pflegemaßnahmen – aus der **Kombination von formaler und materieller Qualifikation.** Darüber hinaus gilt grundsätzlich für alle delegationsfähigen Maßnahmen die Unterscheidung zwischen:

- Anordnungsverantwortung
- Durchführungsverantwortung
- Organisationsverantwortung

Diese soll am **Beispiel im Umgang mit Medikamenten** veranschaulicht werden (► Abb. 4.47):
Im Rahmen seiner **Therapieentscheidung** verordnet der **Arzt** ein Medikament. Er trägt die Verantwortung für die Auswahl, d. h. die Indikation und Eignung des Medikaments, auch im Hinblick auf mögliche Wechselwirkungen mit anderen Medikamenten, die der Patient zu diesem Zeitpunkt bereits verordnet bekommen hat und einnimmt (**Anordnungsverantwortung**). Er delegiert die regelmäßige Medikamentengabe an die (nichtärztlichen) Mitarbeitenden des ambulanten Pflegedienstes per Verordnung häusliche Krankenpflege. Im Rahmen ihrer **Durchführungsverantwortung** ist die **Pflege(fach)kraft** verantwortlich für die sachgerechte Verabreichung des Medikaments entsprechend der allgemein anerkannten Standards, die für die Verabreichung von Medikamenten gel-

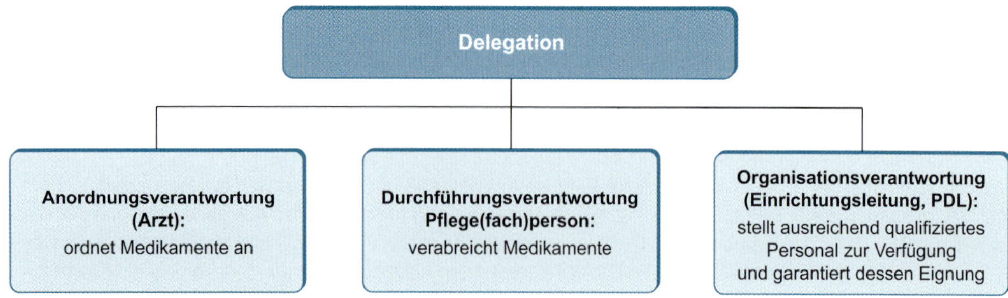

Abb. 4.47 Verschiedene Ebenen der Verantwortung bei Delegation ärztlicher Leistungen am Beispiel im Umgang mit Medikamenten [P1312, L143]

ten (6-R-Regel bzw. 10-R-Regel). Dazu gehört auch die Kompetenz, die Möglichkeiten und Risiken bei Verabreichung des Medikaments an den Patienten einschätzen und bewerten zu können und bei Bedarf Rücksprache mit dem verordnenden Arzt zu halten. Die **Organisationsverantwortung** trägt der Arbeitsgeber bzw. die Pflegedienstleitung als Dienstvorgesetzte, die dafür verantwortlich ist, dass das für die Umsetzung der ärztlichen Verordnung eingesetzte Personal die erforderliche Qualifikation („das Können") besitzt.

Gleiches gilt prinzipiell auch für **Auszubildende.** Hier ist vor allem der **Praxisanleiter in der Pflicht** zu entscheiden, ob und welche Tätigkeit (nicht nur ärztlich verordnete Maßnahmen) an den Auszubildenden übertragen werden können. Die Durchführungsverantwortung im Falle ärztlich delegierter Maßnahmen bleibt dabei beim Praxisanleiter. Orientierungshilfe für die Übertragung pflegerischer Maßnahmen und komplexer Pflegeinterventionen liefern die Kompetenzen, wie sie in der Ausbildungs- und Prüfungsverordnung beschrieben sind, differenziert nach 1., 2. und 3. Ausbildungsdrittel. Im Übrigen sollten die individuellen Fertigkeiten des Auszubildenden und sein konkreter Kenntnisstand zum Zeitpunkt der Delegation berücksichtigt werden.

Allgemeine Kriterien zur Delegation ärztlicher Tätigkeiten auf Pflegekräfte ergeben sich aus der laufenden Rechtsprechung sowie den Empfehlungen von Fachverbänden.

Der Deutsche Berufsverband für Pflegeberufe (DBfK) formuliert **Kriterien,** die bei **Delegationsentscheidungen** von Leistungen an pflegerisches Assistenzpersonal (Pflegekräfte ohne 3-jährige Ausbildung) hilfreich sein können.

- Es gilt insbesondere, „dass die beruflich Pflegende für die Erbringung der Pflegemaßnahmen verantwortlich ist, und über den angemessenen Einsatz einer Assistentin bei der Erbringung direkter Pflegeleistungen am Patienten bestimmt.
- Die beruflich Pflegende kann einzelne Bestandteile der Pflege, jedoch nicht den Pflegeprozess selbst delegieren. Untrennbar mit der Pflegepraxis verbundene Aufgaben wie Bewertung, Planung, Evaluation und Pflegebeurteilung [stehen unter Vorbehalt nach § 4 PflBG] können nicht delegiert werden.
- Die Entscheidung darüber, ob eine Delegation von Pflegeleistungen stattfinden sollte, hängt davon ab, wie die beruflich Pflegende den Zustand des Patienten, die Kompetenz der Mitglieder im Pflegeteam und den bei der Delegation einer Maßnahme notwendigen Grad der Beaufsichtigung durch die beruflich Pflegende beurteilt.
- Die beruflich Pflegende delegiert ausschließlich Maßnahmen, für deren Durchführung andere in der Gesundheitsversorgung Beschäftigte nach Auffassung der beruflich Pflegenden über die entsprechenden Kenntnisse und Fähigkeiten verfügen, wobei Weiterbildung, kulturelle Kompetenzen und Erfahrungen sowie Richtlinien und Vorgehensweisen von Einrichtungen bzw. Behörden zu berücksichtigen sind.
- Pflegepersonal in leitender Funktion ist für die Schaffung von Systemen zur Evaluation, Aufsicht, Prüfung und Vermittlung der jeweils vorausgesetzten Kompetenzen in den mit Delegation verbundenen Bereichen verantwortlich.
- Verantwortung und Verantwortlichkeit für Delegation liegen sowohl bei dem Einzelnen als auch bei der Organisation. Die Verantwortung einer Organisation für einen Delegationsvorgang beinhaltet, dass sie ausreichende Mittel zur Verfügung stellt, wie:
  - Eine ausreichende Anzahl von Personal in angemessener Personalzusammensetzung.
  - Eine Dokumentation der Kompetenzen des Personals, das mit der direkten Patientenpflege befasst ist.
  - Eine aktive Beteiligung aller beruflich Pflegenden an der Entwicklung von Delegationsgrundsätzen für die Organisation, in denen anerkannt wird, dass Delegation ein professionelles Recht und professionelle Verantwortung ist."

  (DBfK 2010)

Die Kriterien differenzieren nicht nach Einzeltätigkeiten, sondern nach Beherrschbarkeit der Maßnahme und können auch bei der Frage nach dem Einsatz von Auszubildenden herangezogen werden. Es wird deutlich, dass **Delegation** immer eine **Einzelfallentscheidung** ist und die *Verantwortung* hierfür – anders als die Tätigkeit an sich – *nicht* delegiert werden kann.

Ähnliches gilt auch, wenn es um die **Delegation ärztlicher Tätigkeiten** geht. Hier formuliert der DBfK:

„Arbeitsteilung im Krankenhaus basiert auf dem ärztlichen Vorbehaltsgebot. Gesundheits- und Krankenpflegerinnen werden im Rahmen eigenständiger Erledigung ärztlich veranlasster Pflegemaßnahmen oder durch ihre Mitwirkung an der Erledigung ärztlicher Maßnahmen tätig. [...]

- Die Rechtslage zur Delegierung von ärztlichen Tätigkeiten ist nicht eindeutig.
- Es gibt keine klaren Abgrenzungskriterien zwischen ärztlicher Tätigkeit und delegierbaren Aufgaben. Daraus resultiert die Notwendigkeit, die betriebliche Organisation so zu gestalten, dass klare Verfahrensregelungen und Dienstanweisungen den Standard ärztlicher Tätigkeit durch alle Berufsgruppen sichern.
- Die Pflegekräfte müssen durch entsprechende Aus- und Weiterbildung in die Lage versetzt werden, den ärztlichen Standard bei der Erledigung delegierter Aufgaben zu garantieren.
- Die Delegierung von ärztlichen Aufgaben muss außerdem durch ein entsprechendes Dokumentations- und Qualitätsmanagement begleitet werden.
- Die Delegation ärztlicher Tätigkeiten ist vom formellen und materiellen Ausbildungsstand der jeweiligen Angehörigen der Pflegeberufe abhängig. [...] Die Lehrpläne für die Ausbildung sind in den Bundesländern unterschiedlich gestaltet. Daraus resultiert die Notwendigkeit, Qualitätsanforderungen zu entwickeln, die die Qualität der pflegerischen Tätigkeit sicherstellen. Als Grundsatz hat dabei zu gelten, dass die von Pflegekräften ausgeführten delegierten ärztlichen Tätigkeiten auch dem ärztlichen Standard entsprechen müssen.
- Im Krankenhausbereich behilft man sich durch spezialisierte Weiterbildungen der Pflegeberufe, um eine Delegation ärztlicher Tätigkeiten in stärkerem Umfang zu ermöglichen. Das betrifft die Funktionspflege wie Intensiv- und Anästhesiepflege oder Operationsdienste oder onkologische Pflege.“
  (DBfK 2010)

Reflexionsfragen

1. Wie erleben Sie in Ihren verschiedenen Praxiseinsätzen die Arbeitsteilung zwischen Pflegepersonal unterschiedlicher Qualifikation?
2. Gibt es klare Regelungen in den Einrichtungen bzgl. der Delegation von pflegerischen und/oder ärztlichen Maßnahmen an Mitarbeitende unterschiedlicher Qualifikation?
3. Welche Kriterien gelten für die Delegation von Tätigkeiten an Sie als Auszubildende?

4.3.3 Bedeutung von Pflegestandards

Bei der Planung von Maßnahmen wird in vielen Maßnahmenplänen bzw. Pflegeplanungen auf entsprechende Standards verwiesen. Manche Einrichtungen sprechen auch von Verfahrensanleitungen, -beschreibungen, -anweisungen oder Leitlinien. Es existiert kein einheitliches Vokabular.

Definition

Pflegestandard

Ein **Standard** ist lt. Duden eine „Richtschnur, Maßstab, Norm, etwas, was als mustergültig, modellhaft angesehen wird und wonach sich anderes richtet“. Davon abgeleitet bedeutet das Verb standardisieren: „[nach einem genormten Muster] vereinheitlichen; normen“. Je höher dabei der Grad der Standardisierung ist, umso eingeschränkter sind die jeweiligen Handlungsalternativen für diejenigen, die davon betroffen sind. Für den **Begriff des Pflegestandards** finden sich je nach Autor unterschiedliche Definitionen.

Beispiele:

„Ein Standard in der Pflege ist ein vereinbartes Maß an für einen bestimmten Zweck benötigter pflegerischer Unterstützung.“ Eine modifizierte Definition erfolgte 1988: „Ein Standard ist ein an einem Kriterium ausgerichtetes erreichbares Leistungsniveau. Die tatsächliche Leistung wird daran gemessen.“
(zit. nach Marhold; Happe 1999: 14)

„Standards sind Normen, Richtmaße; sie dienen der Qualitätssicherung. Pflegestandards sind Basisinstrumente zur Erfassung der Pflegequalität, indem sie festgelegte bzw. formulierte und allgemeingültige Maßstäbe für das pflegerische Handeln setzen.“
(Juchli 1991: 110.)

Aus diesen Definitionen werden folgende **Unterschiede und Gemeinsamkeiten** deutlich:

- Pflegestandards sind nicht bloße kleinteilige Beschreibungen von Pflegehandlungen (z. B. „Unterstützung bei der Körperpflege“) nach Art einer Checkliste.
- Pflegestandards definieren ein bestimmtes Maß an Qualität bzw. ein Leistungsniveau, an dem die Güte einer Pflegehandlung gemessen werden soll.

Damit verbunden sind einige **Schwierigkeiten:**

- Pflegestandards geben nicht von vornherein vor, wie detailliert diese abgefasst werden sollen. Viele Einrichtungen sind der Versuchung erlegen und halten viele seitenlange Beschreibungen pflegerischer Handlungen vor (v. a. auch solcher

Handlungen, die sowieso von Pflege(fach)kräften beherrscht werden sollten.)

- Viele Pflegestandards sind undifferenziert ohne Berücksichtigung der Qualifikation der jeweiligen Adressaten.
- Pflegestandards fokussieren einseitig meistens nur die Perspektive der Pflegeperson.
- Es ist fraglich, inwieweit tatsächlich die Forderung nach Berücksichtigung pflegewissenschaftlicher Erkenntnisse in vielen sog. „Hausstandards" umgesetzt ist.
- Es stellt sich die grundsätzliche Frage, ob und bis zu welchem Grad pflegerisches Handeln, das immer auch zwischenmenschliche Interaktion bedeutet, tatsächlich standardisierbar ist.

Pflegestandards leiden an einem grundsätzlichen **Dilemma:** Sie wollen eine Vorgehensweise allgemeinverbindlich regeln, bei gleichzeitigem Anspruch, eine möglichst individuelle Pflege zu gewährleisten. Je höher der Grad der Standardisierung, desto geringer die Berücksichtigung individueller Besonderheiten. Je stärker jedoch die Individualität im Vordergrund steht, umso geringer ist die Standardisierung einer bestimmten Handlung/Tätigkeit. Wie kann dieser Spagat zwischen Individualität und Allgemeinverbindlichkeit gelingen?

Bei dem, was in vielen Einrichtungen als „Pflegestandard" angesehen wird, handelt es sich im eigentlichen Sinn allerdings um Handlungsanweisungen, d. h. detaillierte Beschreibungen von Handlungsabläufen, technischen Anweisungen oder Anweisungen zur Hygiene. Legt man die oben beschriebenen Definitionen von Pflegestandard zugrunde, ist es aber gerade das *nicht*. **Pflegestandards** beschreiben „die **Zielsetzung** komplexer pflegerischer Aufgaben sowie Handlungsspielräume und -alternativen [...] und eignen sich für Pflegeprobleme mit erheblichem Einschätzungsbedarf und Pflegehandlungen mit hohem Interaktionsanteil." (ZQP (2013) www.zqp.de/wp-content/uploads/Workshop_Pflegerische_Leitlinien_Standards.pdf) Sie nehmen also mögliche erwünschte Pflegeergebnisse und Zielsetzungen in bestimmten pflegerischen Problemlagen vorweg. Es verwundert daher, wenn in vielen Einrichtungen – gerade trotz der Bemühungen um eine „Entbürokratisierung" (▸ 4.1.5) pflegerischer Arbeitsabläufe – die QM-Handbücher voll sind von checklistenartigen seitenlangen Beschreibungen selbst grundlegendster Tätigkeiten, wie z. B. kleinteiliger Beschreibungen des Dusch- oder Badevorgangs von Patienten. Derartige Beschreibungen sind aus zweierlei Gründen fragwürdig, wenn nicht sogar sinnlos:

- Es ist völlig unklar, wer eigentlich von solchen Beschreibungen profitieren soll und an wen derartige „Handlungsanleitungen" eigentlich gerichtet sind. Viele solcher Beschreibungen lesen sich, als seien sie für Mitarbeitende geschrieben, die noch keinerlei Erfahrung im Umgang mit pflegebedürftigen Menschen oder einfachsten technischen Abläufen haben, zum Beispiel im Zusammenhang mit der Bedienung einer Dusche oder Badewanne. Dies macht den Eindruck, als beschäftige die Einrichtung Mitarbeitende, denen ernsthaft derartige „Gebrauchsanweisungen" an die Hand gegeben werden müssten, um sie damit ausreichend für den Umgang mit Patienten zu „qualifizieren". Ganz nach dem Motto „pflegen kann jeder". Noch abwegiger ist es allerdings, wenn die Adressaten solcher Anweisungen erfahrene Pflegefachfrauen und -männer sein sollen. Das wäre so, als ob einem gelernten Automechaniker eine Verfahrensanweisung an die Hand gegeben würde, die ihm erklärt, was ein Auto ist und wie er die Motorhaube zu öffnen hat, um an den Motor zu gelangen. Dass sich Pflege mit solchen „Anweisungen" selbst infrage stellt, liegt auf der Hand.
- Das, was ein Standard per Definition tatsächlich ist, geht aus solchen „Anweisungen" gerade nicht hervor: nämlich die Beschreibung der möglichen Zielsetzungen und Beurteilungskriterien der Qualität der jeweiligen pflegerischen Handlung bzw. Intervention. Bereits mehrfach wurde darauf hingewiesen, dass eine vordergründig „einfache" Pflegehandlung, wie z. B. die Körperpflege eines Patienten, unterschiedliche Zielsetzungen haben kann. Daher ist es wichtig, sich zunächst über die Ziele zu verständigen, die mit einer bestimmten Handlung erreicht werden sollen, die dann über die genaue Ausgestaltung und den Ablauf der Handlung entscheiden. Die hierfür notwendigen kognitiven Kompetenzen einerseits (um die Handlungsprinzipien zu verstehen) und Handlungskompetenzen andererseits müssen aber in entsprechenden Schulungen, Aus-, Fort- oder Weiterbildungen erworben werden. Nur in der Kombination von beidem, zusammen mit entsprechender Erfahrung, können Pflegende die nötige Urteilskraft entwickeln, um in möglichst vielen – auch unbekannten – Pflegesituationen angemessen zu handeln.

Wozu also Pflegestandards?

Kleinteilige Verfahrensanleitungen im o. g. Sinn können dort sinnvoll sein, wo die Aushandlungsspielräume für Pflegende (und andere beteiligte Berufsgruppen) eng sind, d. h. in Situationen, die schnelles und abgestimmtes Handeln aller Akteure verlangen. Situationen, in denen die Prioritäten so eindeutig sind, dass individuelle Gewohnheiten und Präferenzen in dieser speziellen Situation nicht berücksichtigt werden können. Entweder weil der Patient aufgrund eines akuten Krankheitsgeschehens nicht einwilligungsfähig ist und Gefahr im Verzug besteht oder sich in einer potenziell lebensbedrohlichen Situation befindet. Hier ist entscheidend, berufsübergreifende Handlungsvorschriften zur Verfügung zu haben, die auch immer wieder eingeübt werden, um im Ernstfall zu funktionieren.

Pflegestandards im engeren und eigentlichen Sinn hingegen appellieren an die Kompetenz der Pflegenden. Nicht, indem sie checklistenartig Arbeitsabläufe vorgeben, sondern indem sie dazu auffordern,

- in der jeweiligen Pflegesituation auf das beste und aktuellste verfügbare Wissen zum „Problem" (bzw. der Pflegediagnose) des Patienten zurückzugreifen (externe Evidenz!) und
- den Patienten in seiner einmaligen und einzigartigen Situation als „Experten" seiner Krankheit zu respektieren und im ständigen Gespräch mit ihm *seine* Bedürfnisse, Empfindungen, Sichtweisen auf die Krankheit und Ziele zu klären und diese bewerten vor dem Hintergrund der eigenen Erfahrung (interne Evidenz!)

Das ist das eigentliche **evidenzbasierte Qualitäts- bzw. Leistungsniveau,** das durch einen Standard im engeren Sinn beschrieben werden soll: Die gemeinsame dialogische Vorgehensweise von Pflegenden und Patient, und darauf aufbauend die situativ gezielte Auswahl geeigneter Pflegemaßnahmen und Interventionen. Wer lediglich Checklisten und Verfahrensanleitungen „abarbeitet", handelt *nicht* evidenzbasiert.

Im Übrigen ist das, was ein Standard eigentlich ist (Kombination aus interner und externer Evidenz) nichts anderes als das, was **Pflegeklassifikationen** (NANDA-I, NOC, NIC) für sich beanspruchen. Einerseits die jeweils aktuelle verfügbare externe Evidenz für die Pflege eines bestimmten Patienten zu nutzen und zugleich ihn selber, seine Angehörigen und deren Präferenzen in die Versorgung miteinzubeziehen. Klassifikationssysteme sind notwendigerweise standardisiert und abstrakt, da sie vor dem Hintergrund einer großen Datenmenge und einer Vielzahl beobachteter Pflegediagnosen, -ergebnissen und -interventionen formuliert wurden. Sie spiegeln „als Ganzes das fachliche Wissen und die Erfahrung aller Pflegenden wider" (Bulechek, Butcher, Dochterman et al. 2016: 53). Ähnlich wie die Leitlinien ärztlicher Fachgesellschaften wollen sie die *Entscheidungsfindung* im Rahmen des Pflegeprozesses unterstützen, müssen aber auf Grundlage der Kompetenz der Pflegefachperson in der jeweiligen Pflegesituation individualisiert werden. Wie konkret dabei jeweils Diagnosen, Ziele/Ergebnisse und Interventionen im Pflegeplan beschrieben werden sollen, kann nicht von vornherein festgelegt werden. Dies richtet sich nach der Komplexität der Pflegesituation sowie der Qualifikation bzw. dem Qualifikationsmix innerhalb des pflegerischen oder therapeutischen Teams. In jedem Fall sollten der *Titel* der jeweiligen Pflegediagnose (NANDA-I), des Pflegeergebnisses (NOC) und der Pflegeintervention (NIC) exakt beibehalten werden. Bei Anwendung *evidenzbasierter* (am besten vollständig digitalisierter) Pflegeklassifikationssysteme sollte auf die *zusätzliche* Vorhaltung von Pflegestandards ohne pflegefachlichen Mehrwert verzichtet werden.

Eine **besondere Art von Standards,** die bei der Planung und Implementierung von Pflegemaßnahmen zu berücksichtigen sind, bilden die sog. **Expertenstandards.**

Reflexionsfragen

1. Wie erleben Sie den Umgang mit Pflegestandards in den Einrichtungen?
2. Haben Sie schon einmal „nach Standard" gepflegt?
3. Kennen Sie die Pflegestandards Ihrer Einrichtung?
4. Informieren Sie sich, welche pflegefachlichen Empfehlungen (z. B. aus Lehrbüchern) den Pflegestandards zugrunde liegen! Beachten Sie dazu die Quellen- und Literaturhinweise der Standards.

4.3.4 Expertenstandards in der Pflege

Mit Einführung des **Pflege-Qualitätssicherungsgesetzes (PQsG)** im Jahre 2002 wurden ambulante, teilstationäre und stationäre Pflegeeinrichtungen

verpflichtet, umfangreiche Maßnahmen zur Qualitätssicherung einzuführen. Dazu gehört neben der Implementierung (Umsetzung) eines Qualitätsmanagement-Systems (QM-Systems) unter anderem als weiterer Qualitätsbaustein, die Einführung der nationalen Expertenstandards. Dreh- und Angelpunkt der **Entwicklung von Expertenstandards** ist das **Deutsche Netzwerk für Qualitätsentwicklung in der Pflege (DNQP),** ein bundesweiter Zusammenschluss von Personen aus der Pflegepraxis, der Pflegewissenschaft und dem Pflegemanagement, die sich mit dem Thema Qualitätsentwicklung auseinandersetzen. Übergreifende Zielsetzung des DNQP ist die Förderung der Pflegequalität auf der Basis von Expertenstandards in allen Einsatzfeldern der Pflege. Die Geschäftsstelle des DNQP ist an der Fachhochschule Osnabrück angesiedelt, in enger Kooperation mit dem Deutschen Pflegerat (DPR). Darüber hinaus setzt sich das DNQP aus Vertretern der Pflegepraxis und -wissenschaft, kooperierenden Einrichtungen wie Krankenhäusern, Alten- und Pflegeheimen, ambulanten Pflegediensten sowie anderen Einrichtungen der pflegerischen Versorgung und einem Kern von verantwortlichen Akteuren zusammen. In den Jahren 1999 bis 2009 erfolgte eine finanzielle Förderung der Arbeit des DNQP durch das Bundesministerium für Gesundheit (BMG) im Hinblick auf die Entwicklung der ersten Nationalen Expertenstandards.
Insgesamt wurden mittlerweile folgende **Expertenstandards veröffentlicht:**

- „Dekubitusprophylaxe in der Pflege“ (DNQP 2002, letzte Aktualisierung 2017)
- „Entlassungsmanagement in der Pflege“ (DNQP 2004, letzte Aktualisierung 2019)
- „Schmerzmanagement in der Pflege“ bei akuten oder tumorbedingten chronischen Schmerzen (DNQP 2005, letzte Aktualisierung 2020)
- „Sturzprophylaxe in der Pflege“ (DNQP 2006, letzte Aktualisierung 2022)
- „Förderung der Harnkontinenz in der Pflege“ (DNQP 2007, letzte Aktualisierung 2014)
- „Pflege von Menschen mit chronischen Wunden“ (DNQP 2009a, letzte Aktualisierung 2015)
- „Ernährungsmanagement zur Sicherstellung und Förderung der oralen Ernährung in der Pflege“ (DNQP 2010a, letzte Aktualisierung 2017)
- „Schmerzmanagement in der Pflege“ bei chronischen Schmerzen (DNQP 2015, letzte Aktualisierung 2020)
- Expertinnenstandard für das Hebammenwesen „Förderung der physiologischen Geburt“ in Kooperation mit dem Verbund Hebammenforschung (DNQP & Verbund Hebammenforschung 2014)
- Expertenstandard nach § 113a SGB XI „Erhaltung und Förderung der Mobilität“ im Auftrag der Vertragsparteien nach § 113 SGB XI und mit finanzieller Förderung durch den GKV-Spitzenverband (2014, letzte Aktualisierung 2020)
- Expertenstandard „Beziehungsgestaltung in der Pflege von Menschen mit Demenz“ (DNQP 2018, 2019c)
- Expertenstandard „Förderung der Mundgesundheit in der Pflege“ (DNQP 2021)

Einige der Standards wurden bereits mehrfach aktualisiert.
Das methodische Vorgehen zur Entwicklung von Expertenstandards in der Pflege umfasst die vier Stufen (▸ Abb. 4.48): Entwicklung, Konsentierung, Implementierung und Aktualisierung mit jeweils eigenen Verfahrensschritten. Die Koordination der Entwicklung und Einführung liegt beim Deutschen Netzwerk für Qualitätsentwicklung in der Pflege (DNQP).

Praxistipp

Downloadlink: Vorgehen bei Entwicklung eines Expertenstandards

Eine ausführliche Darstellung des methodischen Vorgehens bei Entwicklung, Einführung und Aktualisierung eines Expertenstandards durch das DNQP findet sich unter: www.dnqp.de/fileadmin/HSOS/Homepages/DNQP/Dateien/Weitere/DNQP-Methodenpapier2019.pdf.

Expertenstandards definieren ein einheitliches **Qualitäts- bzw. Leistungsniveau** und repräsentieren damit den aktuellen *„State of the Art“* in der Pflege, d. h. den aktuellen Wissensstand zu einem bestimmten, meistens besonders risikobehafteten Thema wie z. B. Dekubitusprophylaxe. Ein solches Selbstverständnis orientiert sich am Standardverständnis der WHO. Sie enthalten außerdem Kriterien zur Kontrolle der erfolgreichen Umsetzung des jeweiligen Standards. Alle Expertenstandards folgen einer einheitlichen Struktur, die sich am Qualitätsmodell von A. Donabedian orientiert.

Praxistipp

Downloadlink: pflegerelevante evidenzbasierte Leitlinien

Im internationalen Vergleich gibt es mittlerweile viele weitere pflegerelevante evidenzbasierte Leitlinien. Eine Auswahl daraus ist auf der Homepage des Zentrums für Qualität in der Pflege abrufbar: https://pflegeleitlinien.zqp.de

Welche Qualitätskriterien gelten aber in jenen Bereichen, in denen noch wenig bis gar keine evidenzbasierten Aussagen zum „richtigen" Pflegehandeln gemacht werden können und die bislang noch nicht durch Expertenstandards abgedeckt wurden? Hier ist es die Aufgabe der Pflegewissenschaft, die Forschung insbesondere auch in Pflegeeinrichtungen hierzulande weiter voranzutreiben, um Daten zu sammeln, mit welchen Pflegeproblemen Pflegende am häufigsten konfrontiert werden, mit welchen Interventionen darauf reagiert wird und welche Ergebnisse und vor allem auch Erfolge (!) Pflege vorweisen kann. Nur wenn die Leistungen von Pflege auch präzise beschrieben und benannt werden, wird sich die berufspolitische Bedeutung dieser größten Berufsgruppe im Gesundheitswesen ändern.

4.3.5 Pflegeprozess in der Praxis: Planung

Beispiel Krankenhaus

Die **Interventionen** für Herrn Jović basieren auf der **NIC-Pflegeinterventionsklassifikation.** In Kombination mit NANDA-I-Pflegediagnosen und NOC-Pflegeergebnissen ist es damit möglich, den **Pflegeprozess** vollständig mit Hilfe von Pflegeklassifikationen darzustellen. Die Entwicklung aller drei Klassifikationssysteme zielt darauf ab, ein durchgängiges System zu schaffen. Allerdings macht die Komplexität und Differenziertheit, mit der Pflegediagnosen, Pflegeergebnisse und Pflegeinterventionen dargestellt werden, eine „analoge" Anwendung solcher Klassifikationen kaum möglich. **Voraussetzung,** um effektiv mit Pflegeklassifikationssystemen arbeiten zu können, ist daher die **vollständige Digitalisierung** des gesamten Pflegeprozesses. Nicht nur, um Pflege effektiv und professionell planen zu können, sondern auch um Daten für das Qualitätsmanagement zu sammeln, die die Einschätzungen, die Maßnahmen, die Wirksamkeit und die Erfolge pflegerischer Interventionen durch Pflegefachfrauen und -männer belegen können. Je mehr Daten auf diese Weise gesammelt werden können, umso mehr können Analysen dazu beitragen, die jeweils besten und wirksamsten Interventionen zum Erreichen bestimmter Patientenergebnisse zu identifizieren. Außerdem wird es möglich, epidemiologische Erkenntnisse bzgl. der Häufigkeit von Pflegediagnosen, unterschieden nach verschiedenen Abteilungen innerhalb einer Einrichtung oder einrichtungsübergreifend in verschiedenen Settings, zu erhalten. Alles Fragen, die gerade in Bezug auf die Diskussion um die Einführung einer elektronischen Patientenakte vollständig vernachlässigt werden. Pflege ist weiterhin ein Thema, das gesundheitspolitisch immer noch unterrepräsentiert ist.

Die Autoren der NIC betonen ausdrücklich, dass die einzelnen Aktivitäten innerhalb einer NIC-Intervention modifiziert werden können (und sollen), um auf die Anforderungen, die von einer bestimmten individuellen Pflegesituation ausgehen, besser reagieren zu können. **Standardisiert bleiben** sollte auf jeden Fall der **Interventionstitel** und die **Definition der Intervention** (Bulechek, Butcher, Dochterman et al. 2016: 65). Alle Aktivitäten müssen deswegen natürlich weiterhin zur Definition der jeweiligen Intervention passen.

Bei der Anwendung der Nursing Interventions Classification (NIC) ist zu beachten, dass die Kompetenzen von Pflegefachfrauen und -männern in Deutschland von denen ihrer US-amerikanischen Kollegen abweichen. Es können daher nicht alle in der NIC aufgeführten Pflegeinterventionen übernommen werden, da einige davon in den Bereich der ärztlichen Anordnungsverantwortung fallen.

Pflegeplanung nach NIC für Aleksandar Jović

Hinweise zu dem folgenden Praxisbeispiel:

- Die **Interventionen von Herrn Jović** werden anhand seiner speziellen Pflegesituation (► 4.2.7) und entsprechend der vereinbarten Patientenergebnisse (► 4.3.1) aus den NIC-Interventionen ausgewählt.
- Die nachfolgend beschriebenen NIC-Interventionen beruhen auf einer Übersetzung der relevanten NIC-Interventionen.
- Anpassungen und Ergänzungen an das hier verwendete Fallbeispiel erfolgen in eckigen Klammern.
- Im Anschluss an die Darstellung der jeweiligen Interventionen folgen Hinweise zu den

„Schwerpunkte[n] der Pflegedokumentation", die besonders *während der Durchführung* der Maßnahmen berücksichtigt werden sollten.

1. Zu NANDA-I-Pflegediagnose: Akuter Schmerz

1.1 NIC-Pflegeintervention: Schmerzmanagement: Akut (engl. *Pain Management: Acute)*
Definition nach NIC: Linderung oder Reduktion von Schmerzen während des aktuellen Genesungsprozesses als Folge einer Gewebeschädigung, ausgelöst durch ein Trauma, eine Operation oder eine Verletzung, auf ein Maß, das für den Patienten akzeptabel ist.

- Durchführen eines umfassenden Schmerzassessments mit Lokalisation, Auftreten, Dauer, Frequenz und Intensität, einschl. schmerzlindernder und -fördernder Faktoren
- Schmerzerfassung bei Bewegung und im Rahmen notwendiger therapeutischer und pflegerischer Aktivitäten
- Erfassen von Wissen und Glauben des Patienten über das Phänomen „Schmerz", einschließlich kulturell bedingter Einflussfaktoren
- Regelmäßige Schmerzüberwachung anhand eines für das Alter des Patienten und seiner Fähigkeit zur Kommunikation angepassten, validen und reliablen (zuverlässigen) Assessments
- [Erfassen und Kontrollieren von Umgebungsfaktoren, die die Schmerzerfahrung des Patienten beeinflussen können]
- Zeitnahes Verabreichen von Medikamenten [nach ärztlicher Anordnung] vor Beginn schmerzinduzierender pflegerischer Maßnahmen
- [Zeitnahes Verabreichen der ärztlich verordneten Bedarfsmedikation]
- Regelmäßiges Monitoring von Bewusstsein und Atmung bei Verabreichen von Opioiden
- Auswahl von Interventionen zur Schmerzlinderung, unter Berücksichtigung von Risiken, Wünschen und Präferenzen des Patienten (medikamentöse und nicht-medikamentöse Maßnahmen)
- Beobachtung des Patienten auf Nebenwirkungen von Analgetika
- [Nach Rücksprache mit dem behandelnden Arzt:] Verabreichen von Analgetika über den am wenigsten invasiven Weg [bevorzugt oral, rektal, transdermal, subkutan]; Vermeiden intramuskulärer Injektionen
- [Regelmäßige und frühzeitige Information des behandelnden Arztes über die Wirksamkeit schmerztherapeutischer Interventionen]
- Information der Familie/Bezugspersonen über das Schmerzerleben des Patienten, [sein Einverständnis vorausgesetzt]

(übers. nach Bulechek, Butcher, Dochterman et al. 2018: 281)

1.2 Schwerpunkte der Pflegedokumentation:

- Laufende Dokumentation nicht-medikamentöser Maßnahmen und ihrer Wirkung auf den Patienten → Pflegebericht
- Kontinuierliche interdisziplinäre Kommunikation (Arzt, Pflege, weitere Therapeuten usw.) → Pflegebericht, Kommunikationsblatt
- Laufende Dokumentation der Wirkung medikamentöser Maßnahmen der Schmerztherapie und Rücksprache mit dem behandelnden Arzt (bei Bedarf) → Pflegebericht, Kommunikationsblatt
- Dokumentation der durchgeführten Maßnahmen im Bereich „Schmerzmanagement: Akut" (entsprechend den internen Verfahrensanweisungen) → Durchführungsnachweis

2. Zu NANDA-I-Pflegediagnose: Risiko einer Aspiration

2.1 NIC-Pflegeintervention: Aspirationsprävention (engl. *Aspiration Precautions)*
Definition nach NIC: Vermeiden oder Minimieren patientenbezogener Risikofaktoren beim Risiko einer Aspiration.

- Regelmäßige Überwachung von Bewusstsein, Husten- und Würgereflex, Schluckfähigkeit
- [Durchführung eines Dysphagie-Screenings zu Beginn des pflegerischen Auftrags]
- Im weiteren Verlauf: Screening auf Dysphagie bei Bedarf
- Reduzieren der Gabe narkotisierender und sedierender Medikamente [nach Rücksprache mit dem behandelnden Arzt]
- Reduzieren der Gabe von Medikamenten, die bekanntermaßen die Magenentleerung verzögern, soweit angemessen [nach Rücksprache mit dem behandelnden Arzt]
- Bevorzugte Gabe von Medikamenten in flüssiger oder aufgelöster Form [nach Rücksprache mit dem behandelnden Arzt] oder Mörsern der Tabletten [Herstellerangaben beachten! Ergebnis des Schluckscreenings entscheidend!]
- Hochstellen des Kopfendes am Bett für 30–45 Minuten nach dem Essen bzw. dem Verabreichen von Medikamenten
- Überwachen des Patienten bei der Einnahme der Mahlzeiten oder Unterstützen des Patienten [je nach Ergebnis des Schluckscreenings, unter

Anwendung wahrnehmungsfördernder Interventionen; Bsp.: Bobath, Affolter]
- [Auf therapeutische Sitzposition während der Einnahme der Mahlzeiten bzw. zum Trinken achten]
- Reichen kleiner Essensportionen
- Andicken von Flüssigkeiten [je nach Ergebnis des Screenings]
- Mundgerechtes Herrichten der Nahrung
- Durchführen einer sehr sorgfältigen Mundpflege, um das Ansammeln eingedickten Sekrets zu verhindern
- [Platzieren der Nahrung in die rechte Mundhöhle: Patient hat linksseitige Hemiplegie]

(übers. nach Bulechek, Butcher, Dochterman et al. 2018: 75)

2.2 Schwerpunkte der Pflegedokumentation:
- Einbeziehung weiterer Fachdisziplinen (Bsp.: Logopädie) nach Bedarf und Rücksprache mit dem behandelnden Arzt → Pflegebericht, Kommunikationsblatt
- Kontinuierliche interdisziplinäre Kommunikation (Arzt, Pflege, Logopädie); Austausch über Ergebnisse und Konsequenzen des Schluckassessments → Pflegebericht, Kommunikationsblatt
- Kontinuierliche Beobachtung des Patienten in Bezug auf Verbesserung/Verschlechterung der Dysphagie bei jedem Anreichen von flüssigen oder festen Speisen → Pflegebericht
- Dokumentation von Auffälligkeiten im Rahmen der Mundpflege → Pflegebericht
- Dokumentation der durchgeführten Maßnahmen im Bereich „Aspirationsprävention" (entsprechend den internen Verfahrensanweisungen) → Durchführungsnachweis

3. Zu NANDA-I-Pflegediagnose: Risiko einer Druckschädigung bei einem Erwachsenen

3.1 NIC-Pflegeintervention: Dekubitusprävention (engl. *Pressure Ulcer Prevention)*

Definition nach NIC: Prävention von Druckulcera bei einer Person mit einem hohen Risiko.
- [Umfassendes, differenziertes Assessment; Erfassen individueller Risikofaktoren (vgl. Pflegeanamnese), evtl. mit Unterstützung einer etablierten Risikoskala (Bsp.: Braden-Skala)]
- Wiederholung des Risikoassessments in individuell festgelegten Abständen (abhängig vom Zustand des Patienten, bei Veränderungen)
- Dokumentieren des Hautstatus bei Aufnahme und danach täglich
- Engmaschiges Überwachen sämtlicher geröteter Hautareale
- Entfernen von Feuchtigkeit auf der Haut, hervorgerufen durch Schweiß oder Ausscheidungen
- Applizieren von Hautschutz (Kompressen o. Ä.), falls erforderlich
- [Anwenden korrekter Techniken beim druckentlastenden Positionieren, um Scherkräfte und damit Verletzungen der Haut zu vermeiden]
- [Erstellen eines individuellen Bewegungsplans]
- Auf faltenfreie Positionierung des Patienten achten
- [Anwendung der Bobath-Technik des Fazilitierens (Wiederholung von Bewegungen) bei allen pflegerischen Aktivitäten]
- Schulung der Angehörigen in der Hautbeobachtung

(übers. nach Bulechek, Butcher, Dochterman et al. 2018: 337)

3.2 Schwerpunkte der Dokumentation:
- Laufende Hautinspektionen; Dokumentation von Auffälligkeiten, Reaktion des Patienten → Pflegebericht
- Notwendigkeit der Einbeziehung spezieller Hilfsmittel (z. B. Anti-Dekubitusauflagen) bei Bedarf → Pflegebericht
- Druckentlastende Positionierungen, Lagerungen, Bewegungen → Bewegungs-/Lagerungsplan
- Dokumentation der durchgeführten Maßnahmen im Bereich „Dekubitusprävention" (entsprechend den internen Verfahrensanweisungen) → Durchführungsnachweis/Bewegungsprotokoll

4. Zu NANDA-I-Pflegediagnose: Ineffektives Atemmuster

4.1 NIC-Pflegeintervention: Atemunterstützung (engl. *Ventilation Assistance)*

Definition nach NIC: Förderung eines optimalen Spontanatmungsmusters, das den Austausch von Sauerstoff und Kohlendioxid in der Lunge maximiert.
- [Laufende Beobachtung von Atemfrequenz, -tiefe und -rhythmus, Husten, Sputum]
- [Einschätzen auf begleitende Schmerzen/Beschwerden, die die Atemfunktion beeinträchtigen können]
- Regelmäßiges Auffordern zu langsamem, tiefem Ein- und Ausatmen, Sich-Umdrehen und Husten
- Atemerleichternde Positionierung des Patienten
- Monitoring atemerleichternder Positionierungen und deren Auswirkungen auf die Oxygenierung [nach ärztlicher Anordnung]

- [Atemunterstützende Lagerungen (V-A-T-I-Positionierungen)]
- [Schmerzmanagement]
- [Patient bei Bedarf in Atemtechniken (z. B. Lippenbremse) unterweisen]

(übers. nach Bulechek, Butcher, Dochterman et al. 2018: 337)

4.2 Schwerpunkte der Pflegedokumentation:

- Laufende Beobachtung des Atemverhaltens → Pflegebericht
- Beratung/Unterweisung/Schulung des Patienten (und seiner Angehörigen) in Atemtechniken → Pflegebericht, evtl. zusätzliche Dokumente (Beratungsdokumentation)
- Dokumentation der durchgeführten Maßnahmen im Bereich „Atemunterstützung" (entsprechend den internen Verfahrensanweisungen) → Durchführungsnachweis

5. Zu NANDA-I-Pflegediagnose: Selbstversorgungsdefizit Nahrungsaufnahme

5.1 NIC-Pflegeintervention: Selbstversorgungsunterstützung: Nahrungsaufnahme

(engl. *Self-Care Assistance: Feeding)*

Definition nach NIC: Unterstützen einer Person beim Essen.

- [Kontinuierliche] Überwachung der Schluckfähigkeit des Patienten [Schlucktest vor jeder Aufnahme von flüssiger oder fester Nahrung durchführen]
- Schaffen einer angenehmen Umgebung während der Mahlzeiten
- Sicherstellen einer ausreichenden Schmerzlinderung vor den Mahlzeiten bei Bedarf
- Sicherstellen der Mundhygiene vor [und nach] den Mahlzeiten
- [Mundgerechte Vorbereitung der Speisen]
- [Darauf achten, dass die Speisen im Blickfeld des Patienten sind (Neglect!)]
- Sicherstellen einer korrekten Positionierung des Patienten, um Kauen und Schlucken zu erleichtern [aufrechte Sitzposition, Unterpolstern der stärker betroffenen Seite im Blickfeld des Patienten; leicht nach vorn geneigte Kopfhaltung während des Anreichens von Speisen]
- Anbieten geeigneter Speisen je nach aktuellem Ausmaß der Beeinträchtigung/Schluckstörung
- Anbieten bevorzugter Speisen und Getränke
- [Geführtes Anreichen von Speisen und Getränken mit der hemiplegischen Seite]
- Überwachen der Flüssigkeitsbilanz des Patienten

(übers. nach Bulechek, Butcher, Dochterman et al. 2018: 337)

5.2 Schwerpunkte der Pflegedokumentation:

- Laufende Beobachtung des Patienten auf Auffälligkeiten (Ergebnisse des Schlucktests) → Pflegebericht
- Dokumentation der durchgeführten Maßnahmen im Bereich Nahrungsaufnahme (entsprechend interner Verfahrensanweisung) → Durchführungsnachweis
- Laufende Evaluation der Wirksamkeit der Maßnahmen (Dokumentation der Reaktionen/Verhaltensweisen des Patienten, Verbesserung der Selbstständigkeit des Patienten) zu den vereinbarten Terminen bzw. bei Bedarf, z. B. Verschlechterung des Zustandes, neu hinzukommende wichtige Informationen → Pflegebericht

6. Zu NANDA-I-Pflegediagnose: Beeinträchtigte physische Mobilität

6.1 NIC-Pflegeinterventionen: Bewegungstherapie: Gelenkbeweglichkeit

(engl. *Exercise Therapy: Joint Mobility)*

Definition nach NIC: Einsatz aktiver oder passiver Körperbewegungen, um die Gelenkbeweglichkeit zu erhalten oder wiederherzustellen.

- Bestimmen des Ausmaßes der Gelenkbeweglichkeit und Funktionsfähigkeit [Regelmäßiges Einschätzen des Bewegungszustands des Patienten hinsichtlich Kraft, Gleichgewicht, Muskeltonus, Sensibilität und Körperwahrnehmung]
- Überwachen der Lokalisation und Art der Beschwerden oder Schmerzen während der Bewegung/Aktivität
- Patient ermutigen, sich den Bewegungsablauf vor der Durchführung zu visualisieren
- [Individuellen Positionswechsel im Bett nach therapeutischen Konzepten durchführen (Bobath-Konzept)]
- [Unterstützen des Patienten beim Aufsitzen auf der Bettkante nach therapeutischen Konzepten (Bobath-Konzept)]
- [Unterstützen des Patienten beim Transfer vom Bett in den Stuhl/Rollstuhl nach therapeutischen Konzepten (Bobath-Konzept)]

(übers. nach Bulechek, Butcher, Dochterman et al. 2018: 177)

6.2 Schwerpunkte der Pflegedokumentation:

- Laufende Beobachtung des Patienten auf Auffälligkeiten hinsichtlich der Mobilität → Pflegebericht
- Dokumentation der durchgeführten Maßnahmen im Bereich Mobilisation (entsprechend

interner Verfahrensanweisung) → Durchführungsnachweis

7. Zu NANDA-I-Pflegediagnose: Risiko einer Obstipation

7.1 NIC-Pflegeintervention: Obstipations-/Kotstaumanagement

(engl. *Constipation/Impaction Management)*

Definition nach NIC: Prävention und Linderung von Obstipation/Kotstau.

- Überwachen des Patienten auf Anzeichen von Verstopfung und Kotstau
- Ermitteln von Faktoren, die Obstipation befördern [Bsp.: eingeschränkte physische Mobilität, gastrointestinale Nebenwirkungen von Medikamenten]
- Auf ausreichende Flüssigkeitszufuhr achten
- [Gabe von Laxanzien bei Bedarf nach ärztlicher Anordnung]
- [Digitales Ausräumen bei Bedarf]

(übers. nach Bulechek, Butcher, Dochterman et al. 2022: 120)

7.2 Schwerpunkte der Pflegedokumentation

- Dokumentation des Ausscheidungsverhaltens des Patienten → Pflegebericht
- Beobachtung und Dokumentation gastrointestinaler Beschwerden des Patienten → Pflegebericht
- Dokumentation der Gabe von Bedarfsmedikation → Pflegebericht
- Dokumentation der durchgeführten Maßnahmen im Bereich „Obstipations-/Kotstaumanagement" (entsprechend den internen Verfahrensanweisungen) → Durchführungsnachweis

8. Zu NANDA-I-Pflegediagnose: Risiko einer Thrombose

8.1 NIC-Pflegeintervention: Kardiovaskuläre Pflege: Venöse Insuffizienz

(engl. *Circulatory Care: Venous Insufficiency)*

Definition nach NIC: Förderung der venösen Durchblutung.

- Kontrolle peripherer Pulse [und Beobachtung der Haut der unteren Extremitäten auf Ödeme, Rötungen, Schwellungen, Schmerzen, Überwärmung]
- Informieren des Patienten über die Bedeutung der Kompressionstherapie [sofern ärztlich verordnet]
- [Informieren des Patienten über die Bedeutung der Therapie mit niedermolekularem Heparin und Durchführung der Therapie nach ärztlicher Anordnung]
- Durchführung und Anleitung des Patienten zu aktiven und passiven Bewegungsübungen während der Bettruhe
- Überwachung der Flüssigkeitsbilanz des Patienten (Ein- und Ausfuhrkontrolle)

(übers. nach Bulechek, Butcher, Dochterman et al. 2018: 110)

8.2 Schwerpunkte der Pflegedokumentation:

- Regelmäßige Dokumentation der Vitalzeichen → Vitalzeichenblatt
- Veränderungen der Haut im Bereich der unteren Extremitäten → Pflegebericht
- Schmerzäußerungen des Patienten im Bereich der unteren Extremitäten → Pflegebericht, Schmerzerfassungsbogen
- Auffälligkeiten bzgl. der Atmung des Patienten → Vitalzeichenblatt, Pflegebericht
- Dokumentation der durchgeführten Maßnahmen im Bereich „Kardiovaskuläre Pflege: Venöse Insuffizienz" (entsprechend den internen Verfahrensanweisungen) → Durchführungsnachweis

9. Zu NANDA-I-Pflegediagnose: Selbstversorgungsdefizit Körperpflege

9.1 NIC-Pflegeinterventionen: Selbstversorgungsunterstützung: Baden/Körperpflege

(engl. *Self-Care Assistance: Bathing/Hygiene)*

Definition nach NIC: Unterstützen eines Patienten beim Durchführen seiner Körperpflege.

- Feststellen von Ausmaß und Art der benötigten Hilfestellung
- Berücksichtigen der Kultur des Patienten beim Fördern von Selbstversorgungsaktivitäten
- Wahren von Körperpflegeritualen
- Fördern einer therapeutischen Umgebung, um ein angenehmes, entspannendes und individuelles Erlebnis zu ermöglichen
- Verwenden bevorzugter persönlicher Hygieneartikel (z. B. Deodorant, Shampoo, Seife, Lotion etc.)
- [Information des Patienten über individuelle, pflegetherapeutische Maßnahmen zur Förderung der Selbstständigkeit (Bobath-Konzept)]
- [Durchführung therapeutischer Waschungen]
- Unterstützen des Patienten [bei allen Abläufen der Körperpflege, soweit angemessen]
- Sicherstellen, dass sich alle Sicherheitsvorkehrungen (z. B. Handläufe, [Stuhl mit Armlehne]) an ihrem Platz befinden, korrekt installiert sind und der Patient sicher damit umgehen kann
- [Kontrolle des Hautzustands]
- [Geführte Waschung unter Einbeziehung des stärker betroffenen Arms]

- [Dokumentieren der Reaktionen des Patienten auf die Interventionen (bzgl. Fortschritte in Richtung der Zielvorgaben)]

(übers. nach Bulechek, Butcher, Dochterman et al. 2018: 336)

9.2 Schwerpunkte der Pflegedokumentation:

- Laufende Beobachtung des Patienten auf Auffälligkeiten während der Körperpflege → Pflegebericht
- Dokumentation der durchgeführten Maßnahmen im Bereich „Körperpflege" (entsprechend den internen Verfahrensanweisungen) → Durchführungsnachweis

10. Zu NANDA-I-Pflegediagnose: Defizitäres Wissen

10.1 NIC-Pflegeintervention: Aufklären: Krankheitsprozess (engl. *Teaching: Disease Process)*

Definition nach NIC: Unterstützen des Patienten, Informationen über einen spezifischen Krankheitsprozess zu verstehen.

- Einschätzen des aktuellen Wissensstands des Patienten bzgl. des speziellen Krankheitsprozesses
- Pathophysiologie der Krankheit erläutern [in Bezug auf das aktuelle Befinden und die pflegerelevanten Probleme des Patienten], sofern angemessen
- Bereitstellen von [pflegerelevanten] Informationen für den Patienten über die Krankheit, soweit angemessen
- Beobachten des Patienten auf Veränderungen
- „Leere Versprechungen" vermeiden
- Informieren des Patienten über Veränderungen des Lebensstils, um zukünftige Komplikationen zu vermeiden
- Informieren des Patienten [und der Angehörigen] über Möglichkeiten, Krankheitssymptome zu kontrollieren und/oder zu minimieren
  [Bsp.: spastikreduzierende Positionierungen, Bewegungen]
- [Einbeziehen der Angehörigen des Patienten in Beratungsgespräche (mit Zustimmung des Patienten)]
- [Gemeinsame Ermittlung des poststationären Unterstützungsbedarfs]
- Gemeinsames Aushandeln von Zielen für die Zeit nach der Entlassung
- [Erkunden von Möglichkeiten für Ressourcen und Unterstützung sowie Vermittlung poststationärer Dienstleister bei Bedarf]

(übers. nach Bulechek, Butcher, Dochterman et al. 2018: 371)

Merke

Pflegediagnose „Defizitäres Wissen"

Bei den aufgeführten Interventionen zur Pflegediagnose „Defizitäres Wissen" sind die unterschiedlichen Kompetenzbereiche von Pflegefachfrauen bzw. -männern und der ärztlichen Profession zu beachten. Aufklärung und Beratung bzgl. der Krankheit sowie über mögliche Therapieoptionen ist eine **ärztliche Vorbehaltstätigkeit.** Aufklärung, Beratung und Information des Patienten und seiner Angehörigen von Seiten der Pflegefachfrau bzw. des Pflegefachmanns ist dort sinnvoll und notwendig, wo es um **pflegerelevante Auswirkungen der Krankheit** auf die Alltagsaktivitäten des Patienten und den Umgang mit der Krankheit geht. Beispiele: Einüben von Techniken der Symptomlinderung, Möglichkeiten der Unterstützung durch Leistungen der Pflegeversicherung und weitere soziale Dienstleister nach der Entlassung, Möglichkeiten der Versorgung mit Hilfsmitteln zur Erleichterung der Pflege und Förderung der Selbstständigkeit etc.

10.2 Schwerpunkte der Pflegedokumentation:

- Dokumentation weiterer Fragen und Probleme des Patienten, die während des Aufenthalts auftauchen → Pflegebericht
- Dokumentation, welches Material ausgehändigt wurde → Beratungsdokumentation
- Dokumentation der durchgeführten Maßnahmen im Bereich „Defizitäres Wissen" (entsprechend den internen Verfahrensanweisungen) → Durchführungsnachweis

11. Zu NANDA-I-Pflegediagnose: Beeinträchtigte verbale Kommunikation

11.1 NIC-Pflegeintervention: Kommunikationsverbesserung: Sprachdefizit

(engl. *Communication Enhancement: Speech Deficit)*

Definition nach NIC: Einsatz von Strategien, die die Kommunikationsfähigkeiten einer Person mit eingeschränktem Sprachvermögen verbessern.

- Anbieten alternativer Methoden der Kommunikation [an die Bedürfnisse des Patienten angepasst, z. B. Verwenden einer Schreib- und Kommunikationstafel, auf Blickkontakt, Mimik und Gestik achten, Präsentieren nur eines Gedankens auf einmal, langsam sprechen, Verwenden schriftlicher Informationen oder Hilfestellung durch die Familie beim Verstehen der Sprache des Patienten geben lassen]
- [Langsam sprechen, einfache, kurze Sätze verwenden, dem Patienten genügend Zeit lassen, um zu antworten, Patienten nicht korrigieren]

- Wiederholen, was der Patient versucht zu sagen, um Missverständnisse zu vermeiden
- Formulieren geschlossener Fragen, auf die der Patient mit Ja oder Nein antworten kann; sich bewusst sein, dass ein Patient mit expressiver Aphasie unter Umständen automatische Antworten gibt, die falsch sind
- Einsetzen eines [zertifizierten] Dolmetschers, soweit erforderlich
- Umweltbedingten Lärm und emotionalen Stress für den Patienten vermeiden
- Bewahren eines strukturierten Umfelds und von Routinen [kontinuierliche Informationen über alle anstehenden Maßnahmen, Untersuchungen, Prozeduren; regelmäßige Hinweise auf Datum, Uhrzeit, um zeitliche Orientierung zu geben]
- Koordinieren der Aktivitäten des Rehabilitationsteams [Terminabsprachen mit Logopäden/Sprachtherapeuten und anderen Mitgliedern des therapeutischen Teams treffen, um Alltagsroutinen nicht zu sehr modifizieren zu müssen]
- Vermittlung an einen Logopäden/Sprachtherapeuten [nach Rücksprache mit dem behandelnden Arzt; kontinuierliche Fortführung des logopädischen Konzepts durch die Pflegefachpersonen bei Nicht-Anwesenheit des Logopäden/Sprachtherapeuten]

(übers. nach Bulechek, Butcher, Dochterman et al. 2018: 116)

11.2 Schwerpunkte der Pflegedokumentation:

- Laufende Beobachtung des Patienten auf Auffälligkeiten und Veränderungen im Bereich Kommunikation → Pflegebericht
- Dokumentation der durchgeführten Maßnahmen im Bereich „Beeinträchtigte verbale Kommunikation" (entsprechend den internen Verfahrensanweisungen) → Durchführungsnachweis

12. Zu NANDA-I-Pflegediagnose: Machtlosigkeit

12.1 NIC-Pflegeintervention: Eigenverantwortungsförderung

(engl. *Self-Responsibility Facilitation*)

Definition nach NIC: Ermutigen eines Patienten, mehr Verantwortung für eigenes Verhalten zu übernehmen.

- Dem Patienten die Verantwortung für sein eigenes Verhalten bewusst machen
- Mit dem Patienten das Ausmaß seiner Verantwortung für den aktuellen Gesundheitszustand erörtern
- Ermitteln, ob der Patient adäquates Wissen über seinen Gesundheitszustand hat
- Dem Patienten helfen, zu erkennen, was er selbst für sich tun kann
- [Beobachten und Feststellen der Reaktion des Patienten auf die Möglichkeit der Entscheidung für oder gegen therapeutische Maßnahmen]
- [Respektieren und Berücksichtigen kulturspezifischer Krankheitsdeutungen]
- [Grenzen der Autonomie und Verantwortungsübernahme des Patienten vor seinem kulturellen Hintergrund anerkennen: akzeptieren, wenn der Patient äußert, dass der Arzt oder die Pflegefachfrau bzw. der Pflegefachmann „wissen müsse, was zu tun ist"]
- [Dem Patienten positives Feedback für die Übernahme zusätzlicher Verantwortung und/oder die Verhaltensänderung geben]
- [Positives Feedback bei Annäherung an die vereinbarten Pflegeergebnisse geben]

(übers. nach Bulechek, Butcher, Dochterman et al. 2018: 342)

12.2 Schwerpunkte der Pflegedokumentation:

- Laufende Dokumentation von Äußerungen des Patienten während sämtlicher pflegerischer Handlungen, die auf Veränderungen der empfundenen Machtlosigkeit hindeuten → Pflegebericht
- Dokumentation der durchgeführten Maßnahmen in Bezug auf die empfundene Machtlosigkeit (entsprechend den internen Verfahrensanweisungen) → Durchführungsnachweis und zusätzliche Dokumente bei Bedarf (Beratungsdokumentation)

Merke

Pflegediagnose „Machtlosigkeit" bei Menschen mit Migrationshintergrund

Eine besondere Herausforderung kann die Pflegediagnose „Machtlosigkeit" bei Menschen mit Migrationshintergrund bedeuten. Das Krankheitsverständnis vieler älterer Migranten aus den Ländern des ehem. Jugoslawiens, der Türkei, Griechenlands und anderer südosteuropäischer Staaten ist geprägt von der Vorstellung, dass nicht die eigene aktive Mitwirkung am Genesungsprozess, sondern der Einfluss und die Macht des Arztes das entscheidende Kriterium sind. Das westliche Verständnis von Autonomie, im Sinne selbstbestimmter informierter Entscheidungen – wobei der Arzt eher eine beratende Rolle einnimmt – ist ihnen fremd. Ähnliches gilt für nicht-ärztliches Personal, das in deren Augen der „verlängerte Arm" des Arztes ist. Bei der Formulierung von Pflegeergebnissen („Persönliche Autonomie") und der Umsetzung von Pflege-(Beratungs-)Interventionen („Eigenverantwortungsförderung") ist daher unbedingt das jeweilige kulturell geprägte Krankheitsverständnis zu respektieren und zu berücksichtigen.

Bedeutung von Pflegeklassifikationen im Zusammenhang mit der Vergütung pflegerischer Leistungen im Krankenhaus

Seit 2003 werden allgemeine Krankenhausleistungen durch sog. Diagnosis Related Groups (DRGs) vergütet. Dabei handelt es sich um **Pauschalen,** die bestimmt werden durch

- die Krankheitsart (Diagnose),
- den Schweregrad der Erkrankung sowie
- die erbrachten ärztlichen Leistungen (Operationen und Prozeduren).

Dies hat zur Folge, dass bei Patienten mit leichten Erkrankungen die Vergütungen geringer sind als bei schweren, aufwendig zu behandelnden Erkrankungen. Mit der Fallpauschale wird die Vergütung einer definierten Erkrankung und deren Behandlung in einer bestimmten Bandbreite der Verweildauer kalkuliert, d. h. alle Erkrankungen sowie Untersuchungen und Therapien, die Kliniken durchführen, werden einer Fallpauschale zugeordnet, aus der sich die Vergütung ergibt. Die Höhe der Pauschalen wird jährlich neu kalkuliert auf Basis der durchschnittlichen Behandlungskosten, die in 250–300 Kliniken erhoben werden. Nicht berücksichtigt wurden dabei allerdings die anfallenden Pflegekosten. Erst seit dem Jahre 2020 werden durch das **Pflegepersonal-Stärkungsgesetz (PpSG)** die Pflegepersonalkosten unabhängig von den Fallpauschalen vergütet. Die Krankenhausvergütung erfolgt zukünftig also auf Basis einer Kombination aus Fallpauschalen und kalkuliertem Pflegebudget. Damit sollen die Pflegekosten besser abgebildet werden, die im Zusammenhang mit einer DRG anfallen. Trotzdem das DRG-System seit seiner Einführung ständig weiterentwickelt und ausdifferenziert wurde, ist dieses System bis heute heftiger Kritik ausgesetzt. Wie eine solche angemessene Abbildung pflegerischer Leistungen gelingen kann, darüber wird unter Pflegewissenschaftlern, Kostenträgern und Krankenhausökonomen bis heute heftig diskutiert. Pflegediagnosen könnten dabei eine wichtige Rolle spielen, um die Leistungen und Ergebnisse von Pflege in einer gemeinsamen Fachsprache darstellen zu können. Es zeigt sich allerdings auch, dass das Verständnis darüber zwischen Pflegewissenschaftlern und Krankenkassen auseinanderklafft.

Wichtig bei der Diskussion um die Bedeutung von Pflegediagnosen und -klassifikationen hinsichtlich der Kosten und der Qualität ist Folgendes: Pflegediagnosen sind nicht für die Ableitung eines in Minutenwerten bemessenen quantitativen Pflegebedarfs geeignet. Pflegediagnosen folgen einem Pflegeverständnis und Menschbild, das sich einer simplen, an der industriellen Produktion ausgerichteten Vorstellung von Pflege verweigert. Eine vorgegebene automatische Ableitung vorgegebener Pflegemaßnahmen, die mit bestimmten Minuten- und Kostenwerten hinterlegt werden, kann es damit nicht geben. Die Entscheidung, welche Maßnahmen in der individuellen Pflegesituation des einzelnen Patienten angemessen sind, ist ausschließlich eine der jeweiligen verantwortlichen Pflegefachfrau bzw. des Pflegefachmanns.

Pflegeklassifikationen können dabei helfen, die Leistungen von Pflege transparent zu machen, Daten zu generieren, welche Pflegediagnosen die häufigsten auf einer bestimmten Station oder in einer bestimmten Einrichtung sind.

Mit der Frage, wie pflegerische Leistungen sowohl hinsichtlich der Kosten als auch der Qualität tatsächlich realitätsnah abgebildet werden können, beschäftigt sich auch der Deutsche Berufsverband für Pflegeberufe (DBfK).

Praxistipp

Downloadlink: Positionspapier des DBfK

Lesen Sie dazu das Positionspapier des DBfK: „Zukunft der Pflegefinanzierung und Personalausstattung im Krankenhaus (§137k SGB V)" und diskutieren Sie kritisch die darin gemachten Vorschläge! Online unter: www.dbfk.de/media/docs/download/DBfK-Positionen/Positionspapier_Zukunft-der-Pflegefinanzierung-und-Personalausstattung_im-Krankenhaus_22-01.pdf

Beispiel stationäre Pflege

Verlässliche Aussagen zur Anwendung und Verbreitung von Pflegeklassifikationssystemen in der stationären Langzeitpflege können bislang kaum gemacht werden (Müller-Staub, Schalek et al. 2017). Die Dokumentation von Pflegeplanungen findet in der Regel immer noch wenig standardisiert im Rahmen des AEDL-Strukturmodells nach M. Krohwinkel oder unter Anwendung des sog. „Strukturmodells zur Entbürokratisierung der Pflegedokumentation" statt. Da allerdings Pflegediagnosen auch in den Rahmenlehrplänen der generalistischen Ausbildung eine immer größere Rolle spielen, sollte der Fokus bei der Beschreibung von Pflegeproblemen in jedem Fall auf einer umfassenden – wenn nicht standardisierten, dann frei formulierten – Darstellung mit Hilfe des PESR-Schemas erfolgen (► 4.2.4).

Pflegeplanung nach AEDL-Strukturmodell für Martha Goldberg

Hinweise zu dem folgenden Praxisbeispiel:

- Das Fallbeispiel und die Pflegeanamnese von Martha Goldberg sind zu finden unter: ► 4.2.7
- Wenn in dem Fallbeispiel von „AEDL" statt „ABEDL" gesprochen wird, dann liegt das daran, dass es nur ein einziges Pflegesoftware-Unternehmen gibt, nämlich die Firma GODO-Systems, das exklusiv die Lizenzrechte von Monika Krohwinkel hat, um das *ABEDL*-Strukturierungsmodell als Grundlage ihres Pflegedokumentationssystems anbieten zu dürfen.

Im nächsten Schritt, der Pflegeplanung für Frau Goldberg, überlegt Anita Rausch zunächst gemeinsam mit ihrer Praxisanleiterin Frau Diallo, welche Pflegeziele für Frau Goldberg – bezogen auf die einzelnen AEDL – wichtig sein könnten.

Aufbauend auf den Informationen aus der Pflegeanamnese (► 4.2.7) versucht Anita Rausch nun, geeignete Pflegemaßnahmen zu formulieren und damit die Pflegeplanung für Frau Goldberg zu vervollständigen.

Das Ergebnis der Pflegeplanung von Martha Goldberg in der Gesamtübersicht zeigt ► Abb. 4.50.

Zur besseren Lesbarkeit erfolgt die ausführliche Darstellung der Pflegeplanung von Martha Goldberg in übersichtlichen Tabellen:

- ► Tab. 4.16 Pflegeplanung für Martha Goldberg: AEDL: Sich bewegen
- ► Tab. 4.17 Pflegeplanung für Martha Goldberg: AEDL: Vitale Funktionen aufrechterhalten
- ► Tab. 4.18 Pflegeplanung für Martha Goldberg: AEDL: Sich pflegen können
- ► Tab. 4.19 Pflegeplanung für Martha Goldberg: AEDL: Essen und Trinken können
- ► Tab. 4.20 Pflegeplanung für Martha Goldberg: AEDL: Ausscheiden können
- ► Tab. 4.21 Pflegeplanung für Martha Goldberg: AEDL: Sich kleiden können
- ► Tab. 4.22 Pflegeplanung für Martha Goldberg: AEDL: Ruhen und schlafen können
- ► Tab. 4.23 Pflegeplanung für Martha Goldberg: AEDL: Sich beschäftigen können
- ► Tab. 4.24 Pflegeplanung für Martha Goldberg: AEDL: Für Sicherheit sorgen
- ► Tab. 4.25 Pflegeplanung für Martha Goldberg: AEDL: Soziale Bereiche des Lebens sichern
- ► Tab. 4.26 Pflegeplanung für Martha Goldberg: AEDL: Mit existenziellen Erfahrungen des Lebens umgehen können

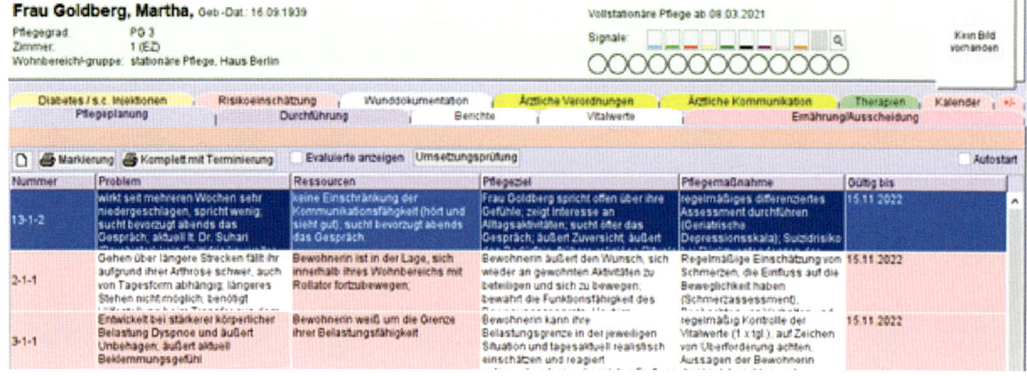

Abb. 4.50 Pflegeplanung von Martha Goldberg (Ausschnitt) [P1312]

Tab. 4.16 Pflegeplanung für Martha Goldberg: AEDL: Sich bewegen

Probleme	Ressourcen	Pflegeziele	Pflegemaßnahmen
Gehen über längere Strecken fällt ihr aufgrund ihrer Arthrose schwer, auch von Tagesform abhängig; längeres Stehen nicht möglich; benötigt Hilfestellung beim Transfer aus dem Bett; Treppensteigen: nur wenige Stufen und in Ausnahmefällen und nur in Begleitung möglich; benötigt bei Spaziergängen außerhalb der Einrichtung Begleitung (Sturzgefahr in unbekanntem Gelände, Erschöpfungszustand); Bewohnerin ist aktuell antriebsarm, braucht aufgrund ihrer psychischen Verfassung Anleitung und Motivation, um morgens aufzustehen; sitzt häufig über mehrere Stunden in ihrem Sessel (Dekubitusgefahr am Gesäß, Sitzbeinhöcker)	Bewohnerin ist in der Lage, sich innerhalb ihres Wohnbereichs mit Rollator fortzubewegen	Bewohnerin äußert den Wunsch, sich wieder an gewohnten Aktivitäten zu beteiligen und sich zu bewegen; bewahrt die Funktionsfähigkeit des Bewegungsapparats; Haut im Gesäßbereich ist intakt	Regelmäßige Einschätzung von Schmerzen, die Einfluss auf die Beweglichkeit haben (Schmerzassessment mittels numerischer Ratingskala); Beobachten von Verhalten und emotionalen Reaktionen, die die Beweglichkeit beeinflussen können; gemeinsam mit der Bewohnerin Bewegungsaktivitäten planen (1 × morgens), aber Bewohnerin nicht dazu drängen; Bewohnerin zu regelmäßiger Druckentlastung anleiten (Aufstehen, einige Schritte gehen, Mikropositionierungen); Hautinspektion im Gesäßbereich, regelmäßige Evaluation des Dekubitusrisikos

Tab. 4.17 Pflegeplanung für Martha Goldberg: AEDL: Vitale Funktionen aufrechterhalten

Probleme	Ressourcen	Pflegeziele	Pflegemaßnahmen
Bewohnerin entwickelt bei stärkerer körperlicher Belastung Dyspnoe und äußert Unbehagen; äußert aktuell Beklemmungsgefühl	Bewohnerin weiß um die Grenzen ihrer Belastungsfähigkeit	Bewohnerin kann ihre Belastungsgrenze in der jeweiligen Situation und tagesaktuell realistisch einschätzen und reagiert entsprechend; sie erkennt den Einfluss psychischer Faktoren auf das Gefühl der „Beklemmung"; berichtet über weniger Anfälle von Beklemmung; zeigt eine Zunahme körperlicher Aktivität (Bewegung, Teilnahme an sozialen Angeboten in der Einrichtung); Bewohnerin kann Gefühle und auslösende Faktoren benennen, die zu Beklemmungszuständen führen; kann einfache Entspannungstechniken bei Bedarf durchführen	Regelmäßige Kontrolle der Vitalwerte (1 × tgl.) und auf Wunsch der Bewohnerin (hat selbst RR-Messgerät); auf Anzeichen von Überforderung achten; Aussagen der Bewohnerin diesbezüglich beachten und evaluieren; auslösende Faktoren von Beklemmung evaluieren; bei Bedarf jederzeit Gespräch anbieten; die Bewohnerin in Entspannungstechniken anleiten

Tab. 4.18 Pflegeplanung für Martha Goldberg: AEDL: Sich pflegen können

Probleme	Ressourcen	Pflegeziele	Pflegemaßnahmen
Bewohnerin ist aktuell nicht in der Lage, sich selbstständig zu waschen, die Mundpflege durchzuführen und sich an-/auszukleiden; ist antriebsarm, hat aufgrund ihrer Depression keine Motivation, die Körperpflege durchzuführen	Bewohnerin legte immer viel Wert auf ihr Äußeres; hat immer gerne geduscht und 1 × wtl. gebadet	Bewohnerin zeigt Interesse an der täglichen Körperpflege; äußert den Wunsch, dabei so viel wie möglich selber zu machen; äußert den Wunsch, einmal wöchentlich zu baden	Gemeinsam mit der Bewohnerin den Ablauf der Körperpflege zu planen; gemeinsam tägliche diesbezüglich kleine Ziele vereinbaren; der Bewohnerin Unterstützung bei der Körperpflege anbieten (nach Wunsch auch Teilwäschen: Fußbad, Handbad, Duschen); Bewohnerin hat „Lieblings-Hautcreme"

Tab. 4.19 Pflegeplanung für Martha Goldberg: AEDL: Essen und Trinken können

Probleme	Ressourcen	Pflegeziele	Pflegemaßnahmen
Selbstversorgungsdefizit: Bewohnerin „vergisst", ausreichend zu trinken; Gefahr eines Flüssigkeitsdefizits; äußert Appetitlosigkeit; relevanter Gewichtsverlust über einen Zeitraum von 3 Monaten (6 %)	Bewohnerin ist funktionell in der Lage, die Mahlzeiten zu sich zu nehmen; Nahrungsaufnahme erfolgt selbstständig	Bewohnerin zeigt keine weitere Gewichtsabnahme; äußert, dass sie wieder Appetit hat; zeigt Interesse daran, in Gesellschaft mit anderen Heimbewohnern zu essen; die tägliche Trinkmenge beträgt mind. 1,5 Liter (unter Berücksichtigung hoher Temperaturen!); Bewohnerin demonstriert, dass sie die tägliche Trinkmenge selbstständig überwacht; Lippen und Mundschleimhäute sind rosig und geschmeidig	Unterstützung der Bewohnerin bei der Vorbereitung und mundgerechten Zubereitung der Mahlzeiten anbieten; der Bewohnerin genügend Zeit für die Einnahme der Mahlzeiten einräumen; bei der Auswahl der Mahlzeiten und Getränke verstärkt auf biografische Vorlieben achten; regelmäßige Gewichtskontrolle (1 × wtl.); der Bewohnerin anbieten, die Mahlzeiten in Gesellschaft einer Pflegekraft einzunehmen

Tab. 4.20 Pflegeplanung für Martha Goldberg: AEDL: Ausscheiden können

Probleme	Ressourcen	Pflegeziele	Pflegemaßnahmen
Funktionelle Harninkontinenz: Bewohnerin ist eigentlich kontinent, erreicht aber die Toilette manchmal nicht rechtzeitig (mind. 2–3 × tgl., vorwiegend nachts); Häufigkeit ungewollter und frühzeitiger Blasenentleerungen hat laut Aussage der Bewohnerin zugenommen; äußert, dass sie das Problem zusätzlich belaste; es ist ihr sehr unangenehm, wenn ihr „das" in Gesellschaft anderer Personen passieren würde; Bewohnerin neigt aufgrund zunehmenden Bewegungsmangels zu Obstipation; die Häufigkeit der Stuhlentleerungen habe sich verringert (von jeden 2. Tag auf nur mehr jeden 3.–4. Tag);	Toilettengänge erfolgen überwiegend selbstständig; Bewohnerin fordert bei Bedarf Hilfe an	Bewohnerin äußert, wenn sie vor Erreichen der Toilette Wasser lassen muss; sie meldet sich zu den vereinbarten Miktionszeiten, um Hilfe anzufordern; Bewohnerin versteht die Bedeutung zeitlich geplanter Miktionen, um kontinent zu bleiben	Regelmäßiges Ermitteln von Faktoren, die verhindern, dass die Bewohnerin rechtzeitig die Toilette erreicht; Feststellen der Häufigkeit ungewollter/frühzeitiger Miktionen; gemeinsam mit der Bewohnerin feste Zeiten für das Wasserlassen vereinbaren; für positive Bestätigung sorgen und die Bewohnerin ermutigen, in ihrem eigenen Tempo Fortschritte in diesem Bereich zu machen;

Tab. 4.21 Pflegeplanung für Martha Goldberg: AEDL: Sich kleiden können

Probleme	Ressourcen	Pflegeziele	Pflegemaßnahmen
Bewohnerin zeigt Anzeichen von Vernachlässigung; sie äußert „wozu sollte ich mich noch schick machen?"; weist positives Feedback häufig zurück; kann sich nicht selbstständig An-/Auskleiden aufgrund körperlicher Schwäche und chronischer Schmerzen	Achtete früher sehr auf ihr Äußeres; kleidete sich gerne elegant; das Bedürfnis danach ist aktuell deutlich geringer ausgeprägt	Bewohnerin zeigt Interesse an einer gepflegten äußeren Erscheinung; wählt selbstständig Kleidung aus	Unterstützen der Bewohnerin bei der Auswahl der Kleidung und dem An-/Auskleiden; Respektieren der Wünsche der Bewohnerin

Tab. 4.22 Pflegeplanung für Martha Goldberg: AEDL: Ruhen und schlafen können

Probleme	Ressourcen	Pflegeziele	Pflegemaßnahmen
Bewohnerin äußert, dass sie seit ca. 2 Monaten zunehmende Ein- und Durchschlafprobleme habe; sie wache in der Nacht mehrmals auf, grübelt viel, denkt oft an ihren Mann; fühlt sich morgens „völlig ausgelaugt"; berichtet, dass sie auch manchmal durch Harndrang am Ein- und Durchschlafen gestört wird	Bewohnerin bestimmt selbst die Zeit, wann sie sich schlafen legt; hatte früher bestimmte Einschlafrituale	Bewohnerin äußert, dass sie die Schlafstörungen versteht; berichtet über das Gefühl, ausgeruht zu sein; wendet frühere Einschlafrituale an; passt ihr Trinkverhalten an	Ermitteln, inwieweit das Ausscheidungsverhalten der Bewohnerin Einfluss auf ihr Schlafverhalten hat; Bewohnerin ermutigen, ihre Gefühle in Bezug auf die Schlafstörungen zu äußern; gemeinsam mit der Bewohnerin ein Schlaftagebuch führen; Erörtern individueller Schlafrituale und Einschlafhilfen; Einschränken der Flüssigkeitszufuhr am Abend, um nächtliche Toilettengänge zu vermeiden

Tab. 4.23 Pflegeplanung für Martha Goldberg: AEDL: Sich beschäftigen können

Probleme	Ressourcen	Pflegeziele	Pflegemaßnahmen
Bewohnerin zeigt aktuell kein Interesse an Beschäftigungsangeboten und Freizeitaktivitäten in der Einrichtung; fühlt sich erschöpft; äußert, dass es ihr zur Zeit schwerfalle, sich auf Spiele zu konzentrieren	Bewohnerin nahm früher gerne an Aktivitäten und Angeboten der Einrichtung teil; hat gerne Karten gespielt	Bewohnerin zeigt Interesse an Beschäftigungsangeboten; zeigt Interesse an regelmäßiger Teilnahme	Anerkennen der Realität der Bewohnerin; Ermutigen zu kleinen gemeinsamen Aktivitäten und Anregungen, die ihr persönlich etwas bedeuten (Biografie!); gemeinsame regelmäßige Auswahl und Planung möglicher Aktivitäten (wöchentlich); Sorgen für regelmäßigen Umgebungswechsel (sowohl innerhalb als auch außerhalb der Einrichtung); Ermitteln körperlicher Faktoren (z. B. Schmerzen, Harndrang), die die Bewohnerin an der sozialen Teilhabe innerhalb der Einrichtung behindern

Tab. 4.24 Pflegeplanung für Martha Goldberg: AEDL: Für Sicherheit sorgen

Probleme	Ressourcen	Pflegeziele	Pflegemaßnahmen
Aufgrund des unsicheren Gangbilds, hervorgerufen durch ihre beeinträchtigte Mobilität wegen chronischer Schmerzen, besteht ein erhöhtes Sturzrisiko	Bewohnerin nutzt den Rollator, um sich im dem Wohnbereich fortzubewegen; sie weiß um ihre Belastungsgrenze (siehe AEDL „Sich bewegen"); fordert meistens Hilfe an bei Bedarf	Bewohnerin äußert, dass sie die Risikofaktoren kennt, die eine erhöhte Sturzgefahr bedeuten können (z. B. nächtliche Toilettengänge), und vermeidet diese	Regelmäßiges Ermitteln von Risikofaktoren, die das Sturzrisiko erhöhen könnten (Verbesserung oder Verschlechterung der körperlichen Mobilität); Evaluieren des Sehvermögens der Bewohnerin; Anbringen von Haltegriffen und zusätzlicher Beleuchtung, falls erforderlich; regelmäßiges Überprüfen des Medikamentenplans und Beobachten der Bewohnerin auf Wirkungen, mögliche Wechselwirkungen (insbes. Psychopharmaka) – Polypharmazie

Tab. 4.25 Pflegeplanung für Martha Goldberg: AEDL: Soziale Bereiche des Lebens sichern

Probleme	Ressourcen	Pflegeziele	Pflegemaßnahmen
Bewohnerin lässt sich aufgrund ihrer Depression kaum motivieren, Kontakte mit anderen Heimbewohnern zu pflegen; sie äußert, sie habe „keine Kraft"; auch Besuche von anderen Heimbewohnern lehnt sie häufig ab, da sie nicht möchte, dass „man sie sie so sieht"	Bewohnerin war immer ein sehr geselliger Mensch; nahm an vielen Aktivitäten in der Einrichtung teil, meistens zusammen mit ihrem Mann	Bewohnerin zeigt Interesse an Kontakten und gemeinsamen Aktivitäten mit anderen Heimbewohnern	Ermitteln der Faktoren, die die Bewohnerin daran hindern, Kontakte mit anderen Heimbewohnern zu pflegen; Ermutigen der Bewohnerin, ihre Gefühle diesbezüglich zu äußern und welche Kontakte und Beziehungen bedeutsam für sie sind; Bewohnerin ermutigen, zu berichten, wie sie sich selbst (v. a. in Gegenwart anderer) wahrnimmt; Beobachten des Verhaltens der Bewohnerin in Bezug auf ihr Sozialverhalten; der Bewohnerin signalisieren, dass sie sich jederzeit an ihre Bezugspflegefachfrau bzw. ihren Bezugspflegefachmann wenden kann, wenn sie Gesprächsbedarf hat oder Kontakt zu anderen Mitbewohnern vermittelt werden soll

Tab. 4.26 Pflegeplanung für Martha Goldberg: AEDL: Mit existenziellen Erfahrungen des Lebens umgehen können

Probleme	Ressourcen	Pflegeziele	Pflegemaßnahmen
Bewohnerin wirkt seit mehreren Wochen niedergeschlagen, spricht wenig; sucht bevorzugt abends das Gespräch; aktuell lt. fachärztlicher Einschätzung (Psychiater) kein Suizidrisiko; Bewohnerin äußert Sinnlosigkeit (stellt wiederholt den Sinn ihres Lebens infrage); unwirksame Copingstrategie; stellt religiöse Bräuche und ihren Glauben infrage	Sucht bevorzugt abends das Gespräch	Bewohnerin spricht offen über ihre Gefühle; zeigt Interesse an Alltagsaktivitäten; sucht öfter das Gespräch; äußert Zuversicht; äußert das Bedürfnis, frühere religiöse Rituale fortzusetzen	Regelmäßiges differenziertes Assessment durchführen (Bsp.: Geriatrische Depressionsskala); Suizidrisiko bei Rückzugstendenzen der Bewohnerin erneut einschätzen (aktuell besteht kein erhöhtes Risiko); Gespräche zu unterschiedlichen Tageszeiten anbieten; auf Wünsche der Bewohnerin eingehen; Geduld zeigen; die Bewohnerin ermutigen, negative Vorstellungen von sich selbst zu überprüfen; auf vorhandene Ressourcen ansprechen; positives Feedback bei kleinen Erfolgen (in allen AEDL) geben; gemeinsames Planen von Aktivitäten oder Aufgaben; individuelle, seelsorgerische Angebote machen

Anita Rausch ist mit dem Ergebnis ihrer Arbeit sehr zufrieden und zeigt die Pflegeplanung ihrer Praxisanleiterin Frau Diallo. Diese macht Anita Rausch den Vorschlag, eine **Fallbesprechung** einzuberufen, in der sie die Pflegeplanung von Martha Goldberg den anderen Teammitgliedern vorstellen soll. Dann haben die Kollegen und Kolleginnen die Möglichkeit, ebenfalls noch Ideen oder Ergänzungen einzubringen, so dass alle im Team mit dem Fall vertraut sind und das weitere Vorgehen gut abgestimmt und einheitlich erfolgen kann.

Die **laufende Dokumentation** von Auffälligkeiten und wichtigen tagesaktuellen Veränderungen sollte im Pflegebericht (wie in jedem Pflegedokumentationssystem) erfolgen, um die Entwicklung des Zustands von Martha Goldberg nachvollziehen und den Erfolg pflegerischer Interventionen beurteilen zu können (Evaluation).

Beispiel ambulante Pflege

Maßnahmenplan nach Strukturmodell (SIS®) für Heidrun Schmidt

Hinweise zu dem folgenden Praxisbeispiel:

- Nach Erstellung der Strukturierten Informationssammlung (SIS®, ► 4.2.7) wird der Maßnahmenplan für Heidrun Schmidt formuliert.
- Im Sinne des sog. Strukturmodells wird darin alles beschrieben, was nicht bereits „als Prozesse im Qualitätshandbuch beschrieben ist". Was von derartigen „übergeordneten" Verfahrensanleitungen zu halten ist, wurde bereits ausführlich beschrieben (► 4.3.3). Alle Maßnahmen sollten handlungsleitend formuliert sein, ein Grundsatz, der immer schon gegolten hat (vgl. MDS 2005: 30).

In dem **Maßnahmenplan** für Heidrun Schmidt (► Tab. 4.27) sind den einzelnen Maßnahmen dabei die vereinbarten **Leistungskomplexe** (LK) zugeordnet, um einen Überblick zu haben, ob die Leistungen auch darin abgebildet und entsprechend refinanziert werden können. Sollte sich der

Tab. 4.27 Maßnahmenplan für Heidrun Schmidt

Maßnahmenplan für: Heidrun Schmidt		Datum der Erstellung: 01.07.2022			
Zeitkorridor	Maßnahmen	LK	Evaluation (Datum)	Evaluation (Ergebnis)	Hdz.
7:00–7:30 Uhr	Patientin aufwecken (Ehemann bereitet währenddessen Frühstück vor; Tageskleidung wird von Ehemann bereitgelegt) Kurzes Verweilen in sitzender Position, zum tiefen Durchatmen auffordern (bei Auffälligkeiten RR-Kontrolle), etwas zu trinken anbieten – **Sturzprophylaxe** Patientin ins Bad begleiten, zunächst auf Toilette, Intimpflege; anschl. auf Stuhl Platz nehmen lassen; Mund-/Zahnpflege, Prothesenreinigung nach Gewohnheit (Kukident); Patientin zur Mithilfe anleiten, Übernahme bei Bedarf Zur Mithilfe beim Auskleiden anleiten (einfache Sätze verwenden, immer wieder auffordern, die folgenden Handlungsabläufe beschreiben zu lassen), Transfer → Duschstuhl Wassertemperatur von Patientin kontrollieren lassen Anleitung und zur aktiven Mithilfe beim Waschen auffordern; bei Bedarf Handlungsschritte „vormachen", Seife/Waschlotion nach Gewohnheit Anleitung zum Abtrocknen, Übernahme bei Bedarf (insbesondere auf Zehenzwischenräume achten: dort Verwendung von Einmalhandtüchern/Kompressen) – **Infektionsprophylaxe** Übriger Körper: Hautpflege nach Bedarf/Wunsch Sorgfältige Hautinspektion, v.a.im gesamten Bereich der Füße Linker Fuß (Pilz!): Behandlung nach ärztlicher Anordnung (siehe Verordnungsblatt) – Rücksprache mit dem Arzt bei Veränderung/Verschlechterung Anleitung der Patientin zur Mithilfe beim Ankleiden/Kämmen Anschließend ins Wohnzimmer an den Frühstückstisch begleiten; Insulininjektion	LK 7a LK 3 ↓ HKP HKP	31.07.2022		
11:00–13:00 Uhr	2 × pro Woche Betreuungsleistung (flexibel nach Wunsch: Spazierengehen, Vorlesen etc.)	§ 39			

Zustand der Patientin verschlechtern, so ist es Aufgabe der verantwortlichen Pflegefachkraft („Pflegedienstleitung"), die Patientin bzw. Angehörigen darüber zu informieren, dass zur Sicherstellung der Pflege eine Erweiterung der Leistungen erforderlich ist. Einer solchen Leistungserweiterung muss die Patientin (bzw. in Vertretung ein Bevollmächtigter oder gesetzlicher Betreuer) durch seine Einwilligung zustimmen. Hierzu wird ein neuer Kostenvoranschlag vereinbart. Lehnt der Versicherte ein solches Angebot ab, sollte der Pflegedienst seine Beratung und pflegefachliche Begründung entsprechend dokumentieren. Verantwortlich für die weitere Sicherstellung der Pflege, sofern sie über die mit dem Pflegedienst vereinbarten Sachleistungen hinausgeht, ist dann die private Pflegeperson. Der Pflegedienst kann sich das Recht vorbehalten, den Pflegevertrag zu kündigen, sollte die häusliche Pflege nicht gewährleistet sein und er keinerlei Einfluss hat, weitere Leistungen durchzusetzen, die aus pflegefachlichen Gründen notwendig wären oder der Pflegebedürftige nicht auf weitere informelle Hilfen zurückgreifen kann.
Indem lediglich Maßnahmen beschrieben sind, ist nicht klar, was eigentlich evaluiert werden soll, wenn vorab kein Ergebnis definiert ist, das dadurch erreicht (oder erhalten) werden soll.
Alle während der Umsetzung der Maßnahmen (Implementierung) auftretenden Probleme, Auffälligkeiten und Besonderheiten sollten im sog. Berichteblatt dokumentiert werden. Ein Vorgehen, das auch im Umgang mit dem „klassischen" Pflegebericht nie anders empfohlen wurde: *„Der Pflegebericht weist in der Regel, sofern keine Besonderheiten zu verzeichnen sind, keine täglichen Eintragungen auf"* (MDS 2005: 37).
Zur Funktion des Pflegeberichts als Evaluationsinstrument mehr unter ▶ 4.5.1.

4.3.6 Zusammenführung der Pflegeprozessplanungen aus den Fallbeispielen

Um einen **Überblick über die gesamte Pflegeprozessplanung** aus den Fallbeispielen zu bekommen, werden diese im Folgenden noch einmal vollständig zusammengeführt.

Krankenhaus: Pflegeprozess nach NANDA, NOC und NIC für Fallbeispiel Aleksandar Jović

1. Schritt: Informationssammlung und Pflegeanamnese für Aleksandar Jović

Die Informationssammlung und Pflegeanamnese ist unter ▶ 4.2.7 zu finden.

2. und 3. Schritt: Pflegediagnostik und Planung

Die Evaluation (5. Schritt) erfolgt anhand der wiederholten Einschätzung der Pflegeergebnisindikatoren, mindestens einmal bei Aufnahme und einmal bei Entlassung/Verlegung. Dadurch lässt sich eine Verbesserung oder Verschlechterung des Zustands des Patienten erkennen.
Die nachfolgenden Beispiele sind fiktiv und sollen exemplarisch die **praktische Umsetzung einer Pflegeplanung** (▶ Tab. 4.28) unter Verwendung der beschriebenen Pflegeklassifikationssysteme darstellen. Zu Beginn (14.07.2022) des pflegerischen Auftrags bei Herrn Jović erfolgt eine Ersteinschätzung des jeweiligen NOC-Indikators (z. B. 1 auf der Likert-Skala). Anschließend wird ein erwartetes (und realistisches) Outcome festgelegt, das der Patient mit Hilfe der Pflegeinterventionen zum Evaluationszeitpunkt (z. B. 15.07. oder 21.07.2022) erreichen soll (z. B. 4 auf der Likert-Skala).
Unterschiedliche Pflegeergebnisse können dabei **unterschiedliche Evaluationszeitpunkte** erfordern, je nach Einschätzung, wie lange ein Patient braucht, um positiv auf bestimmte Pflegeinterventionen zu reagieren. Wann ist der „richtige" Evaluationszeitpunkt? Dieser sollte einerseits nicht zu weit in der Zukunft liegen, um sicher sein zu können, dass die Wirkung in Zusammenhang mit der jeweiligen Pflegeintervention steht, andererseits aber nicht in zu großer zeitlicher Nähe mit der Intervention liegen, damit überhaupt eine Wirkung erwartet werden kann. Letztlich ist es die Pflegefachfrau bzw. der Pflegefachmann, die bzw. der aufgrund ihrer/seiner klinischen Einschätzung und Urteilskraft den Evaluationszeitpunkt individuell für den jeweiligen Patienten festlegt. Die immer noch häufig anzutreffende, meistens aber verwirrende und wenig sinnvolle Unterscheidung in „Nah- und Fernziele" sollte aufgegeben werden, da sie für die Praxis – insbesondere im akut-klinischen Bereich – als irrelevant anzusehen ist..

Tab. 4.28 Pflegeplanung für Aleksandar Jović

1. NANDA-I-Pflegediagnose: Akuter Schmerz

Symptome:

- Selbstbeurteilung mittels Numerischer Rating-Skala (NRS): 8;
- Immer wiederkehrende, einschießende Schmerzen im linken Arm, Schulter-Hand-Schmerz
- Livide verfärbte Hand; Ödembildung der linken Hand
- Spannungskopfschmerz

Einflussfaktoren:

- Rechtshirniger Schlaganfall
- Schmerz wird verstärkt durch Berühren der Schulter
- Beeinträchtigte körperliche Mobilität

Assoziierte Bedingungen: Keine Angaben

NOC-Pflegeergebnisse: Ausmaß von Schmerz

Der hervorgehobene Bereich markiert das jeweils gewünschte Pflegeergebnis auf der Likert-Skala.
Angegebener Schmerz:

Datum					
Datum: 14.07.22	**1 (stark)**	2 (weitgehend)	3 (mäßig)	4 (leicht)	5 (kein)
Datum: 15.07.22	1 (stark)	2 (weitgehend)	3 (mäßig)	**4 (leicht)**	5 (kein)

Schmerzausdruck im Gesicht:

Datum					
Datum: 14.07.22	**1 (stark)**	2 (weitgehend)	3 (mäßig)	4 (leicht)	5 (kein)
Datum: 15.07.22	1 (stark)	2 (weitgehend)	3 (mäßig)	**4 (leicht)**	5 (kein)

Hinweis: Da es sich bei Schmerz um ein für den Patienten massives Pflegeproblem handelt, sollte die Terminierung der erwünschten Pflegeergebnisse zeitnah festgesetzt werden, um so schnell wie möglich eine adäquate Schmerzlinderung zu erzielen.

NIC-Pflegeinterventionen: Schmerzmanagement

- Durchführen eines umfassenden Schmerzassessments mit Lokalisation, Auftreten, Dauer, Frequenz und Intensität, einschl. schmerzlindernder und -fördernder Faktoren
- Schmerzerfassung bei Bewegung und im Rahmen notwendiger therapeutischer und pflegerischer Aktivitäten
- Erfassen von Wissen und Glauben des Patienten über das Phänomen „Schmerz", einschließlich kulturell bedingter Einflussfaktoren
- Regelmäßige Schmerzüberwachung anhand eines für das Alter des Patienten und seiner Fähigkeit zur Kommunikation angepassten, validen und reliablen (zuverlässigen) Assessments
- [Erfassen und Kontrollieren von Umgebungsfaktoren, die die Schmerzerfahrung des Patienten beeinflussen können]
- Zeitnahes Verabreichen von Medikamenten [nach ärztlicher Anordnung] vor Beginn schmerzinduzierender pflegerischer Maßnahmen
- [Zeitnahes Verabreichen der ärztlich verordneten Bedarfsmedikation]
- Regelmäßiges Monitoring von Bewusstsein und Atmung bei Verabreichen von Opioiden
- Auswahl von Interventionen zur Schmerzlinderung, unter Berücksichtigung von Risiken, Wünschen und Präferenzen des Patienten (medikamentöse und nicht-medikamentöse Maßnahmen)
- Beobachtung des Patienten auf Nebenwirkungen von Analgetika
- [Nach Rücksprache mit dem behandelnden Arzt:] Verabreichen von Analgetika über den am wenigstens invasiven Weg [bevorzugt oral, rektal, transdermal, subkutan]; Vermeiden intramuskulärer Injektionen
- [Regelmäßige und frühzeitige Information des behandelnden Arztes über die Wirksamkeit schmerztherapeutischer Interventionen]
- Information der Familie/Bezugspersonen über das Schmerzerleben des Patienten, [sein Einverständnis vorausgesetzt]

(übers. nach Bulechek, Butcher, Dochterman et al. 2018: 281)

Tab. 4.28 Pflegeplanung für Aleksandar Jović *(Forts.)*

2. NANDA-I-Pflegdiagnose: Risiko einer Aspiration					
Symptome:			Risikofaktoren:		
Keine			Beeinträchtigte Fähigkeit zu schlucken		
Assoziierte Bedingungen: Neurologische Erkrankungen, Schlaganfall					
NOC-Pflegergebnisse: Status des Schluckvorgangs (1)					
Der hervorgehobene Bereich markiert das jeweils gewünschte Pflegeergebnis auf der Likert-Skala. Behält Nahrung im Mund:					
Datum: 14.07.2022	**1 (stark beeinträchtigt)**	2 (weitgehend beeinträchtigt)	3 (mäßig beeinträchtigt)	4 (leicht beeinträchtigt)	5 (nicht beeinträchtigt)
Datum: 21.07.2022	1 (stark beeinträchtigt)	2 (weitgehend beeinträchtigt)	3 (mäßig beeinträchtigt)	**4 (leicht beeinträchtigt)**	5 (nicht beeinträchtigt)
Fähigkeit zu kauen:					
Datum: 14.07.2022	**1 (stark beeinträchtigt)**	2 (weitgehend beeinträchtigt)	3 (mäßig beeinträchtigt)	4 (leicht beeinträchtigt)	5 (nicht beeinträchtigt)
Datum: 21.07.2022	1 (stark beeinträchtigt)	2 (weitgehend beeinträchtigt)	3 (mäßig beeinträchtigt)	**4 (leicht beeinträchtigt)**	5 (nicht beeinträchtigt)
Rechtzeitiger Schluckreflex:					
Datum: 14.07.2022	**1 (stark beeinträchtigt)**	2 (weitgehend beeinträchtigt)	3 (mäßig beeinträchtigt)	4 (leicht beeinträchtigt)	5 (nicht beeinträchtigt)
Datum: 21.07.2022	1 (stark beeinträchtigt)	2 (weitgehend beeinträchtigt)	**3 (mäßig beeinträchtigt)**	4 (leicht beeinträchtigt)	5 (nicht beeinträchtigt)
NOC-Pflegeergebnisse: Status des Schluckvorgangs: Orale Phase (2)					
Bolusbildung:					
Datum: 14.07.2022	**1 (stark beeinträchtigt)**	2 (weitgehend beeinträchtigt)	3 (mäßig beeinträchtigt)	4 (leicht beeinträchtigt)	5 (nicht beeinträchtigt)
Datum: 21.07.2022	1 (stark beeinträchtigt)	2 (weitgehend beeinträchtigt)	**3 (mäßig beeinträchtigt)**	4 (leicht beeinträchtigt)	5 (nicht beeinträchtigt)
Fähigkeit, die Mundhöhle zu leeren:					
Datum: 14.07.2022	**1 (stark beeinträchtigt)**	2 (weitgehend beeinträchtigt)	3 (mäßig beeinträchtigt)	4 (leicht beeinträchtigt)	5 (nicht beeinträchtigt)
Datum: 21.07.2022	1 (stark beeinträchtigt)	2 (weitgehend beeinträchtigt)	**3 (mäßig beeinträchtigt)**	4 (leicht beeinträchtigt)	5 (nicht beeinträchtigt)

Tab. 4.28 Pflegeplanung für Aleksandar Jović *(Forts.)*

2. NANDA-I-Pflegdiagnose: Risiko einer Aspiration

Lippenschluss:

Datum: 14.07.2022	**1 (stark beeinträchtigt)**	2 (weitgehend beeinträchtigt)	3 (mäßig beeinträchtigt)	4 (leicht beeinträchtigt)	5 (nicht beeinträchtigt)
Datum: 21.07.2022	1 (stark beeinträchtigt)	2 (weitgehend beeinträchtigt)	**3 (mäßig beeinträchtigt)**	4 (leicht beeinträchtigt)	5 (nicht beeinträchtigt)

Effizienz des Saugens (bei Verwendung eines Trinkhalms):

Datum: 14.07.2022	**1 (stark beeinträchtigt)**	2 (weitgehend beeinträchtigt)	3 (mäßig beeinträchtigt)	4 (leicht beeinträchtigt)	5 (nicht beeinträchtigt)
Datum: 21.07.2022	1 (stark beeinträchtigt)	2 (weitgehend beeinträchtigt)	**3 (mäßig beeinträchtigt)**	4 (leicht beeinträchtigt)	5 (nicht beeinträchtigt)

Hinweis: Die Terminierung der Pflegeergebnisse erfolgt im Abstand von einer Woche, da eine Verbesserung des Lippenschlusses, der Saug- und Kaufähigkeit sowie der Fähigkeit zur Bolusbildung individuell sehr unterschiedlich ausfallen kann. Eine solche Verbesserung kann sich – intensive logopädische und pflegetherapeutische Betreuung vorausgesetzt – innerhalb weniger Tage während des akut-stationären Aufenthalts abzeichnen oder aber viele Wochen in Anspruch nehmen. Daher wird mit einer mäßigen Verbesserung von „1" auf „3" gerechnet.

NIC-Pflegeinterventionen: Aspirationsprävention

- Regelmäßige Überwachung von Bewusstsein, Husten- und Würgereflex, Schluckfähigkeit
- [Durchführung eines Dysphagiescreenings zu Beginn des pflegerischen Auftrags]
- Im weiteren Verlauf: Screening auf Dysphagie bei Bedarf
- Reduzieren der Gabe narkotisierender und sedierender Medikamente [nach Rücksprache mit dem behandelnden Arzt]
- Reduzieren der Gabe von Medikamenten, die bekanntermaßen die Magenentleerung verzögern, soweit angemessen [nach Rücksprache mit dem behandelnden Arzt]
- Bevorzugte Gabe von Medikamenten in flüssiger oder aufgelöster Form [nach Rücksprache mit dem behandelnden Arzt] oder Mörsern der Tabletten [Herstellerangaben beachten! Ergebnis des Schluckscreenings entscheidend!]
- Hochstellen des Kopfendes am Bett für 30–45 Minuten nach dem Essen bzw. dem Verabreichen von Medikamenten
- Überwachen des Patienten bei der Einnahme der Mahlzeiten oder Unterstützen des Patienten [je nach Ergebnis des Schluckscreenings, unter Anwendung wahrnehmungsfördernder Interventionen; Bsp.: Bobath, Affolter]
- [Auf therapeutische Sitzposition während der Einnahme der Mahlzeiten bzw. zum Trinken achten]
- Reichen kleiner Essensportionen
- Andicken von Flüssigkeiten [je nach Ergebnis des Screenings]
- Mundgerechtes Herrichten der Nahrung
- Durchführen einer sehr sorgfältigen Mundpflege, um das Ansammeln eingedickten Sekrets zu verhindern
- [Platzieren der Nahrung in die rechte Mundhöhle: Patient hat linksseitige Hemiplegie]

(übers. nach Bulechek, Butcher, Dochterman et al. 2018: 75)

3. NANDA-I-Pflegediagnose: Risiko einer Druckschädigung bei einem Erwachsenen

Symptome:	Risikofaktoren:
Keine	• Verminderte Aktivität und Mobilität (Patient kann sich nicht selbstständig im Bett positionieren) • Trockene Haut

Assoziierte Bedingungen: Erkrankungen des zentralen Nervensystems, Empfindungsstörungen

Tab. 4.28 Pflegeplanung für Aleksandar Jović *(Forts.)*

3. NANDA-I-Pflegediagnose: Risiko einer Druckschädigung bei einem Erwachsenen					
NOC-Pflegeergebnis: Folgen von Immobilität: Physiologisch					
Der hervorgehobene Bereich markiert das jeweils gewünschte Pflegeergebnis auf der Likert-Skala. Vorliegen einer druckbedingten Hautschädigung:					
Datum: 14.07.2022	1 (schwer)	2 (wesentlich)	3 (mäßig)	4 (leicht)	**5 (keine)**
Datum: 15.07.2022	1 (schwer)	2 (wesentlich)	3 (mäßig)	4 (leicht)	**5 (keine)**
NOC-Pflegeergebnis: Risikokontrolle: Druckschädigung					
Erkennt Dekubitus-Risikofaktoren im persönlichen Verhalten:					
Datum: 14.07.2022	**1 (erkennt nie)**	2 (erkennt selten)	3 (erkennt manchmal)	4 (erkennt oft)	5 (erkennt ständig)
Datum: 21.07.2022	1 (erkennt nie)	2 (erkennt selten)	3 (erkennt manchmal)	**4 (erkennt oft)**	5 (erkennt ständig)
Hinweis: Da es sich um eine Risikopflegediagnose handelt und aktuell kein Dekubitus vorliegt, besteht das Ziel pflegerischer Interventionen darin, auch weiterhin die Entstehung eines Dekubitus zu vermeiden. Daher ist der Indikator „Vorliegen einer druckbedingten Hautschädigung" sowohl bei Ersteinschätzung als auch bei sehr zeitnaher wiederholter Einschätzung (innerhalb eines Tages) mit „5" angegeben. Ein weiteres Ziel pflegerischer Interventionen könnte sein, dass der Patient während des Krankenhausaufenthalts lernt, wie er dazu beitragen kann, um das Risiko eines Dekubitus zu reduzieren.					
NIC-Pflegeinterventionen: Dekubitusprävention • [Umfassendes, differenziertes Assessment; Erfassen individueller Risikofaktoren (vgl. Pflegeanamnese), evtl. mit Unterstützung einer etablierten Risikoskala (Bsp.: Braden-Skala)] • Wiederholung des Risikoassessments in individuell festgelegten Abständen (abhängig vom Zustand des Patienten, bei Veränderungen) • Dokumentieren des Hautstatus bei Aufnahme und danach täglich • Engmaschiges Überwachen sämtlicher geröteter Hautareale • Entfernen von Feuchtigkeit auf der Haut, hervorgerufen durch Schweiß oder Ausscheidungen • Applizieren von Hautschutz (Kompressen o. Ä.), falls erforderlich • [Anwenden korrekter Techniken beim druckentlastenden Positionieren, um Scherkräfte und damit Verletzungen der Haut zu vermeiden] • [Erstellen eines individuellen Bewegungsplans] • Auf faltenfreie Positionierung des Patienten achten • [Anwendung der Bobath-Technik des Fazilitierens (Wiederholung von Bewegungen) bei allen pflegerischen Aktivitäten] • Schulung der Angehörigen in der Hautbeobachtung (übers. nach Bulechek, Butcher, Dochterman et al. 2018: 337)					
4. NANDA-I-Pflegediagnose: Ineffektives Atemmuster					
Symptome:			Einflussfaktoren:		
Auffälliges Atemmuster (Patient atmet flach; Atemfrequenz ist erhöht)			Neuromuskuläre Beeinträchtigung [Schlaganfall]; Adipositas		
Assoziierte Bedingungen: Kritische Erkrankung, neurologische Beeinträchtigung					

Tab. 4.28 Pflegeplanung für Aleksandar Jović *(Forts.)*

4. NANDA-I-Pflegediagnose: Ineffektives Atemmuster

NOC-Pflegeergebnisse: Respiratorischer Status: Belüftung (1)

Der hervorgehobene Bereich markiert das jeweils gewünschte Pflegeergebnis auf der Likert-Skala.
Atemfrequenz:

Datum	1	2	3	4	5
Datum: 14.07.2022	**1 (starke Abweichung vom Normbereich)**	2 (weitgehende Abweichung vom Normbereich)	3 (mäßige Abweichung vom Normbereich)	4 (leichte Abweichung vom Normbereich)	5 (keine Abweichung vom Normbereich)
Datum: 17.07.2022	1 (starke Abweichung vom Normbereich)	2 (weitgehende Abweichung vom Normbereich)	3 (mäßige Abweichung vom Normbereich)	**4 (leichte Abweichung vom Normbereich)**	5 (keine Abweichung vom Normbereich)

NOC-Pflegergebnisse: Respiratorischer Status: Durchgängige Atemwege (2)

Fähigkeit, Sekret abzuhusten:

Datum	1	2	3	4	5
Datum: 14.07.2022	**1 (starke Abweichung vom Normbereich)**	2 (weitgehende Abweichung vom Normbereich)	3 (mäßige Abweichung vom Normbereich)	4 (leichte Abweichung vom Normbereich)	5 (keine Abweichung vom Normbereich)
Datum: 17.07.2022	1 (starke Abweichung vom Normbereich)	2 (weitgehende Abweichung vom Normbereich)	3 (mäßige Abweichung vom Normbereich)	**4 (leichte Abweichung vom Normbereich)**	5 (keine Abweichung vom Normbereich)

Angst:

Datum	1	2	3	4	5
Datum: 14.07.2022	**1 (starke Abweichung vom Normbereich)**	2 (weitgehende Abweichung vom Normbereich)	3 (mäßige Abweichung vom Normbereich)	4 (leichte Abweichung vom Normbereich)	5 (keine Abweichung vom Normbereich)
Datum: 17.07.2022	1 (starke Abweichung vom Normbereich)	2 (weitgehende Abweichung vom Normbereich)	3 (mäßige Abweichung vom Normbereich)	**4 (leichte Abweichung vom Normbereich)**	5 (keine Abweichung vom Normbereich)

Hinweis: Aufgrund des hohen Risikos von Patienten mit Schlaganfall, eine Pneumonie zu entwickeln, ist es wichtig, den Patienten in seiner Fähigkeit, Sekret abzuhusten, zu unterstützen. Hierbei sollte eine engmaschige (im Beispiel: 3-tägige) Evaluation der angestrebten Pflegeergebnisse erfolgen. Zudem ist eine enge Zusammenarbeit mit dem behandelnden Arzt erforderlich, um ihn unverzüglich über mögliche Veränderungen bzw. eine Verschlechterung des respiratorischen Status zu informieren und weitere Maßnahmen mit ihm abzuklären.

NIC-Pflegeinterventionen: Atemunterstützung

- [Laufende Beobachtung von Atemfrequenz, -tiefe und -rhythmus, Husten, Sputum]
- [Einschätzen auf begleitende Schmerzen/Beschwerden, die die Atemfunktion beeinträchtigen können]
- Regelmäßiges Auffordern zu langsamem, tiefem Ein- und Ausatmen, Sich-Umdrehen und Husten
- Atemerleichternde Positionierung des Patienten
- Monitoring atemerleichternder Positionierungen und deren Auswirkungen auf die Oxygenierung [nach ärztlicher Anordnung]
- [Atemunterstützende Lagerungen (V-A-T-I-Positionierungen)]
- [Schmerzmanagement]
- [Patient bei Bedarf in Atemtechniken (z. B. Lippenbremse) unterweisen]

(übers. nach Bulechek, Butcher, Dochterman et al. 2018: 337)

Tab. 4.28 Pflegeplanung für Aleksandar Jović *(Forts.)*

5. NANDA-I-Pflegediagnose: Selbstversorgungsdefizit Nahrungsaufnahme					
Symptome:			Einflussfaktoren:		
Beeinträchtigte Fähigkeit, Nahrung [mundgerecht] vorzubereiten, zu kauen, zu schlucken			• Neuromuskuläre Beeinträchtigung [linksseitige Hemiplegie] • Schluckstörung		
Assoziierte Bedingungen: Neuromuskuläre Erkrankungen					
NOC-Pflegeergebnisse: Selbstversorgung: Essen [und Trinken]					
Der hervorgehobene Bereich markiert das jeweils gewünschte Pflegeergebnis auf der Likert-Skala. Führt Nahrung [mit der stärker betroffenen Seite zum Mund] mit einem Utensil:					
Datum: 14.07.2022	**1 (stark beeinträchtigt)**	2 (weitgehend beeinträchtigt)	3 (mäßig beeinträchtigt)	4 (leicht beeinträchtigt)	5 (nicht beeinträchtigt)
Datum: 21.07.2022	1 (stark beeinträchtigt)	2 (weitgehend beeinträchtigt)	3 (mäßig beeinträchtigt)	**4 (leicht beeinträchtigt)**	5 (nicht beeinträchtigt)
Isst eine Mahlzeit auf [unter Einbeziehung der stärker betroffenen Seite]:					
Datum: 14.07.2022	**1 (stark beeinträchtigt)**	2 (weitgehend beeinträchtigt)	3 (mäßig beeinträchtigt)	4 (leicht beeinträchtigt)	5 (nicht beeinträchtigt)
Datum: 21.07.2022	1 (stark beeinträchtigt)	2 (weitgehend beeinträchtigt)	3 (mäßig beeinträchtigt)	**4 (leicht beeinträchtigt)**	5 (nicht beeinträchtigt)
Hinweis: Welche Fortschritte der Patient bzgl. der Verbesserung der Funktionsfähigkeit seiner hemiplegischen Seite während des stationären Aufenthalts erzielt, hängt einerseits von der Schwere des Schlaganfallereignisses ab, aber auch von der konsequenten Umsetzung und Anwendung geeigneter pflegetherapeutischer Konzepte (z. B. Affolter, Bobath). Im Fallbeispiel wird von einer deutlich messbaren Verbesserung seiner Selbstständigkeit innerhalb von einer Woche ab dem Zeitpunkt der stationären Aufnahme (14.–21.07.2022) ausgegangen.					
NIC-Pflegeinterventionen: Selbstversorgungsunterstützung: Nahrungsaufnahme					
• [Kontinuierliche] Überwachung der Schluckfähigkeit des Patienten [Schlucktest vor jeder Aufnahme von flüssiger oder fester Nahrung durchführen] • Schaffen einer angenehmen Umgebung während der Mahlzeiten • Sicherstellen einer ausreichenden Schmerzlinderung vor den Mahlzeiten bei Bedarf • Sicherstellen der Mundhygiene vor [und nach] den Mahlzeiten • [Mundgerechte Vorbereitung der Speisen] • [Darauf achten, dass die Speisen im Blickfeld des Patienten sind (Neglect!)] • Sicherstellen einer korrekten Positionierung des Patienten, um Kauen und Schlucken zu erleichtern [aufrechte Sitzposition, Unterpolstern der stärker betroffenen Seite im Blickfeld des Patienten; leicht nach vorn geneigte Kopfhaltung während des Anreichens von Speisen] • Anbieten geeigneter Speisen je nach aktuellem Ausmaß der Beeinträchtigung/Schluckstörung • Anbieten bevorzugter Speisen und Getränke • [Geführtes Anreichen von Speisen und Getränken mit der hemiplegischen Seite] • Überwachen der Flüssigkeitsbilanz des Patienten (übers. nach Bulechek, Butcher, Dochterman et al. 2018: 337)					

Tab. 4.28 Pflegeplanung für Aleksandar Jović *(Forts.)*

6. NANDA-I-Pflegediagnose: Beeinträchtigte physische Mobilität

Symptome:

- [Selbstständiger Positionswechsel im Bett nicht möglich]
- [Selbstständiges Aufsetzen nicht möglich]
- [Halten einer stabilen Sitzposition nicht möglich]
- [Selbstständiges Stehen/Gehen nicht möglich]

Einflussfaktoren:

- Neuromuskuläre Beeinträchtigung [linksseitige Hemiplegie, Neglect, Pusher-Syndrom]
- [Aktivitätsintoleranz]

Assoziierte Bedingungen: Neuromuskuläre Erkrankungen, beeinträchtigte sensorische Wahrnehmung

NOC-Pflegeergebnisse: Mobilität

Der hervorgehobene Bereich markiert das jeweils gewünschte Pflegeergebnis auf der Likert-Skala.
Gleichgewicht:

Datum: 14.07.2022	**1 (stark beeinträchtigt)**	2 (weitgehend beeinträchtigt)	3 (mäßig beeinträchtigt)	4 (leicht beeinträchtigt)	5 (nicht beeinträchtigt)
Datum: 21.07.2022	1 (stark beeinträchtigt)	2 (weitgehend beeinträchtigt)	3 (mäßig beeinträchtigt)	**4 (leicht beeinträchtigt)**	5 (nicht beeinträchtigt)

Ausführung der Körperpositionierung:

Datum: 14.07.2022	**1 (stark beeinträchtigt)**	2 (weitgehend beeinträchtigt)	3 (mäßig beeinträchtigt)	4 (leicht beeinträchtigt)	5 (nicht beeinträchtigt)
Datum: 21.07.2022	1 (stark beeinträchtigt)	2 (weitgehend beeinträchtigt)	3 (mäßig beeinträchtigt)	**4 (leicht beeinträchtigt)**	5 (nicht beeinträchtigt)

Transferausführung:

Datum: 14.07.2022	**1 (stark beeinträchtigt)**	2 (weitgehend beeinträchtigt)	3 (mäßig beeinträchtigt)	4 (leicht beeinträchtigt)	5 (nicht beeinträchtigt)
Datum: 21.07.2022	1 (stark beeinträchtigt)	2 (weitgehend beeinträchtigt)	3 (mäßig beeinträchtigt)	**4 (leicht beeinträchtigt)**	5 (nicht beeinträchtigt)

NIC-Pflegeintervention: Bewegungstherapie: Gelenkbeweglichkeit

- Bestimmen des Ausmaßes der Gelenkbeweglichkeit und Funktionsfähigkeit [Regelmäßiges Einschätzen des Bewegungszustands des Patienten hinsichtlich Kraft, Gleichgewicht, Muskeltonus, Sensibilität und Körperwahrnehmung]
- Überwachen der Lokalisation und Art der Beschwerden oder Schmerzen während der Bewegung/Aktivität
- Patient ermutigen, sich den Bewegungsablauf vor der Durchführung zu visualisieren
- [Individuellen Positionswechsel im Bett nach therapeutischen Konzepten durchführen (Bobath-Konzept)]
- [Unterstützen des Patienten beim Aufsitzen auf der Bettkante nach therapeutischen Konzepten (Bobath-Konzept)]
- [Unterstützen des Patienten beim Transfer vom Bett in den Stuhl/Rollstuhl nach therapeutischen Konzepten (Bobath-Konzept)]

(übers. nach Bulechek, Butcher, Dochterman et al. 2018: 177)

Tab. 4.28 Pflegeplanung für Aleksandar Jović *(Forts.)*

7. NANDA-I-Pflegediagnose: Risiko einer Obstipation					
Symptome:			Risikofaktoren:		
Keine			Beeinträchtigte physische Mobilität, Stressoren [Hospitalisierung]		
Assoziierte Bedingungen: Neurokognitive Störungen					
NOC-Pflegeergebnis: Stuhlausscheidung					
Der hervorgehobene Bereich markiert das jeweils gewünschte Pflegeergebnis auf der Likert-Skala. Ausscheidungsmuster:					
Datum: 14.07.2022	1 (stark beeinträchtigt)	2 (weitgehend beeinträchtigt)	3 (mäßig beeinträchtigt)	4 (leicht beeinträchtigt)	**5 (nicht beeinträchtigt)**
Datum: 17.07.2022	1 (stark beeinträchtigt)	2 (weitgehend beeinträchtigt)	3 (mäßig beeinträchtigt)	4 (leicht beeinträchtigt)	**5 (nicht beeinträchtigt)**
Geformter und weicher Stuhl:					
Datum: 14.07.2022	1 (stark beeinträchtigt)	2 (weitgehend beeinträchtigt)	3 (mäßig beeinträchtigt)	4 (leicht beeinträchtigt)	**5 (nicht beeinträchtigt)**
Datum: 17.07.2022	1 (stark beeinträchtigt)	2 (weitgehend beeinträchtigt)	3 (mäßig beeinträchtigt)	4 (leicht beeinträchtigt)	**5 (nicht beeinträchtigt)**
Schmerzen bei der Stuhlausscheidung:					
Datum: 14.07.2022	1 (stark)	2 (weitgehend)	3 (mäßig)	4 (leicht)	**5 (keine)**
Datum: 17.07.2022	1 (stark)	2 (weitgehend)	3 (mäßig)	4 (leicht)	**5 (keine)**
NIC-Pflegeintervention: Obstipations-/Kotstaumanagement					
• Überwachen des Patienten auf Anzeichen von Verstopfung und Kotstau • Ermitteln von Faktoren, die Obstipation befördern [Bsp.: eingeschränkte physische Mobilität, gastrointestinale Nebenwirkungen von Medikamenten] • Auf ausreichende Flüssigkeitszufuhr achten • [Gabe von Laxanzien bei Bedarf nach ärztlicher Anordnung] • [Digitales Ausräumen bei Bedarf] (übers. nach Bulechek, Butcher, Dochterman et al. 2022: 120)					

Tab. 4.28 Pflegeplanung für Aleksandar Jović *(Forts.)*

8. NANDA-I-Pflegediagnose: Risiko einer Thrombose					
Symptome:			Risikofaktoren:		
Keine			Beeinträchtigte physische Mobilität, Stressoren [Hospitalisierung]		
Assoziierte Bedingungen: Kritische Erkrankung, Arteriosklerose, Gefäßerkrankungen					
NOC-Pflegeergebnis: Kreislaufstatus					
Der hervorgehobene Bereich markiert das jeweils gewünschte Pflegeergebnis auf der Likert-Skala. Periphere Ödeme:					
Datum: 14.07.2022	1 (stark beeinträchtigt)	2 (weitgehend beeinträchtigt)	3 (mäßig beeinträchtigt)	4 (leicht beeinträchtigt)	**5 (nicht beeinträchtigt)**
Datum: 17.07.2022	1 (stark beeinträchtigt)	2 (weitgehend beeinträchtigt)	3 (mäßig beeinträchtigt)	4 (leicht beeinträchtigt)	**5 (nicht beeinträchtigt)**
Rötung:					
Datum: 14.07.2022	1 (stark beeinträchtigt)	2 (weitgehend beeinträchtigt)	3 (mäßig beeinträchtigt)	4 (leicht beeinträchtigt)	**5 (nicht beeinträchtigt)**
Datum: 17.07.2022	1 (stark beeinträchtigt)	2 (weitgehend beeinträchtigt)	3 (mäßig beeinträchtigt)	4 (leicht beeinträchtigt)	**5 (nicht beeinträchtigt)**
Überwärmung:					
Datum: 14.07.2022	1 (stark beeinträchtigt)	2 (weitgehend beeinträchtigt)	3 (mäßig beeinträchtigt)	4 (leicht beeinträchtigt)	**5 (nicht beeinträchtigt)**
Datum: 17.07.2022	1 (stark beeinträchtigt)	2 (weitgehend beeinträchtigt)	3 (mäßig beeinträchtigt)	4 (leicht beeinträchtigt)	**5 (nicht beeinträchtigt)**
NIC-Pflegeintervention: Kardiovaskuläre Pflege: Venöse Insuffizienz					
• Kontrolle peripherer Pulse [und Beobachtung der Haut der unteren Extremitäten auf Ödeme, Rötungen, Schwellungen, Schmerzen, Überwärmung] • Informieren des Patienten über die Bedeutung der Kompressionstherapie [sofern ärztlich verordnet] • [Informieren des Patienten über die Bedeutung der Therapie mit niedermolekularem Heparin und Durchführung der Therapie nach ärztlicher Anordnung] • Durchführung und Anleitung des Patienten zu aktiven und passiven Bewegungsübungen während der Bettruhe • Überwachung der Flüssigkeitsbilanz des Patienten (Ein- und Ausfuhrkontrolle) (übers. nach Bulechek, Butcher, Dochterman et al. 2018: 110)					

Tab. 4.28 Pflegeplanung für Aleksandar Jović *(Forts.)*

9. NANDA-I-Pflegediagnose: Selbstversorgungsdefizit: Körperpflege

Symptome:	Einflussfaktoren:
• Erschwerter Zugang zu Wasser • Schwierigkeiten beim Abtrocknen des Körpers • Schwierigkeiten, Waschutensilien zusammenzustellen • Schwierigkeiten beim Waschen des Körpers	• Angst • Beeinträchtigte physische Mobilität • Neurobehaviorale Manifestationen [linksseitige Hemiplegie, Neglect] • Schmerzen [Spastische Bewegungen]

Assoziierte Bedingungen: Beeinträchtigte Fähigkeit, Körperteile wahrzunehmen; beeinträchtigte Fähigkeit, räumliche Verhältnisse wahrzunehmen, neuromuskuläre Erkrankung

NOC-Pflegeergebnis: Selbstversorgung: Sich Waschen

Der hervorgehobene Bereich markiert das jeweils gewünschte Pflegeergebnis auf der Likert-Skala.
Wäscht sich die obere Körperhälfte:

Datum: 14.07.2022	**1 (stark beeinträchtigt)**	2 (weitgehend beeinträchtigt)	3 (mäßig beeinträchtigt)	4 (leicht beeinträchtigt)	5 (nicht beeinträchtigt)
Datum: 17.07.2022	1 (stark beeinträchtigt)	**2 (weitgehend beeinträchtigt)**	3 (mäßig beeinträchtigt)	4 (leicht beeinträchtigt)	5 (nicht beeinträchtigt)

Hinweis: Je nach Ausmaß der Beeinträchtigung und der Fortschritte des Patienten kann es wichtig sein, für einzelne NOC-Pflegeergebnisse individuell unterschiedliche Indikatoren und Evaluationszeitpunkte zu setzen.

NIC-Pflegeintervention: Selbstversorgungsunterstützung: Waschen/Körperhygiene

- Feststellen von Ausmaß und Art der benötigten Hilfestellung
- Berücksichtigen der Kultur des Patienten beim Fördern von Selbstversorgungsaktivitäten
- Wahren von Körperpflegeritualen
- Fördern einer therapeutischen Umgebung, um ein angenehmes, entspannendes und individuelles Erlebnis zu ermöglichen
- Verwenden bevorzugter persönlicher Hygieneartikel (z. B. Deodorant, Shampoo, Seife, Lotion etc.)
- [Information des Patienten über individuelle, pflegetherapeutische Maßnahmen zur Förderung der Selbstständigkeit (Bobath-Konzept)]
- [Durchführung therapeutischer Waschungen]
- Unterstützen des Patienten [bei allen Abläufen der Körperpflege soweit angemessen]
- Sicherstellen, dass sich alle Sicherheitsvorkehrungen (z. B. Handläufe, [Stuhl mit Armlehne]) an ihrem Platz befinden, korrekt installiert sind und der Patient sicher damit umgehen kann
- [Kontrolle des Hautzustandes]
- [Geführte Waschung unter Einbeziehung des stärker betroffenen Armes]
- [Dokumentieren der Reaktionen des Patienten auf die Interventionen (bzgl. Fortschritte in Richtung der Zielvorgaben)]

(übers. nach Bulechek, Butcher, Dochterman et al. 2018: 336)

Tab. 4.28 Pflegeplanung für Aleksandar Jović *(Forts.)*

10. NANDA-I-Pflegediagnose: Defizitäres Wissen

Symptome:	Einflussfaktoren:
Ungenaue Aussagen über ein Thema [Patient äußert geringes Wissen über seine Erkrankung, weiß nicht, was mit ihm passiert ist]	• Angst, unzureichendes Erkennen von Ressourcen [Machtlosigkeit] • Unzureichende Informationen • Neurobehaviorale Manifestationen

Assoziierte Bedingungen: Neurokognitive Störungen

NOC-Pflegeergebnis: Wissen: Krankheitsprozess

Der hervorgehobene Bereich markiert das jeweils gewünschte Pflegeergebnis auf der Likert-Skala.
Spezifischer Krankheitsprozess:

Datum:					
Datum: 14.07.2022	**1 (kein Wissen)**	2 (geringfügiges Wissen)	3 (mäßiges Wissen)	4 (weitgehendes Wissen)	5 (umfangreiches Wissen)
Datum: 21.07.2022	1 (kein Wissen)	2 (geringfügiges Wissen)	3 (mäßiges Wissen)	**4 (weitgehendes Wissen)**	5 (umfangreiches Wissen)

NIC-Pflegeintervention: Aufklären: Krankheitsprozess

- Einschätzen des aktuellen Wissensstands des Patienten bzgl. des speziellen Krankheitsprozesses
- Pathophysiologie der Krankheit erläutern [in Bezug auf das aktuelle Befinden und die pflegerelevanten Probleme des Patienten], sofern angemessen
- Bereitstellen von [pflegerelevanten] Informationen für den Patienten über die Krankheit, soweit angemessen
- Beobachten des Patienten auf Veränderungen
- „Leere Versprechungen" vermeiden
- Informieren des Patienten über Veränderungen des Lebensstils, um zukünftige Komplikationen zu vermeiden
- Informieren des Patienten [und der Angehörigen] über Möglichkeiten, Krankheitssymptome zu kontrollieren und/oder zu minimieren [Bsp.: spastikreduzierende Positionierungen, Bewegungen]
- [Einbeziehen der Angehörigen des Patienten in Beratungsgespräche (mit Zustimmung des Patienten)]
- [gemeinsame Ermittlung des poststationären Unterstützungsbedarfs]
- Gemeinsames Aushandeln von Zielen für die Zeit nach der Entlassung
- [Erkunden von Möglichkeiten für Ressourcen und Unterstützung sowie Vermittlung poststationärer Dienstleister bei Bedarf]

(übers. nach Bulechek, Butcher, Dochterman et al. 2018: 371)

Tab. 4.28 Pflegeplanung für Aleksandar Jović *(Forts.)*

11. NANDA-I-Pflegediagnose: Beeinträchtigte verbale Kommunikation					
Symptome:			Einflussfaktoren:		
Schwierigkeiten mit der Körpersprache, undeutliche Aussprache [Sprache klingt verwaschen], Schwierigkeiten, Kommunikation zu verstehen [antwortet auf einfache Fragen teilweise nicht adäquat], beeinträchtigte Fähigkeit, Mimik einzusetzen			Verändertes Selbstkonzept [Angst, Machtlosigkeit]		
Assoziierte Bedingungen: Erkrankungen des zentralen Nervensystems, motoneuronale Erkrankung, Sprachstörungen					
NOC-Pflegeergebnis: Kommunikation					
Der hervorgehobene Bereich markiert das jeweils gewünschte Pflegeergebnis auf der Likert-Skala. Fähigkeit, sich verbal mitzuteilen:					
Datum: 14.07.2022	**1 (stark beeinträchtigt)**	2 (weitgehend beeinträchtigt)	3 (mäßig beeinträchtigt)	4 (leicht beeinträchtigt)	5 (nicht beeinträchtigt)
Datum: 21.07.2022	1 (stark beeinträchtigt)	2 (weitgehend beeinträchtigt)	**3 (mäßig beeinträchtigt)**	4 (leicht beeinträchtigt)	5 (nicht beeinträchtigt)
Nutzt alternative Kommunikationsmittel, um sich mitzuteilen:					
Datum: 14.07.2022	1 (stark beeinträchtigt)	**2 (weitgehend beeinträchtigt)**	3 (mäßig beeinträchtigt)	4 (leicht beeinträchtigt)	5 (nicht beeinträchtigt)
Datum: 21.07.2022	1 (stark beeinträchtigt)	2 (weitgehend beeinträchtigt)	**3 (mäßig beeinträchtigt)**	4 (leicht beeinträchtigt)	5 (nicht beeinträchtigt)
NIC-Pflegeintervention: Kommunikationsverbesserung: Sprachdefizit					
• Anbieten alternativer Methoden der Kommunikation [an die Bedürfnisse des Patienten angepasst, z. B. Verwenden einer Schreib- und Kommunikationstafel, auf Blickkontakt und Mimik und Gestik achten, Präsentieren nur eines Gedankens auf einmal, langsam sprechen, Verwenden schriftlicher Informationen oder Hilfestellung durch die Familie beim Verstehen der Sprache des Patienten geben lassen] • [Langsam sprechen, einfache, kurze Sätze verwenden, dem Patienten genügend Zeit lassen, um zu antworten, den Patienten nicht korrigieren] • Wiederholen, was der Patient versucht zu sagen, um Missverständnisse zu vermeiden • Formulieren geschlossener Fragen, auf die der Patient mit Ja oder Nein antworten kann; sich bewusst sein, dass ein Patient mit expressiver Aphasie unter Umständen automatische Antworten gibt, die falsch sind • Einsetzen eines [zertifizierten] Dolmetschers, soweit erforderlich • Umweltbedingten Lärm und emotionalen Stress für den Patienten vermeiden • Bewahren eines strukturierten Umfelds und von Routinen [kontinuierliche Informationen über alle anstehenden Maßnahmen, Untersuchungen, Prozeduren; regelmäßige Hinweise auf Datum, Uhrzeit, um zeitliche Orientierung zu geben] • Koordinieren der Aktivitäten des Rehabilitationsteams [Terminabsprachen mit Logopäden/Sprachtherapeuten und anderen Mitgliedern des therapeutischen Teams treffen, um Alltagsroutinen nicht zu sehr modifizieren zu müssen] • Vermittlung an einen Logopäden/Sprachtherapeuten [nach Rücksprache mit dem behandelnden Arzt; kontinuierliche Fortführung des logopädischen Konzepts durch die Pflegefachpersonen bei Nicht-Anwesenheit des Logopäden/Sprachtherapeuten] (übers. nach Bulechek, Butcher, Dochterman et al. 2018: 116)					

Tab. 4.28 Pflegeplanung für Aleksandar Jović *(Forts.)*

12. NANDA-I-Pflegediagnose: Machtlosigkeit

Symptome:

- Drückt Zweifel an der Rollenerfüllung aus [Patient äußert, dass er sich nicht mehr als „richtiger" Mann fühle]; berichtet über ein inadäquates Kontrollgefühl [berichtet von Entfremdung des eigenen Körpers]

Einflussfaktoren:

- beeinträchtigte physische Mobilität
- Unzureichendes Wissen, um mit der Situation umzugehen [defizitäres Wissen]
- [Schmerzen, wahrgenommene Komplexität des Therapieregimes]

Assoziierte Bedingungen: Zerebrovaskuläre Störungen, kritische Erkrankung, Unvorhersehbarkeit des Krankheitsverlaufs

NOC-Pflegeergebnis: Persönliche Autonomie

Der hervorgehobene Bereich markiert das jeweils gewünschte Pflegeergebnis auf der Likert-Skala.
Trifft Lebensentscheidungen auf der Grundlage von Informationen:

Datum: 14.07.2022	**1 (nie demonstriert)**	2 (selten demonstriert)	3 (manchmal demonstriert)	4 (oft demonstriert)	5 (ständig demonstriert)
Datum: 21.07.2022	1 (nie demonstriert)	2 (selten demonstriert)	3 (manchmal demonstriert)	**4 (oft demonstriert)**	5 (ständig demonstriert)

Berücksichtigt bei Entscheidungen auch andere Meinungen:

Datum: 14.07.2022	**1 (nie demonstriert)**	2 (selten demonstriert)	3 (manchmal demonstriert)	4 (oft demonstriert)	5 (ständig demonstriert)
Datum: 21.07.2022	1 (nie demonstriert)	2 (selten demonstriert)	3 (manchmal demonstriert)	**4 (oft demonstriert)**	5 (ständig demonstriert)

NIC-Pflegeintervention: Eigenverantwortungsförderung

- Dem Patienten die Verantwortung für sein eigenes Verhalten bewusst machen
- Mit dem Patienten das Ausmaß seiner Verantwortung für den aktuellen Gesundheitszustand erörtern
- Ermitteln, ob der Patient adäquates Wissen über seinen Gesundheitszustand hat
- Dem Patienten helfen zu erkennen, was er selbst für sich tun kann
- [Beobachten und Feststellen der Reaktion des Patienten auf die Möglichkeit der Entscheidung für oder gegen therapeutische Maßnahmen]
- [Respektieren und Berücksichtigen kulturspezifischer Krankheitsdeutungen]
- [Grenzen der Autonomie und Verantwortungsübernahme des Patienten vor seinem kulturellen Hintergrund anerkennen: akzeptieren, wenn der Patient äußert, dass der Arzt oder die Pflegefachfrau bzw. der Pflegefachmann „wissen müsse, was zu tun ist"]
- [Dem Patienten positives Feedback für die Übernahme zusätzlicher Verantwortung und/oder die Verhaltensänderung geben]
- [Positives Feedback bei Annäherung an die vereinbarten Pflegeergebnisse geben]

(übers. nach Bulechek, Butcher, Dochterman et al. 2018: 342)

4. Schritt: Dokumentation von Auffälligkeiten/Besonderheiten im Pflegebericht (Auszug), zugleich auch 5. Schritt (Evaluation)

Der **Pflegebericht** (► Tab. 4.29) ist – neben den NOC-Pflegeergebnissen – ein wichtiges **Evaluationsinstrument.** Hier sollten die Reaktion des Patienten auf bestimmte Pflegemaßnahmen sowie Auffälligkeiten und Besonderheiten dokumentiert werden, um den Pflegeverlauf sowie die Wirksamkeit pflegerischer Interventionen nachvollziehen zu können. Im Fallbeispiel: Verbesserung der Schmerzsymptomatik. Damit kann er zugleich **Entscheidungsgrundlage** für die weitere Versorgung sein, ob Maßnahmen abgesetzt, modifiziert oder weitergeführt werden können und der Pflegeprozess beginnt von vorne.

Stationäre Pflege: Pflegeprozess nach AEDL-Strukturmodell für Fallbeispiel Martha Goldberg

1. Schritt: Pflegeanamnese nach dem AEDL-Strukturmodell von M. Krohwinkel für Martha Goldberg

AEDL Kommunizieren können

Ressourcen, Fähigkeiten, Gewohnheiten und Vorlieben

- Hör- und Sehvermögen: ungestört
- Selbstpflegefähigkeiten im Bereich „Kommunizieren" vollständig (altersentsprechend) erhalten; Hörminderung (links) ist mit Hörgerät gut kompensiert.

Problembeschreibung

Keine

Hilfsmittel

Bewohnerin trägt Lese- und Fernbrille; Hörgerät (links).

AEDL Sich bewegen

Ressourcen, Fähigkeiten, Gewohnheiten und Vorlieben

- Gehen: bedingt selbstständig
- Treppen gehen: teilweise unselbstständig
- Stehen: bedingt selbstständig
- Aufsuchen/Verlassen der Wohnung: bedingt selbstständig
- Lagern bei Bettlägerigkeit: trifft nicht zu
- Aufsuchen/Verlassen des Bettes: bedingt selbstständig
- Bewohnerin ist in der Lage, sich innerhalb ihres Wohnbereichs mit Rollator fortzubewegen.

Tab. 4.29 Pflegebericht für Aleksandar Jović

Datum	Uhrzeit	Bericht	Hdz.
14.07.22	9:50	Pat. kommt in Begleitung seiner Ehefrau und Tochter auf Station; die Einweisung erfolgte durch Notarzt, V. a. Schlaganfall; deutliche linksseitige Lähmung; Mundwinkel li. hängt herab, Speichel fließt aus dem Mund; Patient klagt über große Schmerzen (NRS 8), ansprechbar, macht verwirrten Eindruck; kann keine näheren Angaben zum Ereignis machen; Sprache sehr undeutlich und verwaschen; kann auf „Ja-Nein-Fragen" antworten; Schmerzmedikation und Infusion nach AVO; Pat. wurde in der Notaufnahme mit Harnröhrenkatheter versorgt;	JG
	10:35	Pat. gibt an, die Schmerzen seien etwas leichter (NRS 5); Vorbereitung für MRT;	JG
	12:15	Pat. zurück von MRT; Info an Pat. durch Arzt folgt; Pat. weiterhin nüchtern; Infusion nach AVO; Info an Pat., dass Katheter entfernt wird (Miktionsversuch); 90-Grad-Bobath-Lagerung (links); Bewegungs-/Lagerungsprotokoll angelegt; Ehefrau spricht teilweise nur gebrochen Deutsch, Tochter fließend;	LD
	13:00	Katheter nach AVO entfernt; Ein-/Ausfuhrprotokoll angelegt; Schmerzen lt. Patient gleichbleibend (NRS 65), Rücksprache mit Arzt wegen Schmerzmedikation; Schluckversuche unter Aufsicht (Schluck-screening), Anamnesegespräch geplant für 14:00 in Anwesenheit von Ehefrau und Tochter;	LD
…	…	…	

Problembeschreibung
Gehen über längere Strecken fällt ihr aufgrund ihrer Arthrose schwer, von Tagesform abhängig; längeres Stehen nicht möglich; benötigt Hilfestellung beim Transfer aus dem Bett; Treppensteigen: nur wenige Stufen und nur in Ausnahmefällen und in Begleitung möglich; benötigt bei Spaziergängen außerhalb des Hauses Begleitung (Sturzgefahr in unbekanntem Gelände, Erschöpfungszustand); Bewohnerin ist aktuell antriebsarm, braucht aufgrund ihrer psychischen Verfassung Anleitung und Motivation, um morgens aufzustehen; sitzt häufig über mehrere Stunden in ihrem Sessel.
Hilfsmittel
Bewohnerin benutzt Rollator, um sich auf ihrem Wohnbereich fortzubewegen.

AEDL Vitale Funktionen aufrechterhalten

Ressourcen, Fähigkeiten, Gewohnheiten und Vorlieben
Bewohnerin weiß um die Grenzen ihrer Belastungsfähigkeit.
Problembeschreibung
Entwickelt bei stärkerer körperlicher Belastung Dyspnoe und äußert Unbehagen; äußert aktuell Beklemmungsgefühl.
Hilfsmittel
Bewohnerin hat eigenes Blutdruckmessgerät; bittet Personal, regelmäßig Blutdruck zu messen.

AEDL Sich pflegen

Ressourcen, Fähigkeiten, Gewohnheiten und Vorlieben
- Bad/Dusche: bedingt selbstständig
- Waschen/Teilwaschen: bedingt selbstständig
- Mundpflege/Zahnpflege: bedingt selbstständig
- Rasieren/Kämmen: bedingt selbstständig
- Hautzustand: trocken
- Bewohnerin legte immer viel Wert auf ihr Äußeres; hat immer gerne geduscht und 1 × in der Woche gebadet.

Problembeschreibung
Bewohnerin ist aktuell nicht in der Lage, sich zu waschen, die Mundpflege durchzuführen und sich an-/auszukleiden; Bewohnerin hat aufgrund ihrer Depression aktuell keine Motivation, die Körperpflege durchzuführen.
Hilfsmittel
Bewohnerin hat Lieblings-Hautpflegecreme (Nivea).

AEDL Essen und Trinken

Ressourcen, Fähigkeiten, Gewohnheiten und Vorlieben
- Ernährungszustand: Ernährungsscreening/-assessment
- Essen: bedingt selbstständig; benötigt Hilfe bei der Zubereitung, muss motiviert werden
- Kostform: Kost ohne Schweinefleisch; Wunschkost
- Blutzucker: 124 mg/dl (6,9 mmol/l)
- Krankheitsbild: kein manifester Diabetes bekannt

Ressourcen, Fähigkeiten, Gewohnheiten und Vorlieben
Bewohnerin ist funktionell in der Lage, Nahrung zu sich zu nehmen; die Nahrungsaufnahme erfolgt selbstständig.
Problembeschreibung
Selbstversorgungsdefizit im Bereich Essen und Trinken; Bewohnerin „vergisst" ausreichend zu trinken; Gefahr eines Flüssigkeitsdefizits, äußert Appetitlosigkeit; relevanter Gewichtsverlust über einen Zeitraum von 3 Monaten (6 %); Ernährungsassessment erforderlich (MNA)
Hilfsmittel
Keine

AEDL Ausscheiden

Ressourcen, Fähigkeiten, Gewohnheiten und Vorlieben
- Wasserlassen: bedingt selbstständig
- Stuhlgang: Bewohnerin neigt zu Verstopfung; bedingt selbstständig
- Stuhlinkontinenz: nein
- Toilettengänge erfolgen größtenteils selbstständig; Bewohnerin fordert bei Bedarf Hilfe an.

Problembeschreibung
Bewohnerin ist kontinent; Toilette wird manchmal nicht rechtzeitig erreicht (mind. 2 × tgl., vorwiegend nachts); Häufigkeit ungewollter und frühzeitiger Blasenentleerungen hat laut Aussage der Bewohnerin zugenommen; es belaste sie zusätzlich; Bewohnerin neigt aufgrund zunehmenden Bewegungsmangels zu Obstipation; Frequenz der Stuhlentleerungen hat sich verringert (statt früher jeden 2. Tag, seit ca. 3 Wochen nur noch jeden 3.–4. Tag).
Hilfsmittel
Bewohnerin trägt keine Inkontinenzeinlagen.

AEDL Sich kleiden

Ressourcen, Fähigkeiten, Gewohnheiten und Vorlieben
- An-/Auskleiden: bedingt selbstständig
- Schuhe an-/ausziehen: bedingt selbstständig
- Kleidung hinlegen und wegräumen: selbstständig
- Kleidung auswählen: bedingt selbstständig
- Kleidung einkaufen: trifft nicht zu

- Achtete früher sehr auf ihr Äußeres; kleidete sich gerne elegant; das Bedürfnis danach ist aktuell aber deutlich geringer ausgeprägt.

Problembeschreibung

Bewohnerin zeigt Anzeichen von Vernachlässigung; sie sagt: „Wozu sollte ich mich noch schick machen?"; weist positives Feedback häufig zurück; benötigt Hilfe beim An-/Auskleiden.

Hilfsmittel

Keine

AEDL Ruhen und schlafen können

Ressourcen, Fähigkeiten, Gewohnheiten und Vorlieben

- Bewohnerin hat kombinierte Ein- und Durchschlafstörung, leidet an Schlaf-/Wachumkehr.
- Bewohnerin hatte bis vor ca. 2 Monaten keine Probleme mit dem Schlafen.

Problembeschreibung

Bewohnerin äußert, dass sie seit ca. 2 Monaten Ein- und Durchschlafprobleme habe; sie wache in der Nacht mehrmals auf, grübelt viel, denkt dann oft an ihren Mann; fühlt sich morgens „völlig ausgelaugt"; berichtet, dass sie auch manchmal durch Urindrang beim Einschlafen gestört wird.

Hilfsmittel

Keine

AEDL Sich beschäftigen

Bewohnerin nimmt aktuell an keinen Freizeitangeboten teil

Ressourcen, Fähigkeiten, Gewohnheiten und Vorlieben

- Bewohnerin nahm früher gerne an Aktivitäten und Angeboten in der Einrichtung teil.
- Hat früher gerne Karten gespielt

Problembeschreibung

Bewohnerin zeigt aktuell kein Interesse an Beschäftigungsangeboten und Freizeitaktivitäten in der Einrichtung, fühlt sich erschöpft; äußert, das Konzentrieren auf das Spiel falle ihr zurzeit sehr schwer.

Hilfsmittel

Keine

AEDL Sich als Mann/Frau fühlen können

Ressourcen, Fähigkeiten, Gewohnheiten und Vorlieben

Bewohnerin möchte gerne von weiblichem Pflegepersonal versorgt werden.

Problembeschreibung

Keine

Hilfsmittel

Keine

AEDL Für Sicherheit sorgen können

Ressourcen, Fähigkeiten, Gewohnheiten und Vorlieben

- Orientierungsvermögen (zeitlich, örtlich, persönlich, situativ) ist nicht eingeschränkt
- Bewohnerin kann Risiken einschätzen
- Bewohnerin nutzt den Rollator, um sich auf dem Wohnbereich fortzubewegen; weiß um ihre körperliche Belastungsgrenze (siehe AEDL Sich bewegen); fordert meisten Hilfe an bei Bedarf

Problembeschreibung

Aufgrund des unsicheren Gangbildes, hervorgerufen durch ihre beeinträchtigte Mobilität aufgrund des chronischen Schmerzsyndroms, besteht ein erhöhtes Sturzrisiko für die Bewohnerin.

Hilfsmittel

Rollator

AEDL Soziale Bereiche des Lebens sichern

Ressourcen, Fähigkeiten, Gewohnheiten und Vorlieben

- Bewohnerin war immer ein sehr geselliger Mensch
- Nahm an vielen Aktivitäten der Einrichtung teil, meistens zusammen mit ihrem Mann

Problembeschreibung

Bewohnerin lässt sich aktuell aufgrund ihrer Depression kaum motivieren, Kontakte mit anderen Heimbewohnern zu pflegen; sie habe „keine Kraft"; auch Besuche anderer Heimbewohner lehnt sie häufig ab, da sie nicht möchte, dass man sie „so sieht".

Hilfsmittel

Keine

AEDL Existenzielle Erfahrungen des Lebens

Aufgrund der gemachten Erfahrungen (Trennung/Verlust des Ehemanns) und erfahrungsbedingter Gefühle (Angst, Ungewissheit, Hoffnungslosigkeit) ist aktuell keine Gefährdung des Lebens zu erwarten.

Bei welchen zuvor erhobenen physisch-funktionalen Komponenten ist eine Wiedergewinnung von Unabhängigkeit zu erwarten?

Alltagskompetenz (Körperpflege, Zubereitung von Mahlzeiten auf dem Wohnbereich, Freizeitbeschäftigung)

Bei welchen zuvor erhobenen willentlich-emotionalen Komponenten ist eine Steigerung und Sicherung von existenzfördernden Erfahrungen zu erwarten?

Teilnahme an Freizeitangeboten der Einrichtung; Kontakte zu Mitbewohnern und Pflegepersonal

Gibt es kulturgebundene, lebensgeschichtliche Erfahrungen, welche die Existenz fördern oder gefährden?

Bewohnerin hatte als Kind während des Krieges schwere Verlusterfahrungen zu bewältigen (Eltern und andere Familienangehörige); sie selber überlebte als Jüdin nur durch „Glück" und mit der Hilfe von Nachbarn.

Umgang mit dem Tod

Bewohnerin kommt bis heute nicht über den Tod/ Verlust ihres Mannes hinweg; war 60 Jahre lang verheiratet; hatte gehofft, gemeinsam „bis zum letzten Atemzug" mit ihm zusammen sein zu können

Ressourcen, Fähigkeiten, Gewohnheiten und Vorlieben

Keine Einschränkung der Kommunikationsfähigkeit (Bewohnerin hört und sieht gut)

Problembeschreibung

Bewohnerin wirkt seit mehreren Wochen sehr niedergeschlagen, spricht wenig, sucht bevorzugt abends das Gespräch; aktuell laut Dr. Suhari (Psychiater) kein Suizidrisiko; weiter beobachten! Vertieftes Assessment erforderlich (Geriatrische Depressionsskala), Fallbesprechung; Bewohnerin äußert Sinnlosigkeit (stellt wiederholt den Sinn ihres Lebens infrage); unwirksame Copingstrategie; stellt religiöse Bräuche und ihren Glauben infrage

Hilfsmittel

Keine

Merke

Wechselwirkungen

Die AEDL „Existenzielle Erfahrungen des Lebens" ist entsprechend dem Pflegemodell von M. Krohwinkel kein Bereich, der isoliert von anderen verstanden werden darf. Es kann in jeder anderen Aktivität des Lebens existenzielle (fördernde und/oder gefährdende) Erfahrungen geben. Zum Beispiel können die Schlafstörungen (AEDL Ruhen und Schlafen) der Bewohnerin Frau Goldberg und die damit verbundenen Erinnerungen an ihren Mann und das Gefühl der Trauer sich wechselseitig verstärken. Die Abbildung des ursprünglichen, von Krohwinkel erdachten Pflegemodells gelingt mit der Darstellung der Strukturierung der AEDL, wie sie in fast sämtlichen auf dem Markt befindlichen papier- und EDV-gestützten Pflegeanamnese- und Pflegeplanungsvorlagen angeboten wird, nur bedingt. Allerdings bieten viele EDV-gestützte Pflegedokumentationssysteme die Möglichkeit, Bezüge und Zusammenhänge zwischen verschiedenen AEDL-Bereichen darzustellen.

2. Schritt: Pflegeplanung

Die Pflegeplanung für Martha Goldberg ist unter ▸ 4.3.5 zu finden.

3. Schritt: Durchführung

Im Folgenden ist auszugsweise der Pflegebericht von M. Goldberg (▸ Tab. 4.30) dargestellt. Aufgeführt werden Besonderheiten und Auffälligkeiten, auf die entsprechend reagiert werden muss.

Sollte sich bei bestimmten Auffälligkeiten ein Handlungsbedarf ergeben (hier: „Bewohnerin verlangt nach Bedarfsmedikation") muss nachvollziehbar sein, wie darauf reagiert wurde und wie wirksam die Maßnahme war (Evaluation). So lassen sich im Pflegebericht innerhalb kürzester Zeit ebenfalls die wesentlichen Schritte des Pflegeprozesses nachvollziehen.

Ambulante Pflege: Pflegeprozess nach SIS®-Strukturmodell für Fallbeispiel Heidrun Schmidt

1. Schritt: Pflegeanamnese: Strukturierte Informationssammlung (SIS®)

Die Informationssammlung ist unter ▸ 4.2.7 zu finden. Bei der Erstellung der SIS® ist darauf zu achten, dass nicht mit vorgefertigten Textbausteinen gearbeitet wird. Dies sei mit den *„Prinzipien*

Tab. 4.30 Berichteblatt für Martha Goldberg

Datum	Uhrzeit	Bericht	Hdz.
14.09.22	9:00	Bewohnerin ließ sich motivieren, am gemeinsamen Frühstück mit anderen Mitbewohnern im Frühstücksraum teilzunehmen	BG
	9:40	Bewohnerin zurück auf ihrem Zimmer, wirkt gelöst; äußert, dass ihr das gemeinsame Frühstück gut getan hätte; sie sagt, dass sie seit vier Tagen keinen Stuhlgang gehabt hätte; verlangt nach Bedarfsmedikation	BG
	9:50	Bedarfsmedikation (lt. Medplan) verabreicht, Bewohnerin nimmt unter Aufsicht ein; bitte Spätdienst: Bewohnerin nach Ausscheidung befragen!	BG
	19:20	Bewohnerin berichtet, sie habe „gut" Stuhlgang abgesetzt	SL

einer individuellen Situationseinschätzung und dem Verständigungsprozess (Personzentrierte Pflege) im Strukturmodell nicht in Einklang zu bringen." (DBB 2017, S. 37)

2. Schritt: Pflegevertrag und Kostenvoranschlag, Maßnahmenplanung (einschl. Evaluation: 4. Schritt)
Der Pflegevertrag und der Kostenvoranschlag sind unter ▸ 4.2.7 zu finden und die Maßnahmenplanung ist unter ▸ 4.3.5 nachzulesen.
Der Maßnahmenplan sollte inhaltlich erkennbar aus den Ergebnissen der SIS® abgeleitet werden. Sogenannte „*[r]outinemäßige und wiederkehrende Abläufe in der grundpflegerischen Versorgung sowie der psychosozialen Betreuung*" sollen übersichtlich und einmal nachvollziehbar dargestellt werden. Behandlungspflegerische Maßnahmen der sog. Behandlungspflege werden separat dokumentiert (DBB 2017, S. 60).

3. Schritt: Durchführung (Berichteblatt)
Das Berichteblatt (▸ Tab. 4.31) dient in erster Linie dazu, Besonderheiten, Auffälligkeiten und Abweichungen von der Planung zu dokumentieren, die während der Durchführung der Pflege auftreten. Abweichungen und Besonderheiten können sowohl negativer als auch positiver Art sein. Das Berichteblatt kann zugleich als Evaluationsinstrument genutzt werden, um die Wirksamkeit der Maßnahmen zu beurteilen.
Zum Zweck der Abrechnung müssen in der ambulanten Pflege weiterhin sämtliche sog. grundpflegerischen Leistungen entsprechend den vertraglichen Vereinbarungen mit dem Pflegebedürftigen nach der Durchführung abgezeichnet werden. Gleiches gilt auch (wie im stationären Bereich) für die Dokumentation von Maßnahmen der sog. Behandlungspflege. Das Führen von Durchführungsnachweisen für „routinemäßige" Maßnahmen der sog. Grundpflege ist laut Strukturmodell nicht mehr erforderlich.

Reflexionsfragen

1. Wie beurteilen Sie die Pflegeberichte in Ihren Praxiseinsätzen in Bezug auf Vollständigkeit und Aussagekraft?
2. Haben Sie bereits Routine im Schreiben von Pflegeberichten?
3. Lesen Sie verschiedene Pflegeberichte Ihrer Patienten/Bewohner: Enthalten diese ausschließlich pflegerelevante, wichtige Informationen? Ist der Pflegeverlauf darin nachvollziehbar (siehe Beispiel Pflegebericht Martha Goldberg)?

4.4 Pflegeimplementierung: Wie werden die Maßnahmen umgesetzt?

4.4.1 Arten pflegerischer Maßnahmen

Die **Maßnahmen,** die Pflegefachfrauen und -männer durchführen, basieren auf den vorangegangenen Schritten des Pflegeprozesses: Pflegeanamnese, Pflegediagnostik und Planung. Ohne diese fundierten Informationen sähen sich Pflegende dem Vorwurf ausgesetzt, dass die Auswahl der Maßnahmen willkürlich gewählt wurde und nicht begründet ist. Die Schritte des Pflegeprozesses sind nicht trennscharf voneinander zu unterscheiden, daher gibt es Überschneidungen zwischen den vorangegangenen Schritten und der Umsetzung (Implementierung) der Maßnahmen. Während die Pflegefachfrau oder der Pflegefachmann die Maßnahmen durchführt, beobachtet sie bzw. er deren Wirkung auf den Patienten und dessen Reaktion und sammelt auf diese Art neue Informationen. Je nach aktuellem Zustand

Tab. 4.31 Berichteblatt für Heidrun Schmidt

Datum	Uhrzeit	Bericht	Hdz.
02.07.22	8:00	Heute erste Anfahrt zur Grundpflege; Patientin ließ sich nur beim Gesicht waschen unterstützen; Toilettengang abgelehnt, übernimmt Ehemann;	SD
05.07.22	8:10	Patientin lehnt Duschen ab; Ganzkörperwäsche am Waschbecken unter Anleitung der Patientin; spült sich unter Anleitung den Mund aus; Mundinspektion;	SD
09.07.22	8:25	Gemeinsam mit Ehemann erstmals Patientin geduscht; hat gut geklappt;	lg
	…	…	

des Pflegebedürftigen kann es sein, dass sich Abweichungen von der Planung ergeben und Änderungen der ursprünglich geplanten oder neuen Maßnahmen erforderlich werden. Die Pflegefachfrau bzw. der Pflegefachmann nutzt die Implementierung, um die ursprünglichen Ziele und Maßnahmen zu hinterfragen und zu überarbeiten, sofern notwendig.
Die „offiziellen" **Aufgaben und Tätigkeiten** von Pflegefachfrauen bzw. Pflegefachmännern finden sich in den Ausbildungszielen nach § 5 PflBG beschrieben. Das, was Pflegende aber tatsächlich in der Interaktion mit dem Patienten bzw. dem Pflegebedürftigen tun, geht darüber hinaus und lässt sich wahrscheinlich zu einem Teil noch nicht einmal den einzelnen Tätigkeitsbeschreibungen zuordnen. Immer noch fehlen ausführliche Studien zur Beschreibung der Pflegepraxis von Auszubildenden und Pflegenden unterschiedlicher Qualifikationen. Pflegerisches Handeln ist sehr viel differenzierter und vielschichtiger, als es die traditionelle Unterscheidung in „Grundpflege" und „Behandlungspflege" vorgibt. Eine Unterscheidung, auf die zukünftig nicht nur aus pflegefachlichen, sondern auch aus rechtlichen Gründen verzichtet werden sollte (Weiß 2020: 83). Dies bestätigt auch die Studie von Benner, die detaillierten Einblick gibt in die pflegerische Praxis und die Kriterien klinischer Entscheidungsfindungen von Pflegefachfrauen und -männern.

Merke

Ganzheitlicher Blick

Nur der ganzheitliche Blick auf eine Pflegesituation (vgl. Benner 2017: 68 f.) versetzt Pflegefachfrauen und -männer in die Lage, entsprechend ihrem klinischen Urteilsvermögen die notwendigen Maßnahmen zu planen, zu delegieren und durchzuführen.

Die **Entwicklung der Kompetenzen** während der Ausbildung und danach hängt eng mit der Übernahme und Ausgestaltung pflegerischer Interventionen zusammen. Dazu bedarf es eines offenen und unvoreingenommenen Blicks auf die individuelle Situation des Patienten. Eine solche Haltung entspricht der **Situationsorientierung,** wie sie in den Rahmenplänen der Fachkommission nach § 53 PflBG zum Ausdruck kommt: „*Bezugspunkte des Pflegehandelns sind Pflegesituationen, die auf die Pflege von Menschen aller Altersstufen in unterschiedlichen Lebenssituationen und in den verschiedenen institutionellen Versorgungskontexten ausgerichtet sind. Die Orientierung an Pflegesituationen ist deshalb als ein weiteres wesentliches Konstruktionsprinzip der Rahmenpläne anzusehen, das unmittelbar mit dem Kompetenzprinzip korrespondiert. Auf diese Weise werden die Anforderungen der Situation und die Kompetenzen der Person miteinander verknüpft.*" (BiBB 2020a: 11).
Das richtige Reagieren auf die Probleme und den Gesundheitszustand des Patienten sowie die Auswahl entsprechender pflegerischer Interventionen und Maßnahmen setzt aber nicht nur ein Verstehen des Patienten und seiner Situation voraus, sondern auch kognitives pflegefachliches und pathophysiologisches Wissen. Die exakte Einschätzung (Pflegediagnostik) erfordert, Denkprozesse bewusst zu machen und sie fachsprachlich benennen zu können. **Diagnostizieren und Intervenieren bilden eine Einheit.**
So wichtig das Beherrschen einzelner „handwerklicher" Fertigkeiten (Bsp.: RR-Kontrolle etc.) ist, so wichtig ist es, die Absichten und Auffassungen der Beteiligten in die Betrachtung und Bewertung miteinzubeziehen und die einzelne Tätigkeit im Kontext eines größeren Ganzen zu sehen.

Fallbeispiel

Blutdruck und vertrauensvolle Beziehung?

Die Auszubildende Maren Winter bekommt den Auftrag, bei dem 79-jährigen Bewohner Herbert Dall den Blutdruck zu messen. Sie misst einen Wert von 180/80 mmHg. Daraufhin geht sie zu ihrer Praxisanleiterin Frau Ebert und teilt ihr das Ergebnis mit. Frau Ebert geht daraufhin gemeinsam mit der Auszubildenden zu Herrn Dall und erkundigt sich nach seinem Befinden. Sie wiederholt die Blutdruckmessung und bestätigt das Ergebnis der Auszubildenden. Es stellt sich heraus, dass ihn die Sorgen um sein chronisch krankes Enkelkind belasten. Möglicherweise hat dies auch eine Erhöhung des Blutdrucks mitverursacht. Es war für ihn Gelegenheit, zu erzählen, wie viel ihm sein Enkelkind und seine Familie bedeuten und dass er dankbar ist, zu wissen, dass es ihnen gut geht, auch wenn sie sich nur selten sehen. Trotzdem hält er telefonisch Kontakt mit seiner Tochter. Nach dem Gespräch sagt Herr Dall den beiden Pflegekräften, dass es ihm nun etwas besser gehe und er sich gut aufgehoben fühle hier. Ganz „nebenbei" ist der Praxisanleiterin damit das Wichtigste gelungen, dass man dem Bewohner vermitteln kann: Der Aufbau einer vertrauensvollen Beziehung, ohne die keine echte klinische Urteilsfindung gelingen kann.

Das Beispiel macht auch deutlich, dass es nie **nur um die Abarbeitung einzelner Maßnahmen** geht. Auf die Frage, was denn Frau Ebert im Beispiel „gemacht" hat, einfach nur zu antworten „Sie hat Blutdruck bei Herrn Dall gemessen", würde der Leistung von Frau Ebert in keiner Weise gerecht, weil sie doch so viel mehr „getan" hat. Dies sollte auch in der Dokumentation zum Ausdruck kommen. Gleichzeitig fungierte sie unbewusst als „Modell", an dem die Auszubildende lernen konnte, was es heißt, situationsgerecht zu reagieren und zu handeln („Lernen am Modell"). Dies hat auch Auswirkungen auf die **Dokumentation pflegerischer Leistungen.** Die Forderung nach einer „entbürokratisierten", „schlanken" Pflegedokumentation ist zwar aus pragmatischer Sicht verständlich, birgt aber den falschen Anreiz, in „Verrichtungen" zu denken und nur das zu dokumentieren, was sich als „objektivierbarer" Sachverhalt darstellen lässt (hier: das Ergebnis der Blutdruckmessung), das eigentlich Wesentliche in der Situation damit aber unsichtbar bleibt. Schon rein sprachlich wird deutlich, dass die eine einzelne Maßnahme als „eigene kontextlose Wirklichkeit" verabsolutiert wird. Leider sprechen viele Pflegeberichte hier eine „deutliche" Sprache. Dies führt dazu, dass (zu) vieles von dem, was Pflegende permanent leisten, unsichtbar bleibt.

4.4.2 Verantwortlichkeiten bei der Durchführung von Pflegemaßnahmen

Bei der Durchführung der Pflegemaßnahmen ist es wichtig, dass sie von Mitarbeitenden mit ausreichender (formaler und/oder materieller) **Qualifikation** ausgeführt werden. Dabei ist nicht die Art der Tätigkeit entscheidend, sondern die *Beherrschbarkeit* der Maßnahme durch den jeweiligen Mitarbeitenden (Weiß 2020). In diesem Zusammenhang sei noch einmal auf die drei Elemente Anordnungsverantwortung – Durchführungsverantwortung – Organisationsverantwortung unter ▸ 4.3.2 verwiesen.
Die Frage der **rechtlichen Verantwortung** und ihrer straf- und zivilrechtlichen Folgen ist ein Aspekt. Sie wird aber erst dann relevant, sobald ein Schaden für den Patienten entsteht (Bsp.: Haftungsfall). Bei allem, was Pflegende tun, geht es darüber hinaus auch um die **pflegefachliche und moralische Verantwortung.** Während die pflegefachliche Verantwortung die fachliche Richtigkeit dessen voraussetzt, was Pflegende tun, ist die moralische Verantwortung eng verknüpft mit der Frage, *aus welchen Gründen und Motiven heraus* Pflegende tun, was sie tun.
Merkmale, die in vielen Fällen zwar keinerlei rechtliche Relevanz haben, aber die Art und Weise beeinflussen,

- wie Entscheidungen getroffen,
- wie Pflegemaßnahmen durchgeführt werden und
- welche Wirkung sie auf den Patienten haben (die dann unter Umständen auch wieder rechtliche Folgen nach sich ziehen können).

Viele alltägliche Pflegesituationen stellen Pflegende vor große **Herausforderungen** und verlangen Entscheidungen, in denen pflegefachliche Kriterien *alleine* nicht ausreichend sind.
Häufig geht es dabei um das Recht, **frei** darüber **entscheiden** zu können, **was mit dem eigenen Körper geschieht** oder ob jemand in eine pflegerische oder medizinische Maßnahme einwilligt oder seine Einwilligung verweigert, auch wenn dies mögliche negative Folgen für ihn haben sollte. In solchen Fällen braucht es viel Einfühlungsvermögen, um zunächst zu *verstehen,* warum der Pflegebedürftige bzw. Patient die jeweilige Maßnahme ablehnt. Auch hier haben erfahrene Pflegende Berufsanfängern einiges voraus und sind in der Lage Prioritäten zu setzen und auf die vielfältigen Wünsche und Bedürfnisse der Patienten einzugehen, ohne sich aus der Ruhe bringen zu lassen. Auch hier laufen viele Abwägungsprozesse „intuitiv" ab, ohne die Situation explizit analysieren zu müssen. Handelt es sich zum Beispiel um die Ablehnung der Einnahme von Medikamenten oder einer anderen ärztlich angeordneten Maßnahme, die an das Pflegepersonal delegiert wurde, wird die Pflegefachfrau bzw. der Pflegefachmann den Pflegebedürftigen auf mögliche Folgen seiner Ablehnung hinweisen und dies entsprechend dokumentieren. Außerdem wird sie den behandelnden Arzt hierüber informieren. Gemeinsam sollte überlegt werden, was die möglichen Gründe einer solchen Ablehnung sind, ob möglicherweise eine Änderung der Therapie angezeigt ist und wie in Zukunft verfahren werden soll.

4.4.3 Organisation der Durchführung

Im 4. Schritt des 5-schrittigen Pflegeprozessmodells (Durchführung) geht es um die Art der Durchführung bestimmter Interventionen und Maßnahmen sowie um die Frage, welche Qualifikationen dafür vorausgesetzt werden müssen. Zudem ist aber auch die Frage zu beantworten, wie das pflegerische Handeln auf einer Station, einem

Wohnbereich oder bei Hausbesuchen im ambulanten Bereich organisiert werden soll.
Dazu haben sich unterschiedliche **Organisations- oder auch Pflegesysteme** herausgebildet:

- Funktionspflege
- Bereichspflege
- Bezugspflege bzw. Primärpflege („Primary Nursing“)

Die verschiedenen Pflegesysteme unterscheiden sich je nach Fokus und finden sich in allen Versorgungssettings.

a) **Funktionspflege**

Ausgangspunkt sind die zu erledigenden Aufgaben, die auf Mitarbeitende unterschiedlicher Qualifikationen verteilt werden (▸ Abb. 4.1). Das bedeutet zum Beispiel, dass ein Mitarbeitender bei allen insulinpflichtigen Pflegebedürftigen eines Wohnbereichs die angeordneten Insulininjektionen durchführt, während ein anderer Mitarbeitender alle betreffenden Bewohner bei der Körperpflege unterstützt.

Kritischer Blick

Was spricht für oder gegen Funktionspflege?

Pro

- Mitarbeitende werden entsprechend ihrer Qualifikation eingesetzt
- Konzentration auf eine oder wenige Tätigkeiten
- Effiziente Organisation

Contra

- Kein (oder nur bedingt) Beziehungsaufbau mit dem Patienten möglich
- Hohe „Durchlaufquoten" verschiedener Mitarbeitender (v. a. im ambulanten Bereich)
- Gefahr von Kommunikationsmängeln
- Rein tätigkeitsorientierte Organisation: Blick für den Patienten geht verloren
- Strenge Trennung in Grund- und Behandlungspflege: Zusammenhänge werden nicht gesehen
- Überblick über die Gesamtsituation des Patienten geht verloren
- Intensiver Einsatz von Mitarbeitenden niedriger Qualifikation: Hoher Kontrollaufwand durch Fachkräfte, Gefahr von Qualitätseinbußen
- Ökonomisches Risiko: mehrere Anfahrten von Mitarbeitenden unterschiedlicher Qualifikation notwendig; viele Wegezeiten (ambulant)

b) **Bereichspflege**

Eine Pflegefachfrau bzw. ein Pflegefachmann ist für einen Bereich während einer Schicht verantwortlich und übernimmt alle anfallenden pflegerischen Aufgaben. Mit Bereich sind hier mehrere Bewohner bzw. Zimmer eines Wohnbereichs gemeint, daher wird dies manchmal auch als „Zimmerpflege“ bezeichnet. Sie erhält dabei unter Umständen Unterstützung durch eine oder mehrere Hilfskräfte. Fälschlicherweise wird häufig von der Bereichspflege als „Bezugspflege“ gesprochen.

Kritischer Blick

Was spricht für oder gegen Bereichspflege?

Pro

- Patienten/Bewohner haben feste Ansprechperson pro Schicht: intensiverer Kontakt
- Pflegefachfrau bzw. -mann hat Überblick über eine begrenzte Zahl von Patienten
- Besserer Informationsaustausch durch kleineres Team: alle pflegerelevanten Informationen über die Bewohner laufen bei der Pflegefachfrau bzw. dem Pflegefachmann zusammen

Contra

- Bezugsverhältnis geht nach Schichtende wieder verloren
- Patienten/Bewohner haben unterschiedliche Bezugspersonen am Tag
- Höherer Personalaufwand erforderlich als bei Funktionspflege

c) **Bezugspflege (Primary Nursing)**

Das Pflegesystem des Primary Nursing ist in den USA bereits seit 1969 etabliert. Dabei ist jedem Patienten eine Pflegefachfrau bzw. ein Pflegefachmann (Primary Nurse) zugeordnet (▸ Abb. 4.1) von der Aufnahme bis zur Entlassung. Diese ist für die umfassende pflegerische Versorgung während der gesamten Behandlungsdauer verantwortlich. Sie erstellt in Absprache mit dem Patienten den Pflegeplan, der für die anderen Mitarbeitenden ihres (kleinen) Teams verbindlich ist. In ihrer Abwesenheit wird sie durch eine andere Pflegefachfrau bzw. einen Pflegefachmann (Associate Nurse) vertreten, die die Pflegeplanung der Primary Nurse fortführt. Wenn hierzulande von „Bezugspflege“ die Rede ist, bedeutet das zwar in der Regel ebenfalls die Zuordnung einer verantwortlichen Pflegefachfrau bzw. eines Pflegefachmanns zu bestimmten Pflegebedürftigen, eine umfassende Verantwortung während des gesamten Versorgungsprozesses oder eines längeren Zeitraums ist damit meistens aber nicht gemeint.

Kritischer Blick

Was spricht für oder gegen Bezugspflege?

Pro

- Patienten haben während des gesamten Versorgungsablaufs eine feste Bezugsperson
- Die Gesamtverantwortung für die Pflege des Patienten liegt bei der Primary Nurse
- Große berufliche Autonomie der Primary Nurse
- Hohe Zufriedenheit der Mitarbeitenden
- Unmittelbare Kommunikation zwischen verantwortlicher Primary Nurse und Patient: auf Veränderungen kann zeitnah reagiert und die Planung angepasst werden
- Hohe Patientenzufriedenheit

Contra

- Hoher (höherer) Personalaufwand
- Höherqualifikation der Pflegefachfrau bzw. des Pflegefachmanns erforderlich
- Intensive Beziehung zwischen Patient und Primary Nurse kann zu größerer psychischer Belastung für die Primary Nurse führen

d) **Beziehungspflege**

Beziehungspflege ist eigentlich kein eigenes Organisationssystem, sondern ein wichtiger Aspekt der Bezugspflege. Beziehungspflege betont die Bedeutung, eine echte und vertrauensvolle Beziehung zwischen Pflegekraft und Patient aufzubauen. Diese Beziehung ist ein dynamischer Prozess, der in verschiedenen Phasen verläuft, von der Aufnahme bis zur Entlassung. Diese Haltung einer konsequenten Hinwendung zum Hilfe suchenden Menschen ist vor allem für die Pflege in psychiatrischen Settings von herausragender Bedeutung (Gaßmann, Marschall, Utschakowski 2006: 109 f.).

Von allen Organisationssystemen gilt **Primary Nursing** als die „Königsklasse“ in der Pflege. Sie ermöglicht den Aufbau einer vertrauensvollen Pflegebeziehung, die sich nachweislich positiv auf den Genesungserfolg auswirkt. Mit Primary Nursing ist es am ehesten möglich, den Pflegeprozess *ganzheitlich* umzusetzen. Die Primary Nurse kennt „ihren“ Patienten und kann unmittelbar auf Veränderungen seines Zustands reagieren und diesen laufend evaluieren. Studien belegen, dass Primary Nursing gegenüber anderen Organisationsformen die besten Pflegeoutcomes hat. Bis heute findet sich „echtes“ Primary Nursing vor allem in angelsächsischen und skandinavischen Ländern. Im deutschsprachigen Raum werben zwar viele Einrichtungen mit „Bezugspflege“, in Wirklichkeit handelt es sich dabei allerdings meistens um eine Form der Bereichspflege oder sogar der Funktionspflege. Insbesondere im Bereich der ambulanten Pflege ist die *Funktionspflege* in der Praxis aufgrund der Trennung in sog. Grund- und Behandlungspflege und deren unterschiedlichen Abrechnungsmodalitäten vielerorts leider immer noch die Regel.

4.5 Evaluation der Pflege: Welchen Erfolg haben die Maßnahmen?

Der **Erfolg der geplanten Maßnahmen** ist daran zu messen, ob die geplanten Ziele und erwarteten Pflegeergebnisse verwirklicht werden konnten und eingetroffen sind. Dazu ist es notwendig, die Wirksamkeit der durchgeführten Maßnahmen in regelmäßigen Abständen zu beurteilen. Dies setzt voraus, dass im Planungsschritt innerhalb des Pflegeprozesses solche Maßnahmen ausgewählt wurden, von denen auch angenommen werden kann, dass sie eine entsprechende Wirkung haben und den Patienten bzw. den Pflegebedürftigen bei der Erreichung seiner Ziele unterstützen. Dazu müssen die Pflegefachfrau bzw. der Pflegefachmann in der Lage sein, auf das aktuell verfügbare Wissen zurückgreifen zu können. Dann kann entschieden werden, welche Interventionen sich in bestimmten Situationen besser als andere eignen, dem Patienten zu helfen. Solche **externe Evidenz** findet sich z. B. in den Aussagen der Expertenstandards des DNQP oder den Empfehlungen verschiedener evidenzbasierter Pflegeklassifikationssysteme wieder (NANDA-I, NIC, NOC etc.). Darüber hinaus greifen Pflegende auf ihre Erfahrungen in vergleichbaren Pflegesituationen zurück.

4.5.1 Messung der Wirksamkeit pflegerischen Handelns

Evaluation ist in formaler Hinsicht der „letzte“ Schritt im Pflegeprozess. In der Praxis ist damit aber häufig der Anstoß für einen weiteren „Durchlauf“ des Pflegeprozesses verbunden, wenn sich herausstellt, dass sich die Pflegesituation geändert, der Pflegebedarf sich erhöht oder der Gesundheitszustand des Patienten sich verschlechtert hat. Die Pflegefachfrau bzw. der Pflegefachmann beurteilt unter Einbeziehung des Pflegebedürftigen und der Bezugsperson das Erreichen der geplanten Pflegeziele und hält die Bewertung schriftlich fest und veranlasst eine Neuanpassung des Pflegeplans an die aktuelle Situation.

Die **Evaluation** dient
- der Überprüfung, ob die Pflegediagnosen noch aktuell sind,
- der Bewertung der Wirksamkeit der Pflegemaßnahme(n),
- der Erkennung von Ursachen bestehender Mängel,
- als Basis für entsprechende Korrekturen, Ergänzungen und Änderungen des Pflegeplans aufgrund von Veränderungen der Pflegesituation.

Aus Sicht des Pflegeprozesses ist die Evaluation (zusammen mit der Informationssammlung zu Beginn) der **wichtigste Schritt im Pflegeprozess.** Durch sie wird es möglich aufzuzeigen, ob die zuvor vereinbarten Ziele erreicht wurden, bzw. ob die Pflegeergebnisse darauf hindeuten, dass sich der Patient den Zielen angenähert hat und in welchem Ausmaß. Die Frage, die hinter der Evaluation steckt, lautet: „Hatte der Patient durch die geleistete Versorgung einen Nutzen? Und wenn ja, welchen?" Die ▸ Tab. 4.32 zeigt, wie entsprechende Evaluationsaussagen im Pflegebericht formuliert werden können, um den ausgewählten NOC-Indikator zu bewerten. Im Sinne einer ganzheitlichen Betrachtung der Pflegesituation gilt es außerdem herauszufinden, welche Faktoren möglicherweise auf den Patienten, die Situation oder den/die anderen Gesprächspartner einwirken, die möglicherweise verhindert haben, dass der Patient die Ziele (angestrebten Ergebnisse) erreicht.

Die **Beurteilung der Wirksamkeit** einer Intervention erschließt sich allerdings nicht nur rein äußerlich durch Messung körperlicher Zustände (z. B. Verbesserung des Blutzuckermanagements, Hautzustand, Gewichtsverlauf etc.), Beobachtung des Verhaltens des Patienten oder die Abfrage neu erworbenen Wissens. Genauso wichtig für die Evaluation ist neben der Erfahrung der Pflegefachfrau bzw. des Pflegefachmanns die Deutung und Beurteilung der Situation aus Sicht des Patienten und *seine Bewertung* der Veränderung (interne Evidenz!).

Um die Ergebnisse der Evaluation und damit die Wirkung, den Verlauf und die Erfolge pflegerischen Handelns sichtbar zu machen, und um daraus Schlüsse für den weiteren Behandlungsverlauf oder das Handeln in vergleichbaren Pflegesituation ziehen zu können, ist es wichtig, die Ergebnisse zu *dokumentieren.*

Der Pflegebericht als Evaluationsinstrument

Das wichtigste **Evaluationsinstrument** und bestens dafür geeignet, ist der **Pflegebericht.** Er kann als **zentrales Steuerungsinstrument** dienen, sofern er tatsächlich so geführt wird, dass daraus der aktuelle Stand der Pflegesituation des Patienten herausgelesen werden kann. Dazu sollte man sich auf eine einheitliche Vorgehensweise einigen, die allen Mitarbeitenden – unabhängig von ihrer Qualifikation – bekannt sein muss. Nur so ist gewährleistet, dass die Dokumentation lückenlos ist.

Grundsätzlich gilt: Der **Pflegebericht enthält,** um seiner Funktion als Evaluationsinstrument gerecht zu werden:
- Alle tagesaktuellen Besonderheiten, Auffälligkeiten und Probleme
- Positive Veränderungen im Hinblick auf eine Verbesserung des Zustandes, weil auch diese jederzeit eine Änderung der geplanten Maßnahmen erfordern können
- Abweichungen von der ursprünglichen Pflegeplanung.

Tab. 4.32 Beispiele für Evaluationsaussagen

Erwartetes (angestrebtes) Ergebnis	Evaluationsaussage	Datum
1. Äußert, weniger Angst zu haben. [NOC: Ausmaß von Angst; möglicher Indikator: verbalisierte Angst. Bewertung (aktuell): schwer, angestrebtes Ergebnis: mäßig]	Ziel nicht erreicht. Sagt bei Atemnot: „Was soll ich tun? Helfen Sie mir doch!" Äußert nicht, weniger Angst zu haben. [NOC: Ausmaß von Angst; möglicher Indikator: verbalisierte Angst, Bewertung: schwer] → Keine Verbesserung, Ziel nicht erreicht]	14.02.
2. Gesicht ist entspannt. [NOC: Ausmaß von Angst; möglicher Indikator: angespannte Gesichtszüge. Bewertung (aktuell): schwer, angestrebtes Ergebnis: mäßig]	Ziel teilweise erreicht. Gesicht ist, außer bei akuter Atemnot, entspannt. [NOC: Ausmaß von Angst; möglicher Indikator: angespannte Gesichtszüge, Bewertung: mäßig] → Verbesserung, Ziel teilweise erreicht]	14.02.

In eckigen Klammern ist die Form der Evaluationsaussage bei Verwendung der NOC-Pflegeklassifikation dargestellt.
(Nach Wilkinson 2012: 443)

Nicht dokumentiert werden müssen:

- Regelmäßig durchgeführte Tätigkeiten, die sich in Art und Inhalt nicht verändern
- Beobachtungen, die keinen Schluss auf eine Veränderung der Pflegesituation zulassen.

Dokumentiert wird ausschließlich, **was aus pflegefachlicher Sicht wichtig** ist. Leider führten und führen immer noch viele Missverständnisse dazu, dass häufig zu vieles, was eigentlich unwesentlich und zu wenig, was eigentlich wesentlich ist, dokumentiert wird. Auf keinen Fall haben Eintragungen wie „Patient unauffällig“ oder „Haut intakt“ etwas im Pflegebericht verloren. Dokumentationssysteme können dabei nur unterstützen, korrekt und in angemessener Weise zu dokumentieren. Über den **Umfang der Dokumentation** entscheidet diejenige Pflegefachfrau bzw. derjenige Pflegefachmann, die bzw. der für die Organisation, Steuerung und Evaluation des Pflegeprozesses des jeweiligen Patienten verantwortlich ist. Dazu bedarf es genau jener Steuerungs- und pflegediagnostischen Kompetenz, wie sie in den Vorbehaltsaufgaben beschrieben ist, da das Ausmaß der Dokumentation von der individuellen Pflegesituation abhängig ist. So ist der Dokumentationsaufwand in einer stabilen Pflegesituation wesentlich geringer, als in einer hochkomplexen Pflegesituation eines Patienten, der engmaschig überwacht werden muss oder bei dem mehrere und/oder hohe pflegerische Risikopotenziale identifiziert wurden: **„Je gefahrenträchtiger eine Pflegesituation ist, desto höhere Anforderungen sind an die Dokumentation zu stellen.“** Als Beispiele für solche „gefahrenträchtigen“ Pflegesituationen nennt der Medizinische Dienst (MD) in seiner Grundsatzstellungnahme Pflegeprozess und Pflegedokumentation u. a.:

1. „Unterbringungsähnliche (freiheitsbeschränkende) Maßnahmen
2. Einschränkungen in der Nahrungs- und Flüssigkeitsaufnahme
3. Medikation
4. Behandlungspflege einschließlich Hygienemaßnahmen [d. h. ärztlich verordnete Maßnahmen mit einem höheren Risiko, das u. U. die Anwesenheit oder zeitnahe Erreichbarkeit eines Arztes notwendig macht; Anm. d. Verf.]
5. Prophylaxen zur Vermeidung einer Erkrankung
6. Einsatz von medizinischen Geräten und Hilfsmitteln. [Anm. d. Verf.: Auch hier ist zu differenzieren nach Art und Qualifikationserfordernissen bei Anwendung der eingesetzten Hilfsmittel und Geräte]“ (MD-Bund 2005: 41)

Praxistipp

Zur Dokumentation gefahrenträchtiger Pflegesituationen

Die aufgeführten exemplarischen Pflegesituationen sind in der beschriebenen Weise allerdings immer noch zu allgemein, um daraus in jedem Fall eine gefahrenträchtige Pflegesituation ableiten zu können, die einen *besonders* umfangreichen Dokumentationsaufwand rechtfertigen würde. Die Tatsache, dass ein Patient **Medikamente** verabreicht bekommt (3.), rechtfertigt *an sich* noch keine über das allgemein anerkannte und notwendige Maß hinausgehende Dokumentationsverpflichtung, d. h. vollständiger Medikamentenplan einschl. Unterschrift des Arztes, sachgerechte Verabreichung entsprechend der 6-R-Regel bzw. 10-R-Regel. Eine Ausnahme ergibt sich, wenn der Patient unter **Schluckstörungen** leidet und die Medikamentengabe mit einem erhöhten Aspirationsrisiko einhergeht, die Anwesenheit einer Fachkraft erforderlich ist, vor Verabreichung ein Schluckscreening durchgeführt werden sollte, der behandelnde Arzt über das Risiko informiert und auf die Möglichkeit einer anderen Applikationsform hingewiesen werden muss. Oder im Falle von **Polypharmazie,** die in vielen Fällen mit einem erhöhten Sturzrisiko einhergeht und dieser Umstand im Rahmen eines Sturzrisiko-Assessments erfasst werden sollte. Ebenso wenig wie die Durchführung sog. Behandlungspflege an sich einen höheren Dokumentationsaufwand rechtfertigt, außer es handelt sich um ärztlich verordnete Maßnahmen, die mit einem **höheren Risiko für den Patienten** verbunden sind oder **besondere Qualifikationsanforderungen** an die durchführende Pflegefachfrau bzw. den Pflegefachmann stellen (Beispiele können sein: Wechsel eines Tracheostoma, Versorgung eines Patienten mit Port-Katheter, Unterstützung eines Patienten bei der Peritonealdialyse im häuslichen Bereich etc.). Hier muss unter Umständen auch auf kleinste Auffälligkeiten geachtet und die Reaktionen des Patienten beobachtet und sorgfältig dokumentiert werden. Ebenso die Rücksprache mit dem behandelnden Arzt, der zeitnah über Besonderheiten und ungewöhnliche Verläufe informiert werden muss. Die erläuternden Kommentare machen deutlich, dass auch ärztliche Anordnungen Auswirkungen auf die Unterstützung des Patienten in seinen Alltagsaktivitäten und seiner Befindlichkeit haben können und sich daraus Änderungen der Pflegeplanung ergeben können, die wiederum zeitnah umgesetzt werden müssen. Die Beispiele veranschaulichen einmal mehr, dass die bereits häufiger kritisierte Trennung in Maßnahmen der Grund- und Behandlungspflege aus pflegefachlicher Sicht nicht länger aufrechtzuerhalten ist, sondern nur eine ganzheitliche Sichtweise auf die jeweilige Situation des Patienten die individuelle Qualität der Pflege im speziellen Fall garantieren kann.

4.5.2 „Qualität" als Evaluationskriterium

Die Diskussion um **Qualität in der Pflege** nahm mit Einführung der **Pflegeversicherung 1995** und insbesondere mit Inkrafttreten des **Pflegequalitätssicherungsgesetzes 2004** richtig „Fahrt auf". Als zusätzlicher „Motor", der die Qualitätsdiskussion vorantrieb, wirkten die **Entwicklungen der Expertenstandards** des „Deutschen Netzwerks für Qualitätsentwicklung in der Pflege" (DNQP). Eines der großen Ziele der Einführung einer Pflegeversicherung war der *„Ausbau einer bedarfsgerechten Pflegeinfrastruktur [...] zur Verbesserung der Pflegequalität" (Bundeszentrale für politische Bildung 2022).* Damit wurde nicht nur der Vorrang der Freien Wohlfahrtspflege zugunsten einer gesetzlich verankerten Gleichstellung von gemeinnützigen und privat-gewerblichen Trägern von Pflegediensten und Einrichtungen aufgegeben, sondern zugleich erhielten alle Pflegeeinrichtungen einen gesetzlich verankerten Rechtsanspruch auf Abschluss von Versorgungsverträgen unabhängig vom konkret vorliegenden Bedarf. Das Zusammenwirken dieser Elemente sollte *„einen geschlossenen Markt der zugelassenen Pflegeeinrichtungen verhindern, neuen, innovativen Leistungsanbietern den Zugang zum Pflegemarkt offen halten und so den Wettbewerb unter den Pflegeeinrichtungen fördern"* (Deutscher Bundestag 1993: S. 136). Damit wurde zwar einerseits die Unterversorgung von Betreuungsangeboten im ambulanten und stationären Bereich deutlich gemildert und die finanzielle Belastung von Angehörigen deutlich reduziert. Zugleich wurden die Einrichtungen auf **Maßnahmen der Qualitätssicherung verpflichtet** und der Medizinische Dienst (MD) mit Qualitätsprüfungen beauftragt. Es war die Hoffnung, dass der Wettbewerb, der durch die Öffnung des Pflegemarktes entsteht, qualitativ schlechte Leistungsanbieter „automatisch" vom Markt verschwinden lassen würde und sich nur diejenigen Anbieter mit hoher Qualität durchsetzen werden.

Krankenhäuser und Rehabilitationseinrichtungen wurden bereits durch das 1989 verabschiedete *Gesundheitsreformgesetz* verpflichtet, sich an Maßnahmen der Qualitätssicherung zu beteiligen. Damals wurden erste Pflegepläne in den Kliniken eingeführt, auch wenn diese noch weit hinter den gesetzlichen und pflegefachlichen Anforderungen zurücklagen.

Der **Qualitätsbegriff** steckte damals zwar noch in den „Kinderschuhen", von Anfang an aber orientierte man sich am **Qualitätsmodell von Donabedian** (▸ 4.3.4), da man glaubte, damit die ganze Breite von qualitätsrelevanten Merkmalen abdecken und kontrollieren zu können. Viele skandalöse Zustände von Pflegeeinrichtungen sollten damit überwunden werden und der Vergangenheit angehören. Auch fast 30 Jahre nach Einführung der Pflegeversicherung ist die **Diskussion** um eine einheitliche und „richtige" **Definition von Qualität** in der Pflege nicht beendet. Das Verfahren zur Überprüfung der Qualität ambulanter und stationärer Pflegeeinrichtungen wurde seitdem mehrmals überarbeitet und zumindest im stationären Bereich auf eine völlig neue Grundlage gestellt.

Auch im Krankenhausbereich gibt es vielfältige Verfahren der Qualitätssicherung, deren Einhaltung unter anderem ebenfalls vom Medizinischen Dienst nach den Vorgaben der **Qualitäts-Richtlinie des Gemeinsamen Bundesausschusses (G-BA)** kontrolliert wird. Der G-BA wurde mit der Festlegung von verbindlichen konkretisierenden Regelungen sowohl im ambulanten als auch im stationären Bereich – also in der vertragsärztlichen Versorgung und in den Krankenhäusern – beauftragt. Anhand von insgesamt 295 Indikatoren werden die Behandlungsergebnisse in den verschiedensten medizinischen Fachdisziplinen (Bsp.: Gefäßchirurgie, Hygiene- und Infektionsmanagement, Kardiologie und Herzchirurgie etc.) erhoben und damit ein bundesweiter Qualitätsvergleich möglich. Außerdem wurden Mindeststandards für das Risiko- und Fehlermanagement weiterentwickelt (siehe auch: www.bundesgesundheitsministerium.de/qualitaet-krankenhausversorgung.html)

Das Qualitätsprüfverfahren in der ambulanten und stationären Langzeitpflege

Schwerpunkt des neuen Prüfverfahrens, das schrittweise 2019 im Bereich der **stationären Langzeitpflege** eingeführt wurde, ist die sog. **Ergebnisqualität** (vgl. Donabedian!). Damit wurde das Vorgängerverfahren, das als Ergebnis der Qualitätsprüfung sog. Pflegenoten verteilt hat, abgeschafft. Das Verfahren in der **ambulanten Pflege** wurde zwar modifiziert, entspricht aber im Wesentlichen immer noch dem alten Verfahren der „Transparenzvereinbarung" mit Pflegenoten. In die Prüfung einbezogen werden dabei die Bereiche pflegerische Leistungen, medizinische Leistungen und Organisation. Die **Prüfungen aller Pflegeheime und ambulanten Pflegedienste** finden regelmäßig einmal im Jahr (Regelprüfung) statt und werden vom Medizinischen Dienst (MD) oder vom Prüfdienst der Privaten Krankenversicherung (PKV) durchgeführt. Abweichend davon kann eine Prüfung in einer zugelassenen vollstationären Pflegeeinrichtung ab dem 1. Juli 2021 regelmäßig im Abstand von höchstens zwei Jahren stattfinden, wenn durch die jeweilige Einrichtung ein hohes Qualitätsniveau sichergestellt ist. **Grundlage** der Prüfung sind die **Qualitätsprüfungs-Richtlinien für die vollstationäre Pflege (QPR).** Diese beschreiben vor allem den Prüfansatz, das Prüfverfahren und die Vorgehensweise bei der Stichprobenbildung.

Die Prüfung erstreckt sich dabei auf sechs Lebensbereiche des Bewohners (▶ Abb. 4.51).

Darüber hinaus sind die Einrichtungen verpflichtet, halbjährlich sog. Qualitätsindikatoren zu erheben. Damit erhalten die Heime einen Überblick über ihren eigenen Qualitätsstatus.

Die zehn **Qualitätsindikatoren** sind:

- Erhaltene Mobilität
- Erhaltene Selbstständigkeit bei Alltagsverrichtungen
- Erhaltene Selbstständigkeit bei der Gestaltung des Lebensalltags
- Dekubitusentstehung
- Schwerwiegende Sturzfolgen
- Unbeabsichtigter Gewichtsverlust
- Durchführung eines Integrationsgesprächs
- Anwendung von Gurten
- Anwendung von Bettseitenteilen
- Aktualität der Schmerzeinschätzung

Die Indikatoren werden mit Hilfe eines vorgegebenen digitalisierten **Erhebungsinstruments** erfasst. Anschließend übermitteln die Einrichtungen die erhobenen Daten an eine sog. Datenauswertungsstelle (DAS), die die Indikatorendaten auswertet und dem Pflegeheim, den Landesverbänden der Pflegekassen und dem MD bzw. dem PKV-Prüfdienst einen Bericht mit den Indikatorenergebnissen zur Verfügung stellt.

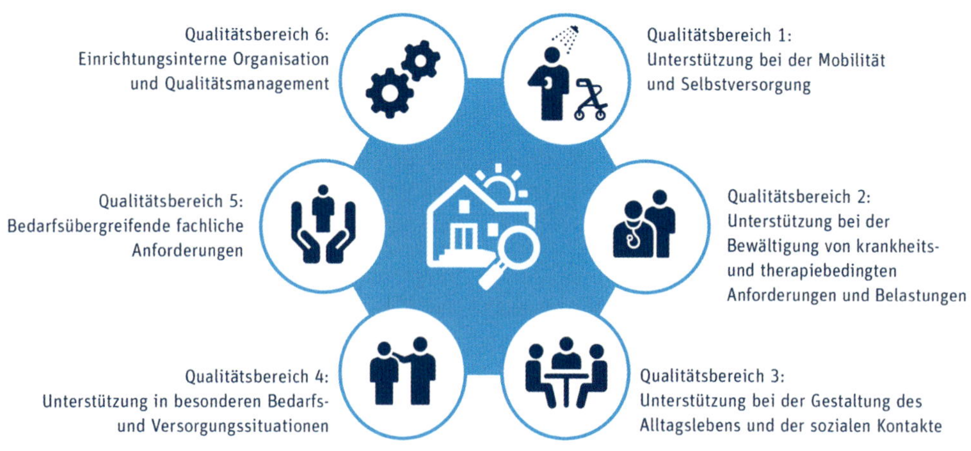

Abb. 4.51 Lebensbereiche und Aktivitäten, die in die Qualitätsprüfung durch den Medizinischen Dienst (MD) miteinbezogen werden. (MDB 2019: 8) [W1211]

Definition

Qualitätsindikator

„Ein Qualitätsindikator ist ein quantitatives Maß, welches […] zur Bewertung der Qualität […] genutzt werden kann […]. Ein Indikator ist kein direktes Maß der Qualität. Es ist mehr ein Werkzeug, das zur Leistungsbewertung benutzt werden kann, das Aufmerksamkeit auf potenzielle Problembereiche lenken kann, die einer intensiven Überprüfung innerhalb einer Organisation bedürfen könnten. Die erhobenen Messwerte können sich innerhalb oder außerhalb eines Referenzbereiches bewegen oder einen Referenzwert über- oder unterschreiten. Vielfach synonym zum Begriff Qualitätsindikator wird der Begriff Kennzahl verwendet." (https://de.wikipedia.org/wiki/Qualitätsindikator)

Im Rahmen der **Prüfung vor Ort** werden dann einige der Indikatorenergebnisse mit den tatsächlichen Beobachtungen der Gutachter vor Ort verglichen (Plausibilitätskontrolle). Neben der Überprüfung dieser Indikatoren und der Prüfung in den verschiedenen Lebensbereichen zählen auch Fachgespräche mit den Pflegefachfrauen und -männern der Pflegeeinrichtung. Es wird ausdrücklich ein beratungsorientierter Prüfansatz verfolgt.

Das **Ergebnis der Prüfungen** wird auf Internetplattformen, wie dem Pflegenavigator der AOK (www.aok.de/pk/cl/uni/pflege/pflegenavigator/pflegeheim/) veröffentlicht und soll Pflegebedürftigen und ihren Angehörigen die Möglichkeit geben, sich über das Angebot stationärer und ambulanter Pflegeeinrichtungen anhand von Qualitätskriterien zu informieren. Die Qualitätsdarstellung umfasst also insgesamt drei Aspekte (▸ Abb. 4.52).

Eine beispielhafte Darstellung (Auszug) des gesamten Prüfberichts, wie er im Internet zu jeder beliebigen stationären Einrichtung abrufbar ist, zeigt die ▸ Abb. 4.53.

Der letzte Teil der Qualitätsdarstellung bezieht sich auf einrichtungsinterne Informationen, u. a. auch den Stellenschlüssel, wie er in den Rahmenverträgen zwischen Pflegekassen und den Leistungserbringern (Pflegeheime) vereinbart wurde. Er gibt an, wie viele Bewohner höchstens mit einem bestimmten Pflegegrad von einer Pflegekraft versorgt werden dürfen, bzw. wie viel Personal (rechnerische Vollzeitstellen) mindestens vorgehalten werden muss, um jeweils eine bestimmte Anzahl Bewohner – je nach Pflegegrad – zu versorgen. Von der Gesamtzahl der vorzuhaltenden Vollzeitstellen müssen mindestens 50 % mit Pflegefachfrauen und -männern besetzt sein. Über die Personalbesetzung in einer bestimmten Schicht an einem bestimmten Tag (wie viele Pflegefachfrauen und -männer und/

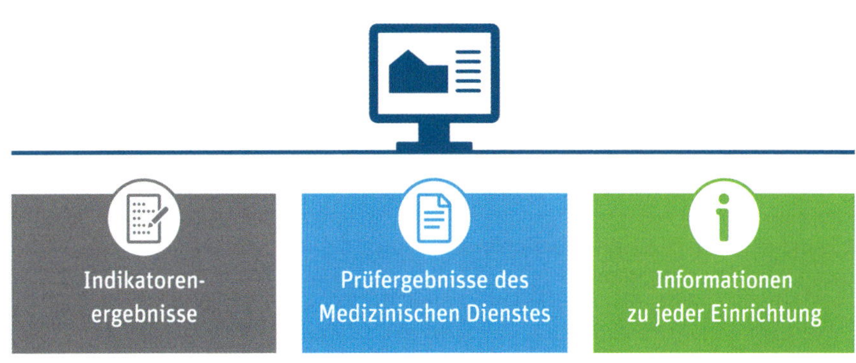

Abb. 4.52 Die drei Säulen der Qualitätsdarstellung [W1211]

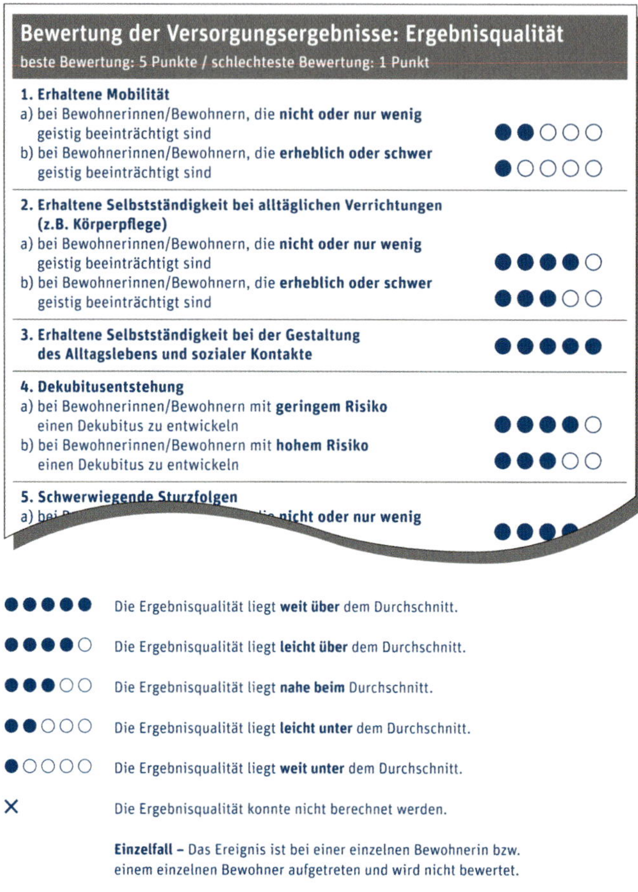

Abb. 4.53 Qualitätsdarstellung (exemplarisch) [W1211]

oder Pflegehilfskräfte zum Zeitpunkt auf einem Wohnbereich im Einsatz sind) ist damit allerdings nichts ausgesagt.

Stellungnahme BIVA Pflegeschutzbund zum neuen Qualitätsprüfsystem:

„Die Reform des Begutachtungssystems war überfällig. Die Aufbereitung der Ergebnisse war nicht nutzerfreundlich, man konnte nicht sortieren, in Bezug setzen oder Einzelergebnisse filtern. Grundlegendes Problem des Pflegesystems – von Beginn bis heute – ist die mangelnde Einbeziehung der Verbraucher, der Betroffenen in die Entscheidungen. Zwar waren bei den Verhandlungen Vertreter der Verbraucherorganisationen anwesend. Sie haben im Pflegequalitätsausschuss jedoch keine Mitbestimmungsrechte. Hier verabreden also Pflegekassen und Anbieter, welche Kriterien und Vorgehensweisen für die Qualitätsprüfungen vorgesehen sind und wie die Darstellung der Ergebnisse erfolgt. Die Einflussmöglichkeiten der Verbraucher sind hier nur gering. Anstatt aber die Messskala anzupassen – etwa insofern, dass die Erfüllung der Mindeststandards nicht mehr

1,0, sondern 3,0 bedeutet –, werden die Prüfergebnisse in Zukunft in einen relativen Bezug gesetzt. Das bedeutet im Prinzip, dass bei einem niedrigen Durchschnittswert das beste Ergebnis immer noch bedeuten kann, dass es Fehler bei der Pflege gibt. Man sollte schnellstmöglich prüfen, welche Pflegekriterien zur Beurteilung von guter Pflege wichtig sind und hierfür die Standards schaffen. Die neuen Pflegequalitätsprüfungen muss man also nach wie vor so verstehen, dass sie „nur" vordefinierte Kriterien beurteilen, die für den Einzelfall ggf. nicht ausreichend oder genügend relevant sind." (www.biva.de/verbraucherschutz/kritik-am-pflegesystem/qualitaetsmessung-mdk-pruefung/)

Es wird deutlich, wie groß die Herausforderung ist, **aussagekräftige Indikatoren** zu formulieren, mit deren Hilfe es gelingt, die Qualität der geleisteten Pflege zu beurteilen. Eine wesentliche Kritik ist, dass es auch in diesem Falle versäumt wurde, die Perspektive der Pflegebedürftigen ausreichend zu würdigen und in die Bewertungssystematik miteinzubeziehen. Dadurch fehlt – ähnlich wie bereits im alten Prüfsystem – ein ganz wesentlicher Aspekt von „Qualität". Die auf die jeweilige individuelle Pflegesituation des Bewohners bezogene Qualität wird dabei – mindestens zu einem entscheidenden Teil – außer Acht gelassen, wenn davon ausgegangen wird, dass zur ganzheitlichen Bewertung einer Pflegesituation die Perspektive des Bewohners und die von ihm empfundene Lebensqualität gehört. Auch die neuen zehn „Qualitätsindikatoren" fokussieren auf ein ausschließlich pflegefachlich überformtes Verständnis von Qualität. Die Qualität des Pflegeprozesses als Ganzes wird hierin wiederum nicht abgebildet.

Um die **Qualität der Pflege** von hilfe- und pflegebedürftigen Menschen sicherzustellen, müssen selbstverständlich zu allererst jene Bereiche kontrolliert werden, in denen ein **besonders hohes Risiko** besteht, Schaden zu nehmen, bis hin zu einer Gefährdung von Leib und Leben des Bewohners. Die kritischen Bereiche umfassen:

- Versorgung mit Nahrung und Flüssigkeit
- Aufrechterhaltung der Vitalfunktionen
- Sicherstellung der ärztlich angeordneten Medikation
- Schutz vor psychischer und physischer Traumatisierung (Extremsituationen, wie sie bei psychischer Krankheit auftreten können, ausgenommen)

Dies sind wenige, aber die grundlegendsten menschlichen Bedürfnisse, deren Gewährung in jedem Fall und unter allen möglichen Umständen mindestens garantiert werden muss, damit ein Leben möglich ist, das wir als ein menschliches Leben bezeichnen. Ob tatsächlich von einer hohen Pflegequalität in Bezug auf einen bestimmten Pflegebedürftigen gesprochen werden kann, ist nur mit Blick auf die ganzheitliche Ausgestaltung und „Stimmigkeit" des Pflegeprozesses beim individuellen Bewohner zu entscheiden. Pflegequalität hängt auch davon ab, inwieweit die vereinbarten, individuellen Pflegeergebnisse (-ziele) erreicht wurden. Damit wird der Pflegeprozess (sofern vollständig, umfassend und nachvollziehbar) selbst zum wichtigsten Indikator einer Pflegequalität, die auf den Pflegebedürftigen bezogen ist. Dies entspricht auch dem Qualitätsverständnis, wie es in § 4 Absatz 2 Satz 3 PflBG (Vorbehaltsaufgaben) zum Ausdruck kommt.

4.5.3 (Weitere) Instrumente zur Evaluation

Neben dem Pflegebericht als formales Instrument gibt es weitere Möglichkeiten, die die Evaluation des Pflegeprozesses unterstützen können. Dazu zählen:

- Übergabegespräche
- Pflegevisiten
- Fallbesprechungen/Kollegiale Beratung
- Assessmentinstrumente
- „Schattentage"

Übergabegespräche

Die **Kommunikation unter Pflegenden** aber auch im interdisziplinären therapeutischen Team ist bis heute eine der größten Herausforderungen in allen Pflegeeinrichtungen und Krankenhäusern.

> **Merke**
>
> **Kommunikationskultur**
>
> Der fachliche Austausch unter Kollegen, die qualifizierte und strukturierte Kommunikation und Informationsweitergabe begleitet den gesamten Pflegeprozess und ist ein wesentliches Kriterium für die „Qualität" einer Pflegeeinrichtung oder eines Krankenhauses. Eine gute Kommunikationskultur auf allen und quer zu allen hierarchischen Ebenen ist von allergrößter Bedeutung.

Eine schlechte Kommunikationskultur und die mangelhafte Weitergabe von Informationen können schnell die Versorgungsqualität des Patienten negativ beeinflussen und zu Versorgungsbrüchen und in letzter Konsequenz zu unerwünschten Pflege- und Behandlungsergebnissen führen. Vor allem wenn

Fehler auftreten, ist eine zeitnahe und angemessene Aufarbeitung wichtig. Dies fordert von allen Beteiligten ein Höchstmaß an kommunikativer Kompetenz. **Kommunikation ist der „Schmierstoff"**, der alle Schritte des Pflegeprozesses zusammenhält – und zwar Kommunikation auf allen Ebenen (zwischen Patient – Pflegekraft, Kollege – Kollege, Pflegekraft – externe Stellen, Pflegekraft – Angehörige ...). Evaluation bedeutet immer auch, Entscheidungen zu hinterfragen, die möglicherweise zu der jetzigen unerwarteten Situation geführt haben und mit Fehlentscheidungen umzugehen.

Daneben kann eine offene und ehrliche Kommunikation helfen, Fehler im Vorfeld zu vermeiden und und deren Folgekosten zu reduzieren. Sie kann auch dann, wenn ein Fehler passiert ist, das Ausmaß juristischer Auseinandersetzungen abmildern helfen (AOK 2014: 22).

Wenn **Fehler passieren,** ist das aber nicht nur ein Zeichen mangelnder Kommunikation, fachlicher Fehlentscheidungen oder fahrlässigen Handelns. Ursache kann auch sein, dass der Pflegeprozess nicht in seiner Ganzheitlichkeit verstanden und „gelebt" wurde. Und dies hat nichts mit einem Übermaß an Dokumentation zu tun. Es kann auch sein, dass beispielsweise die Evaluationsintervalle zu weit gesetzt wurden. Oder die Chance nicht wahrgenommen wurde, jede Pflegesituation, in der es zu Auffälligkeiten und Besonderheiten kommt, als Chance zu nutzen, den bisherigen Pflegeverlauf zu „evaluieren" (vgl. Fallbeispiel „Altenpflege-Drama: Verdurstet in den eigenen vier Wänden" in ► 4.1).

Auf einer untersten und informellen Ebene ist es das **Gespräch unter Kollegen,** das einen evaluativen Charakter haben kann, wenn man sich in der Pause über Bewohner austauscht, ganz nach dem Motto: „Was meinst Du eigentlich zu Herrn B.? Mir kommt er heute irgendwie komisch vor!"

Das **Übergabegespräch** kann im Kontext des Pflegeprozesses als *fortlaufende Evaluation* betrachtet werden. Dabei werden tagesaktuelle Informationen von Mitarbeitenden der einen an Mitarbeitende der nächsten Schicht weitergegeben. Dabei sollte der Schwerpunkt auf Besonderheiten und Veränderungen im Pflegeverlauf und des Gesundheitszustands des Patienten gelegt werden, im Hinblick auf die vereinbarten Pflegeziele bzw. zu erwartenden Pflegeergebnissen. Gemeinsam sollte überlegt werden, wie darauf reagiert werden kann und ob eine (vorläufige) Änderung des Pflegeplans erforderlich ist. Das Ergebnis sollte im Pflegebericht dokumentiert werden.

Praxistipp

Übergabegespräche: Auszubildende miteinbeziehen

Auszubildende sollten unbedingt in diese Form der Evaluation aktiv miteinbezogen werden, um über den aktuellen Zustand von Patienten oder Bewohnern Bericht zu erstatten. Dies kann ihnen helfen, zu lernen,

- den Fokus auf pflegerelevante Veränderungen und Besonderheiten bei Patienten zu legen,
- Wichtiges von weniger Wichtigem zu unterscheiden und
- ihre Wahrnehmungen und Beobachtungen immer präziser in Worte zu fassen.

Die immer noch von vielen Auszubildenden berichtete Praxis, während Besprechungen außen vor zu bleiben, um „auf die Klingel gehen" zu können, sollte der Vergangenheit angehören.

Die Pflegevisite

Bis heute gibt es kein einheitliches Verständnis für den Begriff der **Pflegevisite.**

Definition

Pflegevisite

Entsprechend einer **Definition des Deutschen Berufsverbandes für Pflegeberufe (DBfK)** ist eine Pflegevisite ein *„inhaltlich und gestalterisch flexibles Instrument zur Überprüfung der Umsetzung des Pflegeprozesses sowie der Sicherung und Weiterentwicklung von Pflegequalität. Die Pflegevisite erfolgt in festgelegten Abständen auf der Basis von strukturierten Gesprächen und Beobachtungen im direkten pflegerischen Umfeld durch Pflegefachkräfte, unter Mitwirkung des Klienten und ggf. seiner Angehörigen bzw. Bezugspersonen."* (DBfK 2010)

Definition

Visite

Der Begriff „Visite" kommt vom Lateinischen „visitare" und bedeutet „besuchen". Damit wurde ursprünglich der Besuch des Patienten durch den behandelnden Arzt bezeichnet, im klinischen Bereich bis heute oftmals auch zusammen mit Vertretern der Pflege und anderer Berufsgruppen, da der interdisziplinären Zusammenarbeit eine immer größere Rolle zukommt. Quellen berichten davon, dass bereits in der Antike der Arzt den Kranken vornehmlich in seiner häuslichen Umgebung „besuchte" und behandelte. Im Zuge der Qualitätsdiskussion in der Pflege und der Verpflichtung der Einrichtungen auf Maßnahmen der Qualitätssicherung gewann der Begriff immer mehr auch in der Pflege an Bedeutung.

Die **Pflegevisite** ist damit nichts anderes als eine angekündigte und umfassende **Evaluation des Pflegeprozesses** zu einem bestimmten Zeitpunkt. Sie dient der Sicherung der Ergebnisqualität im Rahmen des Pflegeprozesses und bietet für Bewohner und Angehörige die Möglichkeit, aktiv dabei miteinbezogen zu werden. Es wird empfohlen, die Pflegevisite als ein *Führungsinstrument* zu verstehen, mit dem die vorgesetzte Wohnbereichs- oder Pflegedienstleitung im Rahmen ihrer Fachaufsicht ihre Verantwortung als „verantwortliche Pflegefachkraft (PDL)" gem. § 71 SGB XI wahrnimmt. Diese ist laut Medizinischem Dienst verantwortlich für:

- Anwendung der beschriebenen Qualitätsmaßstäbe im Pflegebereich
- Umsetzung des Pflegekonzepts
- Planung, Durchführung, Evaluation und ggf. Anpassung der Pflege
- Fachgerechte Führung der Pflegedokumentation
- Dienstplanung der Pflegekräfte (am Pflegebedarf orientiert)
- Regelmäßige Durchführung der Dienstbesprechungen innerhalb des Pflegebereichs

(online unter: https://md-bund.de/fileadmin/dokumente/Publikationen/SPV/Expertenstandards_113/20220630_MuG_stationaer.pdf, S. 5)

Es ist sinnvoll, dass die Pflegevisite von einer Fachkraft durchgeführt wird, die nicht unmittelbar in die operativen Abläufe des entsprechenden Bereichs eingebunden ist, auf dem die Visite stattfinden soll. Dadurch kann eine „betriebsblinde" Evaluation der Situation des Pflegebedürftigen verhindert werden. Es kann auch eine sog. **supervidierende Pflegevisite** (hergeleitet von Supervision) erfolgen. Hier führt die leitende Pflegefachfrau oder der Pflegefachmann die Visite durch, am besten unter Beteiligung einer Fachkraft des betreffenden Wohnbereichs oder der Station, auf dem sich der Patient befindet, der visitiert werden soll. Es ist klar, dass nicht alle der aufgeführten Aufgaben von der Wohnbereichs- oder Pflegedienstleitung höchstpersönlich übernommen werden können, insbesondere in großen Häusern mit z. T. weit über einhundert Bewohnern und mehreren Dutzend Mitarbeitenden. Die Pflegevisite kann daher auch an entsprechend qualifizierte hierarchisch nachgeordnete Pflegende delegiert werden **(kollegiale Pflegevisite).** In den Begrifflichkeiten des Qualitätsmanagements kann eine Pflegevisite auch als **internes Audit** bezeichnet werden.

Pflegevisiten können außerdem mit unterschiedlichen **Schwerpunkten** durchgeführt werden:

- Als **Mitarbeitervisite,** d. h. als kollegiales Gespräch zwischen Leitung und Pflegefachfrauen bzw. -männern oder zwischen Leitung und Pflegehilfskraft zur Kontrolle und Überprüfung der Arbeitsweise und materiellen Qualifikation der Mitarbeitenden
- Als **Dokumentationsvisite,** in der die gesamte Pflegedokumentation eines oder mehrerer Patienten überprüft wird hinsichtlich Vollständigkeit, Schlüssigkeit (Kongruenz, also Übereinstimmung von Pflegeproblemen, Zielen und Maßnahmen; Vollständigkeit der Informationssammlung; inhaltliche und formale Richtigkeit der Pflegeberichte; inhaltliche und formale Richtigkeit von Leistungsnachweisen; formale und inhaltliche Vollständigkeit ärztlicher Anordnungen etc.)
- Als **Patienten-/Bewohnervisite,** d. h. als Gespräch zwischen Pflegefachfrau/-mann (bzw. leitender Pflegefachkraft) und Patient/Bewohner, bei dem die Zufriedenheit des Bewohners und die Wirkung pflegerischer Maßnahmen, Probleme, Beschwerden sowie der körperliche Zustand und die psychische Verfassung des Bewohners im Mittelpunkt stehen

Praxistipp

Pflegevisite – Durchführung und Auswertung

Der Deutsche Berufsverband für Pflegeberufe (DBfK) hat eine Arbeitshilfe zur Durchführung von Pflegevisiten (▸ Abb. 4.54) veröffentlicht, die unter www.dbfk.de/de/shop/artikel/Praxisheft-Leitfaden-zur-Pflegevisite.php bestellt werden kann.

Die Auswertung der Pflegevisite sollte zeitnah erfolgen und deren Ergebnisse mit den betreffenden Mitarbeitenden und/oder beteiligten Patienten besprochen und Konsequenzen daraus umgesetzt werden, die wiederum eine Änderung der Pflegeplanung und Interventionen bedeuten können.

Die Ergebnisse von Pflegevisiten können ihrerseits wiederum Anlass für eine Fallbesprechung oder kollegiale Beratung sein.

Fallbesprechungen

Anlass für eine **Fallbesprechung** ist die konkrete Situation einer pflegebedürftigen Person bzw. eines Patienten. Ein Fallbringer stellt eine entsprechende Situation dar. Dabei geht es um Situationen, die hochkomplex sind und ohne gemeinsamen Aus-

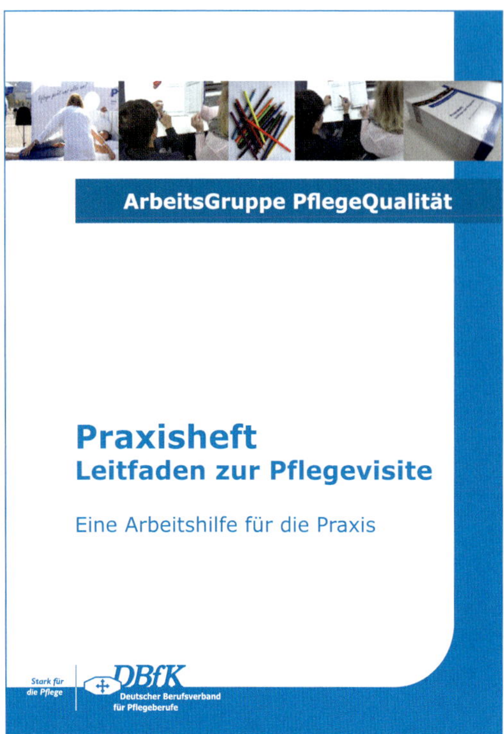

Abb. 4.54 Leitfaden zur Pflegevisite des Deutschen Berufsverbandes für Pflegeberufe (DBfK) [W267]

tausch mehrerer oder aller Mitglieder des therapeutischen Teams nicht befriedigend bearbeitet werden können. Es kann auch sein, dass schwierige therapeutische Entscheidungen getroffen werden müssen, die den Konsens aller Beteiligten erfordern.

Anlässe für Fallbesprechungen können z. B. sein:

- Freiheitsentziehende Maßnahmen und die regelmäßige Überprüfung, ob diese weiterhin indiziert sind
- Verschlechterung des Gesundheitszustands von Pflegebedürftigen
- Bestimmte, regelmäßig vorkommende komplexe Pflegesituationen bzw. solche mit hohem Gefährdungspotenzial (Bsp.: Patienten auf psychiatrischen Abteilungen, bei denen ein Suizidrisiko nicht ausgeschlossen werden kann, Patienten/Bewohner mit fortgeschrittener Demenz und hohem Deprivationsrisiko, Patienten in der ambulanten Pflege mit Verwahrlosungstendenz und/oder dem Risiko sozialer Isolation/Vereinsamung, häusliche Pflegesituationen mit Überforderung pflegender Angehöriger etc.)

Praxistipp

Fallbesprechungen durchführen

Darauf ist zu achten:

- Fallbesprechungen methodisch strukturiert von einem Moderator durchführen lassen.
- Falleinbringung sollte zehn Minuten nicht überschreiten und gut vorbereitet sein (am besten schriftlich die wesentlichen Merkmale der Pflegesituation bzw. das eigentliche Problem, zu dessen Lösung die Besprechung beitragen soll, formulieren).
- Zeitliches Limit für die Gesamtdauer der Besprechung vorab verbindlich vereinbaren (ca. 60 Minuten).
- Einzelne Schritte schriftlich (z. B. auf Flipchart) festhalten, um den Ablauf bzw. die Entscheidungsfindung auch später noch nachvollziehen zu können.
- Gesprächsatmosphäre sollte unbedingt von gegenseitiger Wertschätzung geprägt sein.
- Es muss für alle (auch kontroversen) Meinungen entsprechend Raum sein.

Fallbesprechungen haben sich auch in anderen Bereichen fest etabliert, wie z. B. der Sozialarbeit oder auf bestimmten klinischen Abteilungen. Hier sind es vor allem die sog. Tumorkonferenzen in der Onkologie, bei denen Experten verschiedener Fachdisziplinen einen Fall diskutieren und eine gemeinsame Behandlungsempfehlung geben.

Kollegiale Beratung

Eine Unterart der Fallbesprechung ist die kollegiale Beratung.

Definition

Kollegiale Beratung

Stützende und systematische Reflexion mehrerer Kollegen, um gegenseitig professionelle Ressourcen zu fördern und berufliche Belastungen zu vermindern. Anlass sind insbesondere Situationen, die Unsicherheit hervorrufen und Fragen aufwerfen. Kollegiale Beratung ist eine Beratung von Kollegen durch Kollegen.

Kollegiale Beratung folgt einem festen Arbeitsschema, stärker als eine Fallbesprechung. Kollegiale Beratung ist dem Prinzip der Gleichberechtigung aller Gruppenmitglieder verpflichtet und kommt ohne einen professionellen externen oder internen Moderator aus (anders als z. B. im Falle der Supervision). Das heißt auch, dass die Rollen von Sitzung zu Sitzung wechseln können. Man spricht auch von der „leiterlosen Selbstorganisation". Soll kollegiale Beratung funktionieren und effektiv eingesetzt werden, müssen sich alle Gruppenmitglieder das Wissen zur kollegialen Beratung aneignen. Das Gelingen einer kollegialen Beratung liegt in deren Verantwortung.

Vor jeder kollegialen Beratung müssen die **Rollen der Teilnehmer** verteilt werden:

- Ein Fallerzähler
- Ein Moderator
- Ein Protokollant (der die Aussagen der Teilnehmer und die Inhalte der Beratung sammelt und z. B. auf Flipchart protokolliert)
- Alle anderen Teilnehmer fungieren als Berater
- Ein Prozessbeobachter, der der Gruppe am Ende der Beratung ein Feedback gibt

Der **exemplarische Ablauf** einer kollegialen Beratung besteht aus sechs Schritten:

1. Casting (Festlegung der Rollen)
2. Bericht des Fallerzählers (knappe Schilderung des Problems/der Ausgangslage)
3. Formulierung und Präzisierung der Schlüsselfrage durch den Fallerzähler mit Unterstützung des Moderators
4. Methodenwahl (z. B. Brainstorming, Brainwriting etc.)
5. Beratung durch die Teilnehmer, der Fallerzähler hört zu
6. Abschluss und Ausblick (Rückmeldung durch den Fallerzähler an die Gruppe: Welche Ideen/Vorschläge sind hilfreich für mich? Thematisierung der Ressourcen, die deutlich geworden sind durch den Moderator)

Praxistipp

Downloadlink: Ablauf einer kollegialen Beratung

Der vollständige Ablauf einer kollegialen Beratung einschl. einiger realer Beratungssituationen findet sich auf der Internetseite der Deutschen Gesellschaft für Pflegewissenschaft (DGP) unter: https://dg-pflegewissenschaft.de/wp-content/uploads/2017/05/Leitfaden-BIS1.pdf

Auf den ersten Blick mag es verwundern, warum die **Methode der kollegialen Beratung** als eine Möglichkeit der Evaluation im Rahmen des Pflegeprozesses vorgeschlagen wird. Bis jetzt war immer wieder vom Pflegeprozess als Problemlösungs- *und* Beziehungsprozess die Rede. Damit werden beide Perspektiven, nämlich die von Patient und Pflegenden, in die Betrachtung miteinbezogen. Für die Gestaltung und Organisation des Pflegeprozesses muss daher die Situation der handelnden Pflegenden mitberücksichtigt werden. Nicht nur für den Patienten, sondern auch für die Pflegekraft kann eine Pflegesituation Stress bedeuten. Beide bewerten die Situation unterschiedlich und haben unterschiedliche Copingstrategien ausgebildet, um damit umzugehen. Für die Erreichung der Pflegeziele ist es daher ausschlaggebend, wie beide mit der Situation umgehen. Pflegekraft und Patient können sich in ihrem Bestreben, die vereinbarten Pflegeziele zu erreichen, sowohl hemmen als auch fördern. Kollegiale Beratung kann daher helfen, den eigenen Beitrag als Pflegekraft bei der erfolgreichen Erreichung (oder dem Verfehlen) der Pflegeziele des Patienten zu reflektieren. Dafür braucht es die Fähigkeit, sich selbst und sein eigenes Handeln auch infrage stellen zu können.

Pflegediagnosen, wie z. B. *unwirksames Coping* und die im Zusammenhang damit empfohlenen Pflegeinterventionen, können den **Einfluss** bewusst machen, den **Pflegende auf die Problemlösung** haben. Evidenzbasiertes pflegerisches Handeln kann in solchen Fällen bedeuten, den Patienten zu ermutigen, negative Gefühle wie Wut, Ängste und Verzweiflung zuzulassen und ihnen in angemessener Weise Ausdruck zu verleihen. Dies kann nur gelingen, wenn die Pflegekraft selber bereit ist, die individuellen Copingstrategien des Patienten anzuerkennen, auch wenn es nicht die eigenen sind. Vielleicht fühlt sie sich dadurch verunsichert und reagiert mit innerer Abwehr und Abneigung. Kollegiale Beratung kann dazu anregen, sich mit der eigenen Reaktion auf und dem eigenen Umgang mit bestimmten Pflegesituationen bzw. Patienten auseinanderzusetzen.

Assessmentinstrumente

Nicht nur zu Beginn des pflegerischen Auftrags, sondern auch in individuell festgelegten Abständen können wiederholt durchgeführte **Assessments** eine wertvolle Hilfe sein, um den Pflegezustand des Patienten bzw. Pflegebedürftigen zu evaluieren, um so frühzeitig mögliche Verschlechterungen oder auch Verbesserungen messen und nachvollziehbar dokumentieren zu können (siehe dazu ausführlich ▸ 4.2.3).

Terminierung der Evaluation

Neben der **fortlaufenden Evaluation** spricht man von der **intermittierenden Evaluation,** wenn diese zu einem bestimmten, festgelegten Zeitpunkt stattfindet. Der Zeitpunkt sollte vorrangig individuell gewählt werden und hängt von der Pflegesituation des Patienten ab. Je komplexer und risikoreicher die Pflegesituation ist, umso enger sollten die Evaluationszeiträume gesetzt werden. Dies schließt nicht aus, dass in *angemessenen* Zeitabständen auch die Situation von Bewohnern in weitgehend stabilen Pflegesituationen *regelmäßig* evaluiert wird. Unverzichtbar in klinischen Settings mindestens einige Tage vor der Entlassung des Patienten, um festzustellen, ob ein bestimmter oder noch weiterer Beratungsbedarf im Hinblick auf die Entlassung oder ein poststationärer Versorgungsbedarf besteht. In jedem Fall sollte bei allen Patienten eine abschließende Evaluation erfolgen, um durch Gegenüberstellung von Pflegeinterventionen und Pflegeergebnissen die Bedeutung von Pflege bei der Genesung und Behandlung von Patienten belegen zu können. In vielen stationären und ambulanten Einrichtungen ist es üblich, dass innerhalb eines fest definierten Zeitkorridors nach Neuaufnahme (bis zu ca. sechs Wochen) bei einem ambulanten Pflegedienst oder nach Einzug eines Bewohners in eine stationäre Einrichtung eine Evaluation durchgeführt wird, um festzustellen, wie zufrieden der Pflegebedürftige mit der Betreuung ist (Integrationsgespräch).

4.6 Zusammenfassung

Die Umsetzung des Pflegeprozesses ist in der Praxis immer noch mit erheblichen Umsetzungsproblemen verbunden. Nur durch konsequente Anwendung dieser Methode als der „Essenz der Pflege" wird langfristig die Professionalisierung der Pflege gelingen. Dabei spielt es keine Rolle, welche Dokumentationssysteme zur Anwendung kommen, solange die Schritte des Pflegeprozesses umfassend nachvollziehbar sind. Es bedarf umfassender und regelmäßiger Schulungen der Mitarbeiter, damit die Dokumentation in erster Linie den pflegefachlichen Anforderungen entspricht. Insbesondere sollten auch Auszubildende von Beginn an mit den jeweiligen Pflegedokumentationssystemen in vollem Umfang vertraut gemacht werden. Insbesondere aus didaktischen Gründen und um die vollständige Erfassung aller Schritte des Pflegeprozesses zu erlernen und darzustellen, bieten sich Dokumentationssysteme auf Grundlage „klassischer" Pflegemodelle an, wie zum Beispiel dem „Pflegemodell fördernder Prozesspflege" nach M. Krohwinkel oder dem Modell der funktionellen Gesundheitsverhaltensmuster nach M. Gordon. Diese Kompetenz ist eine der Voraussetzungen, um den Anforderungen als Pflegefachfrau bzw. Pflegefachmann im Sinne des Pflegeberufegesetzes (insbesondere der Vorbehaltsaufgaben) gerecht zu werden. Pflegeklassifikationssysteme können darüber hinaus entscheidend mit dazu beitragen, unabhängig vom ausgewählten Pflegemodell, dass Pflege eine einheitliche Sprache entwickelt, um Pflegephänomene, -ergebnisse und -interventionen präzise darstellen zu können. Nur so wird es möglich sein, die Leistungen von Pflege und ihre Erfolge transparent zu machen und ihre Bedeutung im (gesundheits-)politischen Bewusstsein der Gesellschaft dauerhaft zu verankern.

LITERATUR

AOK Bundesverband (Hrsg.). Fehler als Chance. Profis aus Pflege und Praxis berichten. Berlin: KomPart, 2014.

Bartholomeyczik S, Halek M. Assessmentinstrumente in der Pflege. Möglichkeiten und Grenzen. 2., völlig überarbeitete Auflage. Hannover: Schlütersche, 2009.

Benner P. Stufen zur Pflegekompetenz. From Novice to Expert. 3., unveränderte Auflage. Deutschsprachige Auflage herausgegeben und bearbeitet von Diana Staudacher. Bern: Hogrefe, 2017.

Beikirch E, Schulz A, Fährmann E, Hindrichs S, Rösen EE, Triftshäuser E, et al. Informations- und Schulungsunterlagen zur Einführung des Strukturmodells in der ambulanten, stationären und teilstationären Langzeitpflege, 2017. Aus: www.ein-step.de/fileadmin/content/Schulungsunterlagen_2.0/Informations-_und_Schulungsunterlagen_V2.0_Oktober_2017_final.pdf (letzter Zugriff: 26.10.2022)

Brobst RA, Coughlin AM, Cunningham D, Hess RG, Mason JE, McBride LA, et al. Der Pflegeprozess in der Praxis. 2., vollständig überarbeitete und aktualisierte Auflage. Aus dem Amerikanischen von Elisabeth Brock. Deutschsprachige Ausgabe herausgegeben von Jürgen Georg. Bern: Huber, 2007.

Bickel H, Schäufele M, Hendlmeier I, Heßler-Kaufmann JB. Demenz im Allgemeinkrankenhaus – Ergebnisse einer epidemiologischen Feldstudie. General Hospital Study (GHoSt). Herausgegeben von der Robert-Bosch-Stiftung GmbH. Stuttgart: Druck und Medien GmbH & Co. KG, 2019.

BIVA Pflegeschutzbund. Kritik am deutschen Pflegesystem. Qualitätsmessung durch MD-Prüfungen. Aus: www.biva.de/verbraucherschutz/kritik-am-pflegesystem/qualitaetsmessung-mdk-pruefung/ (letzter Zugriff: 26.10.2022).

Bundesinstitut für Berufsbildung (BiBB) (Hrsg.). Rahmenpläne der Fachkommission nach § 53 PflBG. Rahmenlehrpläne für den theoretischen und praktischen Unterricht. Rahmenausbildungspläne für die praktische Ausbildung. 2., überarbeitete Auflage 2020a. Aus: www.bibb.de/dienst/veroeffentlichungen/de/publication/show/16560 (letzter Zugriff: 26.10.2022)

Bundesinstitut für Berufsbildung (BiBB) (Hrsg.). Begleitmaterialien zu den Rahmenplänen der Fachkommission nach § 53 PflBG, 2020b. Aus: www.bibb.de/dienst/veroeffentlichungen/de/publication/show/16613 (letzter Zugriff: 20.11.2022)

Bundesministerium für Familie, Senioren, Frauen und Jugend (BMFSFJ). Information Demenzsensibles Krankenhaus. Aus: www.wegweiser-demenz.de/wwd/medizinisches/im-krankenhaus/demenzsensibles-krankenhaus-180222 (letzter Zugriff: 26.10.2022)

Bundeszentrale für politische Bildung (bpb) (2022) Die Ziele und Wirkungen der Pflegeversicherung. Aus: https://www.bpb.de/themen/gesundheit/gesundheitspolitik/72804/die-ziele-und-wirkungen-der-pflegeversicherung/.

Deutscher Bundestag (1993) Gesetzentwurf der Fraktionen der CDU/CSU und FDP Entwurf eines Gesetzes zur sozialen Absicherung des Risikos der Pflegebedürftigkeit (Pflege-Versicherungsgesetz – PflegeVG) Drucksache 12/5262. Aus: https://archive.org/details/ger-bt-drucksache-12-5262/mode/2up?view=theater&q=Qualität (letzter Zugriff: 23.11.2022)

Deutsches Netzwerk für Qualitätsentwicklung in der Pflege (DNQP) (Hrsg.). Expertenstandard Dekubitusprophylaxe in der Pflege. 2. Aktualisierung 2017 einschließlich Kommentierung und Literaturstudie. Osnabrück, 2017.

Doenges M, Moorhouse MF, Murr A. Pflegediagnosen und Pflegemaßnahmen. 6., vollständig überarbeitete und erweiterte Auflage. Bern: Hogrefe, 2018.

Frefel D. Biografiearbeit als Intervention bei Menschen mit Demenz. Bachelor of Science in Pflege – Bachelor Thesis. FHS St. Gallen Hochschule für Angewandte Wissenschaften. Aus: www.elsevier.com/__data/assets/pdf_file/0007/1210984/FrefelBiografiearbeitDemenzBT.pdf (letzter Zugriff: 26.10.2022)

Gaßmann M, Marschall W und Utschakowski J (Hrsg.). Psychiatrische Gesundheits- und Krankenpflege – Mental Health Care. Heidelberg: Springer, 2006.

Gordon M. Handbuch Pflegediagnosen. 6., vollständig überarbeitete und erweiterte Auflage. Deutschsprachige Ausgabe herausgegeben von Jürgen Georg. Bern: Hogrefe, 2020.

Happe K, Marhold D. Pflegestandards – Pro und Contra. In: Pflege und Gesellschaft, 4. Jg. (1999) Nr. 1. Aus: https://dg-pflegewissenschaft.de/wp-content/uploads/2017/06/PG-1-1999-Marhold_happe.pdf (letzter Zugriff: 26.10.2022)

Herdman TH, Kamitsuru S, Lopes CT (Hrsg.). NANDA-I-Pflegediagnosen. Definitionen und Klassifikation 2021–2023. Kassel: Recom, 2022.

Heering C. Das Pflegevisiten-Buch. Bern: Huber, 2004.

Juchli L. Krankenpflege. Praxis und Theorie der Gesundheitsförderung und der Pflege Kranker. 6., überarbeitete und erweiterte Auflage. Stuttgart; New York: Thieme, 1991.

Kolditz M, Ewig S. Ambulant erworbene Pneumonie bei Erwachsenen. In: Deutsches Ärzteblatt (Dtsch Arztebl Int 2017; 114: 838–48. DOI: 10.3238/arztebl.2017.0838). Aus: www.aerzteblatt.de/archiv/195086/Ambulant-erworbene-Pneumonie-bei-Erwachsenen (letzter Zugriff: 26.10.2022)

Krohwinkel M. Rehabilitierende Prozesspflege am Beispiel von Apoplexiekranken. Fördernde Prozesspflege als System. 2., überarbeitete und erweiterte Auflage. Bern: Huber, 2007.

Maio G. Mittelpunkt Mensch. Lehrbuch der Ethik in der Medizin. Mit einer Einführung in die Ethik der Pflege. Stuttgart: Schattauer, 2017.

Medizinischer Dienst Bund (MD-Bund). Das neue Begutachtungsinstrument der sozialen Pflegeversicherung. Die Selbständigkeit als Maß der Pflegebedürftigkeit, 2019. Aus: https://md-bund.de/fileadmin/dokumente/Publikationen/SPV/Begutachtungsgrundlagen/19-05-20_NBI_Pflegebeduerftigkeit_Fach-Info.pdf (letzter Zugriff: 26.10.2022)

Mischo-Kelling M, Zeidler H (Hrsg.). Innere Medizin und Krankenpflege. 2., überarbeitete Auflage. München: Urban & Schwarzenberg, 1992.

Moorhead S, Johnson M, Maas, M., Swanson E. Pflegeergebnisklassifikation (NOC). Aus dem Amerikanischen von Michael Herrmann. 2., vollständig überarbeitete und erweiterte Auflage. Bern: Huber, 2013.

Müller-Staub M, Schalek K, König P. Pflegeklassifikationen. Anwendung in Praxis, Bildung und elektronischer Pflegedokumentation. Bern: Hogrefe, 2017.

Nussbaum MC. Gerechtigkeit oder Das gute Leben. Herausgegeben von Herlinde Pauer-Studer. Aus dem Amerikanischen von Ilse Utz. Frankfurt a. Main: Suhrkamp, 2018.

Panka C. Pflegedokumentation entbürokratisiert. Reorganisation der Altenpflege mit dem Strukturmodell. Bern: Hogrefe, 2017.

Pflegestützpunkte Berlin. Vergütung in der ambulanten Versorgung (Berliner Leistungskomplexe zur Pflege – Orientierungswerte). Aus: www.pflegestuetzpunkteberlin.de/thema/berliner-leistungskomplexe-zur-pflege/ (letzter Zugriff: 26.10.2022)

Reuschenbach B, Cornelia M. Pflegebezogene Assessmentinstrumente. Internationales Handbuch für Pflegeforschung und -praxis. 2., unveränderte Auflage. Bern: Hogrefe, 2020.

Statistisches Bundesamt (Destatis). Einrichtungen, Betten und Patientenbewegung. Aus: https://www.destatis.de/DE/Themen/Gesellschaft-Umwelt/Gesundheit/Krankenhaeuser/Tabellen/gd-krankenhaeuser-jahre.html;jsessionid=0F71F1B18D51F2020A9509BE5E9649B4.live721 (letzter Zugriff: 26.10.2022)

Teigeler B. „Den Teufelskreis durchbrechen". In: Die Schwester Der Pfleger 56. Jahrg. 6/17. Melsungen: Bibliomed, 2017. S. 32–36.

Weiß T. Recht in der Pflege. Lernen, Verstehen, Anwenden. München: Beck, 2020.

Wilkinson JM. Das Pflegeprozess-Lehrbuch. Aus dem Amerikanischen von Silke Hinrichs und Michael Herrmann. Deutschsprachige Ausgabe herausgegeben von Jürgen Georg und Jörn Fischer. Bern: Huber, 2012.

Yura H, Walsh MB. The Nursing Process. Assessing, Planning, Implementing, Evaluating. Norwalk, San Mateo: Appleton & Lange, 1988.

Pflegeprozess und interdisziplinäre Zusammenarbeit

Überblick

In diesem Kapitel geht es um die Bedeutung der Zusammenarbeit mit anderen Berufsgruppen, ohne die eine gute gesundheitliche Versorgung von Patienten und Pflegebedürftigen nicht möglich ist. Wie gut eine solche Zusammenarbeit gelingt, hat wiederum Einfluss auf das pflegerische Handeln, wie es sich in den einzelnen Schritten des Pflegeprozesses widerspiegelt. In diesem Kapitel werden folgende Fragen beantwortet:

- Warum wurde die Zusammenarbeit zwischen den unterschiedlichen Berufsgruppen innerhalb des Gesundheitswesens und den verschiedenen Versorgungsbereichen während der letzten Jahre immer wichtiger?
- In welchen Bereichen ist eine gute interdisziplinäre Zusammenarbeit besonders wichtig?
- Welche Bedeutung hat das Thema „interdisziplinäre Zusammenarbeit" in aktuellen pflegewissenschaftlichen Empfehlungen wie z. B. den Expertenstandards?

Die zunehmende Verkürzung der Verweildauer in den Krankenhäusern, die steigende Chronifizierung vieler Krankheiten und nicht zuletzt die Zunahme der Anzahl multimorbider Patienten und solcher mit Migrationshintergrund in allen Bereichen der klinischen und außerklinischen Versorgung stellen das Gesundheitswesen vor große Herausforderungen. Die Lösung der vielfältigen und komplexen Problemlagen vieler Patienten ist nur durch die berufsgruppenübergreifende Zusammenarbeit verschiedener ärztlicher Fachdisziplinen, Pflegefachfrauen und -männern, Sozialarbeitern, psychosozialen Dienstleistern, seelsorgerischen Angeboten, ehrenamtlichen Helfern und informellen Hilfen möglich. Das Pflegeberufegesetz definiert den interdisziplinären Aufgabenbereich neben dem selbstständigen und dem eigenverantwortlichen als einen der drei typischen Tätigkeitsbereiche von Pflegefachpersonen (vgl. dazu auch ▶ 1.4):

Merke

Aus § 5 PflBG

„Die Ausbildung soll insbesondere dazu befähigen […] interdisziplinär mit anderen Berufsgruppen fachlich zu kommunizieren und effektiv zusammenzuarbeiten und dabei individuelle, multidisziplinäre und berufsübergreifende Lösungen bei Krankheitsbefunden und Pflegebedürftigkeit zu entwickeln sowie teamorientiert umzusetzen." (§ 5 (3) 3 PflBG)

In erster Linie geht es hier um die enge Zusammenarbeit mit den behandelnden Ärzten und die Umsetzung ärztlicher Anordnungen bei der Mitwirkung von Pflegefachpersonen an Maßnahmen der medizinischen Diagnostik und Therapie. Darüber hinaus sind es aber auch nicht-medizinische Problemlagen und deren Bewältigung (▶ Abb. 5.1), die das pflegerische Handeln (mit)bestimmen und damit auch die inhaltliche Umsetzung des Pflegeprozesses. (Zu möglichen Abgrenzungsproblemen zwischen ärztlichen und pflegerischen Aufgaben – vor allem auch den Bereich der Vorbehaltstätigkeiten betreffend – siehe ▶ 3.7)

Wie bereits mehrfach erwähnt, ist es wenig hilfreich, wenn pflegerische Tätigkeiten in erster Linie nach sozialrechtlichen Gesichtspunkten und deren Finanzierbarkeit (SGB V, SGB XI, SGB XII) unterschieden werden (▶ 3.8.2). Ebenso schwierig kann es sein, wenn sich der Einsatz von Pflegenden mit ihren jeweiligen Qualifikationen an diesen Kategorien orientiert. Zum Beispiel: Pflegehilfskräfte und solche ohne formale Qualifikation erbringen Leistungen nach SGB XI, Pflegefachfrauen und -männer Leistungen nach SGB V, Sozialarbeiter und andere (Sozialassistenten) Leistungen nach SGB XII etc. Dadurch wird eine ganzheitliche Sicht auf *den* Pflegeprozess verhindert, wichtige Zusammenhänge werden nicht erkannt und das Bewusstsein für die Wirkung pflegerischen Handelns auch auf andere Lebensbereiche des Patienten/Pflegebedürftigen geht verloren. Es spricht nichts

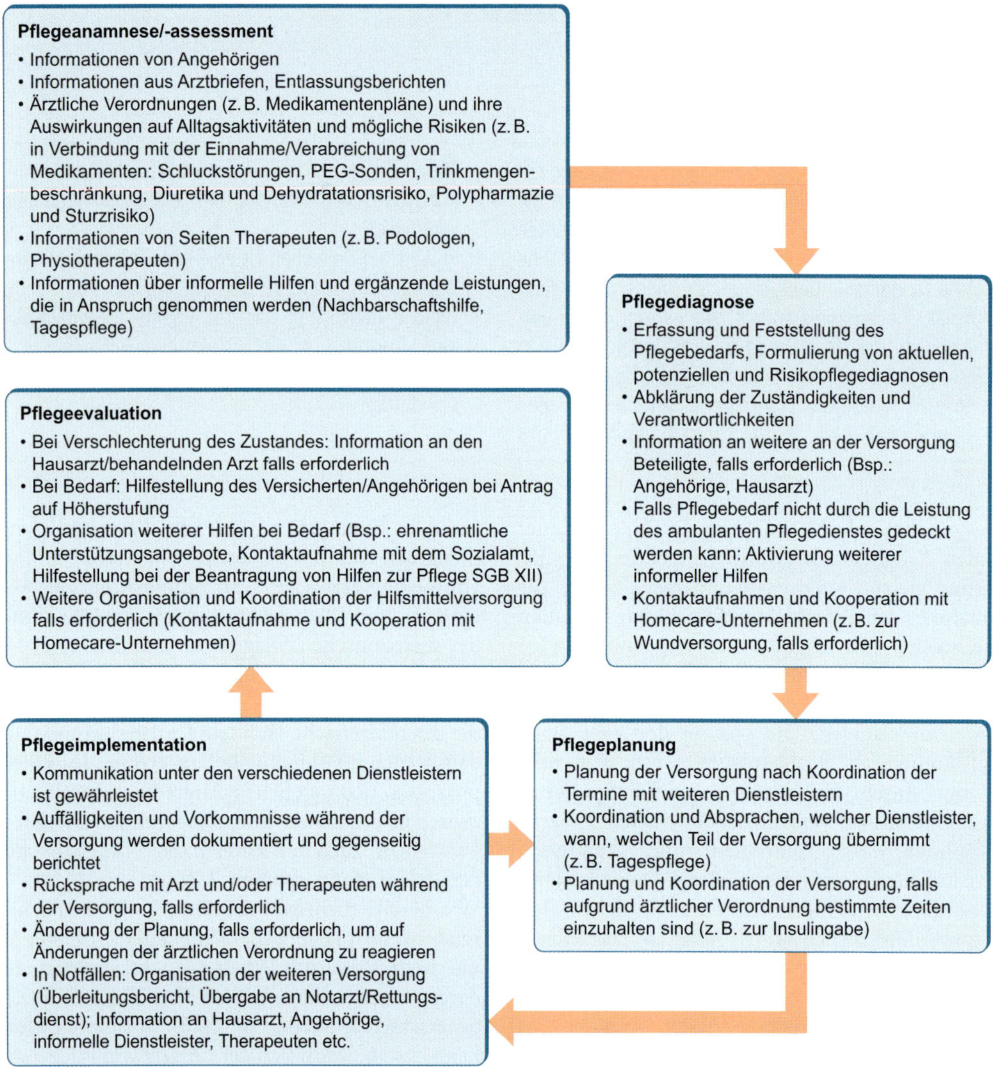

Pflegeanamnese/-assessment
- Informationen von Angehörigen
- Informationen aus Arztbriefen, Entlassungsberichten
- Ärztliche Verordnungen (z. B. Medikamentenpläne) und ihre Auswirkungen auf Alltagsaktivitäten und mögliche Risiken (z. B. in Verbindung mit der Einnahme/Verabreichung von Medikamenten: Schluckstörungen, PEG-Sonden, Trinkmengenbeschränkung, Diuretika und Dehydratationsrisiko, Polypharmazie und Sturzrisiko)
- Informationen von Seiten Therapeuten (z. B. Podologen, Physiotherapeuten)
- Informationen über informelle Hilfen und ergänzende Leistungen, die in Anspruch genommen werden (Nachbarschaftshilfe, Tagespflege)

Pflegediagnose
- Erfassung und Feststellung des Pflegebedarfs, Formulierung von aktuellen, potenziellen und Risikopflegediagnosen
- Abklärung der Zuständigkeiten und Verantwortlichkeiten
- Information an weitere an der Versorgung Beteiligte, falls erforderlich (Bsp.: Angehörige, Hausarzt)
- Falls Pflegebedarf nicht durch die Leistung des ambulanten Pflegedienstes gedeckt werden kann: Aktivierung weiterer informeller Hilfen
- Kontaktaufnahmen und Kooperation mit Homecare-Unternehmen (z. B. zur Wundversorgung, falls erforderlich)

Pflegeplanung
- Planung der Versorgung nach Koordination der Termine mit weiteren Dienstleistern
- Koordination und Absprachen, welcher Dienstleister, wann, welchen Teil der Versorgung übernimmt (z. B. Tagespflege)
- Planung und Koordination der Versorgung, falls aufgrund ärztlicher Verordnung bestimmte Zeiten einzuhalten sind (z. B. zur Insulingabe)

Pflegeimplementation
- Kommunikation unter den verschiedenen Dienstleistern ist gewährleistet
- Auffälligkeiten und Vorkommnisse während der Versorgung werden dokumentiert und gegenseitig berichtet
- Rücksprache mit Arzt und/oder Therapeuten während der Versorgung, falls erforderlich
- Änderung der Planung, falls erforderlich, um auf Änderungen der ärztlichen Verordnung zu reagieren
- In Notfällen: Organisation der weiteren Versorgung (Überleitungsbericht, Übergabe an Notarzt/Rettungsdienst); Information an Hausarzt, Angehörige, informelle Dienstleister, Therapeuten etc.

Pflegeevaluation
- Bei Verschlechterung des Zustandes: Information an den Hausarzt/behandelnden Arzt falls erforderlich
- Bei Bedarf: Hilfestellung des Versicherten/Angehörigen bei Antrag auf Höherstufung
- Organisation weiterer Hilfen bei Bedarf (Bsp.: ehrenamtliche Unterstützungsangebote, Kontaktaufnahme mit dem Sozialamt, Hilfestellung bei der Beantragung von Hilfen zur Pflege SGB XII)
- Weitere Organisation und Koordination der Hilfsmittelversorgung falls erforderlich (Kontaktaufnahme und Kooperation mit Homecare-Unternehmen)

Abb. 5.1 Pflegeprozess: Auswirkungen und Einflüsse interdisziplinärer Zusammenarbeit [P1312, L143]

gegen den grundsätzlichen Einsatz von Pflegehilfskräften (dazu zählen nicht solche mit einer formal anerkannten Pflegeassistenzausbildung!), deren Einsatz muss aber sorgfältig auf Grundlage individueller Delegationsentscheidungen abgewogen werden (▶ 4.2.6, ▶ 4.3.2).

Beispiel Überleitungs-/Entlassungsmanagement

Wie wichtig die interdisziplinäre Zusammenarbeit unterschiedlicher Berufsgruppen ist, wird am Beispiel der **Überleitung** von Patienten von einem in einen anderen Versorgungsbereich deutlich, z. B. bei der **Entlassung** eines multimorbiden Patienten mit hohem Versorgungsbedarf aus dem akut-klinischen Bereich zurück nach Hause.

Fallbeispiel

Frau Müller wird mit einem Diabetes Typ 1 aus dem Krankenhaus entlassen

Erna Müller, 67 Jahre alt, leidet seit ihrer Jugend an einem Diabetes Typ 1. Da sich ihre Blutzuckerwerte weiter verschlechtert haben, ist sie nun auf Veranlassung ihres Hausarztes einige Tage zur Neueinstellung in stationärer Behandlung. Die Pflegefachfrau Lydia Bauer ist die Primärpflegende für Frau Müller und bereitet sie auf ihre anstehende Entlassung vor. Sie erklärt Frau Müller die Handhabung ihres neuen Insulinpens und die Wirkungsweise des neuen Insulins. Sie möchte sich die Injektionen, so wie vorher auch, weiterhin selbstständig, ohne die Hilfe durch einen ambulanten Pflegedienst, verabreichen. Als Entlassungsziel hat Lydia Bauer daher gemeinsam mit der Patientin das *NOC-Pflegeergebnis: Bereitschaft zur Entlassung: unabhängige Lebensführung* vereinbart. Lydia Bauer konkretisiert dieses Pflegeergebnis anhand zweier Ergebnisindikatoren. Sie wird Frau Müller darin anleiten, die verordneten Behandlungen (2 × tgl. Injektion von Insulin) selbstständig durchzuführen (NOC-Ergebnisindikator) und Auffälligkeiten bzgl. ihres körperlichen Zustandes (z. B. Anzeichen von Hyper- oder Hypoglykämie) richtig beurteilen (NOC-Ergebnisindikator) und darauf entsprechend reagieren zu können. Frau Müller wünscht sich, dass ihr Sohn, der sie mehrmals die Woche besucht, ebenfalls über die Umstellung informiert wird. Lydia Bauer nimmt daraufhin Kontakt mit dem Sohn von Frau Müller auf und vereinbart mit ihm ein Beratungsgespräch für den nächsten Tag. Frau Bauer weiß auch schon, wie sie das Gespräch gestalten wird. Frau Müller soll bei der Gelegenheit ihrem Sohn erklären, was es mit der Therapieumstellung und dem neuen Insulin auf sich hat. So kann sie sich selbst ein Bild machen, wie sicher Frau Müller in der Anwendung des neuen Pens ist und ob sie die notwendige Therapieumstellung und die Ernährungsempfehlungen verstanden hat. Da bei Frau Müller außerdem ein Ulcus an der Ferse behandelt werden musste, bekam sie bereits einen speziellen orthopädischen Schuh vom Klinikum, der den Druck auf die Fußsohle reduzieren soll. Lydia Bauer nimmt Kontakt mit einem orthopädischen Schuhmacher auf, damit dieser in den nächsten Tagen bei Frau Müller einen Hausbesuch macht, um Maß für ein zweites speziell angepasstes Exemplar zu nehmen. Lydia Bauer hat der Patientin außerdem empfohlen, eine medizinische Fußpflege in Anspruch zu nehmen, die ihr als Diabetikerin von der Krankenkasse finanziert wird. Auch darum kümmert sich die Pflegefachfrau Lydia Bauer und vereinbart einen Termin für Frau Müller mit einem Podologen, für ein Datum wenige Tage nach der Entlassung.

Hier sind es nicht nur medizinische Fragen der weiteren poststationären Versorgung, die in Abstimmung mit dem Hausarzt gelöst werden müssen. Es geht auch um Probleme der Angehörigen in Fragen der pflegerischen Versorgung, die weitere Beratungen und Schulungen nötig machen. Hinzu kommen weitere Hilfebedarfe, die evtl. nur durch ehrenamtliche (z. B. Besuchs- und Hospizdienste) oder informelle Hilfen (Nachbarschaftshilfe etc.) abgedeckt werden können.

Damit die Versorgung nicht durch fehlende Finanzierbarkeit gefährdet ist, ist es unter Umständen nötig, Hilfestellung bei Beantragung von Leistungen der Sozialhilfe (SGB XII) zu leisten. Wichtig bei alldem ist eine gute Kommunikation unter allen Beteiligten, damit es nicht an irgendwelchen Schnittstellen zu **Versorgungsbrüchen** kommt. Die wenigen Beispiele zeigen, wie hoch die Anforderungen an Pflegefachfrauen und -männer sind, Verantwortung für den Pflegeprozess der ihnen anvertrauten Patienten zu übernehmen. Dies verdeutlicht, wie Pflege-, Entlassungs- und Beratungsprozess ineinandergreifen und parallel laufen (▸ Abb. 5.2).

Praxistipp

Praxisleitfaden Überleitungsmanagement

Für die Überleitung eines Pflegebedürftigen in die Kurzzeitpflege wurde ein „Praxisleitfaden Überleitungsmanagement" herausgegeben, der auf der Internetseite des Bundesministeriums für Gesundheit heruntergeladen werden kann. Er beschreibt in kompakter Form die Anforderungen an zuweisende und nachsorgende Einrichtungen sowie den notwendigen Unterstützungsbedarf für Pflegebedürftige und ihre Angehörigen. (Online unter: www.bundesgesundheitsministerium.de/fileadmin/Dateien/5_Publikationen/Pflege/Broschueren/BMG_Praxisleitfaden-Ueberleitung_barrierefrei.pdf)

Interdisziplinäre Zusammenarbeit und Pflegeprozess: Beispiel Expertenstandards

Mit Entwicklung und Einführung der **Expertenstandards** gewinnt das Thema „interdisziplinäre Zusammenarbeit" auch unter dem Aspekt der Qualitätssicherung weiter an Bedeutung. Eine qualitativ hochwertige Versorgung ist nicht ohne eine solche berufsgruppenübergreifende Zusammenarbeit zu leisten. Alle Expertenstandards fordern daher die Entwicklung einer einrichtungsbezogenen interprofessionellen bzw. multiprofessionellen **Verfahrensanleitung,** die die Verantwortlichkeiten, Aufgaben, Koordination und Kommunikation der an der Versorgung beteiligten unterschiedlichen Akteure regelt.

Pflegeanamnese/-assessment

- Informationen bzgl. des aktuellen Behandlungsverlaufs
- Ermittlung des Pflege-, Beratungs- und Schulungsbedarfs von Frau Müller
- Informationen bzgl. der bisherigen häuslichen Lebens- und Wohnsituation
- Informationen bzgl. der Möglichkeiten poststationären (häuslichen) Versorgung

Pflegediagnose

- Formulierung von aktuellen, potenziellen und Risikopflegediagnosen, Beispiel Frau Müller:
- (PD) Defizitäres Wissen (Frau Müller ist noch unsicher in der Handhabung des neuen Insulinpens; Wirkungsweise des neuen Insulins ist ihr noch nicht klar.)
- (PD) Bereitschaft für ein verbessertes Gesundheits-Selbstmanagement (möchte gerne das neue Therapieregime in ihren Alltag integrieren)

Pflegeplanung

- Information des Sohnes von Frau Müller (auf deren eigenen Wunsch) und ihres Hausarztes über die Therapieänderung
- Vereinbarung eines Beratungsgesprächs gemeinsam mit dem Sohn über die Therapieumstellung und Ernährungsempfehlungen
- Planung der Anleitung und der Schulung von Frau Müller in der Handhabung des neuen Insulinpens bis zur Entlassung
- Koordination der poststationären Versorgung (Terminabsprachen wegen eines Hausbesuchs mit einem Orthopädie-Schumacher und einem Podologen)
- Hinzuziehung eines ambulanten Pflegedienstes zur Versorsorgung des diabetischen Fußulkus (muss noch mit Patientin abgeklärt werden; weitere Abklärung mit dem behandelnden Arzt erforderlich)

Pflegeimplementation

- Durchführung des Beratungsgesprächs
- Kommunikation mit dem behandelnden Arzt
- Durchführung der Anleitung und Schulung

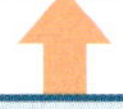

Pflegeevaluation

- Überprüfung des Wissensstands von Frau Müller bzgl. der Wirkungsweise des neuen Insulins und möglicher Symptome einer Hypo- und Hyperglykämie
- Evaluation der Fähigkeit von Frau Müller, sich selber das Insulin sicher zu verabreichen
- Überprüfung des Wissens der Angehörigen (Sohn) bzgl. der Therapieumstellung
- Überprüfen, ob alle notwendigen Voraussetzungen für die weitere häusliche Versorgung vorliegen (Bsp.: Entlass-Verordnung häusliche Krankenpflege sowie Rezepte über Insulin und weiter e Medikamente für die ersten 7 Tage nach der Entlassung)
- Evaluation, ob die poststationäre Versorgung des diabetischen Fußulkus durch einen ambulanten Pflegedienst gewährleistet ist
- Kontaktaufnahme mit der Patientin und Befragung bzgl. ihrer Zufriedenheit und ob die Entlassungsplanung umgesetzt werden konnte bzgl. der häuslichen Versorgung (innerhalb von 48-72 Stunden nach Entlassung)

Abb. 5.2 Pflege-, Beratungs- und Entlassungsprozess für Erna Müller [P1312, L143]

Praxistipp

Inhalte Verfahrensanleitung

Beispiel Expertenstandard „Entlassungsmanagement in der Pflege" (2. Aktualisierung 2019). Eine solche schriftliche Verfahrensregelung sollte z. B. beinhalten:

1. Organisatorische Aspekte,
   z. B. Klärung der Zuständigkeiten, zeitliche und inhaltliche Abfolge der Entlassungsplanung, Aussagen zu prä- und poststationären Schulungen für Patienten und Angehörige
2. Fachlich-inhaltliche Aspekte,
   z. B. Festlegung eines systematischen Vorgehens bei der Identifizierung und Einschätzung von Patienten mit poststationärem Versorgungsbedarf, Vorgaben zur Dokumentation und Evaluation der durchgeführten Maßnahmen, Aussagen zur Kooperation mit externen Dienstleistern
3. Qualifikatorische und personelle Aspekte,
   z. B. Festlegung Anzahl und Qualifikation der mit dem Entlassungsmanagement beauftragten Personen

(DNQP 2019: 26 f.)

Es zeigt sich, dass in diesem Fall die bekannte **Grundstruktur des Pflegeprozesses** erkennbar ist:

1. Einschätzung (des Entlassungsbedarfs)
2. Formulierung von (Entlassungs-)zielen bzw. Ergebnissen
3. Planung der Maßnahmen (z. B. Beratung/Schulung, Information über poststationäre Unterstützungsmöglichkeiten etc.)
4. Durchführung und Umsetzung der Maßnahmen (Implementation)
5. Evaluation (siehe oben: 2. Gespräch mit Erna Müller, Anruf bei Frau Müller oder in anderen Fällen der weiterversorgenden Einrichtung ca. 48–72 Stunden nach der Entlassung und fragen, wie sie zurechtkommt)
   (DNQP 2019: 49 f.)

Die Expertenstandards folgen einer einheitlichen Struktur, angelehnt an das Qualitätsmodell von Donabedian (▸ 4.3.4). Diese Struktur weist wiederum Parallelen mit den einzelnen Phasen des Pflegeprozesses auf. Am Beispiel des Expertenstandards „Entlassungsmanagement in der Pflege" wird deutlich, wie die interdisziplinäre Zusammenarbeit in alle Dimensionen der Qualität hineinreicht bzw. alle Phasen des Pflegeprozesses beeinflussen kann. In der ▸ Tab. 5.1 sind Handlungsbedarfe der interdisziplinären Zusammenarbeit **fett** markiert,

Tab. 5.1 Expertenstandard Entlassungsmanagement in der Pflege: Einfluss interdisziplinärer Zusammenarbeit auf den Pflegeprozess

Strukturkriterien (S)	Prozesskriterien (P)	Ergebniskriterien (E)
S1a: Die Einrichtung verfügt über eine schriftliche Verfahrensregelung für ein **multiprofessionelles Entlassungsmanagement,** mit dem die erforderlichen Abläufe und fachlichen Rahmenbedingungen gewährleistet sind. S1b: Die Pflegefachfrau/der Pflegefachmann beherrscht die Auswahl und Anwendung von Kriterien zur systematischen Einschätzung der Risiken und des erwartbaren Versorgungs- und Unterstützungsbedarfs nach der Entlassung.	P1a: Die Pflegefachfrau/der Pflegefachmann führt mit allen Patienten und deren Angehörigen innerhalb von 24 Stunden nach Übernahme der pflegerischen Versorgung eine erste kriteriengeleitete Einschätzung der erwartbaren poststationären Versorgungsrisiken und des Unterstützungsbedarfs **[unter Berücksichtigung weiterer Leistungsanbieter]** durch. Diese Einschätzung wird bei Veränderung des Krankheits- und Versorgungsverlaufs überprüft und ggf. aktualisiert. P1b: Die Pflegefachfrau/der Pflegefachmann führt bei identifiziertem poststationärem Versorgungrisiko bzw. Unterstützungsbedarf eine differenzierte Einschätzung mit Patient/Patientin und Angehörigen mittels geeigneter Kriterien durch bzw. veranlasst diese.	E1: Eine aktuelle, systematische Einschätzung der erwartbaren poststationären Versorgungsrisiken sowie des Unterstützungs- und Versorgungsbedarfs liegt vor **[mit Hinweisen für andere am Entlassungsmanagement beteiligte Berufsgruppen].**

Tab. 5.1 Expertenstandard Entlassungsmanagement in der Pflege: Einfluss interdisziplinärer Zusammenarbeit auf den Pflegeprozess *(Forts.)*

Strukturkriterien (S)	Prozesskriterien (P)	Ergebniskriterien (E)
S2: Die Pflegefachfrau/der Pflegefachmann verfügt über Planungs- und Steuerungskompetenzen zur Durchführung einer individuellen Entlassungsplanung **[unter Beteiligung anderer Berufsgruppen, soweit erforderlich; Bsp.: Homecare-Unternehmen, Sanitätshäuser etc.]** inklusive der Begleitung und Gestaltung von Übergängen.	P2: Die Pflegefachfrau/der Pflegefachmann entwickelt in Abstimmung mit Patienten und Angehörigen sowie den beteiligten Berufsgruppen unmittelbar im Anschluss an die differenzierte Einschätzung eine individuelle Entlassungsplanung. Wenn nötig wird **weitere Fachexpertise** hinzugezogen.	E2: Eine individuelle Entlassungsplanung liegt vor, aus der die Handlungserfordernisse **[für alle beteiligten Berufsgruppen]** zur Sicherstellung einer bedarfsgerechten poststationären Versorgung hervorgehen.
S3a: Die Pflegefachfrau/der Pflegefachmann verfügt über die Kompetenz, Patienten und Angehörige sowohl über poststationäre Versorgungsmöglichkeiten und -risiken als auch über erwartbare Erfordernisse zu informieren, zu beraten und entsprechende Schulungen anzubieten bzw. zu veranlassen sowie die **Koordination der weiteren daran beteiligten Berufsgruppen** vorzunehmen. S3b: Die Einrichtung stellt sicher, dass zielgruppenspezifische Informations- und Anschauungsmaterialien und geeignete Räumlichkeiten zur Verfügung stehen **[auch Kontaktdaten, Materialien zu Beratungsstellen, Selbsthilfegruppen, Pflegestützpunkte etc.]**.	P3a: Die Pflegefachfrau/der Pflegefachman gewährleistet für Patienten und Angehörige eine bedarfsgerechte Information, Beratung und Schulung **[unter Hinzuziehung weiterer Experten, falls erforderlich]**, um deren Kompetenzen zur Bewältigung der poststationären Pflege- und Versorgungserfordernisse zu erhöhen. P3b: Die Pflegefachfrau/der Pflegefachmann evaluiert regelmäßig Wissen und Fähigkeiten von Patienten und Angehörigen zur Bewältigung der poststationären Pflege- und Versorgungserfordernisse **[wie sie auch durch Leistungen externer Dienstleister abgedeckt werden können]**.	E3a: Patienten und Angehörigen sind bedarfsgerechte Informationen, Beratung und Schulung angeboten worden, um über Versorgungsmöglichkeiten **[unter Einbeziehung regionaler Anbieter]** entscheiden und veränderte Versorgungs- und Pflegeerfordernisse bewältigen zu können. E3b: Informationen zu Wissen und Fähigkeiten **[und weiterführenden Hilfen]** von Patienten und Angehörigen zur Bewältigung der poststationären Pflege- und Versorgungserfordernisse liegen vor.
S4: Die Pflegefachfrau/der Pflegefachmann ist zur Koordination **[betrifft Patienten, Angehörige, interne und externe Leistungserbringer, Rehabilitationseinrichtungen, Einrichtungen der ambulanten, stationären und teilstationären Pflege, Krankenkassen, Medizinischer Dienst …]** des Entlassungsprozesses befähigt und autorisiert.	P4a: Die Pflegefachfrau/der Pflegefachmann stimmt in Kooperation mit Patienten und Angehörigen sowie den **intern und extern beteiligten Berufsgruppen** und Einrichtungen frühzeitig den voraussichtlichen Entlassungstermin sowie die erforderlichen Maßnahmen ab. P4b: Die Pflegefachfrau/der Pflegefachmann bietet **den Mitarbeitenden der weiterversorgenden Einrichtung** und den pflegenden Angehörigen eine Pflegeübergabe unter Einbeziehung der Patienten an.	E4: Mit Patienten und Angehörigen sowie den **weiterversorgenden Berufsgruppen** und Einrichtungen ist der Entlassungstermin abgestimmt. Es sind Maßnahmen eingeleitet, um dem erwartbaren Unterstützungs- und Versorgungsbedarf zu begegnen.

Tab. 5.1 Expertenstandard Entlassungsmanagement in der Pflege: Einfluss interdisziplinärer Zusammenarbeit auf den Pflegeprozess *(Forts.)*

Strukturkriterien (S)	Prozesskriterien (P)	Ergebniskriterien (E)
S5: Die Pflegefachfrau/der Pflegefachmann verfügt über die Kompetenz zu beurteilen, ob die Entlassungsplanung dem individuellen Bedarf und den Fähigkeiten der Patienten und deren Angehörigen entspricht **[Entlassungsfähigkeit beurteilen, bei Bedarf unter Hinzuziehung weiterer Experten].**	P5: Die Pflegefachfrau/der Pflegefachmann führt mit Patienten und Angehörigen in regelmäßigen Abständen aber spätestens 24 Stunden vor dem geplanten Entlassungstermin eine Überprüfung durch, ob die Entlassungsplanung bedarfsgerecht ist. Wenn nötig werden Modifikationen eingeleitet **[z. B. kurzfristige Organisation eines ambulanten Pflegedienstes].**	E5a: Die Entlassung der Patienten ist bedarfsgerecht vorbereitet. E5b: Bereitschaft und Fähigkeit der Patienten zur Entlassung sind erhoben **[auch unter Berücksichtigung der Beurteilung durch andere Berufsgruppen und/oder Angehörige].**
S6a: Die Pflegefachfrau/der Pflegefachmann ist befähigt und autorisiert, eine Evaluation des Entlassungsprozesses durchzuführen **[wenn nötig Empfehlung weiterer Maßnahmen, z. B. Hinzuziehung eines ambulanten Pflegedienstes].** S6b: Die Einrichtung stellt Ressourcen zur Erhebung von Daten zum internen Entlassungsmanagement zur Verfügung **[betrifft auch Daten bzgl. der Zusammenarbeit mit anderen an der Entlassung beteiligten Berufsgruppen].**	P6 Die Pflegefachfrau/der Pflegefachmann nimmt innerhalb von 48–72 Stunden nach der Entlassung Kontakt mit Patienten und Angehörigen oder **der weiterversorgenden Einrichtung** auf und vergewissert sich, ob die Entlassungsplanung angemessen war und umgesetzt werden konnte.	E6a: Patienten und Angehörige haben die geplanten Versorgungsleistungen und eine bedarfsgerechte Unterstützung zur Bewältigung der Entlassungssituation erhalten. E6b: In der Klinik liegen Zahlen und Auswertungsergebnisse zum Entlassungsmanagement vor **[auch in Bezug auf die Einbeziehung anderer Berufsgruppen].**
Pflegeprozess		
• Pflegeassessment/-anamnese (Einschätzung) • Pflegediagnostik • Entlassungsziele/Indikatoren zur Überprüfung der Ergebnisse festlegen Kompetente Pflegefachfrau/kompetenter Pflegefachmann schätzt den zu erwartenden Unterstützungsbedarf systematisch ein; wenn nötig unter Hinzuziehung anderer Berufsgruppen; sie/er verfügt über die dazu erforderlichen Kompetenzen.	• Planung der Entlassung und geeigneter Maßnahmen • Durchführung der Maßnahmen Die Pflegefachfrau/der Pflegefachmann führt die geplanten Maßnahmen durch in enger Abstimmung mit anderen Berufsgruppen; kann kurzfristig auf Änderungen reagieren; laufende Evaluation der Interventionen („in regelmäßigen Abständen").	• Pflege-/Entlassungsziele/-ergebnisse wurden erreicht Die Pflegefachfrau/der Pflegefachmann bewertet das Ergebnis des Entlassungsprozesses anhand der vereinbarten Ziele/Ergebnisse; konnten alle Maßnahmen wie geplant umgesetzt werden?

Handlungsbedarfe der interdisziplinären Zusammenarbeit **fett** markiert, Beschreibungen in eckigen Klammern beziehen sich auf Aussagen in den Kommentierungen der einzelnen Standardkriterien.

Beschreibungen in eckigen Klammern beziehen sich auf Aussagen in den Kommentierungen der einzelnen Standardkriterien.

Im Rahmen der Entwicklung der NANDA-I-Pflegediagnosen wurde außerdem ein weiteres spezielles Ordnungsschema entwickelt, die „*collaborative problems*" (dt. = interdisziplinäre Probleme). Sie bilden spezielle Pflegebedarfe ab, die im Rahmen der interdisziplinären Zusammenarbeit zwischen verschiedenen Berufsgruppen festgestellt werden und Maßnahmen erfordern, die von allen gemeinsam zu verantworten sind (vgl. Carpenito 2014).

Reflexionsfragen

1. Welche Faktoren im Rahmen der interdisziplinären Zusammenarbeit können den Pflegeprozess beeinflussen?
2. Wer ist für die Entlassung/Überleitung der Patienten in den verschiedenen Einrichtungen, die Sie bis jetzt kennengelernt haben, zuständig?
3. Waren Sie bereits an der Entlassung/Überleitung von Patienten/Bewohnern beteiligt?
4. Wie ist der Entlassungs-/Überleitungsprozess in Ihrer Einrichtung organisiert? Gibt es eine hausinterne Verfahrensanweisung bzw. einen Standard hierzu?
5. Mit welchen Berufsgruppen muss in Ihrer Einrichtung im Rahmen der Überleitung kooperiert werden?

LITERATUR

Carpenito LJ. Das Pflegediagnosen-Lehrbuch. Pflegeassessment, Pflegediagnosen und Pflegeinterventionen für Profis und Praxis. Aus dem Amerikanischen von Michael Herrmann. Deutschsprachige Ausgabe herausgegeben von Jürgen Georg, Christian Heering und Detlef Kraut. Bern: Huber, 2014.

Deutsches Netzwerk für Qualitätsentwicklung in der Pflege (DNQP) (Hrsg.). Expertenstandard Entlassungsmanagement in der Pflege. 2. Aktualisierung. Osnabrück, 2019.

Moorhead S, Johnson M, Maas M, Swanson E. Pflegeergebnisklassifikation (NOC). Aus dem Amerikanischen von Michael Herrmann. 2., vollständig überarbeitete und erweiterte Auflage. Bern: Huber, 2013.

6 Pflegeprozess als Instrument der Qualitätssicherung

Überblick

In diesem Kapitel geht es darum, den Pflegeprozess als wichtiges Instrument der Qualitätssicherung zu begründen. Der Zusammenhang zwischen Pflegeprozess und anderen branchenübergreifenden Qualitätssicherungssystemen, allen voran dem sog. PDCA-Zyklus, soll dabei deutlich werden.
In diesem Kapitel werden folgende Fragen beantwortet:

- Wie kann der Pflegeprozess zur Sicherung der Qualität in der Pflege beitragen?
- Welche Ähnlichkeiten zwischen Pflegeprozess und anderen anerkannten Methoden der Qualitätssicherung (PDCA-Zyklus) gibt es?
- Welches sind die gesetzlichen Grundlagen der Forderung nach Qualitätssicherung für ambulante und stationäre Pflegeeinrichtungen?

Definition

Qualitätssicherung

Alle Maßnahmen (intern und extern), die der Sicherung der Qualität der Pflege innerhalb einer Einrichtung und dem individuellen Pflegebedürftigen dienen. *Was* dabei konkret unter Qualität zu verstehen ist, welche Indikatoren solche Qualität am besten abbilden können und *welche* Maßnahmen am besten geeignet sind, Qualität sicherzustellen, ist eine andere Frage. Die Diskussion darüber dauert immer noch an.

Der Pflegeprozess ist ein wichtiger Denk- und Handlungsansatz, damit pflegerische Entscheidungen von Pflegefachfrauen und -männern zielgerichtet und konsequent patientenorientiert getroffen werden können. Durch die konsequente Umsetzung dieses Prozesses können *„aktuelle und potenzielle Gesundheitsprobleme, komplexe Pflegesituationen, Entwicklungspotenziale, Fähigkeiten, Ressourcen und Schutzfaktoren eingeschätzt und diagnostiziert sowie gezielte Interventionen geplant, ausgeführt und bewertet [werden], um Fähigkeiten, Ressourcen und Schutzfaktoren zur Förderung der Gesundheit zu nutzen, zu entwickeln und potenziellen Gesundheitsrisiken vorzubeugen sowie aktuelle Gesundheitsprobleme und Krisen zu lösen, zu lindern, Symptome zu managen oder Menschen aller Altersstufen und ihren Bezugspersonen bei deren Bewältigung zu unterstützen“* (Doenges, Moorhouse, Murr 2018: 114 f.). Die Anwendung von Pflegeklassifikationen hilft zudem, die Entscheidungen **evidenzbasiert,** d. h. auf der Basis des besten verfügbaren Wissens zu treffen. Der **Pflegeprozess** ist damit ein wichtiger **Baustein der Qualitätssicherung.** Er weist Ähnlichkeiten mit dem Deming-Zyklus (▶ 3.2) auf, der bereits seit den 1950er-Jahren und der Entwicklung erster Qualitätsmanagementsysteme als wichtigste Methode gilt, um die Qualität von Produkten oder Dienstleistungen aufrechtzuerhalten und weiter zu verbessern. Er bedeutet auch, sein eigenes Handeln ständig kritisch zu hinterfragen und an den Bedürfnissen der „Kunden“ (bzw. pflegebedürftigen Menschen) auszurichten. Der Pflegeprozess beschreibt damit nichts anderes, als das Ziel des Deming-Zyklus (▶ Tab. 6.1): Die Bereitschaft zur **ständigen Verbesserung** (*japan. = kaizen*), ein wesentliches Merkmal von Qualitätsmanagementsystemen. Damit ist nicht gemeint, dass von erfolgreichem pflegerischem Handeln nur dann gesprochen werden kann, wenn sich der Zustand des Patienten bzw. des Pflegebedürftigen durch Pflegeinterventionen in jedem Fall verbessert. In vielen Fällen ist eine solche Verbesserung (z. B. in palliativen Situationen) – zumindest im rein körperlichen Sinne – nicht möglich. Es würde ein völliges Missverständnis des Prozessgedankens bedeuten, in jedem Fall eine solche Verbesserung zu erwarten. Der Anspruch der ständigen Verbesserung richtet sich in erster Linie an die Pflegefachfrau bzw. den Pflegefachmann selbst, noch besser auf die Bedürfnisse des Patienten einzugehen, sich selber dabei kritisch zu hinterfragen, um die Probleme und Ressourcen des Patienten noch besser zu identifizieren und zu benennen und das eigene Handeln daraufhin auszurichten.

Tab. 6.1 Deming-Zyklus und Pflegeprozess (nach: MDK 2005: 47)

PDCA-Zyklus (nach Deming)	5-schrittiger Pflegeprozess nach Brobst
PLAN (Festlegen der Ziele und Prozesse unter Einbeziehung der Unternehmenspolitik und der Kundenanforderungen)	Auf der Grundlage der gesammelten Informationen **(Pflegeassessment)** werden mit dem Pflegebedürftigen gemeinsam Probleme definiert und **Pflegediagnosen** formuliert. Unter Berücksichtigung von Fähigkeiten und Ressourcen werden **Pflegeergebnisse** (Ziele) und **Pflegeinterventionen** zur Problemlösung vereinbart.
DO (Ausführen der Prozesse)	Die vereinbarten Pflegemaßnahmen werden umgesetzt und durchgeführt **(Pflegeimplementation)** und dokumentiert.
CHECK (Überwachung und Messen von Prozessen und Reaktion der Kunden beobachten)	Die Wirkung der Pflegemaßnahmen auf das Problem und die Situation des Pflegebedürftigen wird in individuell festgelegten, regelmäßigen Intervallen kontrolliert und im Hinblick auf die Ziel(Ergebnis-)formulierung **evaluiert (Pflegeevaluation).** Als Grundlagen können Ergebnisindikatoren dienen, wie sie Teil der NOC-Pflegeergebnisklassifikation sind.
ACT (Die Leistung der Organisation bewerten und Maßnahmen zur ständigen Verbesserung ergreifen)	Aufgrund der Ergebnisse der Zielüberprüfung werden die Pflegeinterventionen bzw. die Pflegeergebnisse, entsprechend der veränderten Situation des Pflegebedürftigen, angepasst oder fortgeschrieben (und der Zyklus beginnt von vorne).

Eine **lückenlose Dokumentation** (► 3.8) dieses Prozesses sorgt außerdem dafür, dass der Verlauf der Pflege und die Entwicklung des Zustandes des Pflegebedürftigen nachvollziehbar, pflegerische Interventionen begründet und die Erfolge von Pflege nachweisbar sind.

Die Regelungen der §§ 112 ff. des SGB XI, in denen die Qualitätsverantwortung der Pflegeeinrichtungen und die Maßnahmen zur Sicherung der Qualität beschrieben sind, fordern die Konkretisierung der Umsetzung der Maßnahmen in zusätzlichen Vereinbarungen. Dazu wurden von den Kostenträgern und den Trägern der Pflegeeinrichtungen, unter Beteiligung des Medizinischen Dienstes und der Verbände der Pflegeberufe auf Bundesebene (u. a.) die sog. **„Maßstäbe und Grundsätze zur Sicherung und Weiterentwicklung der Pflegequalität nach § 113 SGB XI“** vereinbart. Sie definieren ein Mindestniveau, das zur Aufrechterhaltung und Sicherstellung der Qualität der Versorgung erforderlich ist. Als **wichtigstes Instrument** dafür wird der **Pflegeprozess** und seine Abbildung und Nachvollziehbarkeit durch eine entsprechende Pflegedokumentation beschrieben (MD 2019).

Praxistipp

Zum Nachschlagen

Die vollständigen „Maßstäbe und Grundsätze für die Qualität, die Qualitätssicherung und -darstellung sowie für die Entwicklung eines einrichtungsinternen Qualitätsmanagements nach § 113 SGB XI in der vollstationären Pflege“ können Sie auf der Internetseite des Medizinischen Dienstes Bund herunterladen: https://md-bund.de/aktuell/aktuelle-meldungen/neue-massstaebe-und-grundsaetze-fuer-vollstationaere-pflegeeinrichtungen.html

Reflexionsfragen

1. Sehen Sie die Umsetzung aller Schritte des Pflegeprozesses bzw. des Deming-Zyklus in Ihrer Einrichtung gewährleistet?
2. Schauen Sie sich die Pflegedokumentationen mehrerer Ihrer Patienten/Bewohner an: Sind die einzelnen Schritte der jeweiligen Prozesse (► Tab. 6.1) nachvollziehbar?
3. Welchen Zusammenhang sehen Sie zwischen Dokumentation und dem tatsächlichen Pflegezustand des Patienten/Bewohners?
4. Sehen Sie die Qualität der Pflege am Bewohner/Patienten gewährleistet? An welchen Kriterien machen Sie das fest?
5. Beschreiben Sie in eigenen Worten den Zusammenhang zwischen Pflegeprozess und „Qualität“!

LITERATUR

Medizinischer Dienst Bund (MD). Neue Maßstäbe und Grundsätze für vollstationäre Pflegeeinrichtungen. Essen, 2019. Aus: https://md-bund.de/uploads/media/downloads/MuG_stationaer_181123_mit_Anlagen.pdf. S. 8–10. (Letzter Zugriff: 21.9.2022)

Doenges ME, Moorhouse MF, Murr AC. Pflegediagnosen und Pflegemaßnahmen. 6., vollständig bearbeitete und erweiterte Auflage. Deutschsprachige Ausgabe herausgegeben von Maria Müller Staub, Jürgen Georg und Claudia Leonie-Scheiber. Aus dem Amerikanischen von Michael Herrmann. Bern: Hogrefe, 2018.

Medizinischer Dienst der Spitzenverbände der Krankenkassen e. LZ?? V. (MDS). Grundsatzstellungnahme Pflegeprozess und Dokumentation Handlungsempfehlungen zur Professionalisierung und Qualitätssicherung in der Pflege. Essen, 2005. Aus: https://md-bund.de/fileadmin/dokumente/Publikationen/SPV/Grundsatzstellungnahmen/30_Pflegeprozess_Dok_2005.pdf (letzter Zugriff: 21.9.2022)

7 Pflegeprozess und Ethik

Überblick

In diesem Kapitel soll deutlich werden, wie Pflegeprozess und Ethik zusammenhängen. Wie bereits in den vorangegangenen Kapiteln deutlich wurde, dass pflegerische Entscheidungen nicht nur auf Basis pflegefachlichen Wissens, sondern auch auf Grundlage von Werten, Bedürfnissen und Präferenzen getroffen werden.

In diesem Kapitel werden folgende Fragen beantwortet:

- Welche Bedeutung hat *Ethik* in der Pflegeausbildung? (► 7.1)
- Welches sind die wichtigsten ethischen Prinzipien, die auch für ethische Entscheidungsfindungen Orientierungshilfe bieten können? (► 7.2)
- Wie ist der Zusammenhang zwischen ethischen Prinzipien und den Schritten des Pflegeprozesses? (► 7.2)

7.1 Professionelle Ethik

Definition

Ethik

Das Wort *„ethos"* kommt aus dem Griechischen und bedeutete in der Antike so viel wie „Charaktereigenschaft", die durch Gewohnheit erworben wird und die einen Menschen in bestimmter Weise *gut* handeln lässt. Ethik als wissenschaftliche Disziplin befasst sich mit der Frage: Wie soll ich handeln? Sie fragt nicht nach dem, was ist, sondern nach dem, was sein *soll*, was moralisch richtig oder falsch, gut oder böse, gerecht oder ungerecht ist. Ethik versucht zu begründen, *warum* etwas moralisch richtig oder falsch ist und wir in einer bestimmten Weise handeln *sollen*. Die Bereiche, mit denen sich Ethik beschäftigt, sind mittlerweile sehr ausdifferenziert. Während die angewandte Ethik wie zum Beispiel die politische Ethik, Umweltethik, Technikethik, medizinische oder pflegerische Ethik sich mit dem moralisch gebotenen Handeln in bestimmten Lebensbereichen beschäftigt, gilt das Interesse der sog. Metaethik der Frage, was es bedeutet, moralisch zu argumentieren und wie vernünftig und begründungsfähig moralische Aussagen überhaupt sind oder ob es sich dabei zum Beispiel nur um Ausdrücke von Gefühlen handelt, mit denen wir die Handlungen anderer kommentieren.

Pflege im Sinne des Pflegeberufegesetzes (§ 5 PflBG) umfasst die *„selbstständige, umfassende und prozessorientierte Pflege von Menschen aller Altersstufen in akut und dauerhaft stationären sowie ambulanten Pflegesituationen"*. Diese allgemeine Definition wird in den folgenden Absätzen weiter ausgeführt und dabei werden drei Aufgabenbereiche professioneller Pflege unterschieden (► 1.4). Pflegerisches Handeln in diesem Sinne kann nur erfolgen entsprechend dem *„allgemein anerkannten Stand pflegewissenschaftlicher, medizinischer und weiterer bezugswissenschaftlicher Erkenntnisse* **auf Grundlage einer professionellen Ethik**" (§ 5 (2) PflBG). Ethische Reflexion bildet also die Grundlage, das **Fundament allen pflegerischen Handelns** und betrifft damit alle anderen Kompetenzen, Aufgaben und Fertigkeiten, die während der 3-jährigen Ausbildung erworben werden.

Merke

Pflege und Ethik

In der Pflege gibt es keinen „ethikfreien" Raum!

In allem, was Pflegefachfrauen und -männer tun, sind daher **grundlegende ethische Prinzipien** zu beachten. Die Identifizierung und Benennung von Problemen, die Auswahl geeigneter Interventionen, die Vereinbarung von Zielen/Ergebnissen, die Durchführung und die gemeinsame Evaluation der Maßnahmen setzt voraus, dass

- die Autonomie des Patienten respektiert wird **(Prinzip der Autonomie),**
- die Pflegefachperson ihrer Fürsorgepflicht nachkommt **(Prinzip der Fürsorge bzw. des Wohltuns),**
- der Patient keinen Schaden erleidet (**Prinzip des Nichtschadens**) und
- Gerechtigkeitsüberlegungen (**Prinzip der Gerechtigkeit**) berücksichtigt werden.

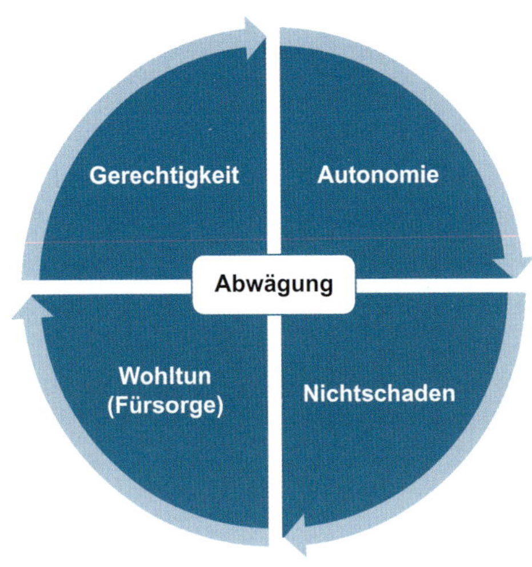

Abb. 7.1 Die vier (medizin-)ethischen Prinzipien nach Beauchamp und Childress [P1312, L143]

Diese allgemein anerkannten vier (medizin-)ethischen Prinzipien (▸ Abb. 7.1) bilden eine exemplarische Grundlage, an der sich auch Pflegefachfrauen und -männer – zusätzlich zu evidenzbasierten pflegefachlichen Empfehlungen – bei pflegerischen Entscheidungsfindungen orientieren können. Erstmals wurden diese Prinzipien Ende der 1960er-Jahre von den US-amerikanischen Bioethikern T. L. Beauchamp und J. F. Childress in ihrem weit verbreiteten Lehrbuch *Principles of Biomedical Ethics* (*dt.* = Prinzipien der Bioethik) ausführlich beschrieben. Immer mehr hatte man erkannt, dass aufgrund des medizinisch-technischen Fortschritts Situationen und Schwierigkeiten eintreten können, in denen das bloße medizinische Wissen und seine Anwendung nicht ausreichen, um zu wissen, wie im Einzelfall entschieden werden soll. Der Grundgedanke einer solchen Prinzipienethik: Es ist möglich, Prinzipien zu formulieren, auf die man sich einigen kann, auch in einer Welt, in der es sehr unterschiedliche Vorstellungen darüber gibt, welche Werte und Überzeugungen das Leben lebenswert machen. Und das als minimale Basis, um menschliches (und damit auch pflegerisches und medizinisches) Handeln begründungsfähig zu machen.

Tatsächlich ist aber die praktische Umsetzung dieser (abstrakten) Prinzipien nicht immer widerspruchsfrei möglich und begründet die Notwendigkeit, auch andere Kriterien bei pflegerischen Entscheidungen zu berücksichtigen.

7.2 Ethikansatz im Gesundheitswesen

Zunächst aber ein kleiner Überblick über die einzelnen Prinzipien des am weitesten verbreiteten Ethikansatzes in Bereichen des Gesundheitswesens.

Prinzip der Autonomie

Erst etwa ab den 1960er-Jahren wurde begonnen, auch die **Interessen und die Meinung des Patienten** bzw. Pflegebedürftigen in pflegerischen Entscheidungen zu berücksichtigen. Zuvor galt die Autorität des Arztes als uneingeschränkt und er allein als kompetent genug, über Fragen von Therapie und Therapieabbruch zu entscheiden.

Die gegenwärtige Betonung des Autonomieprinzips rührt daher, dass es kein einheitliches Wertesystem gibt, das allgemein vorgibt, was unter einem gelingenden Leben zu verstehen ist und die Meinungen darüber weit auseinandergehen. Als kleinster gemeinsamer Nenner kann daher gelten, dass es die Entscheidung jedes Einzelnen sein muss, über sein Leben und Sterben entscheiden zu können.

In der Medizin hat sich der sog. „*Informed Consent*" **(informierte Einwilligung)** durchgesetzt. Das bedeutet, jeder Eingriff und damit auch jede pflegerische Maßnahme setzt die grundsätzliche Aufklärung und Einwilligung des Patienten voraus. So auch im Rahmen des Pflegeprozesses, wenn persönliche und intime Daten des Patienten erfragt werden oder Maßnahmen unter Verletzung von Tabugrenzen durchgeführt werden (vgl. ▸ 4.2).

Wann kann aber davon ausgegangen werden, dass es sich tatsächlich um eine „informierte Einwilligung" und daher um eine **autonome Entscheidung** handelt?

Nach Maio sind es vier **Kriterien,** die eine solche autonome Entscheidung begründen (vgl. Maio 2017: 203–206):

- **Urteilsfähigkeit.** Kann der Patient die relevanten Informationen aufnehmen und verstehen? Ist er sich der Folgen seiner Entscheidung bewusst? Dies setzt voraus, dass der Patient die Informationen in einer verständlichen Art erhält, „angepasst an seine Kultur, [seine] sprachlichen, kognitiven und körperlichen Bedürfnisse sowie an [seine] mentalen Zustände" (ICN 2021a: 9)
- **Verstehen.** Versteht der Patient die Bedeutung seiner Entscheidung *für sein* Leben?
- **Freiwilligkeit.** Ist die Entscheidung ohne äußeren Druck oder Beeinflussung durch andere zustande gekommen?

- **Wohlüberlegtheit** (Authentizität). Entspricht die Entscheidung des Patienten seinen sonstigen subjektiven Wertvorstellungen und -maßstäben?

Trotz der Kürze der Darstellung lässt sich erahnen, dass auch diese Kriterien nicht immer „eindeutig" und klar sind und ihre Bewertung ein erhebliches Maß an Beobachtungsgabe, Fähigkeit zum Zuhören und Urteilsvermögen von Seiten der Pflegefachfrau bzw. des Pflegefachmanns bzw. des Arztes voraussetzt.

Die **Beachtung der Autonomie** ist ein grundsätzliches Prinzip, das in allen medizinischen und pflegerischen Entscheidungen Priorität haben muss. Seine Befolgung bedeutet allerdings nicht, den Äußerungen des Patienten „automatisch" zu folgen. Auch Wünsche und Äußerungen können den augenblicklichen Umständen (z. B. Schmerzen) geschuldet sein, durch Krankheit beeinflusst werden oder auf äußeren Druck zustande kommen. Hier ist es wichtig, die Aussagen des Patienten immer auch kritisch zu hinterfragen, um einen Eindruck davon zu bekommen, ob sie sich tatsächlich in „das Ganze" der Biografie des Patienten einfügen und in diesem Sinne „wohlüberlegt" sind. Dies bedeutet andererseits auch, einem Menschen mit Demenz die Autonomiefähigkeit nicht grundsätzlich abzusprechen, im Gegenteil. Hier ist es notwendig, weiter zu differenzieren. Viele Demenzkranke (abhängig vom Stadium der Erkrankung) sind zwar nicht (mehr) in der Lage, über Bankgeschäfte zu entscheiden. Sehr wohl aber haben sie weiterhin ein Gespür dafür, was ihrem Körper guttut, was ihnen schmeckt, ob sie Hunger haben oder nicht und was ihr Wohlbefinden fördert. Je unmittelbarer der Bereich ist, über den Entscheidungen zu treffen sind, umso länger bleibt auch die Autonomiefähigkeit erhalten.

Darüber hinaus darf nicht vergessen werden, dass sich autonome Entscheidungen niemals „im luftleeren Raum" und isoliert von anderen abspielen. Eine wesentliche Grunderfahrung und -fähigkeit des Menschen ist die der Verbundenheit und zugleich des Getrenntseins von anderen Menschen. Nur in diesem Spannungsfeld zwischen liebevoller Zuwendung und eigenen Überzeugungen kann sich echte Autonomie entwickeln.

Beispiel Pflegeprozess: Auch in Fällen von schweren Formen der Demenz kann nicht von vornherein dem Betroffenen die Fähigkeit zur Autonomie und Selbstbestimmung über sich und seinen Körper abgesprochen werden. Es bedarf großer Empathie, Erfahrung und Beobachtungsgabe, auch in so einem Fall Anzeichen dafür zu entdecken, welche Interessen, Wünsche und Bedürfnisse hinter den verbalen und nonverbalen Ausdrucksformen stecken, um Risiken und Pflegebedarfe richtig einschätzen zu können.

Prinzip des Nichtschadens

Das Prinzip des Nichtschadens ist eines der ältesten medizinethischen Prinzipien und bereits im **Eid des Hippokrates** beschrieben. Was aber die Forderung bedeutet, einem Menschen keinen Schaden zuzufügen, erschließt sich nicht immer auf den ersten Blick. Medizinische Therapien oder auch pflegerische Interventionen erfordern allerdings unter Umständen, einen Schaden in Kauf zu nehmen, um ein höheres Ziel, nämlich die (erhoffte) Heilung oder die Reduzierung eines Risikos zu erreichen, das möglicherweise einen noch größeren Schaden verursachen könnte. Daran wird deutlich, wie eng dieses Prinzip mit dem Autonomieprinzip zusammenhängt. Jemandem nicht zu schaden gilt nicht absolut, sondern ist immer kontextabhängig und bedarf der Einwilligung und Aufklärung des Patienten.

Merke

Körperverletzung oder Prinzip des Nichtschadens?

Die Verabreichung einer Insulininjektion stellt einen Schaden dar und gilt im juristischen Sinne als Körperverletzung und damit als Straftat. Sie dient aber der Erreichung eines höheren Ziels, nämlich dem Konstanthalten des Blutzuckerspiegels, um zu verhindern, dass der Patient eine Hyperglykämie entwickelt. Ohne Insulininjektion wäre der hervorgerufene Schaden um ein Vielfaches höher, als die durch die Injektion verursachte relativ kleine Verletzung der Haut.

Voraussetzungen sind allerdings:

- Es gibt eine eindeutige medizinische Indikation für diese Maßnahme.
- Der Patient willigt darin ein, er trifft also eine autonome Entscheidung.
- Die ausführende Pflegekraft besitzt die entsprechende formale Qualifikation.

Wären diese Voraussetzungen nicht erfüllt, so könnte man sich zurecht auf das Prinzip des Nichtschadens berufen und es hätte nicht nur strafrechtliche Konsequenzen, sondern es wäre auch kein moralisches Prinzip denkbar, dass einen solchen Eingriff rechtfertigen würde.

Beispiel Pflegeprozess: Bei der Planung und der Auswahl der Interventionen ist abzuwägen, ob ein möglicher Schaden (Schmerz, Missachtung von Interessen, Verletzung der Intimsphäre etc.), den die Intervention bedeuten könnte, durch den Nutzen, den die Intervention für den Patienten hat, aufgewogen werden kann.

Prinzip des Wohltuns bzw. der Fürsorge

Nach dem Prinzip des Wohltuns zu handeln, ist wesentlich schwieriger zu bestimmen, als es das Prinzip des Nichtschadens ist. Einem Menschen nicht zu schaden, ist in der Regel eindeutiger zu bestimmen, als was es heißt, jemandem Gutes zu tun und aktiv etwas für sein Wohlbefinden zu tun. Eine negative Unterlassungspflicht, wie die Forderung des Nichtschadens auch bezeichnet wird, hat meistens die stärkere Bindungskraft als die **positive Pflicht zur Hilfe,** wie sie in dem Prinzip des Wohltuns zum Ausdruck kommt. Mit anderen Worten: Die stärkere moralische Verpflichtung besteht darin, *etwas nicht zu tun* (z. B. einem anderen Menschen zu schaden), während von einer Verpflichtung, anderen in einer bestimmten Situation zu helfen, nur dann gesprochen werden kann, wenn damit keine unverhältnismäßige Gefahr für denjenigen verbunden ist, der die Hilfe leistet, die Hilfeleistung für ihn also zumutbar ist.

Welche konkrete Form der Hilfe und Unterstützung dem Patienten also gewährt werden soll, d. h. was unter dem Wohl des Patienten zu verstehen ist, hängt sowohl von den konkreten Umständen, als auch davon ab, welche Bedeutung die jeweilige Intervention für den betroffenen Patienten hat. Die Anwendung des Prinzips des Wohltuns setzt also immer die Perspektive der Pflegefachfrau bzw. des Pflegefachmanns **und** die Beurteilung durch den Betroffenen voraus.

Beispiel Pflegeprozess: Das Prinzip des Wohltuns bedeutet, dass bei der Formulierung von Patientenergebnissen bzw. -zielen, die erreicht werden sollen, und der Auswahl geeigneter (ggf. evidenzbasierter) Interventionen immer sowohl die pflegefachliche als auch die Patientenperspektive berücksichtigt werden muss. Der ICN-Ethikkodex spricht von *„evidence-informed practice“* und meint: Die externe Evidenz klinischer Forschung muss mit der Erfahrung der Pflegefachfrau bzw. des Pflegefachmanns, den Werturteilen, Präferenzen von Pflegebedürftigen und den Umständen der jeweiligen Situation zusammengeführt werden (ICN 2021b: 24).

Reflexionsfrage

Welche Situationen sind denkbar (oder haben Sie bereits selber erlebt), in denen die stärkere Verpflichtung, einen Schaden zu vermeiden, die positive Pflicht, Gutes zu tun, überwiegt?

Prinzip der Gerechtigkeit

Die zunehmende **Ökonomisierung** des Gesundheitswesens und damit verbunden die Frage nach der Verteilung von Ressourcen und Leistungen und deren Finanzierbarkeit sind Fragen, die vor allem in gesundheitspolitischen Diskussionen hervortreten. Es sind **Fragen der Gerechtigkeit.** Bereits in der Antike waren Fragen der Gerechtigkeit die zentralen Fragen einer Ethik als Lehre vom guten Leben. Der griechische Philosoph Aristoteles (384-322 v. Chr.) hat dabei bereits eine differenzierte Unterscheidung der Gerechtigkeit in mehrere Formen vorgenommen, die auch heute noch in gesundheitsethischen Debatten eine große Rolle spielt. Für den Bereich der Medizin und Ethik von besonderer Bedeutung ist dabei die **zuteilende Gerechtigkeit,** die sich mit der Frage beschäftigt: *Was steht dem Einzelnen je nach seinen Bedürfnissen und seiner besonderen Lage als Leistung vom Ganzen zu?* Also beispielsweise, welchen Anspruch Menschen in besonderen (Not-) Lagen auf Leistungen der (solidarisch finanzierten) Pflege- und Krankenversicherung haben sollen und wie sich ein solcher Anspruch begründen lässt.

Eine Möglichkeit wäre, einen solchen Anspruch mit der Forderung zu begründen, „Gleiches müsse auch gleichbehandelt werden“. Beispiel: Zwei Patienten mit derselben Krankheit sollen Anspruch auf die gleiche Art von Therapie haben. Aber ist eine solche Forderung tatsächlich realistisch? Was macht die „Gleichheit“ beider Situationen aus? Kann die Gleichheit der Krankheit tatsächlich das alleinige Kriterium sein? Trotz gleicher Krankheit können die Umstände und die Folgen der Erkrankungen für jeden der beiden Patienten völlig unterschiedliche sein. Es ist möglich, dass am Ende die gleiche Therapie dem einen möglicherweise nützt, während sie dem anderen sogar schadet, weil die individuellen Umstände zu unterschiedlich sind. Es bedarf zusätzlich des Urteilsvermögens eines kompetenten Arztes, um die Therapie für beide Patienten individuell so zu gestalten, dass beide den größtmöglichen Nutzen davon haben.

Ist die Pflegeversicherung „gerecht“?

Beispiel: Zwei Pflegebedürftige mit gleichem Pflegegrad haben den gleichen Anspruch auf Leistungen der Pflegeversicherung (z. B. identische Geld- bzw. Sachleistungsbudgets). Aber wird das der Situation der beiden Betroffenen (und ihrer pflegenden Angehörigen) tatsächlich „gerecht“? Es können die Umstände und die persönliche Situation sowie das Ausmaß an informeller Hilfe, auf die eventuell zusätzlich noch zurückgegriffen werden kann, völlig unterschiedlich sein. Zudem stellt sich die Frage, ob sich tatsächlich die individuelle körperliche, geistige und seelische **Bedürftigkeit** zweier unterschiedlicher Menschen durch identische Pflegegrade abbildet, die keinen (oder nur wenig) Spielraum für die Ableitung unterschiedlicher Pflege**bedarfe** lässt. Müssten hier nicht noch weitere Kriterien in die Bewertung miteinfließen und Leistungsansprüche unter anderem auch davon abhängig gemacht werden, welchem von beiden Pflegebedürftigen es nicht nur in körperlicher, sondern auch in materieller und finanzieller Hinsicht besser bzw. schlechter geht? (Zur Unterscheidung von Pflegebedarf und -bedürftigkeit ▸ 3.5.)

Ein gegensätzliches Verständnis von Gerechtigkeit, das nicht auf dem Gedanken der Gleichheit sondern der Freiheit des Einzelnen basiert, ist das **liberale Verständnis von Gerechtigkeit.** Danach ist es gerecht, wenn jeder Bürger die freie Wahl hat, für welche Leistungen er sich im Falle von Krankheit und Pflegebedürftigkeit versichern möchte. Gerechtigkeit in diesem Sinn bedeutet das größtmögliche Maß an persönlicher (Wahl-)Freiheit.

Reflexionsfrage

Welche Probleme sind unter Umständen mit einem liberalen Verständnis von Gerechtigkeit verbunden, die wiederum zu weiteren Gerechtigkeitsproblemen führen könnten?

Weitere Überlegungen, die im Zusammenhang mit der Forderung nach Gerechtigkeit oft angestellt werden, betreffen das Verhältnis von **Kosten und Nutzen** bestimmter Behandlungen, die sog. **Effizienz.** Davon zu unterscheiden ist die **Effektivität** (beide Begriffe werden oftmals miteinander vermischt), die dann gegeben ist, wenn eine bestimmte Behandlung oder Pflegeintervention ihr angestrebtes Ziel erreicht – unabhängig der dafür aufgewendeten Kosten. Eine in diesem Sinn verstandene Gerechtigkeit könnte ebenfalls zu wünschenswerten aber auch weniger wünschenswerten Konsequenzen führen. Die Forderung nach Effizienz könnte zum einen dazu führen, vorhandene Ressourcen möglichst gezielt einzusetzen und nicht zu verschwenden. Andererseits könnte es auch bedeuten, dass bestimmten Patientengruppen, bei denen sich eine Behandlung aufgrund des Alters ohnehin nicht mehr „lohne“, Leistungen eher vorenthalten werden, wenn sich dadurch der Gesamtnutzen insgesamt maximieren ließe.

Die wenigen Beispiele zeigen, dass allein die Forderung nach Gerechtigkeit noch keine inhaltlichen Fragen lösen kann und welche konkreten Konsequenzen damit für die Betroffenen verbunden sind. Der Umgang mit diesem Prinzip hängt wesentlich davon ab, welches **Verständnis von Gerechtigkeit** zugrunde gelegt wird.

Beispiel Pflegeprozess: Das Prinzip der Gerechtigkeit wird dann vor allem akut, wenn es gilt, aufgrund von Zeit- oder Personalmangel vorhandene Ressourcen *gerecht* zu verteilen bzw. Pflegefachfrauen und -männer gezwungen sind, Leistungen zu rationieren und auf bestimmte Interventionen, obwohl geplant und mit dem Patienten vereinbart, zu verzichten. Dann wird deutlich, wie das Prinzip der Gerechtigkeit z. B. mit dem des Wohltuns oder dem der Autonomie in Konflikt gerät, wenn für Pflegebedürftige z. B. keine Zeit bleibt, sie beim Toilettengang zu begleiten und diese stattdessen gezwungen sind, ihre Ausscheidungen in eine „Windel“ zu entleeren.

Eine **prinzipienorientierte Ethik** kann in Konfliktsituationen **Orientierungshilfe** bieten und Entscheidungsprozesse besser strukturieren. Allerdings können Prinzipien alleine der Komplexität von Pflegesituationen nicht gerecht werden. Aus Sicht einer Ethik der Pflege muss hier unbedingt noch das hinzukommen, was bereits Benner als **„ethische Sensitivität“** bezeichnet hat: Das Bewusstsein, dass es sich bei Patienten und Pflegebedürftigen um besonders verletzliche Menschen in z. T. existenziell bedrohlichen Lebenssituationen handelt. Neben der Kenntnis und der Anwendung von Prinzipien bedarf es vor allem immer einer echten mitfühlenden Haltung gegenüber dem Betroffenen, denn diese erst macht die Pflegefachfrau bzw. den Pflegefachmann fähig, Ressourcen und Fähigkeiten des Patienten und seiner Angehörigen zu erkennen, auszuloten und zu nutzen und gleichzeitig auch die eigenen Grenzen realistisch einzuschätzen (Benner 2017).

Reflexionsfragen

1. Welche ethischen Konfliktsituationen haben Sie bereits erlebt? Begründen Sie, warum es sich dabei um *ethische* Konflikte handelte.
2. Erläutern Sie in eigenen Worten die Bedeutung der vier ethischen Prinzipien für die Pflege!
3. Welche Rollen spielten diese Prinzipien bisher in den verschiedenen Praxiseinsätzen und von Ihnen erlebten Pflegesituationen?
4. Erinnern Sie sich an Pflegesituationen, in denen zwei oder mehrere der beschriebenen Prinzipien miteinander in Konflikt gerieten?
5. Nehmen Sie eine konkrete pflegerische Intervention als Beispiel (Durchführung einer komplexen Prophylaxe, Unterstützung eines multimorbiden Patienten/Pflegebedürftigen bei der Körperpflege, Aufnahme-/Anamnesegespräch mit einem neuen Patienten/Bewohner, Versorgung eines palliativen Patienten etc.) und überlegen Sie, welche Bedeutung die vier ethischen Prinzipien in dieser konkreten Situation haben!

LITERATUR

Benner P. Stufen zur Pflegekompetenz. From Novice to Expert. 3., unveränderte Auflage. Deutschsprachige Ausgabe herausgegeben und bearbeitet von Diana Stadacher. Bern: Hogrefe, 2017.

Maio G. Mittelpunkt Mensch. Lehrbuch der Ethik in der Medizin. Mit einer Einführung in die Ethik der Pflege. 2., überarbeitete und erweiterte Auflage. Stuttgart: Schattauer, 2017.

International Council of Nurses (ICN). Der ICN-Ethikkodex für Pflegefachpersonen, 2021a Aus: www.dbfk.de/media/docs/download/Allgemein/ICN_Code-of-Ethics_DE_WEB.pdf (letzter Zugriff: 26.9.2022)

International Council of Nurses (ICN). The ICN-Code of Ethics for Nurses, 2021b. Aus: www.icn.ch/system/files/2021-10/ICN_Code-of-Ethics_EN_Web_0.pdf (letzter Zugriff: 23.07.2022)

8 Grenzen und Zukunft des Pflegeprozesses

Überblick

In diesem Kapitel geht es um die Veränderungen, die der Pflegeprozess seit seiner erstmaligen Erwähnung erfahren hat und welche Weiterentwicklungen dieser Methode in der Literatur diskutiert werden.
Folgende Fragen werden in diesem Kapitel beantwortet:

- Wie ist der gegenwärtige Stand der Umsetzung des Pflegeprozesses, insbesondere in Form von Pflegeklassifikationssystemen?
- Welche Bedeutung hat der Pflegeprozess für die Ausbildung zukünftiger Pflegefachfrauen und -männer?
- Welche Rolle spielen dabei die Rahmenbedingungen in der Pflege?

In den USA wurde der Pflegeprozess bereits in den 1950er-Jahren parallel zur Akademisierung der Pflege als professionelle Arbeitsmethode eingeführt. In Deutschland wurde der **Pflegeprozess** zwar **erstmals 1985 im Krankenpflegegesetz** erwähnt, allerdings ohne nähere inhaltliche Ausgestaltung und für die Pflegepraxis zunächst völlig bedeutungslos (Rottenkolber, Hellmann und Thiele 2020: 52), wenngleich von da an die Planung der Pflege Inhalt der theoretischen Ausbildung war. Mit der erstmaligen Einführung eines bundesweiten Altenpflegegesetzes 2003 sowie der Einführung des neuen Gesetzes über die Berufe in der Krankenpflege (Krankenpflegegesetz) 2004 wurde auch der Pflegeprozess inhaltlich konkreter beschrieben. Erstmals findet sich im Altenpflege- und Krankenpflegegesetz die Differenzierung des Aufgabengebiets professioneller Pflege in drei unterschiedliche Aufgaben- bzw. Verantwortungsbereiche. Der Pflegeprozess ist allerdings noch nicht als vorbehaltene Tätigkeit definiert, das Berufsbild des Gesundheits- und Krankenpflegers bekommt aber deutlich mehr Profil als noch im Gesetz von 1985. Mit Inkrafttreten des Pflegeberufegesetzes am 1. Januar 2020 wurde der Pflegeprozess als Vorbehaltstätigkeit definiert, d. h. nur Pflegefachfrauen und -männer dürfen Pflege entsprechend organisieren, gestalten und evaluieren. Trotzdem sind **Pflegediagnosen und Pflegeklassifikationssysteme** bis heute nur marginal in bundesdeutschen Pflegeeinrichtungen und Kliniken etabliert. Der Anschluss an die internationale Entwicklung ist damit noch lange nicht gelungen. In der neuen generalistischen Pflegeausbildung und der Beschreibung der Kompetenzbereiche wird zumindest die Bedeutung der Pflegediagnostik hervorgehoben. Zudem finden sich in den Rahmenlehrplänen (wenn auch wenig systematisch) Hinweise auf NANDA-I-Pflegediagnosen.

Noch ist der Pflegeprozess im eigentlichen und ganzheitlichen Sinn bis heute in der Praxis wenig verbreitet, wie die Erfahrung zeigt. Nur wenigen Auszubildenden gelingt es, die Systematik dieser Methode auch nur ansatzweise mit den konkreten Problemen und Pflegebedarfen von Pflegebedürftigen in Zusammenhang zu bringen. Und wenn doch, dann bleibt es bei der Beschreibung einzelner Maßnahmen, entsprechend der aufgaben- und verrichtungsorientierten Trennung nach Leistungen der sog. Grundpflege und Behandlungspflege (▸ 3.8.2). In der **Praxisanleitung** fehlt über weite Strecken die Anleitung der Auszubildenden im kritisch-reflexiven Denken und in der Aneignung eines *ganzheitlichen* Blicks auf den Pflegeprozess. Die Methode der Bezugspflege bzw. der Primärpflege („Primary Nursing") existiert bislang vor allem auf dem Papier und in Stellenbeschreibungen. Vor allem in der ambulanten Pflege erfolgt die Organisation immer noch streng aufgabenorientiert und weitgehend nach dem Modell der Funktionspflege mit vielen angelernten Mitarbeitern ohne formale Qualifikation. Es ist nicht die Methode des Pflegeprozesses als solche, die an ihre Grenzen gerät. Es sind vor allem die **Rahmenbedingungen,** die einer wirklich professionellen Anwendung und Umsetzung des Pflegeprozesses im Weg stehen (z. B. fehlende valide Instrumente zur Personalbemessung, fehlende Transparenz pflegerischer Leistungen, verrichtungsorientierte Vergütungsstrukturen, Arztzentriertheit, ungenügende Digitalisierung, fehlende Verbreitung und Nutzung von Pflegeklassifikationssystemen, geringe Akademisierungsquoten in grundständigen Pflegestudiengängen etc.). Es bleibt zu hoffen, dass die neue

Ausbildung in der Lage ist, die Tür einen Spaltbreit zu öffnen, um einen Blick in die Zukunft in Richtung einer **neuen beruflichen Identität** mit größtmöglicher Handlungsautonomie zu werfen.

Die Zukunft des Pflegeprozesses

Die **Methode des Pflegeprozesses** mit seinen fünf Schritten der Pflegeanamnese/-assessment – Pflegediagnostik – Pflegeergebnisformulierung – Durchführung (Implementation) – Pflegeevaluation darf nicht als streng lineare Abfolge von trennscharf voneinander abgegrenzten Handlungen verstanden werden.

Merke

Zunahme der Pflegekompetenz

Ein wesentliches Merkmal zunehmender Kompetenzsteigerung ist die Fähigkeit von Pflegefachfrauen und -männern, vernetzt zu denken – reflexiv, kritisch, theoretisch fundiert und ergebnisorientiert.

Das sog. *„Outcome-Present-State Test-Modell"* (**OPT-Pflegeprozessmodell**) (Original vgl. Butcher, Bulechek, Dochterman et al. 2018, S. 15) ist eine Erweiterung des Pflegeprozesses. Es schlägt hier vor, mehrere Pflegeprobleme (Pflegediagnosen) und Pflegeergebnisse gleichzeitig zu betrachten, umso stärker Zusammenhänge und Beziehungen zwischen den Diagnosen, Ergebnissen und Interventionen zu identifizieren. Als Darstellung und Diskussionsgrundlage eignen sich hierfür besonders Concept-Maps bzw. Mind-Maps, also die bildliche Darstellung von Zusammenhängen. Schwerpunkt dieses Modells ist die **Geschichte** des Patienten bzw. Pflegebedürftigen, mit deren Hilfe es gelingt, die Pflegediagnosen um das Kernthema des Patienten herum anzuordnen, was wiederum alle anderen Pflegediagnosen, Ergebnisse und Interventionen beeinflusst. Der Pflegeprozess in seiner „traditionellen" Form

- ist nicht explizit auf Ergebnisse ausgerichtet,
- berücksichtigt zu wenig reflexives und kreatives Denken,
- ist zu sehr maßnahmen- und prozedurenorientiert,
- ist zu sehr auf lineares und schrittweises Denken ausgerichtet, das das Verständnis komplexer Zusammenhänge und Beziehungen einschränkt,
- schränkt die Entwicklung praxisnaher Theorien zu sehr ein.

Bulechek et al. beschreiben anschaulich die Vorgehensweise nach dem OPT-Modell (► Abb. 8.1).

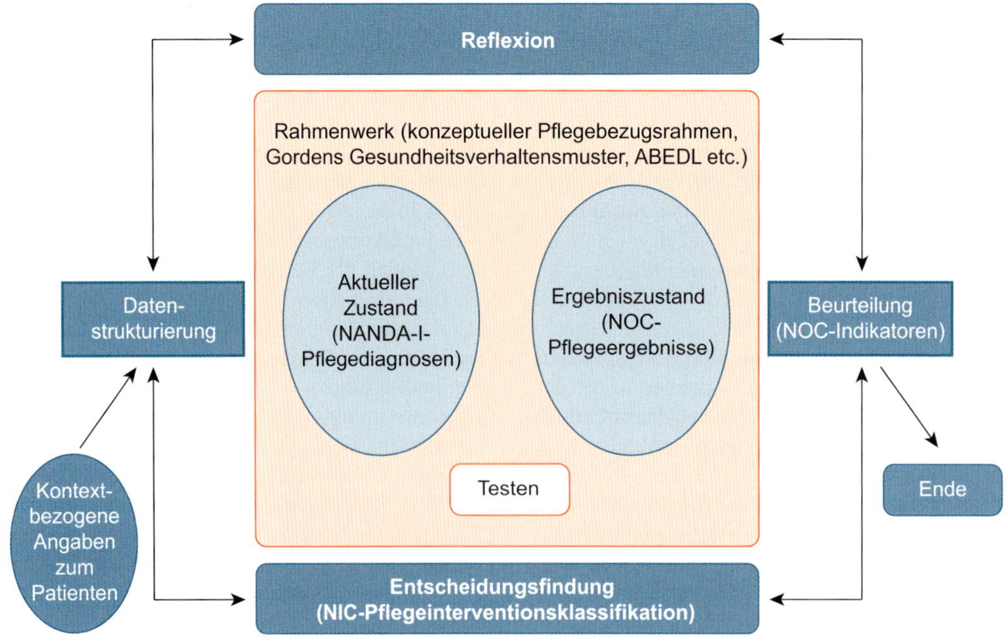

Abb. 8.1 Das OPT-Modell (Bulechek, Bucher, Dochterman et al. 2016: 105) [E1178, L143]

Praxistipp

Vorgehensweise OPT-Modell

„Das OPT-Modell beginnt damit, dass man der Geschichte des Klienten in seinem Kontext zuhört, um wichtige Informationen über den Kontext, wichtige Fragen sowie über die Situation des Patienten zu sammeln. Pesut und Herman schlagen den Einsatz eines Concept-Map-Arbeitsblatts oder „Netzwerks klinischer Schlussfolgerungen" vor, das eine bildliche Darstellung funktioneller Beziehungen zwischen Diagnosen darstellt, die den aktuellen Zustand beschreiben [siehe dazu ▸ 4.1.2 zum Thema „Concept-Map"]. *Die Beziehungen zwischen den Diagnosen unter Anwendung von kritisch-systemischem Denken und Synthese befähigt Pflegende, das* Kernthema *zu ermitteln. Das Kernthema sind eine oder mehrere Diagnosen, die im Mittelpunkt der Geschichte des Patienten stehen und die meisten der anderen Pflegediagnosen unterstützen. […] Der Rahmen der Geschichte kann durch eine bestimmte Pflegetheorie, ein bestimmtes Modell [Bsp. Gesundheitsverhaltensmuster nach Gordon], eine Entwicklungsperspektive oder eine Reihe von Strategien und Verfahren gesetzt werden. Der Geschichte des Patienten durch eine bestimmte Pflegetheorie (großer oder mittlerer Reichweite) einen Rahmen zu setzen, befähigt Pflegende, „pflegerisch" statt medizinisch, psychologisch, soziologisch oder aus irgendeiner sonstigen nichtpflegerischen Perspektive heraus zu denken. Der* aktuelle Zustand *ist die Beschreibung des Patienten im Kontext oder im Anfangszustand. Infolge der Pflege und durch die Veränderungen in der Art der Situation des Patienten ändert sich der aktuelle Zustand mit der Zeit. Die den aktuellen Zustand beschreibenden Probleme lassen sich strukturieren, indem man unter Verwendung der NANDA-I-Taxonomie die Pflegediagnosen ermittelt. […] Geprägt durch das Pflegewissen und/oder die Richtung, die der Patient zu nehmen beschließt, werden Ergebnisse ermittelt, die den gewünschten Zustand des Klienten aufzeigen. NOC-Ergebnisse bilden das Instrument, um den Ergebniszustand zu ermitteln […] Beim Testen stellt die Pflege[fach]person den aktuellen Zustand und den Ergebniszustand nebeneinander, während sie überlegt, welche NIC-Interventionen dazu dienen können, die Lücke zu überbrücken.* Entscheidungsfindung *beinhaltet das Auswählen und Implementieren der spezifischen Pflegeinterventionen. […] Die* Beurteilung *ist der Prozess des Schlussfolgerns auf der Grundlage ergriffener Maßnahmen. Während des gesamten Prozesses des OPT-Modells setzt die Pflege[fach]person* Reflexion *und kritisches Denken ein, indem sie sich selbst beobachtet und gleichzeitig über Klientensituationen nachdenkt."* (Bulechek, Butcher, Dochterman et al. 2016: 105 f.)

Damit Pflege ihre Leistungen und ihre Erfolge zukünftig transparent und refinanzierbar machen kann und sich in der Organisation von Pflege an internationalen Standards orientieren kann, ist es dringend erforderlich, flächendeckend eine einheitliche **Pflegefachsprache** im Sinne eines (elektronischen) Pflegeklassifikationssystems einzuführen, am besten angepasst an das jeweilige Setting. Dieses müsste selbstverständlich auch Gegenstand der Pflegeausbildung und der Gesetzgebung sein, um Pflege als **echte Profession** auf wissenschaftlicher Grundlage, als Synthese von externer und interner Evidenz, zu etablieren.

Wiederholungs- und Reflexionsfragen

1. Erläutern Sie in eigenen Worten die Unterschiede zwischen dem sog. OPT-Modell und dem „klassischen" Pflegeprozess!
2. Welche Rolle spielt der Pflegeprozess bei Ihnen in Anleitungssituationen?
3. Wie leicht/schwer fällt es Ihnen, Zusammenhänge zwischen verschiedenen Pflegeproblemen, -zielen und -maßnahmen am konkreten Patienten/Bewohner zu beschreiben?
4. Inwieweit könnte das OPT-Modell das Bewusstsein für den Pflegeprozess erweitern helfen?

LITERATUR

Bulechek GM, Butcher HK, Dochterman JM, Wagner CM (Ed.). Nursing Interventions Classification (NIC). Seventh Edition. Oxford: Elsevier, 2018.

Bulechek GM, Butcher HK, Dochterman JM, Wagner CM (Hrsg.). Pflegeinterventionsklassifikation (NIC). Aus dem Amerikanischen von Michael Herrmann. Deutschsprachige Ausgabe herausgegeben von Rudolf Widmer und Jürgen Georg. Bern: Hogrefe, 2016.

Carpenito LJ. Das Pflegediagnosen-Lehrbuch. Pflegeassessment, Pflegediagnosen und Pflegeinterventionen für Profis und Praxis. Aus dem Amerikanischen von Michael Herrmann. Deutschsprachige Ausgabe herausgegeben von Jürgen Georg, Christian Heering und Detlev Kraut. Bern: Huber, 2014.

Rottenkolber D, Hellmann G und Thiele G (Hrsg.). Das Pflegeadministrationshandbuch. Pflege – Pflegemanagement – Verantwortung. Bern: Hogrefe, 2020.

9 Lernsituationen

9.1 Einführung

Überblick

In den vorangegangenen Kapiteln wurde ausführlich der Pflegeprozess und seine Umsetzung vorgestellt. Der Pflegeprozess ist mittlerweile international anerkannt. Das Wissen darüber ist die methodische Grundlage professionellen pflegerischen Handelns. Dies schlägt sich auch erstmals in der Gesetzgebung in Form des Pflegeberufegesetzes (PflBG) nieder, in der die wesentlichen Elemente des Pflegeprozesses als vorbehaltene Aufgaben von Pflegefachfrauen und Pflegefachmännern definiert sind. Das konsequente Vorgehen entsprechend dem Pflegeprozess hat damit nicht nur eine pflegefachliche, sondern auch eine ethische und rechtliche Dimension. Die inhaltliche Ausgestaltung, die den Anforderungen unterschiedlich komplexer Pflegesituationen und den individuellen Bedürfnissen von Patienten und Pflegebedürftigen nachkommt, stellt hohe Anforderungen an die Kompetenz von Pflegefachfrauen und -männern. Die nachfolgenden Lernsituationen sollen dabei helfen, sich auf die Prüfungssituationen im Verlauf der Ausbildung vorzubereiten. Sie orientieren sich an den in der Ausbildungs- und Prüfungsordnung (PflAPrV) formulierten Kompetenzen für die Zwischen- und Abschlussprüfungen (► Tab. 9.1) der generalistischen Ausbildung. Sie stellen keine Prüfungsaufgaben dar, sondern sollen dabei helfen, Wissen zu festigen und auszubauen. Die Lernsituationen sind wie folgt aufgebaut:

- Zunehmende Steigerung der Komplexität
- Unterschiedliche Versorgungsbereiche
- Unterschiedliche Altersgruppen der zu pflegenden Menschen

Tab. 9.1 Prüfungen mit ergänzenden Erläuterungen (Schmal, Aufbauwissen Berufl. Selbstverständnis, Elsevier 2022)

Prüfung	Zeitpunkt und Zielsetzung	Kompetenzbereiche	Konsequenzen
Zwischenprüfung	Dient der Prüfung und Ermittlung des Ausbildungsstands zum Ende des zweiten Ausbildungsdrittels	Siehe Anlage 1 (zu § 7 Satz 2) Kompetenzen für die Zwischen-prüfung	Die Ausbildung kann zunächst unabhängig vom Ergebnis der Zwischenprüfung fortgesetzt werden. Lässt das Ergebnis allerdings darauf schließen, dass das Erreichen des Ausbildungsziels gefährdet ist, prüfen die Träger der praktischen Ausbildung und der Pflegeschule gemeinsam, welche Maßnahmen zum Erreichen des Ausbildungserfolgs erforderlich sind und ergreifen diese dann.
Abschlussprüfung	Dient der Ermittlung des Ausbildungserfolgs am Ausbildungsende. Sie umfasst je einen schriftlichen, mündlichen und praktischen Teil.	Siehe Anlage 2 (zu § 9 Absatz 1 Satz 2) Kompetenzen für die staatliche Prüfung nach § 9 zur Pflegefachfrau oder zum Pflegefachmann	Die staatliche Prüfung ist dann bestanden, wenn alle Prüfungsbestandteile mit mindestens „ausreichend" benotet wurden. Jede Aufsichtsarbeit kann einmal wiederholt werden. Es ist dann eine zusätzliche Ausbildung erforderlich (Ausbildungsverlängerung), wenn • alle schriftlichen Aufsichtsarbeiten nicht bestanden wurden oder • die praktische Prüfung nicht bestanden wurde oder • alle Teile der Prüfung nicht bestanden wurden oder • im Einvernehmen des Vorsitzenden des Prüfungsausschusses und den Fachprüfern eine solche als sinnvoll erscheint.

Tab. 9.1 Prüfungen mit ergänzenden Erläuterungen (Schmal, Aufbauwissen Berufl. Selbstverständnis, Elsevier 2022) *(Forts.)*

Prüfung	Zeitpunkt und Zielsetzung	Kompetenzbereiche	Konsequenzen
Bachelorprüfung	Dient der Ermittlung des Studienerfolgs am Ende des Studiums. Sie umfasst je einen schriftlichen, mündlichen und praktischen Teil.	Siehe Anlage 5 (zu § 35 Absatz 2, § 36 Absatz 1, § 37 Absatz 1) Kompetenzen für die Prüfung der hochschulischen Pflegeausbildung nach § 32	Die hochschulische Pflegeausbildung ist erfolgreich abgeschlossen, wenn sowohl der hochschulische als auch der staatliche Prüfungsteil bestanden sind. Jede Modulprüfung, die Teil der stattlichen Prüfung ist, kann einmal wiederholt werden, wenn die zu prüfende Person die Note „mangelhaft" oder „ungenügend" erhalten hat.

9.2 Zwischenprüfung

Lernsituation „Frau Schön – Herausgerissen aus der gewohnten Umgebung"

Die folgende Lernsituation konfrontiert mit drei unterschiedlichen Aufgabenschwerpunkten. Wie im Pflegealltag auch verändert sich die Lebenssituation der beteiligten Personen und damit auch die jeweilige Umgebung bzw. der Versorgungsbereich. Es wird empfohlen, die Aufgaben nacheinander zu lösen. Hierzu ist es möglich, ohne zeitlichen Druck zu arbeiten. Wer hingegen den zeitlichen Aspekt berücksichtigen möchte, kann sich an den nachfolgenden Zeitempfehlungen orientieren:

- Aufgabe 1 „Frau Schön – Herausgerissen aus der gewohnten Umgebung“: ca. 5 Minuten
- Aufgabe 2 „Frau Schön – Ankommen“: ca. 40 Minuten
- Aufgabe 3 „Frau Schön – Ankommen (Fortsetzung)“: ca. 60 Minuten
- Aufgabe 4 „Frau Schön – Der Blutzucker ist aber ganz schön hoch!“: ca. 40 Minuten

Fallbeispiel

Frau Schön – Herausgerissen aus der gewohnten Umgebung

Hildegard Schön, 86 Jahre alt, ist seit gestern Bewohnerin des Pflegeheims, in dem gerade Maike Sonntag ihren Orientierungseinsatz absolviert. Da sie sich zu Hause nicht mehr alleine versorgen konnte, hatte sich Frau Schön schweren Herzens entschieden, in ein Pflegeheim umzuziehen. Frau Sonntag ist bereits seit einigen Wochen auf dem Wohnbereich und kennt daher die Station und ihre Bewohner recht gut. Sie ist nun gespannt auf die neue Bewohnerin und hofft, bei dieser Gelegenheit vieles über den Prozess der Aufnahme einer neuen Bewohnerin zu lernen.

Aufgaben 1

Frau Schön – Herausgerissen aus der gewohnten Umgebung

1. Lesen Sie zunächst das Fallbeispiel.
2. Versetzen Sie sich in die Lage der Auszubildenden Maike Sonntag. Dabei ist es hilfreich, sich den eigenen Einsatz in der stationären Langzeitpflege in Erinnerung zu rufen.

Fallbeispiel

Frau Schön – Ankommen

Gemeinsam mit ihrem Praxisanleiter Daniel Hoffmann bereitet sich Maike Sonntag auf das Aufnahmegespräch mit Hildegard Schön vor. Da sie im Unterricht bereits einiges über den Pflegeprozess gelernt hat, bietet sich ihr nun die Gelegenheit, ihr Wissen in die Praxis umzusetzen. Sie weiß, dass die Pflegeanamnese nicht nur der erste, sondern der wichtigste Schritt im Pflegeprozess ist. Nur wenn alle pflegerelevanten Informationen bekannt sind, kann es gelingen, die Pflegeprobleme und Risiken zu identifizieren, individuelle Pflegeziele gemeinsam mit dem Pflegebedürftigen festzulegen und entsprechende Maßnahmen zu planen. Ihr Praxisanleiter fragt Maike Sonntag, ob sie sich zutraut, unter seiner Anleitung das Aufnahmegespräch mit Frau Schön zu führen. Maike ist etwas aufgeregt, zugleich weiß sie aber auch, dass sie die Dinge nur lernen wird, wenn sie diese auch selbst durchführt. Gemeinsam besprechen sie zunächst das weitere Vorgehen, bevor sie Frau Schön auf ihrem Zimmer besuchen. Frau Schön wurde vorab bereits informiert, dass ein Aufnahmegespräch stattfinden wird. Der Praxisanleiter begrüßt Frau Schön, stellt sich und Maike vor und fragt Frau Schön, ob sie einverstanden wäre, wenn Maike das Gespräch führt. Dabei erfährt sie, dass der Mann von Frau Schön vor einem Jahr an einem Prostatakarzinom gestorben ist. Maike Sonntag fällt auf, dass Frau Schön dabei sehr traurig wirkt. Maike fragt sich, ob sie den Verlust ihres Mannes vielleicht immer noch nicht ganz überwunden hat. Schon als ihr Mann noch lebte, bekam sie zweimal in der Woche Unterstützung durch einen ambulanten Pflegedienst, der ihr beim Baden half. Aber auch das ging nicht mehr, nachdem sie immer mehr in ihrer Beweglichkeit eingeschränkt wurde und ihr Bad zu klein ist, um sie gut durch die Mitarbeiter des Pflegedienstes versorgen zu können. Außerdem kümmerten sich die Mitarbeiter darum, dass sie ihre Medikamente regelmäßig nahm. Frau Schön hat bereits den Pflegegrad 2. Sie erzählt, dass es ihr nicht nur körperlich immer schwerer gefallen ist, alleine zu Hause zurechtzukommen, sondern sie sich auch zunehmend einsam fühlte. Sie hofft daher, dass sie in der Einrichtung bald einige Kontakte knüpfen kann und vielleicht neue Freundschaften entstehen.

Aufgaben 2

Frau Schön – Ankommen
Lernangebot zu Voraussetzungen professioneller Pflege (▸ Kap. 2)

1. Erläutern Sie die Bedeutung von Wahrnehmung und Beobachtung bei der Aufnahme eines neuen Bewohners, Pflegebedürftigen bzw. Patienten.
2. Nennen Sie mögliche Wahrnehmungsfehler, die dabei auftreten können.
3. Welche Rolle spielt die innere Haltung der Pflegefachfrau oder des Pflegefachmanns bzw. berufsethische Grundsätze bei der Erstaufnahme eines Bewohners/Pflegebedürftigen/Patienten? Können Sie entsprechende Hinweise im Fallbeispiel entdecken?
4. Beschreiben Sie in eigenen Worten die Bedeutung und die wichtigsten Inhalte des ICN-Ethikkodex der Pflege.

Fallbeispiel

Frau Schön – Ankommen (Fortsetzung)

Um die Informationen von Frau Schön zu strukturieren und damit sie nichts vergisst, dient Maike Sonntag als Gesprächsgrundlage ein Pflegeanamnesebogen nach den ABEDL von Monika Krohwinkel. Frau Schön erzählt, dass sie sich zwar noch teilweise alleine waschen kann, dabei machen ihr aber die Schmerzen, die durch ihr Rheuma verursacht werden, manchmal ganz schön zu schaffen. Es bleibt darum oft bei einer „Katzenwäsche", wie sie selber sagt. Außerdem würde sie so gerne auch wieder einmal baden, was sie schon lange nicht mehr machen konnte, denn vor dem Ein- und Aussteigen aus der Badewanne hatte sie alleine zu viel Angst – sie könnte ja stürzen. Maike Sonntag sagt: „Kein Problem, dabei können wir Ihnen gerne helfen. Ab 7 Uhr machen wir immer unsere Morgenrunde und am Dienstag haben wir unseren Badetag!" Im Verlauf des weiteren Gesprächs kann Maike Sonntag noch einige weitere Hilfebedarfe von Frau Schön identifizieren und dokumentieren. Bevor sie genauere Aussagen zum Thema „Dekubitus- und Sturzrisiko" machen kann, macht sie Herrn Hoffmann gegenüber den Vorschlag, später noch einige gezielte Assessmentinstrumente anzuwenden. Als Maike Sonntag Frau Schön fragt, ob sie „Probleme beim Ausscheiden hätte", merkt sie, wie unangenehm der Bewohnerin die Frage war. Es war Maike selber sehr peinlich und sie bat daher ihren Praxisanleiter, das Gespräch zu übernehmen. Gemeinsam reflektierten sie anschließend das Gespräch und Herr Hoffmann gab Maike einige wertvolle Tipps, worauf sie das nächste Mal besser achten sollte. Mit Frau Schön wurde die Situation auch noch einmal besprochen. Frau Schön hatte Verständnis für Maike und sagte zu ihr, sie solle sich deswegen nicht zu viele Gedanken machen. „Jeder fängt doch mal an! Fehler sind dazu da, um daraus zu lernen!"

Aufgaben 3

Frau Schön – „Ankommen" (Fortsetzung)
Lernangebot zu: Pflegeprozess (▸ Kap. 3) und Umsetzung des Pflegeprozesses (▸ Kap. 4)

1. Maike Sonntag verwendet als Grundlage für die Erstellung einer Pflegeanamnese eine Vorlage, die nach dem ABEDL-Modell nach Monika Krohwinkel strukturiert ist. Erläutern Sie die Pflegetheorie von Monika Krohwinkel, die ihrerseits aus insgesamt fünf unterschiedlichen (Pflege-)Modellen besteht.
2. Im Zentrum allen pflegerischen Handelns steht die Beziehung zwischen Pflegenden und Bewohnern bzw. Pflegebedürftigen. Dabei spielen auch die individuellen Bedürfnisse des Bewohners bzw. Pflegebedürftigen eine entscheidende Rolle. Welche Eigenschaften von Pflegefachfrauen und -männern sind für den Aufbau einer gelungenen Pflegebeziehung unverzichtbar?
3. „Fehler sind dazu da, um daraus zu lernen!", sagte die Bewohnerin zu Maike Sonntag. Welche Fehler hat Maike im Anamnesegespräch mit der Bewohnerin gemacht und was hätte Maike besser machen können?
4. Was bedeutet in diesem Zusammenhang die Fähigkeit zu *kritischem Denken?*
5. Die Pflegeanamnese dient der Sammlung aller pflegerelevanten Informationen. Welche unterschiedlichen Arten von Informationen gibt es? Nennen Sie Beispiele hierfür.

6. Was versteht man unter Assessmentinstrumenten? Erläutern Sie (kritisch) deren Bedeutung.
7. Nennen Sie einige Assessmentinstrumente.
8. Die Pflegeanamnese dient dazu, die Pflegeprobleme des Bewohners bzw. Pflegebedürftigen zu identifizieren. Ziel ist die Formulierung einer (oder mehrerer) Pflegediagnosen. Erläutern Sie den Aufbau einer NANDA-I-Pflegediagnose.
9. Formulieren Sie anhand der Informationen des Fallbeispiels eine Pflegediagnose.

Fallbeispiel

Frau Schön – Der Blutzucker ist aber ganz schön hoch!

Bereits bei der Aufnahme hatte Frau Schön angegeben, dass sie Diabetikerin ist. Bereits seit einigen Jahren nimmt sie dagegen ein orales Antidiabetikum, das ihr vom Hausarzt verordnet wurde. Maike Sonntag erhält daher nach Beendigung des Aufnahmegesprächs von ihrem Praxisanleiter den Auftrag, bei Frau Schön den Blutzucker zu messen. Das Ergebnis der Messung ist 221 mg/dl (12,3 mmol/l). Aus dem Anamnesegespräch weiß Maike, dass Frau Schön, so lange ihr Mann noch lebte, immer gerne deftig gekocht hat. Das ging seit dem Tod ihres Mannes nicht mehr so gut und mit Hilfe des Pflegedienstes wurde ein Menüservice organisiert, der sie mehrmals in der Woche mit „Essen auf Rädern" beliefert hat. An den anderen Tagen wurde sie von einer Nachbarin mit Mittagessen versorgt. Bis heute bevorzugt sie am liebsten Hausmannskost und ein Stück Kuchen nachmittags zum Kaffee darf auch nie fehlen. Sie sagt: „Ich habe ja sonst nichts mehr!"
Maike Sonntag teilt das Ergebnis der Blutzuckermessung ihrem Praxisanleiter mit und meinte: „Muss man Frau Schön nicht sagen, dass sie ihre Ernährung umstellen und auf den Kuchen verzichten soll?"

Aufgaben 4

Frau Schön – Der Blutzucker ist aber ganz schön hoch!
Lernangebote zu Bedürfnistheorien und Umsetzung des Pflegeprozesses (► Kap. 4)

1. Welchen Einfluss hat (bzw. kann) die Diabetes-Erkrankung von Frau Schön auf den Pflegeprozess (haben)? Denken Sie dabei an die Unterscheidung von medizinischer Diagnose und Pflegediagnose!
2. Maike Sonntag hat den Blutzucker bei Frau Schön gemessen. Erläutern Sie in diesem Zusammenhang die Bedeutung der Urteilskraft und des klinischen Einschätzungsvermögens der Pflegefachfrau bzw. des Pflegefachmanns.
3. Nennen und begründen Sie weitere (Risiko-) Pflegediagnosen, die sich aus der Diabetes-Erkrankung bei Frau Schön ergeben könnten. Denken Sie dabei auch an die eingeschränkte körperliche Mobilität der Bewohnerin.
4. Formulieren Sie mindestens zwei mögliche Pflegeziele (-ergebnisse) im Falle von Frau Schön aufgrund der von Ihnen unter 3. ausgewählten Pflegediagnosen.
5. Welche Bedeutung hat die Evaluation im Falle von Frau Schön? Welche Hilfsmittel können dazu verwendet werden?

9.3 Abschlussprüfung

Lernsituation „Lukas kann nicht mehr alleine essen"

Diese Lernsituation ist eine komplexe Fallsituation, bei der Sie Ihr Wissen zum Thema Pflegeprozess und Pflegediagnostik im Begründungsrahmen heranziehen können:

- **Variante 1 Basiswissen:** Sie benötigen noch eine inhaltliche Auseinandersetzung mit diversen Themen? Bearbeiten Sie die erste Aufgabenstellung.
- **Variante 2 erweitertes Wissen:** Sie haben sich ausreichend mit dem notwendigen Hintergrundwissen auseinandergesetzt? Bearbeiten Sie die zweite Aufgabenstellung.
- **Variante 3 vertieftes Wissen:** Bearbeiten Sie die zweite Aufgabenstellung unter realitätsgetreuen Rahmenbedingungen am Beispiel eines Patienten/Pflegebedürftigen (nach Möglichkeit mit einem ähnlichen Krankheitsbild) während Ihres Praxiseinsatzes.

Fallbeispiel

Lukas kann nicht mehr alleine essen

Maike Sonntag absolviert gerade ihr pädiatrisches Praktikum bei einem ambulanten Intensivpflegedienst, der sich auf körperlich schwerstbehinderte Kinder spezialisiert hat. Der mittlerweile 13-jährige Lukas leidet seit seiner Geburt an einer angeborenen Muskeldystrophie. Im Alter von 2 Jahren traten das erste Mal Symptome auf, die sich in auffälligen Verzögerungen im Bereich der motorischen Entwicklung bemerkbar machten. Im Alter von 5 Jahren kam es immer häufiger zu Stürzen und Lukas konnte motorisch nicht mehr mit Gleichaltrigen mithalten. Normale Alltagsaktivitäten fielen ihm mit der Zeit immer schwerer und mussten zunehmend durch regelmäßige Pausen unterbrochen werden. Lukas benötigte immer mehr Unterstützung und Hilfestellung durch seine Eltern. Etwa mit dem 11. Lebensjahr kam es zum Verlust seiner Gehfähigkeit. Seitdem ist Lukas auf einen speziell angepassten Rollstuhl angewiesen. Mit zunehmender Schwäche der Muskulatur in beiden Armen ist er nun auch nicht mehr in der Lage, selbstständig zu essen und zu trinken. Hinzu kommen zunehmende Schluckbeschwerden. Lukas benötigt in allen Alltagsaktivitäten die Hilfe einer Pflegeperson. Die Belastung für seine Eltern ist groß, da Lukas auch noch einen um zwei Jahre älteren, gesunden Bruder hat. Die Mutter hat ihre Berufstätigkeit vor Jahren aufgegeben, hat aber seit kurzem wieder angefangen, in ihrem Beruf als Buchhalterin zu arbeiten, da die Familie mittlerweile auch in finanziellen Schwierigkeiten steckt. Trotzdem auch der Vater von Lukas versucht, beruflich etwas kürzer zu treten, haben beide Eltern ihre Belastungsgrenze erreicht. Sie haben sich daher entschlossen, die Unterstützung durch einen ambulanten Pflegedienst in Anspruch zu nehmen, der die komplette Versorgung am Morgen übernehmen soll, so dass die Mutter zur Arbeit gehen kann. Gegen 8 Uhr wird Lukas dann vom Fahrdienst abgeholt und in eine inklusive Schule gebracht. Wenn er gegen 13 Uhr nach Hause kommt, übernimmt die Mutter wieder seine Versorgung. Allerdings gibt es immer mehr Tage, an denen es Lukas schlecht geht und er dann nicht in die Schule gehen kann. Dann muss entweder seine Mutter oder sein Vater spontan bei ihm zu Hause bleiben, was vermehrt zu Konflikten am Arbeitsplatz führt. Die Eltern hoffen, dass sich die Situation mit Unterstützung eines ambulanten Pflegedienstes, der sich auf die Pflege von Kindern spezialisiert hat, etwas entspannen wird. Die Versorgung ist für alle Seiten eine große Herausforderung. Lukas hat den Pflegegrad 4. Durch physiotherapeutische Behandlung soll die Muskelkraft so lange wie möglich erhalten bleiben. Da sich sein Zustand allerdings trotz allem rapide verschlechtert hat, wurde bereits ein sog. Höherstufungsantrag bei der Pflegekasse gestellt. Die größte Sorge der Eltern ist, dass Lukas sehr bald auf eine Sonde zur Ernährung angewiesen sein könnte. Die Eltern brauchen dringend Unterstützung, wissen aber zu wenig über mögliche Entlastungsmöglichkeiten und Angebote. Herr Riedel, der Leiter des ambulanten Pflegedienstes, hat Maike Sonntag angeboten, beim Erstgespräch mit den Eltern und Lukas dabei zu sein. Sie ist sehr aufgeregt, freut sich aber auch darauf, dass sie eine solche Gelegenheit angeboten bekommt. Während des Gesprächs erzählen die Eltern vom umfassenden Hilfebedarf ihres Sohnes. Gleichzeitig versucht Herr Riedel sich selber ein Bild von Lukas zu machen, der bei dem Gespräch mit anwesend ist und aufmerksam zuhört. Neben der Unterstützung bei der Körperpflege ist es auch die Medikamentengabe, die der Pflegedienst morgens übernehmen soll sowie bei Bedarf die zeitweise Versorgung mit Sauerstoff. Wieder zurück im Büro bekommt Maike Sonntag von Herrn Riedel die Aufgabe, den Hausbesuch, den Gesprächsverlauf und ihre Beobachtungen, die sie während des Besuchs machen konnte, zu reflektieren und zu besprechen.

Aufgabe 1

Lukas kann nicht mehr alleine essen
Lernangebot zu Pflege als (praktische) Wissenschaft ▸ 1.3 und ▸ 4.1.7)

1. Was bedeutet „evidenzbasiertes Handeln" am Beispiel der Versorgung von Lukas?
2. Erläutern Sie einige typische Besonderheiten bei der Versorgung von Menschen im ambulanten Bereich.
3. Für Lukas wird ein Höherstufungsantrag gestellt. Dazu muss eine Begutachtung durch einen Gutachter des Medizinischen Dienstes im häuslichen Bereich erfolgen. Er verwendet hierfür das sog. Begutachtungsinstrument. Erläutern Sie die unterschiedlichen Arten von Assessmentinstrumenten.
4. Welche Schritte des Pflegeprozesses konnte Maike Sonntag bei dieser Gelegenheit besonders intensiv kennenlernen?
5. Grundlage allen pflegerischen Handelns sind die Bedürfnisse des Pflegebedürftigen. Erläutern Sie den Unterschied zwischen Bedürfnissen und Bedarfen am Beispiel einer ausgewählten Theorie menschlicher Bedürfnisse.

Aufgabe 2

Lukas kann nicht mehr alleine essen – Erweitertes und vertieftes Wissen

1. Erläutern Sie die Bedeutung vorbehaltener Tätigkeiten nach § 4 PflBG, bezogen auf das Fallbeispiel.
2. Informieren Sie sich über das im Fallbeispiel beschriebene Krankheitsbild und beschreiben Sie mögliche damit einhergehende pflegerische Probleme.
3. Formulieren Sie mögliche Pflegediagnosen, die sich aus dem Fallbeispiel ergeben. Differenzieren Sie dabei in akute und Risiko-

Pflegediagnosen. Falls Ihnen entsprechende Literatur zur Verfügung steht, orientieren Sie sich dabei an den NANDA-I-Pflegediagnosen oder formulieren Sie die Pflegediagnosen frei entsprechend dem PESR-Schema.
4. Formulieren Sie – entsprechend der unter 3. beschriebenen Pflegediagnosen – einige Pflegeziele. Falls Ihnen entsprechende Literatur zur Verfügung steht, orientieren Sie sich dabei an den Pflegeergebnissen nach NOC oder formulieren Sie frei passende Pflegeziele/-ergebnisse.
5. Benennen Sie entsprechende Pflegeinterventionen/-maßnahmen, um die unter 4. beschriebenen Pflegeziele zu erreichen.
6. Beschreiben Sie, welche leistungsrechtlichen Anforderungen für die Übernahme der Pflege von Lukas erfüllt sein müssen. Denken Sie dabei an die unterschiedlichen Bereiche des SGB V und SGB XI. Erörtern Sie kritisch, welchen Einfluss diese Rahmenbedingungen auf den Pflegeprozess und die Dokumentation haben.
7. Arbeiten Sie mögliche Beratungsbedarfe der Eltern aus dem Fallbeispiel heraus und erläutern Sie den Zusammenhang zwischen Beratungsprozess und Pflegeprozess.

9.4 Bachelorprüfung

Lernsituation „Herr Marbach will keine Sonde"

Diese Lernsituation ist eine hochkomplexe Fallsituation, bei der Sie Ihr Wissen aus dem Bereich Pflegeprozess und Pflegediagnostik im Begründungsrahmen heranziehen können:

- **Variante 1 Basiswissen:** Sie benötigen noch eine inhaltliche Auseinandersetzung mit diversen Themen? Bearbeiten Sie die erste Aufgabenstellung.
- **Variante 2 erweitertes Wissen:** Sie haben sich ausreichend mit dem notwendigen Hintergrundwissen auseinandergesetzt? Bearbeiten Sie die zweite Aufgabenstellung.
- **Variante 3 vertieftes Wissen:** Bearbeiten Sie die zweite Aufgabenstellung unter realitätsgetreuen Rahmenbedingungen am Beispiel eines Patienten/Pflegebedürftigen (nach Möglichkeit mit einem ähnlichen Krankheitsbild) während Ihres Praxiseinsatzes (120 Minuten Zeit).

Fallbeispiel

Herr Marbach will keine Sonde

Jakob Marbach, 54 Jahre alt, mit bekannter frontotemporaler Demenz kommt zur Abklärung von Herzrhythmusstörungen auf die kardiologische Station des Krankenhauses. Der Patient lebt zu Hause und wird von seiner Frau und den beiden Söhnen versorgt. Regelmäßig wird er von einigen wenigen guten Freunden besucht. Gemeinsam mit ihnen hat er sich vor 10 Jahren selbstständig gemacht und eine kleine IT-Beratungsfirma aufgebaut. Herr Marbach ist vollständig mobil und im häuslichen Umfeld größtenteils orientiert. Für viele Alltagsaktivitäten benötigt er allerdings mittlerweile Anleitung oder klare Anweisungen, auf die er meistens immer noch adäquat reagiert. Als sich sein Zustand vor etwa einem halben Jahr verschlechtert hat, wurde eine gesetzliche Betreuung eingerichtet, die von der Ehefrau übernommen wurde. Seit der Aufnahme in das Krankenhaus lehnt Herr Marbach jegliche Nahrungs- und Flüssigkeitsaufnahme ab. Nachdem er sich am zweiten Tag seines Krankenhausaufenthalts immer noch weigert, sowohl Nahrung als auch Flüssigkeit zu sich zu nehmen, schlägt der behandelnde Arzt der Ehefrau des Patienten vor, ihm eine PEG-Sonde zu legen, um zu verhindern, dass er exsikkiert. Als Herr Marbach damit konfrontiert wird, dass ihm „ein Schlauch" in den Bauch gelegt wird, um ihn darüber zu ernähren, lehnt er vehement ab. Auch Frau Marbach ist verunsichert. Maike Sonntag, die mittlerweile ihren dritten Pflichteinsatz im Krankenhaus macht, bekommt die Situation mit. Sie kennt Herrn Marbach seit seiner Aufnahme und ist skeptisch, ob das Legen einer PEG-Sonde tatsächlich die beste Lösung für den Patienten ist.

Aufgabe 1

Herr Marbach will keine Sonde – Basiswissen Lernangebot zur Umsetzung des Pflegeprozesses (▸ Kap. 4 und ▸ Kap. 7)

1. Erläutern Sie die Aufgaben einer Pflegefachfrau bzw. eines Pflegefachmanns bei der Aufnahme eines neuen Patienten.
2. Informieren Sie sich über das Krankheitsbild der frontotemporalen Demenz, den Verlauf der Erkrankung und damit zusammenhängende mögliche Pflegeprobleme.
3. Erläutern Sie die Indikation, die Technik der Anlage und die Pflege einer perkutanen endoskopischen Gastrostomie (PEG).
4. Welche Besonderheiten gibt es bei der Betreuung von Menschen mit Demenz im Krankenhaus zu beachten?

5. Konkretisieren Sie die vorbehaltenen Aufgaben (vgl. § 4 PflBG) einer Pflegefachfrau bzw. eines Pflegefachmanns im Falle von Herrn Marbach.

Aufgabe 2

Herr Marbach will keine Sonde - Erweitertes und vertieftes Wissen

1. Erläutern Sie Voraussetzungen, mögliche Formen und Schwerpunkte einer Pflegeanamnese im Fall von Herrn Marbach.
2. Beschreiben Sie mögliche Assessmentinstrumente, die bei Herrn Marbach zum Einsatz kommen könnten und begründen Sie Ihre Auswahl.
3. Welche Bedeutung könnte die Einbeziehung der Ehefrau von Herrn Marbach im Rahmen des Pflegeprozesses haben?
4. Diskutieren Sie mögliche (intra- und interdisziplinäre) Konflikte, die bei der Planung des Pflegeprozesses und der Versorgung von Herrn Marbach auftreten könnten.
5. Auf welchen Teil der vorbehaltenen Tätigkeiten müsste sich der Fokus der Pflegefachfrau bzw. des Pflegefachmanns besonders richten, um herauszufinden, was das Beste für Herrn Marbach in der aktuellen Situation ist?
6. Erläutern Sie diejenigen ethischen Prinzipien, die bei einer Entscheidungsfindung im Falle von Herrn Marbach von besonderer Bedeutung sind.

9.5 Lösungsvorschläge

9.5.1 Zwischenprüfung

Lösungsvorschlag

Aufgabe 1: Frau Schön – Herausgerissen aus der gewohnten Umgebung

Es handelt sich um einen Leseauftrag.

Lösungsvorschlag

Aufgabe 2: Frau Schön – Ankommen

1. Durch **Wahrnehmung** können bereits viele (vorläufige) pflegerelevante Informationen bewusst gemacht werden, z. B.
   - ob der Patient aufgeregt ist oder Angst hat (anhand von Sprache, Mimik oder Gestik),
   - wie sein Ernährungszustand ist (entspricht die Kleidung der Konfektionsgröße oder erscheint sie zu groß),
   - wie sein Bewusstseinszustand ist (ist er ansprechbar oder nicht),
   - über sein äußeres Erscheinungsbild, das unter Umständen auf seine psychische Verfassung oder seine Lebensumstände schließen lässt (gepflegtes/ungepflegtes Äußeres, Körpergeruch).

   Um derartige Wahrnehmungen zu verifizieren oder falsifizieren, ist es wichtig, sie durch **gezielte Beobachtung** zu systematisieren, um sich so nicht vom ersten Eindruck durch Vorurteile leiten zu lassen. Dies kann z. B. bedeuten,
   - die Ernährungsgewohnheiten des Patienten zu hinterfragen, evtl. unterstützt durch Anwendung eines Assessmentinstruments,
   - den Bewusstseinszustand bzw. den Grad der Wachheit durch weitere gezielte Beobachtungen zu ermitteln (z. B. Reaktion auf Schmerzreize, Fähigkeit, adäquate Antworten zu geben etc.) oder
   - die Lebensumstände und -gewohnheiten des Patienten zu hinterfragen.
2. **Wahrnehmungsfehler,** die auftreten können:
   - Stereotype. D. h. als typisch behauptete vereinfachte Beschreibungen oder Vorstellungen von Personen, die das Verhalten beeinflussen.
   - Primäreffekt. Er betrifft den ersten Eindruck, den jemand von einer Person hat und der sich vor allem in der Anfangsphase einer Begegnung bemerkbar macht.
   - Halo-Effekt. Einzelne, insbesondere negative, Eigenschaften einer Person „überstrahlen" (ähnlich einem „Lichthof" = griech. *halos*) alle anderen, vorwiegend positiven, Merkmale (oder umgekehrt) und werden nicht mehr gesehen.
   - Logische Fehler. Diese entstehen, wenn von einer Eigenschaft „automatisch" auf eine andere geschlossen wird. Beispiel: Von einem freundlich wirkenden Menschen wird angenommen, dass er auch tolerant sei, ohne tatsächlich zu wissen, ob das stimmt.
   - Hierarchieeffekt. Er macht sich bemerkbar, wenn den Inhabern bestimmter sozialer Rollen von vornherein mehr Macht, Autorität und Verantwortung zugeschrieben wird als anderen. Bsp.: Ärzte, Polizisten, Anwälte etc.
   - Attributionsfehler. Sie treten auf, wenn aus einer einzigen Beobachtung des Verhaltens einer Person schnell auf eine mögliche Ursache geschlossen wird. Bsp.: Ein Patient reagiert aggressiv auf den Versuch, ihm Medikamente verabreichen zu wollen und spuckt diese der Pflegenden ins Gesicht. Möglicherweise ist er aber situativ desorientiert, fühlt sich bedroht und weiß sich in seiner Hilflosigkeit nicht anders zu helfen.
3. Die **innere Haltung der Pflegefachfrau bzw. des Pflegefachmanns** sollte gekennzeichnet sein durch
   - Wertschätzung und Respekt gegenüber dem Patienten und
   - ein ausgewogenes Verhältnis von Nähe und Distanz, um eine professionelle Beziehung zum Patienten/Pflegebedürftigen aufzubauen. Im Mittelpunkt sollten die Bedürfnisse des Patienten stehen. Im Falle von Frau Schön ist zu beachten, dass der Umzug in eine stationäre Einrichtung einen massiven Einschnitt bedeutet, denn sie musste ihre gewohnte Umgebung aufgeben. Ein solches Ereignis führt zu vielen Unsicherheiten, Ängsten und Fragen. Zugleich ist sich die Bewohnerin bewusst, dass es wahrscheinlich ihre „letzte" Station sein wird. Dies fordert von der Pflegefachfrau bzw. dem Pflegefachmann viel Geduld und Einfühlungsvermögen. Es geht darum, Vertrauen aufzubauen und nicht eine Checkliste abzuarbeiten, um der Bewohnerin das „Ankommen" zu erleichtern. Die pflegerelevanten Informationen müssen vor dem Hintergrund solcher biografischer, physischer und psychischer Zusammenhänge interpretiert werden. Die Pflegefachfrau bzw. der Pflegefachmann sollten die Ressourcen der Bewohnerin identifizieren, die ihr das Einleben erleichtern können.
4. Der **Ethikkodex** des Weltverbandes der Pflegenden (ICN-Ethikkodex) will Orientierungshilfe sein, um professionell Pflegende in ihren Entscheidungsfindungen zu unterstützen. In vielen Entscheidungen geht es nicht nur um das pflegefachlich richtige Tun, sondern auch um moralische Urteilsbildung. Der ICN-Ethikkodex ist Ausdruck des beruflichen Selbstverständnisses von Pflegenden, das jedem pflegerischen Handeln zugrunde liegt.

Lösungsvorschlag

Aufgabe 3: Frau Schön – Ankommen (Fortsetzung)

1. Die Pflegetheorie der deutschen Pflegetheoretikerin **Monika Krohwinkel** nennt sich *Modell der fördernden Prozesspflege.* Es ist das erste Pflegemodell im deutschsprachigen Raum, dessen Anwendung im Rahmen einer Studie – gefördert vom damaligen Bundesgesundheitsministerium – erprobt und untersucht wurde. Krohwinkels Theorie besteht aus insgesamt 5 verschiedenen Modellen, die einander ergänzen:
   - Das **Rahmenmodell** als übergeordnetes Modell, dass alle Aspekte pflegerischen Handelns beschreibt und zusammenfasst: den Gegenstand pflegerischer Handlungen (das pflegerische Interesse) und seine Einflussfaktoren, die allgemeinen Zielsetzungen von Pflege (Erhalten, Fördern und Wiedererlangen der Unabhängigkeit) sowie die Arten pflegerischer Hilfeleistungen (Handeln, Führen und Leiten, Unterstützen, Beraten, Unterrichten und Fördern).
   - Das **Pflegeprozessmodell,** das sich auf das 4-schrittige Pflegemodell der WHO bezieht (ähnlich dem Modell von Yura und Walsh mit seinen Phasen Assessment – Planung – Durchführung – Evaluation).
   - Die Pflegebedarfserhebung erfolgt dabei entsprechend dem **ABEDL-Strukturmodell.** Wichtig ist dabei vor allem, dass Krohwinkel den wechselseitigen Einfluss aller 13 Bereiche betont, wobei insbesondere der Bereich „Existenzielle Erfahrungen des Lebens" parallel zu allen anderen ABEDL zu sehen ist.
   - In den einzelnen Schritten des Pflegeprozesses sind die zeitlichen, personellen und strukturellen Ressourcen und Verantwortlichkeiten von Pflegefachfrauen und -männern zu beachten, damit eine ganzheitliche fördernde Prozesspflege realisiert werden kann. Diese werden erfasst mit Hilfe des **Managementmodells,** wobei in den Bereichen der direkten Pflege, der Pflegedokumentation und -organisation Pflegende die volle Verantwortung tragen. Hierzu gehören auch diejenigen Aufgaben, die erst viele Jahre nach Entwicklung dieses Modells durch Krohwinkel als vorbehaltene Tätigkeiten im PflBG beschrieben wurden. Weitere Aufgabenbereiche sind die Mitwirkung im Bereich der medizinischen Diagnostik und Therapie sowie der Bereich der Koordination und Kooperation mit anderen Berufsgruppen.
   - Die Erfahrungen von Pflegenden in einer konkreten Pflegesituation führen dazu, dass diese reflektiert und analysiert werden, dadurch ein neues Problembewusstsein entsteht, das schließlich zu neuen Erkenntnissen führt, die wiederum in zukünftige pflegerische Handlungen integriert werden. Dieser „Regelkreis" verläuft parallel zum Pflegeprozess und wird von M. Krohwinkel im **Modell des reflektierenden Erfahrungslernens** beschrieben.
2. Für den Aufbau und die Gestaltung einer gelungenen vertrauensvollen Pflegebeziehung sind folgende **Eigenschaften von Pflegefachfrauen und -männern** erforderlich, wie sie auch in der Präambel des ICN-Ethikkodex formuliert sind:
   - Achtung und Respekt vor der Individualität des Patienten/Pflegebedürftigen (unabhängig von Alter, Hautfarbe, Kultur, kultureller Zugehörigkeit, Behinderung, Krankheit, Geschlecht, sexueller Orientierung, Nationalität, Politik, Sprache, ethnischer Zugehörigkeit, religiösen oder spirituellen Überzeugungen, rechtlichem, wirtschaftlichem oder sozialem Status).
   - Daneben braucht es Empathie, Mitgefühl, Verlässlichkeit und Integrität, damit Patienten sich sicher fühlen können.
   - Zugleich aber muss die Pflegefachfrau bzw. der Pflegefachmann in der Lage sein, ihre/seine eigene Haltung und ihr/sein Handeln kritisch zu hinterfragen, ob es im Einklang mit pflegefachlichen und berufsethischen Standards ist.
3. **Fehler,** die Maike Sonntag im Erstgespräch mit Frau Schön gemacht hat:
   - Statt Frau Schön den „Wochenplan" zu diktieren und ihr zu sagen, um welche Uhrzeit die Morgenrunde stattfindet und dass es wöchentlich einen allgemeinen „Badetag" gibt, hätte sie zunächst die Bedürfnisse und Gewohnheiten der Bewohnerin erfragen und darauf eingehen können.
   - Ebenso hätte Maike es zunächst Frau Schön überlassen können, ob sie das Thema „Ausscheiden" von sich aus anspricht.
4. **Kritisches Denken** meint die Fähigkeit, sich selber infrage zu stellen und das eigene Handeln begründen zu können. Maike Sonntag sollte sich nach dem Gespräch gemeinsam mit ihrem Praxisanleiter fragen, was im Gespräch gut gelaufen und was ihr weniger gut gelungen ist, und welche Konsequenzen sie daraus für weitere Erstgespräche ziehen will. Auf der Grundlage anerkannter Kommunikationsmodelle könnte sie sich fragen, worauf sie das nächste Mal besser achten sollte.
5. **Arten von Informationen** während der Pflegeanamnese: Es werden direkte (vom Patienten selbst) von indirekten Daten (z. B. Aussagen von Angehörigen und Bezugspersonen) sowie objektive (basierend auf

Messungen, z. B. Vitalparameter) und subjektive Daten (Schmerzäußerungen von Frau Schön) unterschieden.

6. **Assessmentinstrumente** dienen der Einschätzung pflegerischer Risiken oder von Pflegebedarfen, meistens bezogen auf bestimmte Bereiche bzw. Risiken (z. B. Dekubitus, körperliche Selbstständigkeit, Kognition etc.). Die Einschätzung erfolgt vielfach anhand von Skalenwerten. Das Problem ist, dass die Evidenz vieler Assessmentinstrumente häufig gering ist, so dass in jedem Fall die Einschätzung der jeweiligen Pflegefachfrau bzw. des Pflegefachmanns wichtig ist, um die individuelle Situation des Patienten beurteilen zu können.
7. **Mögliche Assessmentinstrumente** sind:
   - Braden-Skala zur Einschätzung des Dekubitusrisikos
   - Visuelle oder analoge Schmerzskala
   - Mini-Mental-Status-Test zur Einschätzung kognitiver Leistungsfähigkeit etc.
8. Eine aktuelle **NANDA-I-Pflegediagnose** besteht aus mindestens 3 Elementen:
   - P = Problem
   - E = Einflussfaktoren
   - S = Symptome

   Eine Risiko-Pflegediagnose besteht aus 2 Elementen:
   - P = Problem
   - R = Risikofaktoren
9. Beispiele für eine **Pflegediagnose** für Frau Schön:
   - Sturzrisiko (P) aufgrund von Angst (E)
   - Eingeschränkte Mobilität (P) aufgrund von Schmerzen (E), angezeigt durch die Unfähigkeit, alleine aus der Badewanne ein-/aussteigen zu können (S).

Lösungsvorschlag

Aufgabe 4: Frau Schön – Der Blutzucker ist aber ganz schön hoch!

1. **Einfluss der Diabetes-Erkrankung** von Frau Schön auf den Pflegeprozess:
   - Entscheidend ist dabei nicht die Erkrankung als solche, sondern die *Auswirkungen,* die die Erkrankung auf den Alltag und die Aktivitäten der Patientin hat. Darin unterscheiden sich auch medizinische von Pflegediagnosen.
   - Im Falle von Frau Schön gehören dazu z. B. das Erkennen von Symptomen einer Hyper- oder Hypoglykämie durch die Patientin, das Wissen um die Wirkung bestimmter Lebensmittel auf den Blutzucker oder die Beobachtung der Haut, um einem diabetischen Fußsyndrom und anderen Hautirritationen vorzubeugen. Daraus können sich immer wieder vielfältige Beratungsanlässe ergeben, die ihrerseits wiederum pflegerische Maßnahmen zur Folge haben.
   - Auch der Aspekt der interdisziplinären Zusammenarbeit ist in diesem Zusammenhang wichtig. Wiederholte Rücksprachen mit dem behandelnden Arzt können notwendig werden, um ihn über den aktuellen Zustand der Bewohnerin zu informieren, was wiederum eventuelle Therapieänderungen zur Folge haben kann, die ihrerseits wiederum weitere pflegerische Interventionen und Beratungen der Bewohnerin auslösen können.
   - Die Diabetes-Erkrankung kann auch als sog. pflegebegründende Diagnose eine Erhöhung des Pflegebedarfs auslösen (z. B. bei Entwicklung von Komplikationen wie diabetischem Fußsyndrom [DFS] oder peripherer arterieller Verschlusskrankheit [pAVK] mit Bewegungseinschränkung oder Sehbeeinträchtigung mit zunehmendem Sturzrisiko).
2. Bedeutung der **Urteilskraft** und des klinischen **Einschätzungsvermögens:** Der Blutzuckerwert ist zwar außerhalb des Normbereichs, trotzdem ist es wichtig, den Fokus immer auf die Bewohnerin zu richten. Wie hat sich der Blutzucker während der vergangenen Tage und Wochen entwickelt (vgl. Pflegedokumentation!)? Wie geht es der Bewohnerin damit? Ist der aktuelle Wert für die Bewohnerin ungewöhnlich oder „normal"? Ist der behandelnde Arzt hierüber informiert? Wäre eine Anpassung der Therapie sinnvoll (z. B. Erhöhung der Dosis des oralen Antidiabetikums oder Ansetzen einer Insulinersatztherapie)? Klinische Urteilskraft bedeutet, die Situation ganzheitlich und nicht nur anhand eines oder mehrerer (Labor-)Werte einzuschätzen. Urteilskraft bedeutet – vor allem bei älteren Menschen mit Diabetes – in der Anwendung pflegerischer Interventionen die gewünschte Lebensqualität auf der einen und die Blutzuckereinstellung bzw. das Therapieregime auf der anderen Seite angemessen gegeneinander abzuwägen.
3. **Mögliche Pflegediagnosen** bei Frau Schön (Auswahl):
   - Sturzrisiko (P) aufgrund von eingeschränkter Sehfähigkeit (R)
   - Gefahr einer Hautschädigung (P) aufgrund von Infektionsgefahr im Bereich der Mundschleimhaut (R1); aufgrund von erhöhter Verletzungsgefahr der Haut und mangelnder Sensibilität an beiden Fußsohlen (R2); Patientin kann selbstständig keine Hautinspektion durchführen (R3).
4. **Mögliche Pflegeziele** bei Frau Schön (passend zu 3.):
   - Sturzrisikofaktoren sind verringert; Frau Schön kann ihre individuellen Risikofaktoren benennen, die das Sturzrisiko erhöhen; Frau Schön äußert keine Angst mehr zu haben, zu stürzen.

- Die Mundschleimhaut von Frau Schön ist intakt (Z1); die Haut an beiden Fersen ist intakt (Z2); Frau Schön demonstriert, wie sie mittels Hilfsmittel (Teleskopspiegel) die Hautinspektion an den Füßen selbständig durchführt (Z3).

5. Im Rahmen der **Evaluation** erfolgt die Beurteilung der Wirksamkeit der pflegerischen Maßnahmen, ob die vereinbarten Pflegeziele bzw. die angestrebten Pflegeergebnisse innerhalb eines vorher definierten Zeitraums ganz oder teilweise erreicht wurden. Das Ergebnis der Evaluation könnte durch gezielte Auswahl und Anwendung von Assessmentinstrumenten weiter untermauert werden. In Frage kämen z. B. Mobilitätstest nach Tinetti, Oral Health Assessment Tool (OHAT), Bestimmung des Body-Mass-Index (BMI), Mini Nutritional Assessment (MNA).

9.5.2 Abschlussprüfung

Lösungsvorschlag

Aufgabe 1: Lukas kann nicht mehr alleine essen

1. Unter **evidenzbasiertem Handeln** wird ein Handeln verstanden, das sich am besten aktuell verfügbaren Wissen, z. B. über die Wirksamkeit bestimmter Maßnahmen, orientiert. Im Fallbeispiel kann das bedeuten, dass bei der Pflege von Lukas bestimmte, ausgewählte und anerkannte Pflegekonzepte berücksichtigt werden, z. B. um motorische Funktionen so lange wie möglich zu erhalten oder spastische Bewegungsmuster zu reduzieren (z. B. Bobath-Konzept, Basale Stimulation, Kinästhetik etc.). Das Problem ist, dass für viele Vorgehensweisen in der Pflege bis heute zwar einige, aber immer noch zu wenig evidenzbasierte Daten vorliegen. Pflegeforschung hat hier noch ein weites Feld.
2. **Besonderheiten** bei der Versorgung von Menschen **im ambulanten Bereich:**
   - Mitarbeitende des ambulanten Pflegedienstes sind immer *Gäste* in der Häuslichkeit des Pflegebedürftigen.
   - Das Thema Selbstbestimmung hat nochmal einen anderen Stellenwert als in Einrichtungen der stationären Langzeitpflege und der akut-klinischen Versorgung.
   - Der Pflegebedürftige alleine bestimmt das Ausmaß und die Art der Versorgung. Allerdings setzen finanzielle Rahmenbedingungen einer optimalen Versorgung oftmals Grenzen. Private Zuzahlungen zu den gesetzlich budgetierten Leistungen sind vielen Pflegebedürftigen nicht oder nur nach Beantragung von Sozialhilfe möglich. Die Bedürfnisse und Gewohnheiten des Pflegebedürftigen (und seiner Angehörigen) erfordern ein hohes Maß an Flexibilität von Seiten des Pflegedienstes. Diese individuellen Bedürfnisse angemessen zu berücksichtigen, wird immer schwieriger, vor allem da personelle, zeitliche und wirtschaftliche Ressourcen immer knapper werden. Dies erfordert ein hohes Maß an Kommunikationskompetenz gegenüber dem Pflegebedürftigen und den Angehörigen, um Konflikte zu vermeiden und die Interessen aller Beteiligten angemessen zu berücksichtigen.
   - Problematisch und vor allem unangenehm kann die teilweise geringe personelle Kontinuität in der Versorgung sowie die hohe Besuchsfrequenz von Mitarbeitern unterschiedlicher Qualifikation im ambulanten Bereich sein. Auch dies erfordert ein hohes Maß an Kommunikationskompetenz von allen Beteiligten.
3. Im **Neuen Begutachtungsinstrument** zur Einschätzung von Pflegebedürftigkeit nach dem SGB XI wird die Selbstständigkeit des Versicherten in sechs Lebensbereichen/-aktivitäten („Modulen") nach einem festgelegten Punktesystem gemessen. Je nach Lebensbereich werden die Punkte unterschiedlich gewichtet und ergeben schließlich eine Gesamtpunktzahl.
4. Es sind dies vor allem die **Schritte** „Informationssammlung" und „Pflegeanamnese" bzw. die Identifizierung der Pflegeprobleme und pflegerischen Risiken (z. B. die Schluckstörungen von Lukas, die nachlassende Fähigkeit, selbständig zu essen etc.), aber auch die speziellen Beratungsbedarfe, die die Eltern von Lukas noch haben.
5. **Unterschied** zwischen **Bedürfnissen und Bedarfen:**
   - Unter Bedürfnissen werden sowohl Mangelzustände und die damit verbundene subjektive Wahrnehmung (Bsp.: Hunger) verstanden als auch die Mittel zur Beseitigung eines solchen Zustands als „Bedürfnisbefriedigung" (Bsp.: Nahrungsaufnahme). In der Pflege beziehen sich Bedürfnisse immer auf die Perspektive des Patienten/Pflegebedürftigen.
   - Unter Bedarf wird die Art und das Ausmaß von Maßnahmen verstanden, die aus Sicht der Pflegefachfrau bzw. des Pflegefachmanns für eine fachgerechte Pflege erforderlich sind. Sie sind oft nicht mit den Bedürfnissen des Patienten deckungsgleich und beziehen sich immer auf die Perspektive der Pflegefachfrau bzw. des Pflegefachmanns.

Lösungsvorschlage

Aufgabe 2: Lukas kann nicht mehr alleine essen – Erweitertes und vertieftes Wissen

1. Vorbehaltene Tätigkeiten sind lt. § 4 PflBG:
   - Die Erhebung und Feststellung des individuellen Pflegebedarfs
   - Die Organisation, Gestaltung und Steuerung des Pflegeprozesses
   - Die Analyse, Evaluation, Sicherung und Entwicklung der Qualität der Pflege

   Vorbehaltene Aufgaben dürfen nur von 3-jährig ausgebildeten Pflegefachfrauen bzw. -männern ausgeführt werden. Bedeutung für das **Fallbeispiel:**
   - Ermittlung des Pflegebedarfs von Lukas: genaue Erfassung der Schluckbeschwerden und des Aspirationsrisikos, z. B. mittels eines Schluckscreenings; Beurteilung der körperlichen Bewegungsmuster und des Kontrakturrisikos; Einholung von Informationen bzgl. der Unterstützungsleistungen und Belastung der pflegenden Angehörigen etc.
   - Organisation und Steuerung des Pflegeprozesses, d. h. die Planung der Pflege: Vereinbarung der Unterstützungsleistungen durch den Pflegedienst, Abklärung der Finanzierung, Einholung erforderlicher ärztlicher Verordnungen über häusliche Krankenpflege zur Durchführung ärztlich verordneter Leistungen; Absprache mit weiteren unterstützenden Diensten, wie z. B. Fahrdienst und evtl. Logo-, Ergo-, Physiotherapie; Erstellen einer prozessorientierten Pflegeplanung auf Grundlage eines anerkannten Pflegemodells (Bsp.: Pflegemodell fördernde Prozesspflege nach Monika Krohwinkel), Beratung zur Führung eines Pflegetagebuchs zur Vorbereitung des Hausbesuchs durch den Medizinischen Dienst nach Höherstufungsantrag.
   - Analyse und Evaluation der Pflege: regelmäßige Kontrolle des gesamten Pflegeprozesses von Lukas durch (Bezugs-)Pflegefachfrau bzw. -mann oder die Pflegedienstleitung (z. B. Pflegevisite); Zufriedenheitsbefragung der Angehörigen, Fortbildung und Schulung des eingesetzten Personals zu pflegefachlichen Themen, Einweisung in verwendete Medizinprodukte durch das kooperierende Homecare-Unternehmen (bzw. den Hersteller); gemeinsame Teambesprechungen bei Bedarf unter Einbeziehung weiterer Berufsgruppen, falls erforderlich (Arzt, Physiotherapeut etc.); lückenlose Dokumentation des gesamten Pflegeprozesses.
2. Die sog. **Muskeldystrophie** vom Typ Duchenne ist eine x-chromosomal rezessiv vererbte Erkrankung, die durch eine Störung des Muskelproteinstoffwechsels verursacht wird. Die Erkrankung beginnt meist mit Atrophien der Muskulatur des Beckengürtels, die sich dann von dort ausbreiten. In der Folge kommt es zu Mobilitätseinschränkungen, v. a. Treppensteigen mit typischer Hohlkreuzbildung und „Watschelgang" (bedingt durch eine zunehmende Schwäche der Hüftabduktoren). Weitere häufige Organbeteiligungen führen zu Herz- und Ateminsuffizienz. Bei jedem dritten Patienten kommt es zu kognitiven Defiziten. (Vgl. Schoppmeyer M et al., 2022: 223–266.)
3. **Mögliche Pflegediagnosen:**
   - Akute Pflegediagnosen (mögliche Auswahl):
     a) Eingeschränkte physische Mobilität
     b) Selbstversorgungsdefizit (Körperpflege, Sich-Kleiden, Nahrungsaufnahme, Toilettenbenutzung)
     c) Elterlicher Rollenkonflikt
   - Beispiele für Risiko-Pflegediagnosen (mögliche Auswahl):
     a) Risiko einer Druckschädigung bei einem Kind
     b) Risiko einer Rollenüberlastung der pflegenden Person
     c) Risiko einer Obstipation
4. **Pflegeziele (-ergebnisse)** für die unter 3. beschriebenen Pflegediagnosen (übers. nach NOC):
   a. Mobilität
   b. Selbstpflege: Körperpflege, Kleiden, Nahrungsaufnahme
   c. Elterliche Fürsorge: Mittlere Kindheit
   d. Risikokontrolle: Druckschädigung
   e. Belastbarkeit der pflegenden Bezugsperson
   f. Stuhlausscheidung
5. **Pflegeinterventionen** zum Erreichen der Pflegeergebnisse (übers. nach NIC):
   a. Bewegungstherapie: Muskelkontrolle
   b. Selbstpflegeunterstützung: Körperpflege, Kleiden, Nahrungsaufnahme
   c. Förderung und Unterstützung der Eltern
   d. Dekubitusprävention
   e. Unterstützung der pflegenden Bezugsperson
   f. Obstipationsmanagement
6. **Leistungsrechtliche Anforderungen** für die Übernahme der Pflege
   - **SGB XI:** Vereinbarung von Leistungen zur Unterstützung bei der Körperpflege (im Rahmen des Sachleistungsbudgets bei Pflegegrad 4; zusätzliche Leistungen auf Privatzahlerbasis), weitere Leistungen zur allgemeinen Betreuung von Lukas im Rahmen der sog. Verhinderungspflege möglich. Voraussetzung ist der Abschluss eines Pflegevertrags inkl. Kostenvoranschlag. Pflegedienst muss zur Versorgung entsprechend § 71 ff. SGB XI zugelassen sein.

– **SGB V:** Voraussetzung zur Durchführung ärztlich verordneter Leistungen ist das Vorliegen einer Verordnung über häusliche Krankenpflege (HKP) mit Angabe der ärztlich delegierten Leistungen. Die Qualifikationsvoraussetzungen regeln die Rahmenvereinbarungen der jeweiligen Bundesländer. Voraussetzung ist die Zulassung des ambulanten Pflegedienstes zur Versorgung nach SGB V (vgl. § 37, § 132a, § 132 l). Die Rahmenbedingungen in der ambulanten Pflege beschränken den Pflegeprozess auf die vertraglich vereinbarten Leistungen und behindern oftmals eine individuelle patientenorientierte Pflege. Größtes Hindernis dabei sind die nach Pauschalen abzurechnenden Leistungen, die den individuellen Hilfebedarf zu wenig berücksichtigen. Umso wichtiger ist eine lückenlose Dokumentation, die die Nachvollziehbarkeit des Pflegeverlaufs ermöglicht, da durch die sehr viel umfassendere Verantwortung der pflegenden Angehörigen (im Unterschied zum klinischen oder stationären Bereich) die Gefahr von Versorgungsbrüchen höher ist und daher diejenigen Leistungen und deren Folgen, die unter die pflegefachliche und rechtliche Verantwortung des Pflegedienstes fallen, lückenlos und nachvollziehbar beschrieben sein sollten.

7. **Beratungsbedarfe der Eltern:** Da während der verschiedenen Schritte des Pflegeprozesses immer auch mit den Angehörigen kommuniziert wird (und werden muss!), laufen Beratungsprozess und Pflegeprozess immer parallel. Manchmal ist es notwendig, nicht nur „nebenbei" zu beraten, sondern sich die Zeit für ein Beratungsgespräch zu einem bestimmten Thema zu nehmen (hier: Methoden der Wahrnehmungsförderung, die auch von den Eltern von Lukas praktiziert werden können, Umgang und Pflege einer PEG, Beratung bzgl. Höherstufung, Beratung bzgl. Entlastungsangeboten und deren Finanzierung). Dabei ist – ähnlich wie beim Pflegeprozess – methodisch vorzugehen, d. h. Beratungsziele zu formulieren, geeignete Methoden der Beratung zu planen, diese umzusetzen und die zu erwartenden Ergebnisse zu evaluieren.

9.5.3 Bachelorprüfung

Lösungsvorschläge

Aufgabe 1: Herr Marbach will keine Sonde – Basiswissen

1. Bei **Aufnahme eines neuen Patienten** ist eine umfassende Pflegeanamnese als Grundlage der Pflegeplanung durchzuführen. Theoretischer Hintergrund ist das in der jeweiligen Einrichtung implementierte Pflegemodell. Im Rahmen der Überleitung eines Patienten sind evtl. weitere erforderliche Informationen aus der einweisenden Einrichtung einzuholen. Bei nichteinwilligungsfähigen Patienten sind die notwendigen rechtlichen Voraussetzungen zu klären (z. B. Vorliegen einer Vorsorgevollmacht oder rechtlichen Betreuung; Aufgabenkreise des Betreuers beachten!). Dabei sollte sich die Pflegefachfrau bzw. der Pflegefachmann der Unterschiede zwischen „Bedürfnis" und „Bedarf" bewusst sein. Der Patient ist zwar in seiner „Ganzheitlichkeit" als „geistig-seelisch-körperliches" Wesen anzuerkennen, die Forderung nach einer „ganzheitlichen" Pflege mit dem Ziel, auf alle Bedürfnisse des Patienten in seiner gegenwärtigen Situation eingehen zu wollen, ist dagegen kritisch zu sehen und abzulehnen.
2. Unter einer **Frontotemporalen Demenz** versteht man eine Form der sog. Frontotemporalen Lobärdegeneration (FTLD), eine Gruppe kognitiver Störungen, die sich histopathologisch und ätiologisch unterscheiden. Es gibt drei Subtypen:
   - Die Frontotemporale Demenz (FTD, Morbus Pick)
   - Die primär progressive Aphasie
   - Die semantische Demenz

   Bei allen drei Erkrankungen findet sich eine Atrophie des Frontallappens und des vorderen Temporalpols. Typische Symptome der FTD sind:
   - Erkrankungsbeginn meistens zwischen dem 50. und 60. Lebensjahr
   - Erkrankungsdauer beträgt meist zwischen 4–17 Jahren
   - Ausgeprägte Sprachstörungen
   - Wesensveränderungen und Verhaltensauffälligkeiten, insbesondere Persönlichkeitsveränderungen und gestörtes Sozialverhalten
   - Im weiteren Verlauf: Vernachlässigung sozialer Konventionen, deliktisches Verhalten, Kritiklosigkeit, Stereotypien und Perseverationen, Veränderungen der Emotionalität bis hin zum emotionalen Abstumpfen, Inkontinenz, Akinese, Rigor und Tremor. (Vgl. Möller, Laux, Deister, 2015: 227)

   Die daraus resultierenden Pflegeprobleme können sein (Auswahl):
   - Beeinträchtigte verbale Kommunikation
   - Geringe emotionale Kontrolle
   - Inkontinenz (dadurch bedingte Gefahr von Hautirritationen)

- Rollenüberlastung der pflegenden Person
- Dysfunktionale Familienprozesse
- Gefährdetes familiäres Coping
- Selbstversorgungsdefizit (Körperpflege, Kleiden, Nahrungsaufnahme)
- Risiko eines physischen Traumas
- Risiko eines Sturzes bei Erwachsenen

3. Unter einer **PEG** (= perkutane endoskopische Gastrostomie) versteht man eine künstlich angelegte äußere Magenfistel, die bis ins Jejunum verlängert werden kann (JET-PEG) oder in Form einer perkutanen endoskopischen Jejunostomie (PEJ) mit direkter Platzierung der Sonde im Jejunum. Der Arzt führt eine Gastroskopie durch und punktiert anschließend den Magen von außen. Anschließend wird eine Fadenschlinge von außen in den Magen eingeführt und diese mit Hilfe des Endoskops durch die Speiseröhre aus dem Mund herausgezogen. Die Sonde wird dann mit der inneren Halteplatte über den Mund an der Fadenschlinge zurück in den Magen gezogen und schließlich die äußere Halteplatte angebracht. Damit sich Magen- und Bauchwand zusammenschließen, werden äußere und innere Halteplatte eng miteinander verbunden. (Vgl. Menche N: 159 f.)
   Indikationen einer PEG können sein:
   - Mechanische (z. B. Tumoren in der Speiseröhre) oder neurogen bedingte Schluckstörungen
   - Notwendigkeit einer künstlichen Ernährung über einen längeren Zeitraum, z. B. bei Patienten im Koma oder mit sog. Syndrom reaktionsloser Wachheit (früher: Wachkoma)

   Die Pflege in den ersten 24 Stunden nach Neuanlage hat folgende Aufgaben:
   - Vitalzeichenkontrolle
   - Beobachtung auf Nachblutungen und Entzündungszeichen
   - Nach 24 Stunden muss die Halteplatte gelockert werden
   - In den ersten (bis zu 10) Tagen täglicher aseptischer Verbandwechsel
   - Nach initialer Wundheilung Verbandwechsel in 2–3-tägigen Abständen
   - Nach vollständiger Abheilung und Granulation ist ein Verbandwechsel nicht mehr zwingend erforderlich
   - Ärztliche Anordnung beachten!
4. Menschen mit **Demenz im Krankenhaus** stellen eine besondere Herausforderung dar. Eine bestehende Desorientiertheit kann sich durch die fremde Umgebung und deren Reizüberflutung innerhalb kurzer Zeit dramatisch verschlechtern. Besonders wichtig ist daher die Einbeziehung vertrauter Bezugspersonen und die Kenntnis bestimmter Vorlieben und Abneigungen. Manche Krankenhäuser haben bereits spezielle Versorgungskonzepte entwickelt oder verfügen sogar über einen eigenen Bereich für die Versorgung von Menschen mit Demenz.
5. **Vorbehaltene Tätigkeiten** sind lt. § 4 PflBG:
   - Die Erhebung und Feststellung des individuellen Pflegebedarfs
   - Die Organisation, Gestaltung und Steuerung des Pflegeprozesses
   - Die Analyse, Evaluation, Sicherung und Entwicklung der Qualität der Pflege

   Vorbehaltene Aufgaben dürfen nur von 3-jährig ausgebildeten Pflegefachfrauen und -männern ausgeführt werden. Bedeutung für das **Fallbeispiel:**
   - Ermittlung des Pflegebedarfs von Herrn Marbach wie Erfassung der kognitiven Einschränkungen, z. B. mittels Screening/Assessment (Mini-Mental-Status-Test, Mini-Nutritional-Assessment, umfassendes Assessment zur Ermittlung der Selbstständigkeit), Ermittlung der Trink- und Essgewohnheiten des Patienten (Rücksprache mit der Ehefrau).
   - Organisation und Steuerung des Pflegeprozesses, d. h. die Planung der Pflege im Sinne der Bezugspflege (Primary Nursing), Schaffung einer demenzfreundlichen Atmosphäre; Zusammenarbeit mit anderen Berufsgruppen und optimale Koordination der gesamten Versorgung, um die Verweildauer so gering wie möglich zu halten, damit der Patient schnellstmöglich wieder in seine gewohnte Umgebung entlassen werden kann.
   - Analyse und Evaluation der Pflege: Regelmäßige Erfassung sämtlicher möglicher Risiken (Kognitionsstatus, Deprivation, Nahrungsaufnahme, Flüssigkeitsbilanz), Überwachung und lückenlose Dokumentation des gesamten Pflegeprozesses; Durchführung von (interdisziplinären) Fallbesprechungen, Sicherstellung der Überleitung in den häuslichen Bereich nach Entlassung aus dem Krankenhaus, Information der Angehörigen über weitere unterstützende bzw. entlastende ambulante Angebote.

Lösungsvorschläge

Aufgabe 2: Herr Marbach will keine Sonde – Erweitertes und vertieftes Wissen

1. Voraussetzung, mögliche Formen und Schwerpunkte einer **Pflegeanamnese** von Herrn Marbach können sein:
   - Einbeziehen der pflegenden Angehörigen (Ehefrau)
   - Entspannte, ungestörte Atmosphäre
   - Pflegeanamnese entsprechend dem Pflegemodell der fördernden Prozesspflege nach Monika Krohwinkel (ABEDL-Strukturmodell) – Prioritätensetzung bei der Problembeschreibung und Risikoerfassung, Ermittlung von Hilfsmitteln
   - Pflegeanamnese entsprechend den funktionellen Gesundheitsverhaltensmustern nach M. Gordon
   - Beachtung pflegerelevanter biografischer Informationen (insbesondere Trink- und Essgewohnheiten)
2. Zum Einsatz könnten folgende **Screening- bzw. Assessmentinstrumente** (gem. Expertenstandard „Ernährungsmanagement zur Sicherung und Förderung der oralen Ernährung in der Pflege") kommen (Auswahl):
   - Mini-Mental-Status-Test (MMST), zur Einschätzung des aktuellen kognitiven Status des Patienten
   - 3-Minute Nutrition Screening (3-MinNS)
   - Mini-Nutritional-Assessment (MNA), zur Ermittlung des Ernährungsstatus des Patienten
   - Trinkprotokolle
   - Ermittlung des Body-Mass-Index (BMI)
   - Nutritional Risk Index

   Darüber hinaus: Beachtung und Evaluation der möglichen Nebenwirkungen und Wechselwirkungen von Medikamenten, die die Flüssigkeitsausfuhr zusätzlich erhöhen können, z. B. Diuretika (in Zusammenarbeit mit den behandelnden Ärzten).
3. **Einbeziehung der Ehefrau:** Essen und Ernährung betreffen immer den ganzen Menschen. Appetit genauso wie das Bedürfnis zu trinken, kommen nicht immer automatisch auf, sondern hängen unter anderem auch von umgebungsbedingten und lebensweltlichen Faktoren ab, wie z. B. dem Gefühl der Geborgenheit, Vertrautheit und des Angenommenseins. Studien belegen, dass unter Berücksichtigung solcher Faktoren es der Pflege gelingt, Patienten zum Essen und Trinken zu bewegen. Eine vertraute Bezugsperson kann dabei entscheidend helfen – mehr als professionelle Helfer – solche Bedingungen zu schaffen und mögliche störende Einflüsse und Stressoren für den Patienten zu reduzieren.
4. **Mögliche (intra- und interdisziplinäre) Konflikte:** Vorbehaltliche Aufgaben der Pflege (§ 4 PflBG) und vorbehaltliche ärztliche Aufgaben wie die Diagnosestellung und die Anordnung von Therapien können in der Praxis zu Konflikten führen. Während der Arzt der Meinung ist, dass nur das Legen einer PEG-Sonde eine mögliche Exsikkose verhindern kann, kennt die Pflegefachfrau nach Gesprächen mit der Ehefrau und der Familie des Patienten die lebensweltlichen und biografischen Hintergründe der Trink- und Nahrungsverweigerung des Patienten. Auch die Frage nach der Autonomie des Patienten kann nicht leichtfertig beantwortet werden und ihm die Entscheidungsfähigkeit in diesem Bereich von vornherein abgesprochen werden. Um eine zusätzliche Traumatisierung zu verhindern, drängen die Mitarbeiter der Pflege darauf, zunächst auf das Legen einer PEG zu verzichten und alle anderen (o. g.) Möglichkeiten (gemeinsam mit der Ehefrau) auszuschöpfen. Dies erfordert im Fall von Herrn Marbach ein sorgfältiges Abwägen, ob das Risiko einer Exsikkose bereits so hoch ist und ein sofortiges Handeln erfordert (als Ultima ratio auch in Form einer Zwangsmaßnahme) oder, ob die Situation nicht doch durch andere Rahmenbedingungen und die Einbeziehung der Ehefrau deeskaliert werden kann, um so dem Patienten eine massive Traumatisierung zu ersparen. Um Konflikte zwischen den Berufsgruppen zu vermeiden, ist in solchen Fällen eine gute Kommunikation unerlässlich, z. B. durch gemeinsame regelmäßige Fallbesprechungen.
5. **Fokus der Pflege:** Der wichtigste Teil des Pflegeprozesses ist der der Informationssammlung und daraus folgend die Identifizierung der aktuell relevanten Pflegeprobleme und pflegerischen Risiken. Dies entspricht den Vorbehaltstätigkeiten der „Erhebung und Feststellung des individuellen Pflegebedarfs" (§ 4 PflBG, Pflegediagnostik). Gerade im Bereich der akut-klinischen Versorgung ist eine Priorisierung der Pflegeprobleme wichtig, da die durchschnittliche Verweildauer mit 7,2 Tagen (Statistisches Bundesamt, 2020) kurz ist. Im Fall von Herrn Marbach ist es daher wichtig, dass alle pflegerelevanten biografischen Informationen vorliegen, die in der aktuellen Situation nötig sind.
6. Als wichtige **ethische Prinzipien** gelten die Prinzipien des „Nicht-Schadens", der „Autonomie" und des „Wohltuns" (Fürsorge). Das bedeutet im Fall von Herrn Marbach: Zunächst gilt es zu diskutieren, inwieweit seine Weigerung, Nahrung und Flüssigkeit zu sich zu nehmen, tatsächlich eine „freie", d. h. autonome Entscheidung ist. Dabei ist zu bedenken, dass einem Menschen nur, weil er an einer Form von Demenz leidet, nicht grundsätzlich jegliche Fähigkeit, eine eigenständige Entscheidung zu treffen, abgesprochen werden kann. Es ist davon auszugehen, je körpernaher und unmittelbarer eine Entscheidung einen Eingriff

oder eine Maßnahme betrifft, desto länger und in größerem Ausmaß ist beim Betroffenen die Fähigkeit erhalten, darin glaubhaft einzuwilligen oder nicht. Anzeichen dafür sind bei Herrn Marbach unübersehbar. Warum sollte er eine solch invasive Maßnahme über sich ergehen lassen, wo er doch kurz zuvor (nämlich in seiner gewohnten häuslichen Umgebung) noch weitgehend eigenständig und – nach Aussage der Ehefrau – ausreichend Flüssigkeit und Nahrung zu sich genommen hatte? Dass er sich nun in der fremden Umgebung des Krankenhauses hochgradig verunsichert und orientierungslos fühlt, ist angesichts seiner kognitiven Einschränkungen wiederum gut zu verstehen. Es bedeutet aber keine prinzipielle Verweigerung von Nahrung und Flüssigkeit aufgrund eines nicht mehr vorhandenen Lebenswillens, sondern ist aktuelles Symptom seiner Erkrankung. Daher ist zunächst alles zu unternehmen, um eine weitere Traumatisierung durch einen invasiven Eingriff wie eine PEG-Sonde zu verhindern (Nichtschadensprinzip). Die Pflege muss sich um den Aufbau einer vertrauensvollen Pflegebeziehung zu Herrn Marbach bemühen, die ihm Sicherheit vermittelt, um ihm so die Flüssigkeitsversorgung unter Einbeziehung einer vertrauten Bezugsperson (Ehefrau) und unter (soweit möglich) Beibehaltung seiner individuellen Gewohnheiten zu ermöglichen (Prinzip des Wohltuns). Indem sich Frau Marbach an der Versorgung ihres Mannes beteiligt und ihn beim Trinken und der Nahrungsaufnahme unterstützt, könnte das Pflegepersonal entlastet werden und so der erhöhte Hilfebedarf von Herrn Marbach nicht mit der Versorgung anderer Patienten (Prinzip der Gerechtigkeit) in Konflikt geraten.

LITERATUR

Menche N (Hrsg.) Pflege Heute. Lehrbuch für Pflegeberufe, 7. Auflage. Elsevier: München, 2019.

Möller HJ, Laux G, Deister A (Hrsg.). Psychiatrie, Psychosomatik und Psychotherapie. 6. Auflage. Thieme: Stuttgart, 2015.

Schoppmeyer M et al. Aufbauwissen Pflege. Gesundheits- und Krankheitslehre. Elsevier: München, 2022.

Statistisches Bundesamt: https://de.statista.com/statistik/daten/studie/2604/umfrage/durchschnittliche-verweildauer-im-krankenhaus-seit-1992/ (letzter Zugriff: 11.11.2022)

Register